Hanna Mayer

Pflegeforschung anwenden

Hanna Mayer

Pflegeforschung anwenden
Elemente und Basiswissen für Studium und Weiterbildung

3., aktualisierte und überarbeitete Auflage

unter Mitarbeit von
Martin Nagl-Cupal
Isabella Hager (Statistik)
Veronika Kleibel (Literaturrecherche)

facultas.wuv

Hanna Mayer, Univ.-Prof. Mag. Dr.
DGKS, Studium der Pädagogik, Professorin für Pflegewissenschaft und Vorständin des Instituts für Pflegewissenschaft an der Universität Wien, internationale Lehr- und Forschungstätigkeit.

Bibliografische Information Der Deutschen Bibliothek

Die Deutsche Nationalbibliothek verzeichnet diese Publikation in der Deutschen Nationalbibliografie; detaillierte bibliografische Daten sind im Internet über http://dnb.d-nb.de abrufbar.

3. Auflage 2011
Copyright © 2004 Facultas Verlags- und Buchhandels AG
facultas.wuv Universitätsverlag, Berggasse 5, A-1090 Wien
Alle Rechte, insbesondere das Recht der Vervielfältigung und der Verbreitung sowie der Übersetzung, sind vorbehalten.
Satz und Abbildungen: Katja Geis-Burgert, Potsdam
Lektorat: Sabine Schlüter, Wien
Druck und Umschlaggestaltung: Facultas AG
Printed in Austria
ISBN: 978-3-7089-0672-0

Inhalt

Vorwort 10
Einführung in den Gegenstandsbereich 13
1 Wissen, Wissenschaft und Forschung 15
   1.1 Wissensquellen beruflichen Handelns 15
      1.1.1 Unstrukturierte Wissensquellen 17
      1.1.2 Strukturierte Wissensquellen 19
   1.2 Wissenschaft und Forschung 22
      1.2.1 Wissenschaft 22
      1.2.2 Wissenschaftliche Forschung 29
   1.3 Literatur zur Vertiefung des Lernstoffs 30
2 Pflegewissenschaft und Pflegeforschung 32
   2.1 Die Grundlagen des pflegerischen Wissens 32
   2.2 Pflegewissenschaft – Definition und Gegenstandsbereich ... 33
      2.2.1 Pflegewissenschaft im bestehenden Wissenschaftssystem 39
      2.2.2 Zur Bedeutung der Pflegewissenschaft 41
   2.3 Pflegeforschung 43
      2.3.1 Definition 43
      2.3.2 Geschichte und Zukunftsperspektiven 44
      2.3.3 Ziele der Pflegeforschung 51
      2.3.4 Der Gegenstand der Pflegeforschung 52
      2.3.5 Die Rolle der Pflegenden in der Forschung 56
      2.3.6 Forschung und Pflegepraxis 60
   2.4 Ethische Aspekte der Pflegeforschung 62
      2.4.1 Grundsätze ethischen Vorgehens in der Pflegeforschung 63
      2.4.2 Ethikkommissionen 72
      2.4.3 Die Verantwortung der einzelnen Pflegeperson 74
   2.5 Literatur zur Vertiefung des Lernstoffs 77

Methodische Grundlagen 81
3 Forschungsansätze: quantitative und qualitative Forschung 83
   3.1 Das positivistische oder quantitative Forschungsparadigma 83
      3.1.1 Zentrale Konzepte quantitativer Forschung 86

3.1.2 Die wissenschaftliche Güte quantitativer Forschung ... 95
3.2 Das naturalistische Paradigma oder die
„qualitative" Forschung 97
3.2.1 Grundprinzipien qualitativer Forschung 100
3.2.2 Spezielle Ansätze/Richtungen qualitativer Forschung ... 104
3.2.3 Gütekriterien qualitativer Forschung 112
3.3 Quantitativer und qualitativer Forschungsansatz –
eine Gegenüberstellung 116
3.4 Die Bedeutung quantitativer und qualitativer
Forschung in der Pflegewissenschaft 118
3.5 Literatur zur Vertiefung des Lernstoffs 121

4 Forschungsdesigns 124
4.1 Klassifizierung von Forschungsdesigns 124
4.1.1 Klassifizierung nach Ziel und Zweck der Studie 124
4.1.2 Klassifizierung nach Zeitpunkt und Häufigkeit
der Datenerhebung 129
4.1.3 Klassifizierung nach dem Gesichtspunkt
der Manipulation von Variablen 131
4.2 Interne und externe Validität
quantitativer Forschungsdesigns 132
4.2.1 Interne Validität 133
4.2.2 Externe Validität 135
4.3 Das Experiment 136
4.3.1 Kennzeichen eines Experiments 136
4.3.2 Experimentelle Designs 138
4.3.3 Experimentelle Settings 147
4.3.4 Kritik an experimenteller Forschung in der
Pflege und Alternativen – das Utrechter Modell 148
4.4 Delfi-Studien 151
4.5 Case-Study-Design (Einzelfallstudien, Fallstudien) 154
4.6 Aktionsforschung 157
4.7 Evaluationsforschung 162
4.8 Mixed-Method-Design 165
4.9 Literatur zur Vertiefung des Lernstoffs 169

5	Methoden der Datenerhebung	172
	5.1 Die schriftliche Befragung	172
	5.1.1 Konzeptionsphase: Definition und Operationalisierung	174
	5.1.2 Konstruktionsphase: Formulierung der Fragen und Gestaltung des Fragebogens	176
	5.1.3 Testphase	185
	5.2 Das Interview (mündliche Befragung)	186
	5.2.1 Arten von Interviews	186
	5.2.2 Das qualitative Interview und seine Formen	189
	5.2.3 Das Interview mit Gruppen als Sonderform der mündlichen Befragung	206
	5.3 Die Beobachtung	212
	5.3.1 Formen der Beobachtung	213
	5.3.2 Bestandteile einer Beobachtung	215
	5.3.3 Die agierenden Personen	218
	5.3.4 Möglichkeiten und Grenzen der Beobachtung als Forschungsmethode	219
	5.4 Inhalts- und Dokumentenanalysen	221
	5.4.1 Die Dokumentenanalyse	222
	5.5 Biophysikalische Messungen	225
	5.6 Exkurs: quantitative Messinstrumente und ihre wissenschaftliche „Güte"	227
	5.6.1 Validität	228
	5.6.2 Reliabilität	231
	5.7 Literatur zur Vertiefung des Lernstoffs	232
6	Methoden der Datenauswertung im Überblick	235
	6.1 Die Datenanalyse in der quantitativen Forschung	235
	6.1.1 Aufbereiten der Datenbestände	236
	6.1.2 Exkurs: Skalen- oder Messniveaus	237
	6.1.3 Deskriptive Statistik	239
	6.1.4 Schließende (induktive) Statistik	246
	6.2 Die Datenanalyse in der qualitativen Forschung	253
	6.2.1 Aufbereiten der Datenbestände	253
	6.2.2 Auswertung der Daten	256
	6.3 Literatur zur Vertiefung des Lernstoffs	266

Durchführung und Anwendung von Forschung 269

7 Exkurs: Literaturrecherche 271
   7.1 Grundlagen 271
   7.2 Die Literaturrecherche 273
      7.2.1 Bestimmung des Untersuchungsgegenstandes (Phase 1) 274
      7.2.2 Recherche (Phase 2) 276
      7.2.3 Bewertung, Lektüre, Kritik (Phase 3) 281
   7.3 Literatur zur Vertiefung des Lernstoffs 282

8 Der Forschungsprozess 283
   8.1 Die Ausgangslage – wie Forschung beginnt 283
   8.2 Die Phasen des Forschungsprozesses im Überblick 286
   8.3 Theoretische oder konzeptionelle Phase 287
      8.3.1 Explikation der Problemstellung 289
      8.3.2 Forschungsfragen entwickeln 289
      8.3.3 Literaturrecherche und theoretischer Rahmen 292
      8.3.4 Konkretisieren der Forschungsfrage(n) und Ziele; Aufstellen von Hypothesen 293
   8.4 Design- oder Planungsphase 296
      8.4.1 Festlegen von Ansatz, Design und Methode 297
      8.4.2 Entwickeln und Testen von Instrumenten 298
      8.4.3 Bestimmung der Stichprobe 299
      8.4.4 Festlegung der konkreten Umsetzung/ Vorgehensweise 306
      8.4.5 Forschungsantrag 310
   8.5 Durchführungsphase: die Datenerhebung 311
   8.6 Die Auswertungs- oder Analysephase 311
      8.6.1 Auswertung 312
      8.6.2 Ergebnisdarstellung 313
      8.6.3 Ergebnisdiskussion 322
      8.6.4 Schlussfolgerungen 323
   8.7 Disseminations- oder Verbreitungsphase 324
      8.7.1 Verfassen von Forschungsberichten 326
      8.7.2 Mündliche Präsentationen von Forschungsergebnissen 332
      8.7.3 Publikation von Forschungsergebnissen 334

8.8 Der Forschungsprozess: Unterschiede zwischen
quantitativer und qualitativer Forschung 336
8.9 Literatur zur Vertiefung des Lernstoffs 349
9 Anwendung von Forschungsergebnissen 351
9.1 Forschungsanwendung als Grundlage einer
forschungsbasierten Praxis 351
9.2 Forschungsanwendung als Prozess 352
9.3 Einschätzen der Qualität quantitativer und
qualitativer Forschungsarbeiten 355
9.3.1 Systematische Reviews, Metaanalysen,
Metasynthesen 362
9.4 Evidence-Based Nursing (EBN) 364
9.5 Anwendung von Forschungsergebnissen –
Grenzen und Möglichkeiten 370
9.5.1 Barrieren der Forschungsanwendung 370
9.5.2 Strategien zum Abbau der Barrieren 371
9.6 Literatur zur Vertiefung des Lernstoffs 374

Anhang 376
Die wichtigsten Bibliothekskataloge 376
Fachdatenbanken 378
Verzeichnis wichtiger Fachbegriffe 382
Literaturverzeichnis 403
Sachregister 417

Vorwort

Die neuen Trends im Gesundheitswesen – die bestimmt sind durch Technisierung und Ökonomisierung, verbunden mit dem Wunsch nach mehr menschlicher Zuwendung – sind große Herausforderungen und bedingen eine professionelle Pflegepraxis, die verstärkt auf wissenschaftliche Erkenntnisse gestützt ist. Pflege kann und darf nicht mehr beliebig angeboten werden, nimmt man die Verantwortung, die der Patientin gegenüber besteht, ernst und will man sich von nicht professioneller oder Laienpflege abgrenzen.

Empirisches Wissen ist – ebenso wie in anderen Disziplinen – ein wichtiger Bestandteil des Pflegewissens. Es ermöglicht professionelles Handeln, das nun rein intuitives oder erfahrungsbezogenes Tun ablösen kann, und stellt es auf eine andere Basis. Pflegewissenschaft wird mittlerweile in fast allen europäischen Ländern gelehrt und als Universitäts- oder Fachhochschulstudium angeboten. Pflegeforschung ist ein wichtiger Bestandteil aller Ausbildungen im universitären Sektor, und das Wissen darum bildet die Basis für die wissenschaftliche Auseinandersetzung mit dem Thema Pflege.

Lehrbücher im universitären Bereich bieten meist umfangreiches oder sehr spezialisiertes Wissen, die didaktische Aufbereitung tritt gegenüber dem wissenschaftlichen Anspruch aber oft in den Hintergrund. Genauso sind sie auch noch wenig zielgruppenorientiert. Eine Erstsemestrige hat aber andere Ansprüche an ein Lehrbuch als Studierende am Ende des Studiums, ebenso wie eine Fachhochschulstudentin andere Ansprüche hat als eine Doktoratsstudentin. Gerade Studienanfängerinnen stehen oft umfangreichen Methodenbüchern oder wissenschaftlichen Abhandlungen noch hilflos gegenüber. Basislehrbücher, die eine Brücke bilden vom Anfang bis hin zu den ersten Schritten in der Wissenschaft, sind notwendig, um Barrieren zu überwinden und eine solide, breite Grundlage im jeweiligen Gegenstandsbereich zu geben. Ein breites Basiswissen zu Beginn ermöglicht dann einen sinnvollen Aufbau und eine Vertiefung in Spezialbereiche. Die Anforderung an Basislehrbücher für den universitären Bildungsbereich sind hoch: ein wissenschaftliches Niveau der Inhalte, eine einfache Sprache (sie werden ja schließlich von Nicht- oder Noch-nicht-Wissenschafterinnen benützt) und ein klarer Aufbau, der strukturiertes Lernen ermöglicht und zum Selbststudium und zur weiteren Vertiefung anregt, sind vonnöten. Der Bezug zum jeweiligen Fachgebiet durch Beispiele aus der Praxis und durch spezifische Übungen macht solche Bücher zwar nicht in erster Linie interdisziplinär nutzbar, ermöglicht den Studienanfängerinnen der Pflegewissenschaft aber, die Theorie schneller mit ihrem Erfahrungshintergrund oder zukünftigen Tätigkeits- bzw. Forschungsfeldern verbinden zu können.

Mit dem vorliegenden Buch soll eine solche Brücke, die es den Studierenden erleichtert, die ersten Schritte in Richtung Wissenschaft und Forschung zu wagen, gebaut werden. Es ist ein Einsteigerwerk und richtet sich vorwiegend an Studienanfängerinnen im universitären Bereich und an Studierende an Fachhochschulen. Der Band soll einen Einstieg in die Thematik der Pflegeforschung ermöglichen und eine erste Basis an Methodenwissen vermitteln. Nicht umsonst wurde der zweideutige Titel „Pflegforschung anwenden" von mir gewählt. „Anwenden" bezieht sich zum einen auf das Anwenden von Forschungserkenntnissen – das Ziel eines Bakkalaureatsstudiums an der Universität ebenso wie an den Fachhochschulen, aber auch vieler Weiterbildungslehrgänge. „Anwenden" kann aber auch das Anwenden von Forschungsmethoden zur Datengewinnung, also das Forschen selbst bedeuten. Hier soll das Buch bei den ersten Schritten helfen, hinüberführen zu einer Vertiefung, zu Spezialwissen, das dann durch dementsprechende Lehrbücher abgedeckt werden kann.

So weit es möglich war, wurde im Text eine geschlechtsneutrale Formulierung gewählt. War dies nicht möglich, so wurde – traditionelle Schreibgewohnheiten bewusst durchbrechend – die weibliche Form stellvertretend für beide Geschlechter gewählt. Ausnahmen bilden Originalzitate, in denen die konventionelle Schreibform enthalten ist.

Ich hoffe, dass die Lektüre des Buches Ihnen hilft, einen Einstieg in die Pflegeforschung zu finden und dass Sie so wie ich der Faszination, pflegerische Phänomene von wissenschaftlicher Seite zu betrachten, sie zu be- und erleuchten, zu hinterfragen und zu ergründen, erliegen.

Viel Freude beim Lesen, Studieren, Forschen und Umsetzen in die Praxis!

Wien, im Juli 2011
Hanna Mayer

Einführung in den Gegenstandsbereich

1 Wissen, Wissenschaft und Forschung

Woher kommt menschliches Wissen? Was ist der Unterschied zwischen Alltagswissen und wissenschaftlichem Wissen? Und welcher Weg führt zu Erkenntnis? All das sind Fragen, die ganz zu Beginn einer Auseinandersetzung mit dem Thema „Wissenschaft und Forschung" stehen. Aus diesem Grund sind die verschiedenen Wissensquellen und die Begriffe Wissenschaft und Forschung Gegenstand dieses Kapitels.

Wissenschaft ist heutzutage unbestritten ein wichtiger Bestandteil der Gesellschaft. Ganz egal ob es um Fragen der gesellschaftlichen Entwicklung, wie z. B. Beispiel Migrationsetwicklung, Veränderungen familiären Zusammenlebens oder Armutsbekämpfung, oder ob es um Technologie oder die Ursachen von Krankheiten geht, fast immer basieren die Versuche, eine Antwort zu geben, auf wissenschaftlichen Erkenntnissen. Wissenschaft zeigt Trends, Entwicklungen und Bedarfslagen auf und bildet eine zentrale Grundlage für Entscheidungen. Auch im Gesundheitswesen sind wissenschaftliche Erkenntnisse nicht wegzudenken. Dies betrifft auch die Pflege. Aufgrund von wissenschaftlichen Erkenntnissen sollen Entscheidungen auf eine nachvollziehbare Basis gestellt und soll damit letztendlich die Praxis verbessert werden – zum Wohle der Patientinnen und ihrer Angehörigen.

Um über Wissenschaft im eigenen beruflichen Bereich nachdenken zu können, ist es zuerst einmal wichtig, nachzuvollziehen, was Wissenschaft ist und wie wissenschaftliche Erkenntnisse entstehen.

1.1 Wissensquellen beruflichen Handelns

Wissen ist keine „Gabe", die den Menschen angeboren oder in die Wiege gelegt ist, es muss vielmehr erworben werden. Dabei sind Neugierde und Forschergeist (also die Lust daran, unbekannte Dinge zu hinterfragen) die wichtigsten Triebfedern. Dies gilt für alle Lebensbereiche, sowohl für die Bewältigung des Alltags als auch – und noch viel mehr – im Kontext des beruflichen Handelns.

Wenn man sich die eigene Situation in Erinnerung ruft (z. B. die eigene berufliche Praxis), so zeigen sich bei genauerem Hinsehen verschiedene Quellen, aus denen man sein Wissen schöpft. Wissen beruht im Wesentlichen immer auf den Wissensquellen Tradition, Autorität, Erfahrung, Versuch und Irrtum, logisches Denken und regelgeleitete Forschung (vgl. Polit et al., S. 44).

Diese Wissensquellen lassen sich – betrachtet man in erster Linie den Weg des Erkenntnisgewinns – in zwei Arten unterteilen: in unstrukturierte und in strukturierte Wissensquellen.

Zu den **unstrukturierten Wissensquellen** zählen
- Intuition
- Erfahrung
- Versuch und Irrtum
- Tradition und Autorität

Strukturierte Wissensquellen sind
- logisches Denken
- regelgeleitete Forschung

Die Unterteilung in strukturierte und unstrukturierte Wissensquellen stellt grundsätzlich keine Wertung dar. Wissen aus unstrukturierten Wissensquellen ist nicht notwendigerweise falsch oder gar unwichtig, und Wissen aus strukturierten Quellen ist nicht immer richtig oder bedeutungsvoll. Alle Wissensquellen sind Bestandteile des menschlichen Wissens und für das Handeln wesentlich. Sie bedürfen aber einer gründlichen Reflexion vor allem im Hinblick auf ihre Reichweite und Grenzen, da diese Quellen hinsichtlich ihrer Glaubwürdigkeit, Zuverlässigkeit und Verallgemeinerbarkeit stark variieren können (vgl. Polit et al., S. 204).

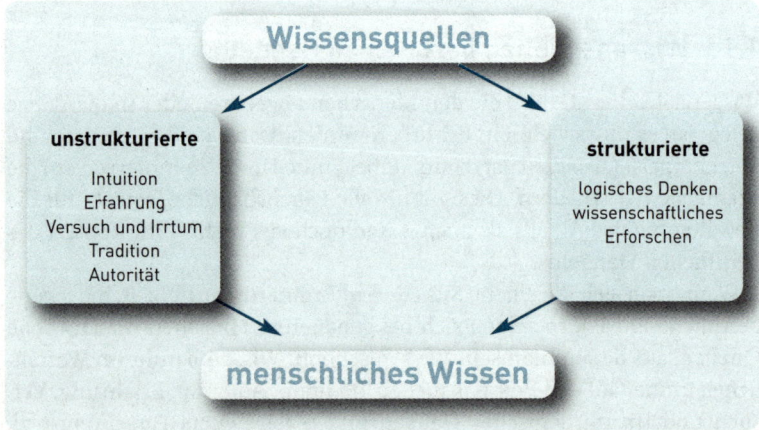

Abbildung 1: Die Quellen menschlichen Wissens

1.1.1 Unstrukturierte Wissensquellen

Intuition

Intuition gründet auf einer Art tief verinnerlichten Wissens, das auf mehr oder weniger unbewusstem Weg zustande gekommen ist. Wer intuitiv handelt, stellt keine theoretischen Überlegungen an und analysiert auch keine Situation, sondern handelt „aus dem Bauch heraus".

Intuition ist auch im beruflichen Alltag ein weit verbreitetes Mittel zur Lösung von Problemen; sie ist jedoch, soweit sie professionelles Handeln betrifft, abhängig von einer gewissen Vertrautheit mit der Materie. Menschen, die häufig intuitiv handeln, kennen sich auf dem betreffenden Gebiet meist gut aus, sind Expertinnen und verfügen über fundiertes Wissen und einen reichen Erfahrungsschatz. Sogar das Pflegehandeln auf der höchsten Stufe, der Expertenstufe, zeichnet sich oft durch Intuition aus.

„... Mit ihrem großen Erfahrungsschatz sind Pflegexpertinnen und -experten in der Lage, jede Situation intuitiv zu erfassen und direkt auf den Kern des Problems vorzustoßen, ohne viel Zeit mit der Betrachtung unfruchtbarer Alternativdiagnosen und -lösungen zu verlieren."

(Benner 1997, S. 50)

Intuition ist jedoch etwas Individuelles; man kann sie weder steuern noch beliebig abrufen. Daher hat sie zwar einen wichtigen Anteil am beruflichen Handeln, ist aber keine Wissensquelle, aus der man beliebig schöpfen kann. Mit anderen Worten: Intuition ermöglicht berufliches Handeln, trägt jedoch nicht zur systematischen Vermehrung von beruflichem *Wissen* bei.

Erfahrung, Versuch und Irrtum

Erfahrungen sind eine uns wohlbekannte Wissensquelle. Ein großer Teil des Wissens, über das jeder Mensch verfügt, besteht aus Erfahrung. Je vertrauter man mit einer Situation ist, je mehr Erfahrung man auf einem bestimmten Gebiet erworben hat, desto mehr versteht man, was dort geschieht; man kann darin Regelmäßigkeiten entdecken und Verallgemeinerungen ableiten. Erfahrungsreichtum erlaubt es, Ähnlichkeiten zwischen verschiedenen Situationen zu erkennen, von einem Problem auf ein anderes zu schließen und es auf diese Weise zu lösen. Jedoch ist Erfahrungswissen immer subjektiv, wird unsystematisch gewonnen und oft nicht überprüft. Der eigene Erfahrungsschatz ist daher nicht geeignet, allgemeingültige Schlüsse aus ihm zu ziehen; dazu ist er zu individuell und zu begrenzt. Aus diesem Grund kann Erfahrung nur eingeschränkt als Basis für pflegerisches Wissen und Verständnis gelten.

> **Beispiel**
>
> Dass Pflegehandeln, das alleine auf Erfahrung beruht, nicht immer zum Wohle der Patientin beiträgt, zeigt das bekannte Beispiel des „Eisens und Föhnens" als Dekubitusprophylaxe. Diese Maßnahme, die sich auf Erfahrungswissen stützt, wurde in der Pflegepraxis häufig angewendet. Wissenschaftliche Untersuchungen konnten aber nachweisen, dass diese Technik nicht nur unwirksam, sondern sogar schädlich ist.

Eine weitere, der Erfahrung nahe verwandte Wissensquelle ist die Methode von Versuch und Irrtum. Dabei werden verschiedene Möglichkeiten zur Lösung eines Problems so lange ausprobiert, bis sie erfolgreich sind. Dass diese Art von Problemlösung sich für die Praxis als untauglich erweist, ist leicht einzusehen. Sie verlangt einen hohen Zeit- und Energieaufwand und verzichtet auf die Frage, ob die gesuchte Lösung möglicherweise bereits von jemand anderem gefunden wurde. Darüber hinaus kann dieses Vorgehen den Patientinnen Unannehmlichkeiten bereiten oder Schaden zufügen.

Tradition und Autorität

Unter tradiertem Wissen versteht man Erkenntnisse, die von Generation zu Generation weitergegeben werden. Man hält sie für richtig, weil sie schon lange existieren („Das wurde immer schon so gemacht ..."). Tradiertes Wissen wird in der Praxis oft in Form von Ritualen in den pflegerischen Alltag eingebaut und auf diese Weise weitergegeben. Ein Beispiel dafür ist das routinemäßige Messen der Temperatur aller Patientinnen am Morgen. Wird dieses Wissen von Personen vertreten, die aufgrund ihrer Verdienste, ihrer Position oder ihrer Erfahrung als Autoritäten (Expertinnen) gelten, bekommt es zusätzlich verbindlichen Charakter.

Bewährtes Wissen ist etwas sehr Wertvolles. Autoritäten (Spezialistinnen) zu befragen, kann ebenfalls ein guter Weg zur Problemlösung sein. Auch Rituale sind sinnvoll, denn sie bieten Struktur im beruflichen Alltag. Tradiertes Wissen und Rituale müssen jedoch auf ihren Sinn und Zweck, auf ihre Tauglichkeit und auch auf ihre Richtigkeit überprüft werden. Nicht immer ist tradiertes Wissen zutreffend, und auch Expertinnen haben nicht immer recht. Daher sollte mit diesen Wissensquellen konstruktiv, aber nicht unkritisch umgegangen werden. Traditionen und/oder Expertenwissen können nur bedingt als verlässliche Wissensquellen gelten – vor allem, wenn ihre Behauptungen nicht kritisch hinterfragt werden.

> **Beispiel**
> Lange Zeit galt es als Tabu, Kinder als Besucherinnen auf Intensivstationen zuzulassen. Dieses Besuchsverbot wurde lange Zeit aufrechterhalten – es wurde tradiert weitergegeben, denn rationale oder wissenschaftlich gestützte Gründe standen nicht dahinter. Vielmehr zeigen neuere Forschungen, dass aus der Perspektive der familiären Krankheitsbewältigung Besuche von Kindern auf Intensivstationen durchaus sinnvoll sind und keineswegs Schäden psychologischer Art oder „hygienische" Probleme hervorrufen. Trotzdem hält sich mancherorts dieses Besuchsverbot.

1.1.2 Strukturierte Wissensquellen

Logische Schlussfolgerungen

Die Logik ist ein Teilgebiet der Philosophie und beschäftigt sich damit, wie man zu korrekten Schlussfolgerungen gelangt. Sie systematisiert u. a. die Grundsätze des menschlichen Denkens. Diese werden in Form von Regeln ausgedrückt, die unbedingt beachtet werden müssen, wenn man zu logisch richtigen Urteilen kommen will. Eine bekannte logische Regel lautet z. B.: „Eine Aussage und ihr Gegenteil können nicht gleichzeitig wahr sein." (Satz vom Widerspruch)

> **Beispiel**
> Als Beispiel diene hier die Aussage: „Die Schülerin Christine ist ein Mensch." Das Gegenteil dieser Aussage lautet: „Die Schülerin Christine ist kein Mensch." Der Satz vom Widerspruch besagt, dass nur eine der beiden Aussagen richtig sein kann, aber nicht beide. Entweder ist Christine ein Mensch – oder nicht.

Viele Probleme können durch logisches Schlussfolgern gelöst werden. Es ermöglicht, die verschiedensten Phänomene korrekt zu durchdenken, zu beurteilen und dieses Verständnis zur Grundlage für gezieltes Handeln zu machen.

Logisches Schlussfolgern ist jedoch auch die Grundlage für Wissenschaft und Forschung. Es kann über zwei Wege erfolgen: über Deduktion und Induktion.

Deduktion bedeutet Schlussfolgern vom Allgemeinen auf das Besondere (siehe Abb. 2, S. 21). Bei der Deduktion geht man von einer – wie auch immer entwickelten – Theorie aus und leitet davon Einzelerkenntnisse (Prognosen, Hypothesen) ab. Die Hypothesen (Hypothese [griech.] = eine Aussage, von der man vermutet, dass sie richtig ist) werden empirisch überprüft. Das Ergebnis dieser Prüfung kann die Theorie unterstützen, verändern oder widerlegen. Anhand eines Beispiels soll gezeigt werden, wie eine Pflegeperson sich deduktives Schlussfolgern zunutze machen kann:

> **Beispiel**
>
> Es ist bekannt, dass bettlägerige Patientinnen nach einiger Zeit wund liegen können. Die Ursache dafür ist ständiger oder ungleichmäßiger Druck auf Körperstellen, an denen die Knochen direkt unter der Haut liegen (Theorie). Die Pflegende weiß dies und zieht daraus den Schluss, dass man die Entstehung von Druckgeschwüren verhindern kann, wenn man den Druck auf die besagten Stellen vermindert (Einzelerkenntnis). Die Erkenntnis dieser logischen Zusammenhänge kann nun dazu führen, dass die Pflegende Maßnahmen zur Entlastung der gefährdeten Körperstellen trifft.

Induktion bedeutet umgekehrt Schlussfolgern vom Besonderen auf das Allgemeine (siehe Abb. 2, S. 21). Auf diesem Weg des logischen Denkens geht man von Einzelbeobachtungen aus und leitet aus ihnen allgemeingültige Theorien ab. Anders als bei der Deduktion erfolgt die Datensammlung hier gleich zu Beginn: Der erste Schritt besteht in der Ermittlung von Tatsachen, und erst am Ende des Prozesses werden bestimmte Aspekte dieser Tatsachen verallgemeinert und zu einer Theorie zusammengefügt. Induktives Arbeiten wird daher vor allem dort eingesetzt, wo erst wenig theoretisches Wissen vorhanden ist. Das folgende Beispiel zeigt, was induktives Denken für eine Pflegeperson bedeutet:

> **Beispiel**
>
> Die Genesung eines älteren Patienten macht kaum Fortschritte (Einzelbeobachtung), obwohl die medizinischen Daten zeigen, dass der Patient körperlich fast völlig wiederhergestellt ist und keine bleibenden Schäden davongetragen hat. Die Pflegende beobachtet an dem Patienten jedoch auch Appetitlosigkeit, Passivität und einen traurigen Blick (weitere Einzelbeobachtungen). Sie schließt daraus, dass der

Patient ein seelisches Problem hat und dass die verzögerte Genesung mit seiner depressiven Stimmung zusammenhängt (Theorie).

Bleiben wir noch kurz beim letzten Beispiel. Ginge die aufmerksame Pflegende jetzt daran, ihre mittels Induktion aufgestellte Theorie durch ein Gespräch mit dem Patienten zu überprüfen, würde sie wiederum deduktiv arbeiten. Sie wechselt an einem bestimmten Punkt den Erkenntnisweg. Solche wechselnden Abfolgen von Induktion und Deduktion sind charakteristisch für die Entwicklung von Erkenntnis. Deduktion und Induktion verkörpern zwar jeweils unterschiedliche Erkenntnisprinzipien, die einander diametral entgegengesetzt sind; genau genommen sind jedoch beide an jedem Erkenntnisvorgang beteiligt.

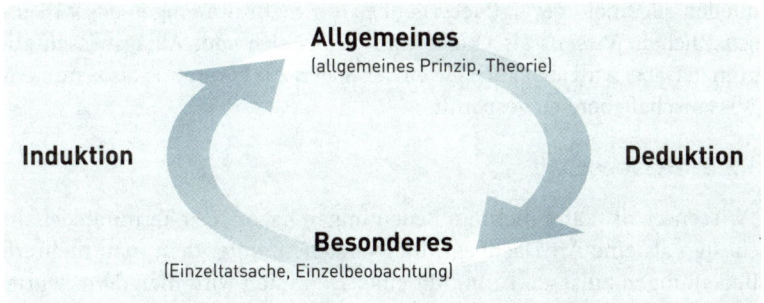

Abbildung 2: Deduktion und Induktion

Für sich genommen ist aber auch das logische Denken nur bedingt nutzbar, da seine Zuverlässigkeit und Genauigkeit eingeschränkt und vom Informationsstand der Person abhängig sind. Daher ist es auch nicht zulässig, allgemeingültige Aussage oder Gesetzmäßigkeiten aus logischen Schlussfolgerungen abzuleiten, ohne diese vorher empirisch überprüft zu haben.

Regelgeleitetes Forschen

Der Wissenserwerb mittels regelgeleiteter Forschung ist der anspruchsvollste, hinsichtlich der Genauigkeit der Ergebnisse jedoch zuverlässigste Pfad zum Wissen. Regelgeleitete Forschung baut auf logischem Denken auf und ermöglicht es, Ahnungen, Vermutungen, Gewohnheiten, Aussagen von Autoritäten und sogar logische Schlussfolgerungen systematisch zu überprüfen, zu beweisen oder zu widerlegen. Regelgeleitete Forschung ist der häufigste Weg des Erkenntnisgewinns in der Wissenschaft.

Diese Methode der Wissensaneignung ist zwar auch nicht unfehlbar, im Allgemeinen aber verlässlicher als alle anderen Strategien. Der wissenschaftliche Prozess enthält nämlich Hürden, die unsystematisches Vorgehen verhindern sollen. Wissenschaft ist an Regeln gebunden ist, die zum einen dazu dienen, unsachliche Einflüsse, wie z. B. Vorlieben, Abneigungen, Befangenheit, aber auch Denkfehler, nach Möglichkeit auszuschalten. Zum anderen aber hat die Wissenschaft durch diese Regeln die Möglichkeit, *sich selbst zu überprüfen* und jeden einzelnen Forschungsakt detailliert nachzuvollziehen. Auf diese Weise kann das Zustandekommen aller wissenschaftlichen Ergebnisse einer genauen und jederzeit wiederholbaren Prüfung unterzogen werden (vgl. Groß 1997, S. 13).

1.2 Wissenschaft und Forschung

Im ersten Abschnitt wurden die unterschiedlichen Arten der Wissensquellen allgemein gezeigt; jetzt geht es nur mehr um Fragen des wissenschaftlichen Wissens als Quelle und wie es sich vom Alltagswissen abgrenzt. Dabei wird aber auch gleich der Bogen zur Forschung als zentralem Wissenschaftsbereich gespannt.

1.2.1 Wissenschaft

„Wissenschaft" kann mehrere Bedeutungen haben. Der Terminus ist am ehesten als eine Art Dachbegriff zu verstehen, unter dem man mehrere Bedeutungen zulassen kann. Mit einer Definition wird man dem Begriff daher nicht gerecht, vielmehr muss man sich ihm über mehrere Aspekte nähern.

Die Beschreibung, was Wissenschaft ist, lässt sich gut am Unterschied zwischen Alltagswissen und wissenschaftlichem Wissen festmachen. Bezogen auf Hierdeis und Hug (1997) lassen sich Alltagswissen und wissenschaftliches Wissen folgendermaßen feststellen:

Tabelle 1: *Wissenschaftliches Wissen und Alltagswissen*
(vgl. Hierdeis/Hug 1997)

Alltag	Wissenschaft
Nicht systematisiertes Wissen	Systematisiertes Wissen
Nicht organisierte Erkenntnis	organisierte Erkenntnis
Routiniertes Handeln	Reflektiert-methodisches Handeln
Vermeidung von Zweifel	Systematisierung des Zweifels
Sicherung des Erkannten	Zweifel am Erkannten
Vermeidung von Alternativen	Aufdecken von und Suche nach Alternativen
Konzentration auf eine Deutung	Selbstverständliche Annahme von Mehrdeutigkeiten
Im einzelnen (subjektiven) und/oder kollektiven Bewusstsein aufgehobene und v. a. mündlich weitergegebene Erkenntnis	Vor allem in schriftlicher Form weitergegebene Erkenntnis
Erfahrungsnahe Sprache	Erfahrungsferne, abstrakte Sprache

Das wissenschaftliche Wissen und das Alltagswissen unterscheiden sich in erster Linie dadurch, dass man im Alltag weniger nach Hinweisen sucht, die einen an getroffenen Entscheidungen oder an den Vorstellungen, die man von einer Sache hat, zweifeln lassen. Das heißt bezogen auf den Pflegeberuf, „*dass wir gelernt haben vorzuspiegeln und selbst zu glauben, dass uns alles klar ist, wir seit langem Bescheid wissen und sich unsere Klienten uns nur anvertrauen müssen, weil wir alles besser wissen*" (Behrens/Langer 2006, S. 62).

Man kann also festhalten, dass Wissenschaft – im Gegensatz zu Alltagswissen, das durch persönliche Anschauungen, Voreingenommenheit und unbegründete Annahmen charakterisiert ist – als eine bestimmte Praxis des menschlichen Denkens und Handelns beschrieben werden kann, bei der es darum geht, Aussagen, Theorien und Feststellungen zu überprüfen, die mithilfe bestimmter systematischer Methoden gewonnen wurden. Nicht zufällig gefundenes, sondern mit System und Methode gewonnenes Wissen, Zweifel am Bestehenden, die Suche nach Neuem und die Annahme, dass ein Phänomen stets eine Vielzahl von Interpretationen zulässt – all das sind wichtige Kennzeichen von Wissenschaft. Durch sie hebt sich wissenschaftliches Vorgehen von alltäglichen Verfahrensweisen ab.

Eine erste Definition dieser zentralen Charakteristika lässt sich bereits bei Brandenburg und Dorschner finden: „*Wissenschaft ist eine systematische, regelgeleitete und reflektierte Handlung, die einen Wahrheitsanspruch hat"* (Brandenburg/Dorschner 2003, S. 35).

Darüber hinaus wird wissenschaftliches Wissen meist in schriftlicher Form aufbewahrt („verschriftlicht") und in einer abstrakten Sprache festgehalten, die von persönlichen Erfahrungen weitgehend gelöst ist. Diese beiden letzten Merkmale gehen zwar nicht notwendigerweise mit Wissenschaftlichkeit einher, sind jedoch ihre wohl häufigste „Begleiterscheinung".

Einige wesentliche Charakteristika von Wissenschaft sind hiermit gesammelt, aber es stellt sich immer noch die Frage, was Wissenschaft nun eigentlich ist. Ist sie all das Wissen, das man auf wissenschaftlichem Wege gewonnen hat? Oder bezeichnet man mit Wissenschaft lediglich die wissenschaftliche Methode, die man braucht, um dieses Wissen herzustellen?

Die Antwort lautet: Beides ist richtig. Wissenschaft bedeutet zweierlei: Unter Wissenschaft versteht man

1. alle Aktivitäten, die auf wissenschaftliche Erkenntnis abzielen, wie das Forschen und das Entwickeln von Theorien,
2. die Gesamtheit der Erkenntnisse, die auf diesem Weg gewonnen werden.

Wissenschaft ist folglich eine bestimmte Handlung, aber nicht nur. Wie man sieht, kann Wissenschaft unter mindestens zwei Gesichtspunkten definiert werden. Es kann mehr das Tun, also das wissenschaftliche Arbeiten gemeint sein – dann stehen eher die Forschung und die verwendeten Methoden als Weg zur Gewinnung wissenschaftlicher Erkenntnis im Vordergrund. Oder es ist damit mehr das Ergebnis gemeint, das aufgrund von Forschung oder Theorieentwicklung entsteht und die Erkenntnis in einem bestimmten Wissenszweig vorantreibt.

Eine zentrale Aufgabe von Wissenschaft ist es, Wissensbestände („bodie of knowledge") zu produzieren, die uns in die Lage versetzen, Phänomene zu verstehen, voraussagen zu können, bei Bedarf zu verhüten, aufrechtzuerhalten oder gegebenenfalls zu verändern (Domholt 2000, S. 7).

Wissenschaftstheorie

Genau wie es unterschiedliche Quellen des Wissens gibt, existieren unterschiedliche Wege des wissenschaftlichen Erkenntnisgewinns. Damit beschäftigt sich die Wissenschaftstheorie. Wissenschaftstheorie ist ein Zweig der Philosophie und befasst sich mit der Frage, wie wissenschaftliche Erkenntnis zustande kommt. Sie untersucht auf einer Metaebene – also auf einer abstrakten und anwendungsfernen Ebene –, auf welche Weise Forschung Erkenntnis bringen kann. Auch die Auseinandersetzung mit dem Werteproblem (ist Wissenschaft werturteilsfrei oder kann sie es sein, und wenn nicht, wie geht man damit um?) ist Gegenstand wissenschaftstheoretischer Diskussionen.

Die Bedeutung der Wissenschaftstheorie ist deshalb so groß, weil es eben nicht nur einen Weg gibt, über den man zu wissenschaftlicher Erkenntnis gelangen kann. Naturwissenschaften und Geisteswissenschaften unterscheiden sich z. B. durch wesentliche Eigenheiten voneinander. Während die **Naturwissenschaften** zu den analytischen Wissenschaften zählen (sie zerlegen ihren Gegenstand in einzelne Bestandteile), gehören die **Geisteswissenschaften** zu den nicht analytischen Wissenschaften (sie erfassen ihren Gegenstand als Ganzen und interpretieren ihn, statt ihn zu messen). Bei den Naturwissenschaften erfolgt der Zugang zur Erkenntnis über das Zählen und Messen. Sie beschäftigen sich mit der materiellen Realität und haben ihre Wurzeln im Behaviorismus, im Positivismus und im kritischen Rationalismus. Die Geisteswissenschaften hingegen gewinnen durch das Verstehen Zugang zur Erkenntnis. Sie beschäftigen sich mit Bedeutungen und Werten und haben ihre Wurzeln u. a. in der Phänomenologie, in der Hermeneutik und im Interaktionismus.

Die **Human- und Sozialwissenschaften** (denen die Pflegewissenschaft am nächsten steht) lassen sich nicht so eindeutig in dieses Gegensatzpaar einordnen. Hier kennt man innerhalb der Wissenschaft zwei grundlegend verschiedene Wege des Erkenntnisgewinns, von denen der eine dem Vorgehen der Naturwissenschaften, der andere dem Vorgehen der Geisteswissenschaften ähnelt. Die beiden Wege beruhen auf den Prinzipien der Deduktion und der Induktion (siehe Kap. 1.1.2) und sind für zwei unterschiedliche Forschungsrichtungen typisch, nämlich die quantitative und die qualitative Sozialforschung. Diese Unterscheidung wird Sie in Kap. 3 noch ausgiebig beschäftigen.

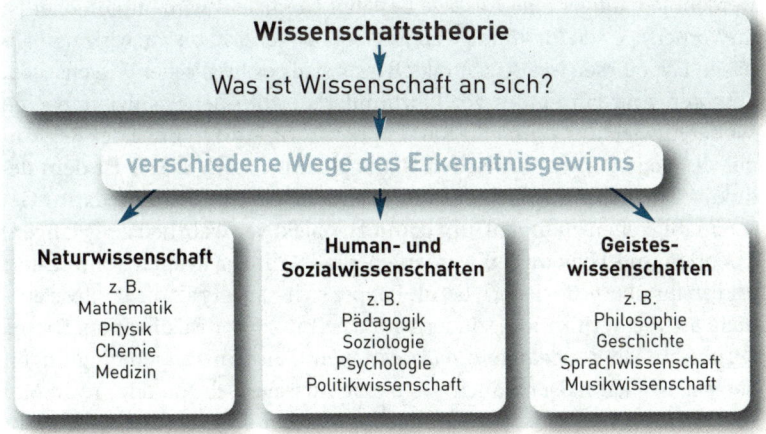

Abbildung 3: Das Verhältnis zwischen Wissenschaftstheorie und den Einzelwissenschaften

Klassische Beispiele für die Anschauung, die dem naturwissenschaftlichen Denken zugrunde liegt, sind der Positivismus und der kritische Rationalismus.

Der **Positivismus** geht davon aus, dass es eine „positive" Realität gibt, die man durch Forschung entdecken kann. Das Wort positiv hat hier nicht die Bedeutung „gut", so wie im alltäglichen Sprachgebrauch, sondern heißt „gegeben", „gesetzt", „wirklich vorhanden". Es ist also die gegebene, mit den Sinnen wahrnehmbare Realität, der sich der Positivismus zuwendet. Alles, was man hören, sehen, tasten, zählen oder messen kann – und sei es auch mit Hilfsmitteln wie dem Mikroskop – ist Gegenstand der positiven Realität und soll auch Gegenstand der Wissenschaft sein. Hier geht es also um eine materielle Realität, die durch Zählen und Messen objektivierbar ist. Man kann daher mit Fug und Recht behaupten, dass diese Realität eine objektive Wirklichkeit ist. Dies ist eine der wichtigsten Annahmen des Positivismus: Es existiert eine Realität, die für alle Menschen und unter allen Bedingungen gleich ist, die mit den Sinnen erfasst, erforscht und gemessen werden kann und die durch Beobachten bzw. Experimentieren gefunden und bewiesen wird. Es gibt eine endgültige Wahrheit, und sie besteht in dieser objektiven Wirklichkeit. Oberstes Anliegen ist es daher, die Wirklichkeit möglichst genau und unverfälscht wiederzugeben. Im Vordergrund steht also das Streben nach Objektivität.

Das Ziel positivistisch orientierter Wissenschaft ist es, zu erforschen, wie diese Wirklichkeit funktioniert, also Gesetzmäßigkeiten zu entdecken: etwa in der Natur, im menschlichen Organismus oder im Verhalten. Nach dem Prinzip der Deduktion sollen diese Gesetzmäßigkeiten in Form von wissenschaftlichen Hypothesen (Theorien) formuliert und dann empirisch bestätigt werden. Je häufiger eine Aussage bestätigt (verifiziert) wird, desto höher ist ihr Vorhersagewert für künftige Ereignisse. Die Verifikation von wissenschaftlichen Hypothesen ist also zentraler Bestandteil positivistischer Wissenschaft.

In den 30er-Jahren des 20. Jahrhunderts erfuhr der Positivismus eine Weiterentwicklung durch Sir Karl Popper (1902–1994). Er ist der Begründer des sogenannten **kritischen Rationalismus**. Auch dieser ist dem deduktiven Prinzip verpflichtet, und auch hier besteht das Ziel darin, Gesetzmäßigkeiten zu finden, um damit zu objektiver Wahrheit zu gelangen. Theorien und Hypothesen werden ebenfalls mit der Realität konfrontiert und an ihr überprüft, jedoch beruft Popper sich – anders als die Positivisten – nicht auf die Verifikation, sondern auf das Prinzip der Falsifikation. Dieses beruht auf dem Gedanken, dass es eigentlich keine allgemeingültigen Sätze geben kann. Denn auch wenn eine Aussage sich 100 oder 1000 Mal bewahrheitet hat, so kann man doch nie sicher sein, ob dies auch beim 1001. Mal der Fall sein wird. Eine einzige Ausnahme würde ja hinreichen, um die Theorie zu stürzen.

> **Beispiel**
> Popper zieht zur Veranschaulichung hier immer das Beispiel von den Schwänen heran: Auch wenn viele weiße Schwäne beobachtet werden, so kann man einzig durch diese Beobachtungen nicht zu dem Schluss kommen, dass alle Schwäne weiß sind. Das Auftreten eines einzigen schwarzen Schwanes würde die Theorie stürzen (vgl. Popper 1994).

Es kann, so Popper, in der Wissenschaft daher nicht um die Verifikation von Hypothesen gehen, sondern lediglich um ihre Falsifikation, um ihre Widerlegung (= Falsifikationsprinzip). Die treibende Kraft im wissenschaftlichen Erkenntnisprozess ist demnach die Kritik des Bestehenden, also der Versuch, bestehendes Wissen kritisch zu hinterfragen und zu prüfen, ob bzw. unter welchen Bedingungen es zutrifft. Neben den Naturwissenschaften sind die Sozialwissenschaften, ebenso wie die Gesundheitswissenschaften, stark von der Denkschule des kritischen Rationalismus beeinflusst.

Die Wurzeln der **interpretativen** wissenschaftstheoretischen Ansätze (= **interpretatives Paradigma**) liegen in erster Linie in der Philosophie. Im Mittelpunkt der interpretativen Position steht der Gedanke, dass der Mensch nicht losgelöst von seiner Umwelt betrachtet werden kann, sondern immer in seinem Lebenszusammenhang gesehen werden muss. Forschung bedeutet also **nicht** neutrale Sammlung und Auswertung objektiv erfassbarer Daten. Für die interpretativen Ansätze gibt es nämlich weder eine objektive Realität noch eine neutrale Erforschung derselben, weil nur die **Bedeutung** eines Ereignisses für den Menschen real ist. Über das Ereignis oder das Ding selbst, so meinen diese Denkschulen, wissen wir Menschen nichts; wir haben nur Zugang zu der Bedeutung, die ein Phänomen für uns besitzt. Dessen Bedeutung ist jedoch von Mensch zu Mensch verschieden. Darum gibt es auch keine objektive Wahrheit, die für alle Menschen gleich ist. Es geht in der Wissenschaft also, so die Vertreter des Interpretativismus, um die Interpretation von Geschehnissen und um das Erleben der Menschen. Die Forscherin muss fragen, was ein bestimmtes Phänomen für den Menschen bedeutet und welchen Sinn es hat. Es ist das Verstehen menschlicher Erfahrungen, das hier im Mittelpunkt des Erkenntnisinteresses steht, weniger das Erklären oder Beweisen (denn individuelle Bedeutung kann man nicht beweisen). Wahrheit ist also etwas Subjektives: Wahrheit ist das, was von der Einzelnen wahrgenommen und der Forscherin mitgeteilt wird – und Wahrheit ist nicht immer gleich, sondern vom Zusammenhang (vom Kontext) abhängig, in dem sie entsteht.

In der folgenden Tabelle soll anhand von drei wesentlichen wissenschaftstheoretischen Konzepten – Ontologie, Epistemologie und Methodologie – dargestellt werden, wie diese aus der Sicht des positivistischen und des interpretativen Paradigmas verstanden werden können.

Tabelle 2: Zentrale Grundannahmen des positivistischen und des interpretativen Paradigmas

	Positivistisches Paradigma	Interpretatives Paradigma
Ontologie Wie ist Wirklichkeit konzipiert?	Es gibt eine Wirklichkeit, es gibt eine reale Welt	Es gibt nicht eine Wirklichkeit; Wirklichkeit ist subjektiv und vom Individuum konstruiert
Epistemologie Wie ist die Beziehung zwischen Beobachteten/Forschenden und der Wirklichkeit?	Die Beobachtende ist von dem untersuchten Gegenstand unabhängig; es gibt keine Beeinflussung der Ergebnisse vonseiten der beobachtenden Person	Die Beobachtende ist nicht unabhängig von der Untersuchung, sondern interagiert mit den Untersuchten; die Ergebnisse der Untersuchung sind Ergebnisse dieser Interaktion
Methodologie Welche wissenschaftlichen Methoden sind geeignet, um Wirklichkeit abzubilden?	Deduktives Prinzip mit dem Ziel der Verallgemeinerung; hohes Maß an Standardisierung der Datenerhebungs- und Auswertungsmethoden, Repräsentativität und Verallgemeinerung werden angestrebt	Induktives Prinzip mit Sicht auf die Ganzheit und Kontextgebundenheit eines Phänomens; flexible und offene Datenerhebungs- und Auswertungsmethoden; Untersuchung der Muster des Phänomens in seinen verschiedenen Formen

Positivismus und Interpretativismus als Beispiele unterschiedlicher wissenschaftstheoretischer Positionen zeigen in ihrer Gegensätzlichkeit eindrucksvoll, dass es keine einzig richtige, allgemeingültige Definition von Wissenschaft (oder davon, was Wissenschaft ausmacht) geben kann.

Die unterschiedlichen wissenschaftstheoretischen Positionen führen in Wissenschaftskreisen immer wieder zu Diskussionen darüber, was nun wirklich „wissenschaftliches" Vorgehen sei. Die Pflegewissenschaft ist davon nicht ausgenommen (siehe Kap. 3). Diese Auseinandersetzung ist aber nicht unwichtig, denn es handelt sich ja nicht nur um abstrakte Philosophien. Diese unterschiedlichen Denkschulen beeinflussen die Art der Phänomene, die untersucht werden sollen, die Methoden, mit denen man sie studiert, und die Techniken, mit deren Hilfe die Wissenschafterin ihre Daten sammelt (vgl. Parahoo 1997).

Man sollte jedoch beachten – und zwar ganz gleich, von welcher Position man ausgeht –, dass auch wissenschaftliche Erkenntnisse niemals absolut oder endgültig sind. Wissen hat immer nur vorläufigen Charakter. Es ist nicht statisch, sondern einem dynamischen Prozess der ständigen Weiterentwicklung unterworfen. Darum ist eine kritische Haltung der Wissenschaft gegenüber empfehlenswert.

1.2.2 Wissenschaftliche Forschung

Wie bereits vorher erwähnt, kann Wissenschaft als eine Art Überbegriff angesehen werden, der Unterschiedliches miteinander vereint. Das Gebäude der Wissenschaft wird von drei Säulen getragen. Diese sind

- Forschung
- Theoriebildung
- Lehre

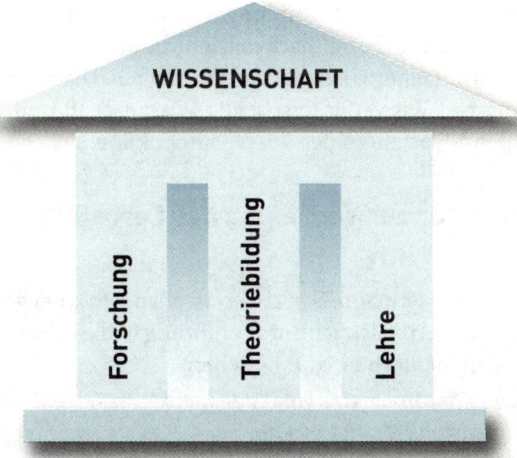

Abbildung 4: Das Gebäude der Wissenschaft

Wenn man von diesen drei Säulen spricht, so ist das nur eine grobe Metapher, denn es sind eben nicht drei unabhängig voneinander existierende Säulen, die das Gebäude der Wissenschaft tragen (wie es auf der Abbildung den Anschein haben mag). Sie stehen vielmehr miteinander in Verbindung (durch Forschung kann es zu Theoriebildung kommen, Theorien sind oft der Ausgangspunkt für Forschung, Lehre wird aus Forschungserkenntnissen und Theorien gespeist etc.).

Forschung ist also ein zentraler Bestandteil von Wissenschaft. Sie ist es, die das Wachstum der Wissenschaft gewährleistet, indem sie planmäßig und zielgerichtet nach neuem wissenschaftlichem Wissen sucht.

Forschung kann demnach als „... *Versuch, das Wissen in einem bestimmten Gebiet durch systematische wissenschaftliche Methoden zu vermehren*" (Hockey 1983, S. 753) verstanden werden.

Das Ziel von Forschung ist also die Vermehrung von Wissen. Wissensvermehrung bedeutet in diesem Zusammenhang zweierlei:

- das Auffinden neuer, noch unbekannter Fakten und
- das Auffinden bisher unbekannter Beziehungen zwischen bereits bekannten Fakten.

Das Charakteristische an Forschung ist, dass diese Wissensvermehrung ausschließlich mithilfe von systematischen, geplanten Methoden erfolgt, d. h. mithilfe des wissenschaftlichen Regelwerkes. Grundlage dieser Methoden ist die Logik mit ihren beiden Erkenntnisprinzipien der Deduktion und Induktion (siehe auch Kap. 1.1.2). Weil Forschung aber auf Logik basiert, wird sie in jedem einzelnen ihrer Schritte (in der Formulierung der Forschungsfragen, in der Sammlung und Auswertung der Daten, ja sogar in der Ergebnisdarstellung) nachvollziehbar, und das von ihr produzierte Wissen ist damit einer Überprüfung zugänglich. Diese besondere Art der Gewinnung von Wissen unterscheidet Wissenschaft und Forschung von jedem anderen Verfahren der Wissensproduktion.

1.3 Literatur zur Vertiefung des Lernstoffs

Brandenburg Hermann/Dorschner Stephan (Hg.): Pflegewissenschaft 1. Lehr- und Arbeitsbuch zur Einführung in die Pflegewissenschaft. Hans Huber, Bern 2003 (214 Seiten)
In Kap. 1 finden Sie eine gute Auseinandersetzung mit der Frage „Was ist Wissenschaft?", und in Kap. 3 gibt es einen sehr guten, kompakten Einblick in die für die Pflegewissenschaft zentralen wissenschaftstheoretischen Strömungen.

Schülein Johann/Reitze Simon: Wissenschaftstheorie für Einsteiger. 2. Auflage, UTB (Facultas), Wien 2005 (278 Seiten)
Dies ist eine kompakte, verständliche und sehr angenehm zu lesende Zusammenfassung der wichtigsten wissenschaftstheoretischen Strömungen und eine gute Einführung in das wissenschaftstheoretische Denken.

Seiffert Helmut: Einführung in die Wissenschaftstheorie, Band 1–3. Beck, München 1996
Ein Standardwerk für Einsteiger, die sich mit Wissenschaftstheorie und den verschiedenen wissenschaftstheoretischen Ansätzen auseinandersetzen wollen.

Hierdeis Helmwart/Hug Theo: Pädagogische Alltagstheorien und erziehungswissenschaftliche Theorien. Julius Klinkhardt, Bad Heilbrunn 1997 (182 Seiten)
Obwohl dies an sich ein Buch für die Erziehungswissenschaften ist, dient Kap. 2 (S. 33 ff.) mit seiner Gegenüberstellung von Alltag und Wissenschaft auch anderen Wissenschaftsrichtungen als gute Basis. Besonders hilfreich ist das vorangestellte Glossar, in dem wissenschaftstheoretische Begriffe einfach und verständlich erklärt werden.

2 Pflegewissenschaft und Pflegeforschung

Wurden im ersten Kapitel Wissen, Wissenschaft und Forschung aus allgemeiner Sicht beschrieben, so dient das zweite Kapitel dazu, dies nun auch aus Sicht der Pflege zu tun. Zentral ist dabei die Frage danach, was Pflegewissenschaft ist und wie sich ihr Gegenstandsbereich darstellt. Ein Einblick in die Struktur und die historische Entwicklung, in den Gegenstandsbereich und in die Ziele von Pflegewissenschaft und Pflegeforschung soll dabei helfen.

2.1 Die Grundlagen des pflegerischen Wissens

Pflegerisches Handeln baut auf vielfältigen Wissensquellen auf, die den Pflegenden zum Teil bewusst sind, zum Teil aber unbewusst ihr Tun leiten. Strukturierte und unstrukturierte Wissensquellen (vgl. Kap. 1.1) bilden die Grundlage des Handelns in der Pflege. Da dieses Buch sich in weiterer Folge nur einer dieser Wissensquellen zuwendet, nämlich dem empirischen Wissen bzw. der Forschung, ist es wichtig, zu Beginn darauf hinzuweisen, dass empirisches Wissen einen wichtigen, aber eben nur einen Teil der größeren Gesamtheit des pflegerischen Wissens bildet, das uns handlungsfähig macht. Peggy Chinn und Maeona Kramer beschreiben in ihrem Buch „Pflegetheorien: Kontext – Konzepte – Kritik" vier Bereiche, die in ihrem Zusammenspiel das Handeln von Pflegenden leiten. Diese sind:

- **Intuition** (die „Kunst der Pflege")
- **persönliches Wissen** (Erfahrung)
- **Empirie** (der wissenschaftlich abgesicherte Bereich)
- **Ethik** (die moralische Komponente der Pflege)

Diese vier Bereiche stehen untereinander in Beziehung. Nur durch ihr Zusammenspiel entsteht jenes Wissen, das die Grundlage des pflegerischen Handelns bildet.

> *„Jede der Wissensgrundlagen ist bedeutsam. Jede ist ein deutlich abgegrenzter Aspekt des Ganzen und leistet ihren Beitrag zur Gesamtheit des Wissens."*
>
> *(Chinn/Kramer 1996, S. 1)*

Das Pflegewissen wird jedoch auch aus dem Wissen anderer Disziplinen gespeist, wie z. B. aus der Medizin, der Psychologie oder der Pädagogik. Man kann, ausgehend von den allgemeinen Wissensquellen und den Gedanken von Chinn und Kramer, die Quellen des Wissens, das uns in der Pflege handlungsfähig macht, auch folgendermaßen darstellen:

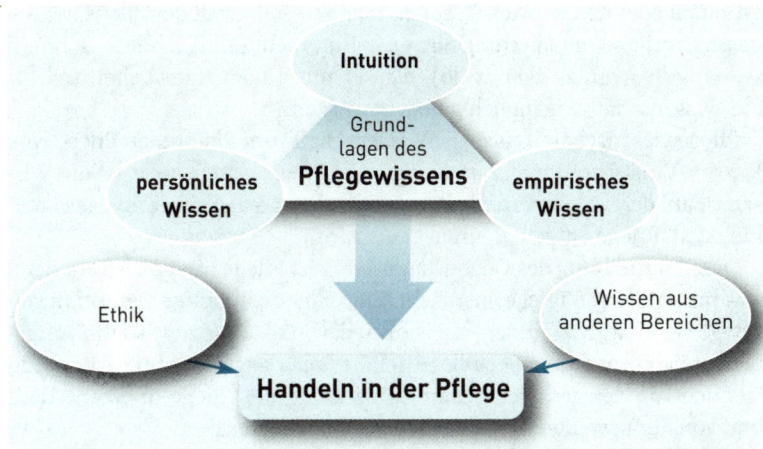

Abbildung 5: Die Wissensquellen in der Pflege

In der Betrachtung dieses **Zusammenspiels** wird deutlich, dass es nicht darum gehen kann, Wissensquellen zu hierarchisieren oder zu werten (ganz gleich, ob man diese nun als strukturiert oder unstrukturiert bezeichnet). Die obige Skizze veranschaulicht auch, dass für das berufliche Handeln nicht einfach ein Bereich weggenommen oder ausgespart werden kann, denn dies würde das System aus dem Gleichgewicht bringen. Es fällt dadurch auch leichter, jenem Gedankengang zu folgen, der Pflege als „Wissenschaft und Kunst" bezeichnet. Denn wie schon Doris Schaeffer sagt:

„Als Wissenschaft verkörpert sie [die Pflege; H. M.] einen zusammenhängenden Korpus an systematischem Theorie- und Problemlösungswissen. Die Kunst besteht in der kreativen Nutzung dieses Wissens, im Dienst der Genesung der Menschen." (Schaeffer 1999, S. 144)

2.2 Pflegewissenschaft – Definition und Gegenstandsbereich

Das, was jede (Einzel-)Wissenschaft inhaltlich ausmacht, wodurch sie sich inhaltlich definiert und von anderen Einzelwissenschaften abgrenzt, ist ihr Gegenstand oder Interessenbereich, ihre **„area of concern"**. Zum Beispiel ist die menschliche Psyche der Gegenstand der Psychologie, all die Krankheiten und Beeinträchtigungen, die am menschlichen Körper auftreten, sind der Gegenstand der Medizin, und der Gegenstand der Pflegewissenschaft ist die Pflege. Der Gegenstand (oder Gegenstandsbereich, die Domäne) der Pflegewissenschaft wird also nicht von der Wissenschaft erfunden oder neu entwickelt, sondern er ist – in Gestalt der Pflegepraxis – bereits vorhanden. Allerdings ist er häufig nicht offensichtlich, sondern „verborgen" (vgl. Zenker 1996), d. h. er muss herausgearbeitet und für die Wissenschaft zugänglich gemacht werden.

Pflegewissenschaft ist also die **Wissenschaft vom Phänomen Pflege** (vgl. Dassen/Buist 1994). Oder anders gesagt: Pflegewissenschaft ist die Wissenschaft, deren definierter Interessenbereich (area of concern) das Handlungsfeld Pflege ist (vgl. Rennen et al. 2001).

Die Beschreibung des Gegenstandsbereichs Pflege basiert also auf dem, was professionelle Pflege ausmacht. Eine allgemeingültige Definition von Pflege ist schwer zu finden, sie ist u. a. davon abhängig, was zum Aufgabenbereich professioneller Pflege gehört, und das wiederum variiert und ist auch von der geschichtlichen Entwicklung der Pflege in einem Land und von der jeweiligen gesetzlichen Lage beeinflusst.

Grundsätzlich und auf den deutschsprachigen Raum bezogen kann man sagen, dass Pflege Folgendes umfasst:

- die Unterstützung und Begleitung von Menschen aller Altersgruppen, die sich nicht selbst pflegen können, d. h. die ihre Lebensaktivitäten nicht mehr oder nur in eingeschränktem Maß, entweder dauernd oder zeitlich befristet, selbst durchführen;
- die selbstständige Durchführung und die Mitwirkung an präventiven, diagnostischen, therapeutischen und rehabilitativen Maßnahmen;
- die Beratung, Begleitung und Ausbildung von Bürgerinnen, die ihre eigene Gesundheit und Selbstpflegefähigkeit verbessern oder Pflegebedürftige begleiten bzw. sich darauf vorbereiten wollen.

(vgl. Brandenburg/Dorschner 2003, S. 41)

Ausgehend von dem, womit professionelle Pflege sich beschäftigt, kann man sagen, dass im Mittelpunkt des erkenntnisleitenden Interesses der Pflegewissenschaft insbesondere

- der gesunde und der kranke Mensch bzw. der Mensch in besonderen Lebenssituationen in seinem Lebensumfeld,
- Interaktionen zwischen Pflegeempfängerinnen und Pflegenden sowie zwischen Pflegenden und dem Kontext, der Umwelt, und
- das pflegerische Handeln selbst stehen.

Gegenstand der Pflegewissenschaft sind einerseits die Auswirkungen von Krankheit, Behinderung und Gebrechen auf die Alltagsgestaltung. Andererseits beschäftigt sich Pflegewissenschaft mit der Wirkungsweise pflegerischer Interventionen und fragt nach den Einflussfaktoren und Kontextbedingungen „guter" Pflege.

Von pflegetheoretischer Seite wird der Gegenstandsbereich der Pflege und somit der Pflegewissenschaft anhand sogenannter Schlüsselkonzepte beschrieben. Schlüsselkonzepte sind zentrale, inhaltlich grundlegende Begriffe der Pflege. Sie sind Resultat der vom angloamerikanischen Raum in den 50er-Jahren des 20. Jahrhunderts ausgehenden Theoriedebatte in der Pflege.

Eine sehr gängige Art, die Gebiete der Pflegewissenschaft zu beschreiben, stammt von Suzie Kim. Sie zeigt auf, mit welchen Themen, mit welchen Hauptgebieten sich die Pflegewissenschaft auseinandersetzen soll und wo deren Grenzen liegen. Sie nennt dies die „Typologie der vier Bereiche" (Kim 1990). Diese sind der Patientenbereich[1], der Patienten-Praxis-Bereich, der Praxisbereich und Umweltbereich.

- **Patientenbereich:** Der Schwerpunkt dieses Bereichs liegt in der Gewinnung neuer Erkenntnisse zu allgemeinmenschlichen Phänomenen aus der Sicht der Krankenpflege. Dieser Bereich beinhaltet die Entwicklung, Überprüfung und Reformulierung von Pflegetheorien und -modellen zur Erklärung und Vorhersage patientenbezogener Phänomene, aber auch die Entwicklung analytischer Schemata wie Pflegediagnosen.
- **Patientinnen-Pflegende-Bereich:** Dies ist jener Bereich, der mit dem direkten Kontakt zwischen Patientin und Pflegender zu tun hat. Hier stehen die Beziehung, aber auch Muster der sozialen Interaktion und Kommunikation im Vordergrund. Der Fokus hierbei wird im Speziellen auf die Akteurinnen selbst (Patientin, Pflegende), auf das soziale Umfeld, innerhalb dessen sich die Kommunikation abspielt, auf die Art der Interaktion (Ablauf, Eigenart, Qualität) sowie auf die Auswirkungen auf den Zustand der Patientin gerichtet.
- **Praxisbereich:** In diesem Bereich werden Pflegephänomene im Zusammenhang mit der eigentlichen Pflegetätigkeit erfasst. Dies sind alle kognitiven, verhaltensmäßigen und sozialen Aspekte der Pflegetätigkeit. Dazu zählen Pflegemaßnahmen und Variationen in Verbindung mit bestimmten Problemstellungen, Art und Ablauf der Entscheidungsfindung sowie die Umsetzung in Pflegehandlungen, aber auch Fragen der pflegerischen Kompetenz sowie ethisches Handeln in der Pflege.
- **Umweltbereich:** Dieser Bereich betrifft die Umgebung der Patientin vor allem im Hinblick auf Zeit, Raum und Qualität. Diese sind aber nur dann relevant, wenn sie im Zusammenhang mit einem der anderen Bereiche stehen. So könnten zum Beispiel räumliche Strukturen wie etwas längere Gänge einer Abteilung untersucht werden, wenn sie sich auf

[1] In den deutschen Übersetzungen wird statt „Patientin" häufig der Terminus „Klientin" verwendet, wobei als Patientinnen jene Personen oder Gruppen verstanden werden können, denen pflegerische Aufmerksamkeit zukommt, in einem erweiterten Verständnis also beispielsweise auch Angehörige.

die Leistungserbringung der Pflegenden oder das Wohlergehen der Patientinnen auswirken. In diesen Bereich fallen aber auch Fragen der Familie im Zusammenhang mit Pflege und Pflegebedürftigkeit.

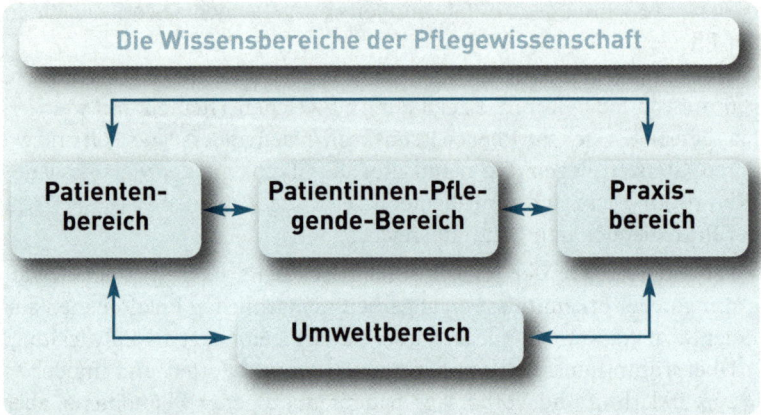

Abbildung 6: Die Wissensbereiche der Pflegewissenschaft (nach: Kim 1990)

Die vier Bereiche sind nicht als geschlossene Gebiete zu betrachten und auch nicht exakt voneinander abzugrenzen. Vielmehr wird die Klassifikation auch von der Autorin selbst als vorläufig eingestuft und als fortwährend zu überprüfen angesehen.

Ausgehend von diesen pflegetheoretischen Schlüsselbegriffen und den verschiedenen Bereichen, die den Gegenstand der Pflegewissenschaft ausmachen, fasst Stefan Görres diese Diskussion zusammen, indem er den Gegenstand der Pflegewissenschaft mithilfe von vier Begriffen umschreibt. Sie sind den Bereichen von Kim sehr ähnlich, werden nur etwas anders formuliert und sind daher hier als eine Alternative, den Gegenstand der Pflegewissenschaft zu beschreiben, dargestellt. Diese Begriffe lauten:

1. Person
2. Umwelt
3. Wohlbefinden
4. pflegerisches Handeln

Ad 1: Person

Das zentrale Interesse der Pflege gilt der Person und ihrer Biografie. In der Regel ist diese Person der pflegebedürftige Mensch. Hat man aber die Wechselbeziehung, den Austausch zwischen den Menschen (die Interaktion) im Auge, ist auch die pflegende Person miteingeschlossen.

Ad 2: Umwelt

Unter Umwelt versteht man hier das physische, psychische, soziale und ökologische Milieu. Die Umwelt hat in der Pflege eine so große Bedeutung, weil sie der wichtigste äußere Bestandteil für Leben, Gesundheit und Wohlbefinden ist. Sie steht in engem Zusammenhang mit dem ersten Begriff, der Person. Beide können nicht getrennt voneinander betrachtet werden. Sie sind offene Systeme, die miteinander in Beziehung stehen („interagierende Systeme").

Ad 3: Wohlbefinden

Wohlbefinden (als erweiterter Begriff für Gesundheit) und Krankheit werden als dynamischer Prozess definiert und nicht als Zustand angesehen. Die wichtigste Aufgabe der Pflegenden ist es, Wohlbefinden zu erhalten oder ein verändertes Wohlbefinden in die Lebensgestaltung der Patientin zu integrieren.

Ad 4: Pflegerisches Handeln

Das pflegerische Handeln verbindet alle drei Begriffe miteinander: Es geht von den Bedürfnissen bzw. der veränderten Lebenssituation und von den Kompetenzen (Fähigkeiten) des pflegebedürftigen Menschen aus. Die Pflegesituation wird als Interaktionsprozess zwischen Pflegebedürftiger und Pflegeperson in bestimmten Situationen verstanden. Die zentralen Anliegen dabei sind es, die Fähigkeit der Patientin zu selbstständigem Handeln (Handlungskompetenz) wiederherzustellen, sie bei der Erhaltung dieser Fähigkeit zu unterstützen und die Selbstpflege und alltäglichen Fertigkeiten (Alltagskompetenzen) zu fördern (vgl. Görres 1996).

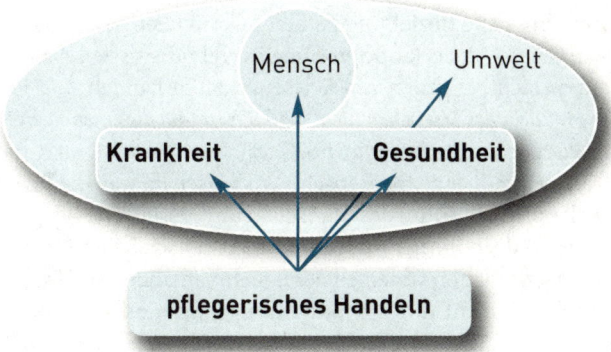

Abbildung 7: Schlüsselbegriffe des Gegenstandsbereichs der Pflegewissenschaft: Person – Wohlbefinden – Umwelt – pflegerisches Handeln

Betrachtet man die Schlüsselkonzepte genauer, so wird deutlich, dass ihnen ein Verständnis von Pflege zugrunde liegt, das weit über den ausschließlichen Blick auf Funktionsstörungen und Krankheiten hinausgeht, wie er lange Zeit üblich war. Diese Pflege jedoch, die anhand der Schlüsselkonzepte beschrieben wird, setzt einen **Paradigmenwechsel** voraus. Das Grundverständnis der Pflege macht eine Veränderung durch: Es bewegt sich von der reinen Krankheitsorientierung weg und ist zunehmend auf die Gesundherhaltung des Menschen ausgerichtet. Zu diesem Paradigmenwechsel gehört zweierlei:

- Zum einen ist es nicht mehr ausschließlich die Krankheit, die im Mittelpunkt des Interesses steht, sondern die **Gesundheit** und ihre Erhaltung, auf die verstärkt Augenmerk gelegt wird.
- Zum anderen muss die reine Konzentration auf die Patientinnen einer erweiterten Perspektive weichen: Nicht mehr die Patientin allein steht im Zentrum, sondern auch die komplizierte Beziehung zwischen Patientin und Umwelt **(Patient-Umwelt-Relation)**. Das heißt, die Patientin wird nicht mehr nur als isoliertes Individuum betrachtet, sondern im Zusammenhang mit ihrer Umwelt gesehen.

Dieser Paradigmenwechsel, den die Pflegewissenschaft voraussetzt, bedeutet einen wichtigen Umdenkprozess in der Pflege.

Das zentrale Element, der Ausgangspunkt und Ziel der Pflegewissenschaft, ist also die Pflegepraxis, das pflegerische Handeln. Mit van Maanen gesprochen: *„Das Verstehen der Pflegewissenschaft findet nicht in einem Vakuum statt, sondern im Kontext des Handelns"* (van Maanen 1996a, S. 147).

Das heißt: In der Praxis, an der Praxis und durch die Praxis wird der Gegenstand der Pflege erkennbar, und nur so kann neues Wissen über diese Praxis entwickelt werden. Pflegewissenschaft wird daher oft als „Praxiswissenschaft" bezeichnet (Kirkevolt 2002; van Maanen 1996) und kennzeichnet sich durch ihre nahe Beziehung zu einem konkreten Praxis- oder Anwendungsfeld. Gemäß Moers (2000) zeichnen sich Praxiswissenschaften dadurch aus, dass es sich bei ihnen um Wissenschaften handelt, *„deren Existenz ohne das Handeln des Menschen nicht denkbar ist und die einem vom Menschen gesetzten Zweck dienen"* (Moers 2000, S. 22). Nach dieser Umschreibung ist die Astronomie z. B. eine theoretische Wissenschaft, weil die Planeten einander auch ohne das Zutun des Menschen umkreisen. Die Pflege von Menschen erfolgt jedoch immer nur im Kontext menschlichen Handelns.

Praxiswissenschaften unterscheiden sich von anderen Wissenschaften insofern, als sie nicht nur auf Erkenntnisgewinn ausgerichtet sind. Sie fragen nicht nur „Was ist wahr?", sondern auch „Was ist zu tun?". Sie beziehen sich also unter dem Gesichtspunkt der Veränderung auf ihren Gegenstand; das Erkennen oder Auffinden von universellen Gesetzmäßigkeiten ist nicht ihr oberstes Ziel.

Die schwedische Pflegewissenschafterin Marit Kirkevolt (2002) zeigt ein sehr anschauliches Bild als Metapher für das Verhältnis zwischen Pflegepraxis und Pflegewissenschaft. Sie zeigt die Pflege(-praxis) als Landschaft und die Wissenschaft als Turm, der aus dieser Landschaft wächst und von dem aus es möglich wird, die Landschaft der Praxis aus der Vogelperspektive zu betrachten. Dieses Bild zeigt, dass Pflegewissenschaft nicht etwas ist, das alleine für sich steht oder mit der Praxis verbunden werden muss, sondern aus ihr hervorgeht.

„Sie ist kein selbständiges Reich ohne Zusammenhang mit oder Beziehung zur Praxis. Sie ist vielmehr ein Instrument, um die Praxis ‚aus der Entfernung' betrachten zu können und um die täglichen Aktivitäten und Routineabläufe in einem neuen und größeren Zusammenhang zu sehen."

(Kirkevolt 2002, S. 22 f.)

Die Bezeichnung Praxiswissenschaft beruht nun weniger auf der Tatsache, dass die Wissenschaft auf ihren praktischen Aspekt festgeschrieben wird, sondern darauf, dass sie einen Bezug hat, nämlich die Pflegepraxis (Schrems 2009), weil Pflegepraxis der Gegenstand ihrer theoretischen Reflexion ist. Die Bezeichnung Praxiswissenschaft kann auf diese Weise auch in die Irre leiten, und so verweist Schrems (2009) auf Nowotny, Scott und Gibbons (2008), die auf eine andere Art der Wissensproduktion in den „neuen Wissenschaften" hinweisen. Der große Unterschied zu den traditionellen Wissenschaften zeigt sich in der spezifischen Anwendungsorientierung der neuen Wissenschaften. Diese Anwendungsorientierung wird auch Kontextualisierung oder Kontextbezogenheit genannt. Darunter ist zu verstehen, dass die Wissensproduktion dieser Wissenschaften immer im Kontext der Anwendung erfolgt – ein typisches Merkmal der Pflegewissenschaft.

2.2.1 Pflegewissenschaft im bestehenden Wissenschaftssystem

Nachdem nun einiges über das „Was?", also über den Gegenstand der Pflegewissenschaft gesagt wurde, soll auch das „Wo?" thematisiert werden, nämlich wo innerhalb des bestehenden Wissenschaftssystems sich die Pflegewissenschaft einordnen lässt.

Über ihre Positionierung gibt es immer wieder Diskussionen. Kann man sie nun zu den Naturwissenschaften zählen? Zur medizinischen Wissenschaft? Oder zu den Sozialwissenschaften oder vielleicht zu den Gesundheitswissenschaften?

Viele Forscherinnen sind der Ansicht, dass sich die Pflegewissenschaft gar nicht eindeutig zuordnen lässt. Die Pflegewissenschaft, so sagt z. B. die Wissenschafterin Helga Krüger, steht mit verschiedenen Wissenschaftszweigen in Beziehung, ohne jedoch in einem von ihnen völlig aufzugehen. Die Pflege teilt mit der Medizin die Anlässe ihres Handelns (wenn auch keineswegs immer), mit den Gesundheitswissenschaften die Ziele und mit den Sozialwissenschaften die Konzentration auf die Interaktionsprozesse, d. h. auf das zwischenmenschliche Handeln (vgl. Krüger 1996a). Sie ist daher eine Wissenschaft mit multidisziplinärem Charakter. Auch Berta Schrems (2002) sieht die Einordnung der Pflegewissenschaft in einen der traditionellen Wissenschaftszweige problematisch. Pflege, so meint sie, sei wie viele der „neuen" wissenschaftlichen Disziplinen (z. B. die Umwelt-, die Frauen- oder die Gesundheitsforschung) ein **problemorientierter Forschungszweig**, der sich nur schwer in eines der bestehenden Wissenschaftsgebiete einordnen lässt. Es ist nämlich nicht nur der Forschungsgegenstand an sich, durch den sich die Pflegewissenschaft von den anderen Wissenschaften unterscheidet – entscheidend ist, unter welchem Blickwinkel man das zu untersuchende Phänomen betrachtet.

Die Alltagsbewältigung mit dem Aufrechterhalten der Lebensqualität von gesunden und kranken Menschen steht im Zentrum der Pflegewissenschaft. Die Fokussierung auf diesen Aspekt findet sich in keiner anderen Disziplin in gleicher Weise und macht das Besondere an Pflegewissenschaft aus. Die Bezugswissenschaften wie die Medizin, die Soziologie, die Psychologie, die Pädagogik, die Ernährungswissenschaft oder die Philosophie, welche die Pflege hinzuziehen kann, sind vielfältig. Die Pflegewissenschaft baut auch zum Teil auf Basiswissen aus diesen Bezugswissenschaften auf, geht aber nicht darin auf, sondern formt durch ihren Fokus ihren eigenen Gegenstand. Das Originäre der Pflegewissenschaft sind die Frage sowie die Interpretation und Bewertung der Antwort.

> **Beispiel**
>
> Die Medizin etwa beschäftigt sich mit ähnlichen Phänomenen wie die Pflege: Das zentrale Interesse gilt dem kranken Menschen. Die Medizin ist jedoch auf „cure" (auf Heilung, d. h. auf Diagnose und Therapie von Krankheit) ausgerichtet, während die Pflege auf „care" (auf die Förderung und Erhaltung von Gesundheit) abstellt. Von den Zielen, die die Pflege verfolgt, stehen Lebensqualität und Alltagsbewältigung im Vordergrund. Die Pflegewissenschaft hat also ein anderes Verständnis von ihrem Gegenstand als die Medizin, sie betrachtet ihn aus einer anderen Perspektive. Sie rückt nicht so sehr

> die Krank*heit* eines Menschen in den Mittelpunkt; ihr zentrales Interesse gilt vielmehr dem Krank*sein*.

Will man Pflege doch in das traditionelle Ordnungssystem der Wissenschaften einordnen, so kann man sie am ehesten als Humanwissenschaft bezeichnen.

2.2.2 Zur Bedeutung der Pflegewissenschaft

In weiten Teilen der westlichen Welt befinden sich die **Gesundheitssysteme im Wandel**; so auch im deutschsprachigen Raum. Die Gründe dafür liegen in mehreren Bereichen: zum einen in der Demografie, weil die Lebenserwartung und als Folge davon die Anzahl der älteren Menschen stetig ansteigt. Zum zweiten nehmen dadurch auch chronische Erkrankungen und die Pflegebedürftigkeit zu (epidemiologische Gründe). Drittens brechen in den industrialisierten Ländern Europas im pflegerischen Bereich die überkommenen Versorgungsstrukturen auf. Pflege, die früher durch die Familien (besser gesagt: durch die Frauen) geleistet wurde, muss mehr und mehr von anderen Systemen übernommen werden. Zusätzlich wird die Betreuung kranker Menschen aus dem Spitalsbereich verstärkt in den ambulanten und häuslichen Bereich verlegt.

Den Pflegenden, die die zahlenmäßig größte Berufsgruppe im Gesundheitswesen darstellen, kommt im Rahmen dieses Wandels eine bedeutende Rolle zu, die sie mit anspruchsvollen Aufgaben und veränderten Bedingungen konfrontiert. In dieser neuen Situation mit ihren noch unbekannten Folgen und Begleiterscheinungen ist Forschung auf dem Gebiet der Pflege besonders wichtig, um Maßnahmen zu entwickeln, die eine wirkungsvolle Gesundheitsversorgung gewährleisten. Denn nur so ist es möglich, Fakten anstelle von Vermutungen zur Grundlage für das Pflegehandeln und zum Ausgangspunkt für gesundheitspolitische Entscheidungen zu machen (vgl. Görres 1996a).

Hilde Steppe skizziert drei zentrale Innovationspotenziale der Pflegewissenschaft:

1. **Innovation durch theoretische Fundierung der Pflegepraxis**
   Die Pflegeleistung an sich wird in Zukunft immer mehr ein eigenständiger Teil der gesamten Versorgung werden. Sie wird eigenständig erbracht und nachgewiesen werden müssen. Es ist weder fachlich noch ökonomisch vertretbar, dass Pflege beliebig und unkontrollierbar angeboten wird. Neben den ehernen Pfeilern „Pflegepraxis" und „Erfahrung" bzw. dem Wissen aus anderen Disziplinen muss eine Basis an spezifi-

schem Pflegewissen geschaffen werden, durch das Begründungen und Systematisierungen pflegerischen Handelns möglich werden. Eine professionelle und selbstständige Pflegepraxis muss theoretisch fundiert sein. Dieses theoriegeleitete Handeln aber muss auf einem eigenen wissenschaftlichen Gegenstandsbereich beruhen.

2. **Innovation durch ein verändertes Verständnis von pflegerischer Dienstleistung**
Die Pflegewissenschaft beschäftigt sich nicht mehr mit der richtigen Durchführung einzelner Pflegehandlungen nach dem Lehrbuch. Vielmehr geht es darum, Situationen und Probleme umfassend zu betrachten, zu analysieren und daraus Möglichkeiten des pflegerischen Handelns abzuleiten. Die Pflege muss sich deshalb von der traditionellen Sichtweise abwenden, die durch die naturwissenschaftliche Medizin beeinflusst ist und den Körper weitgehend als Organsystem betrachtet. Sie muss vielmehr den ganzen Menschen und sein Körper- bzw. Krankheitserleben in den Mittelpunkt stellen. Dafür sind aber große Fähigkeiten und Kompetenzen im analytischen und kommunikativen Bereich gefordert, die in der Pflegepraxis bisher eher im Hintergrund standen. Pflegewissenschaft bringt einen Paradigmenwechsel mit sich (von der Krankheitsorientierung hin zur Gesunderhaltung; siehe S. 36), ein verändertes Verständnis pflegerischer Dienstleistung, das die Aufgaben und Inhalte der professionellen Pflege maßgeblich beeinflusst.

3. **Innovation durch veränderte Karrieremuster in den Pflegeberufen**
Während die Pflege zur Wissenschaft wird, verliert sie ihr traditionelles Gepräge von Gehorsam und angeborener weiblicher Eignung für die Pflege (mehr zu diesem Punkt in Kap. 2.3.2). Was bisher einem Geschlecht als eigen zugeschrieben wurde, nämlich die Fähigkeit zu pflegen, wird nun zu einer begründbaren und nachweisbaren Dienstleistung, zu einem professionellen Angebot, das grundsätzlich lehr- und lernbar ist (vgl. Steppe 1996).

Steppe hat diese drei Innovationspotenziale 1996 publiziert. Reflektiert man sie aus heutiger Sicht (also 15 Jahre später), so lässt sich feststellen, dass diese Potenziale, die sie der Pflegewissenschaft zugeschrieben hat, in vielen Bereichen auch sichtbar werden.

Auch Kirkevolt (2002) meint, dass Pflegewissenschaft nicht nur wissenschaftliche Selbstzwecke zu erfüllen habe, sondern einen Berufs- und gesellschaftspolitischen Auftrag hat. Sie ortet den Beitrag, den die Pflegewissenschaft zur Pflegepraxis leisten kann, auf verschiedenen Ebenen. Pflegewissenschaft kann u. a.

- der Praxis zur „Sprache" verhelfen (= das implizite Wissen, über das Pflegende verfügen, sichtbar machen und systematisieren);
- konkrete klinische Problemstellungen, Phänomenen und Fragen darstellen und aufzeigen (= bestimmte pflegerelevante Phänomene in ihrer Eigenheit erforschen, sie analysieren und somit nicht nur sichtbar, sondern auch verstehbar machen, Konzepte und Theorien daraus entwickeln können);
- Lösungen für konkrete Probleme und Fragen finden (= pflegerische Interventionen entwickeln, verbessern und testen);
- Hilfsmittel zur Verbesserung oder Erleichterung der Praxis finden oder auf ihre Tauglichkeit überprüfen, aber auch Assessmentinstrumente zur Erfassung von bestimmten pflegerelevanten Phänomenen, technische Hilfsmittel etc. entwickeln;
- die Pflegepraxis in einen Ideen- und Wertezusammenhang einfügen;
- einen gesellschaftlichen, philosophischen und kulturellen Zusammenhang herstellen.

Kirkevolt meint:

„Der gesellschaftliche Auftrag der Pflege besteht darin, Leiden zu lindern und das Leben erhaltende und gesundheitsfördernde Maßnahmen zu unterstützen" Und: *„Der gesellschaftliche Auftrag der Pflegewissenschaft besteht darin, Wissen bereitzustellen, das die Pflegpraxis unterstützt und verbessert"* (Kirkevolt 2002, S. 18).

2.3 Pflegeforschung

2.3.1 Definition

Wie bereits in Kap. 1 beschrieben, hatte Lisbeth Hockey Forschung als Versuch bezeichnet, das Wissen auf einem bestimmten Gebiet durch systematische, wissenschaftliche Methoden zu vermehren (Hockey 1983). Umgelegt auf Pflegeforschung heißt dies nun Folgendes:

Pflegeforschung ...

... ist	Forschung auf dem Gebiet des Gesundheitswesens, auf dem die Pflegende den größten Teil der Verantwortung selbst trägt.
... bedeutet	die Entwicklung und Vermehrung von pflegerischem Fachwissen.
... will	das Wissen vermehren, das man braucht, um effektiv zu sein.

(in Anlehnung an Hockey 1983)

Pflegeforschung betrifft also ein bestimmtes Gebiet des Gesundheitswesens. Das bedeutet, dass die Pflegeforschung ihren Forschungsgegenstand mit all jenen Wissenschaften teilt, die ebenfalls auf dem Gebiet des Gesundheitswesens tätig sind. (Davon war bereits in Kap. 2.2.1 kurz die Rede.) Die Fragen aber, die die Pflegeforschung an diesen Gegenstand richtet, sind hauptsächlich für die Pflege relevant und unterscheiden sich daher grundlegend von den Fragen der anderen Wissenschaften. Zum Beispiel sind Entzündungen im Bereich der Mundschleimhaut als Nebenwirkung von Chemotherapie ein Problem, mit dem sich sowohl die Pflegewissenschaft als auch die Medizin beschäftigen könnte. Während die Medizin (bzw. die Pharmakologie) jedoch beispielsweise danach fragen würde, wie ein Chemotherapeutikum zusammengesetzt sein muss, um weniger Nebenwirkungen hervorzurufen, oder welches andere Chemotherapeutikum man ebenfalls anwenden könnte, fragt die Pflegewissenschaft danach, welche prophylaktischen Pflegemaßnahmen der beste Schutz vor möglichen Nebenwirkungen sind. Es ist also nicht der Gegenstand alleine, sondern es sind die **Forschungsfragen**, die die Pflegeforschung charakterisieren. Pflegewissenschaftlich ausgerichtete Forschungsfragen richten sich nach der Verantwortlichkeit, den Aufgaben und den Handlungsmöglichkeiten der Pflegenden.

Ein weiteres zentrales Element von Pflegeforschung ist die **Wissensvermehrung**, und auch sie ist auf Pflegerelevanz ausgerichtet: Vermehrt wird jenes Wissen, mit dem man die Pflege der Patientinnen besser und effektiver gestalten kann. Pflegeforschung hat also das Ziel, das Pflegewissen zu vermehren oder, anders ausgedrückt, pflegerisches Fachwissen zu entwickeln (Käppeli 1994, S. 14).

Pflegeforschung ist das Instrument der Pflegewissenschaft, um

- **Theorien** zu überprüfen;
- Grundlagen für die Entwicklung **neuer Theorien** zu liefern und
- Fragestellungen aus der **Praxis** aufzugreifen und zu beantworten.

2.3.2 Geschichte und Zukunftsperspektiven

Obwohl es schon seit längerer Zeit Forschung gibt, die sich mit Pflegethemen beschäftigt, stützt sich das traditionelle Pflegewissen zum Großteil auf unstrukturierte Wissensquellen wie Tradition, Intuition, Autorität und Erfahrung, aber auch auf wissenschaftliche Erkenntnisse anderer Disziplinen (z. B. der Medizin). Der Einfluss althergebrachter Methoden und der Gehorsam gegenüber geschriebenen und ungeschriebenen Regeln ist in der Krankenpflege immer noch präsent. Neue Methoden werden manchmal nur zögernd ausprobiert, und ihre Anwendung wird oft behindert oder durch starre Strukturen unmöglich gemacht. Viele Pflegepersonen sind (aus unterschiedlichen Motiven) nicht oder nur zögernd bereit, eingefahrene Wege zu verlassen. Andererseits gab bzw. gibt es heute immer mehr Pflegende, die den Status quo infrage stellen und wissenschaftliche Forschung begrüßen – auch deshalb, weil sie das Bedürfnis haben, wissenschaftliche Antworten auf die Fragen zu bekommen, die bei der täglichen Arbeit auftauchen und zu Problemen führen.

Doch auch wenn die Pflegenden wissenschaftlichem Arbeiten heute offener gegenüberstehen als noch vor wenigen Jahrzehnten, geht die Entwicklung der Forschung doch mit Problemen einher, die in der Geschichte des Pflegeberufs wurzeln.

Historischer Exkurs

Während in anderen Berufen Forschung und berufliche Praxis Hand in Hand gehen, wie z. B. in der Medizin, wuchs (und wächst) in der Krankenpflege die Partnerschaft zwischen Forschung und Praxis nur langsam heran. Eine Ursache dafür liegt in der Geschichte des Pflegeberufs.

Pflegen und heilen, heute als zwei unterschiedliche Tätigkeiten aufgefasst, gehörten ursprünglich beide zur sogenannten **Heilkunde**, deren Tradition bis ins Altertum zurückreicht. Die Aufgaben jener umfassenden Heilkunde wurden alle durch ein und dieselbe Person wahrgenommen. Zur Aufspaltung der beiden Bereiche Medizin und Pflege kam es erst im 19. Jahrhundert (Müller 1997, S. 2 f.). Ein Grund dafür war der wissenschaftliche Fortschritt der Medizin, in dessen Verlauf sich der Arzt immer mehr vom Krankenbett zurückzog und den diffusen körperlichen Teil der Heilkunde an Hilfspersonal delegierte. Auf diese Weise begann die Heilkunde in einen wissenschaftlich-rationalen und in einen handwerklich arbeitenden Teil zu zerfallen. Die damit einhergehende Auffassung von Medizin als männlicher und Pflege als weiblicher Tätigkeit zog auch eine aus den Geschlechterrollen abgeleitete **Hierarchisierung** nach sich: Der männlich definierten, herrschenden Medizin hatte sich eine weiblich definierte, dienende Pflege unterzuordnen (Steppe 2000b, S. 78).

Diese Veränderung traf mit einer anderen Entwicklung zusammen, nämlich der **bürgerlichen Frauenbewegung** des 19. Jahrhunderts.[2] Diese ging mit einer Suche nach neuen weiblichen Aufgabenbereichen einher, die mit dem Frauenbild der damaligen Zeit nicht in Widerspruch standen. Die Pflege bot sich hier als geeignete Tätigkeit an, und die gesellschaftlich geforderte Bereitschaft der bürgerlichen Frau zu Opfertum, Selbstlosigkeit und Gehorsam bot die beste Gewähr, dass sie sich als Krankenschwester der Verfügungsgewalt der Ärzte unterordnen und den öffentlichen Ver-

---

[2] Bei der geschichtlichen Entwicklung der beruflichen Krankenpflege kann man nur bedingt vom deutschsprachigen Raum sprechen. Zwischen Österreich und Deutschland z. B. bestehen etliche Unterschiede, die politischer bzw. gesellschaftlicher oder religiöser Natur sind.

sorgungsauftrag sicherstellen würde (Steppe 2000b, S. 78). In Österreich wurde im Gegensatz dazu die Pflege nicht zu einem bürgerlichen Frauenberuf, auch wenn viele Frauen in der Pflege tätig waren. Die meisten von ihnen stammten nämlich aus dem Arbeiterstand (auch wenn einzelne bürgerliche Frauen unter ihnen waren). Dass man Frauen für besonders geeignet hielt, die Pflege auszuüben – und nicht, wie früher, Männer (Wärter) dafür einsetzte –, ist jedoch trotz aller Unterschiede eine Gemeinsamkeit (vgl. Walter 2004, S. 332 ff.).

Hält man sich diese Konstellation und die allgemeinen Bildungschancen der Frauen vor Augen, dann wird klar, warum das damalige Verständnis von Pflege immer mehr von der wissenschaftlichen Auffassung der Medizin abgewichen ist. Diese Sichtweise wurde auch von den Pflegenden getragen, wie die viel zitierte Aussage der Rote-Kreuz-Oberin Clementine von Wallmenich verdeutlicht:

„In allen ärztlichen Angelegenheiten müssen sie [die Pflegerinnen; H. M.] sich den Anordnungen der Ärzte ohne Kritik fügen und ihnen gehorchen [...] Gerade vermöge ihrer Berufsausbildung müssen besonders die Schwestern die Hoheit der Wissenschaft begreifen und einsehen, dass sie selbst zu wissenschaftlichem Urteil nicht fähig sind."

(Wallmenich 1902, zit. nach Bischof/Wanner 1993, S. 20)

In diesem Zitat wird deutlich, dass den Pflegenden jeglicher Anspruch auf wissenschaftliche Betätigung, ja sogar die Fähigkeit zu wissenschaftlichem Denken abgesprochen wurde. Sie hatten sich der herrschenden Wissenschaft der Medizin kritiklos unterzuordnen. Pflege, als Hilfsberuf der Medizin definiert, musste mit den Kenntnissen dieser Wissenschaft auskommen.

Es gibt jedoch noch einen weiteren Grund, warum sich innerhalb der Pflege lange Zeit keine wissenschaftliche Haltung entwickelte: Krankenpflege wurde in erster Linie als **weibliche Liebestätigkeit** verstanden. Das führte dazu, dass nicht so sehr fachliches Wissen und berufliche Fähigkeiten, sondern vielmehr persönliche Tugenden, also Charaktereigenschaften und die sittliche Einstellung, für die erfolgreiche Ausübung des Berufs als entscheidend angesehen wurden. Pflegen konnte man entweder oder konnte es nicht, und dieses Können war angeboren – so die damalige Meinung. Und für etwas, das ohnedies angeboren ist, erübrigen sich solche Dinge wie Theorie, Wissenschaft oder Forschung. Auch diese Sicht der Pflege als „weibliche Liebestätigkeit" ist eine Folge der traditionellen Rollenzuschreibungen, die keinen Raum für logisches Denken, wissenschaftliches Vorgehen und systematisches Forschen freigaben.

Trotz der Entwicklung der Pflege als nicht wissenschaftliche Tätigkeit wurden Fragen der Krankenpflege um 1900 in Europa sehr wohl auf wissenschaftlicher Ebene thematisiert – allerdings vonseiten der Ärzte. Sie betrachteten die Pflegeforschung als Teil der medizinischen Wissenschaften, ganz gemäß dem damaligen Verständnis, dass Wissenschaft ausschließlich Aufgabe des Mannes sei. Unter Begriffen wie „Hypurgie" wurden verschiedene Bereiche der Krankenpflege wissenschaftlich abgehandelt. Der Berliner Arzt Martin Mendelsohn habilitierte sich 1895 in Berlin mit dem Thema „Krankenpflege und spezifische Therapie". Er bezeichnete die Krankenpflege als Sammelbegriff für drei Disziplinen: „Krankenversorgung" (als soziale Maßnahme der Gesellschaft; dies entspricht am ehesten dem, was wir unter Gesundheitswesen verstehen), „Krankenwartung" (Dienstleistung ohne Kenntnis über Indikationen und Folgen der gesetzten Handlungen) und „Hypurgie", die er als wissenschaftlich-therapeutische Disziplin beschrieb (vgl. Walter 1991). Er meinte auch, dass die Krankenpflege nun in die Reihe der wissenschaftlichen Disziplinen eingetreten sei und verglich sie mit der Pharmakologie, der Hydrotherapie und anderen Heilmethoden. Wissenschaftliche Krankenpflege, so Mendelsohn, habe die Aufgabe,

„... *die täglichen Lebensgewohnheiten und Lebensverrichtungen des kranken Menschen unter dem Gesichtspunkt des Krankseins zu betrachten und zu regeln: Wachen und Schlafen, Ruhe und Bewegung, Essen und Trinken, Alleinsein und Geselligkeit, Nichtstun und Zerstreuung, Gemütsruhe und Erregung".*

(Jacobson 1902, zit. nach Bartholomeyczik 1999, S. 159)

Der **Hypurgie** (ein Begriff, der bereits auf Hippokrates zurückgeht) als „Wissenschaft und Kunst von der Verwendung der unterstützenden Hilfsmittel" wurde große Bedeutung zugeschrieben. Sie beschäftigte sich u. a. mit der Lagerung der Kranken, der Umgebung im Krankenzimmer, Maßnahmen zur Schlafförderung, mit der Ernährung, den Gesprächen, die mit den Kranken geführt werden sollten, und mit der Rücksichtnahme auf ihre Gewohnheiten: Themen, die heute Gegenstand pflegewissenschaftlicher Auseinandersetzung sind (vgl. Walter 1991). Es war dies das erste Mal, dass im deutschsprachigen Raum der Gegenstand der Pflegeforschung umschrieben und die Pflege (zumindest in Teilbereichen) als wissenschaftliche Disziplin dargestellt wurde. Bei der Frage jedoch, wem die Forschungskompetenz zugewiesen werden sollte, wurden die Pflegenden übergangen. Krankenpflege als wissenschaftliche Disziplin oblag den Medizinern. Da in der Pflege ausschließlich Frauen tätig waren und diese zu jener Zeit im deutschsprachigen Raum noch nicht zum Universitätsstudium zugelassen waren[3], war der gesamte Berufsstand von der wissenschaftlichen Ausbildung – und erst recht von der Verankerung in Wissenschaft und Forschung – ausgeschlossen. So wurde, wie Lindheim 1905 schreibt, „... *die Krankenpflege mehr und mehr zu einem unentbehrlichen, selbständigen Spezialfache der wissenschaftlichen Medizin* ..." (Lindheim 1905, zit. nach Walter 1991, S. 113). Ärzte verfassten wissenschaftliche Arbeiten (Dissertationen) über Themen der Krankenpflege, die in Inhalt und Zielsetzung durchaus mit pflegewissenschaftlichen Arbeiten zu vergleichen waren. Goldschmidt z. B. schrieb seine „Inaugural-Dissertation, welche zur Erlangung der Doctorwürde in der Medicin und Chirurgie" an der medizinischen Fakultät in Berlin im Jahre 1897 vorgelegt wurde, über das Thema „Die Kleidung des Kranken und ihre Bedeutung für die Krankenpflege" (vgl. Walter 1991). Doch mit den rasanten Fortschritten der naturwissenschaftlich orientierten Medizin verloren die Ärzte das Interesse an der wissenschaftlichen Weiterentwicklung der Krankenpflege und begannen alle Bereiche, die nicht im klassischen Sinn naturwissenschaftlich fassbar waren, als unwissenschaftlich und bedeutungslos abzuurteilen.

Der Ausgangspunkt für die Entwicklung der Pflegewissenschaft als eigene wissenschaftliche Richtung kann aber auch bei **Florence Nightingale** (1820–1910) angesetzt werden. Ihre Mitte des 19. Jahrhunderts verfassten Schriften legten nicht nur den Grundstein für die Pflege als eigene Profession, sondern können auch als Anstoß für die Entwicklung der Pflege als Wissenschaft angesehen werden. Nightingale suchte als Erste nach wissenschaftlichen Beweisen für Phänomene, die sie bei der Pflege britischer Soldaten beobachtete, und erkannte, dass genaue Aufzeichnungen und Messungen der Ergebnisse pflegerischer und medizinischer Betreuung von ungeurer Wichtigkeit für die Entwicklung effizienter Betreuung und Behandlung kranker Menschen waren (vgl. Nightingale 2005; Evers 2004).

Die Entwicklung der Pflegewissenschaft und -forschung als anerkannte wissenschaftliche Disziplin ist eng mit der Etablierung der Pflege an der Universität (Akademisierung) verknüpft. Sie begann **Anfang des 20. Jahrhunderts in den USA**. Den ersten Lehrstuhl für Krankenpflege hatte die Krankenschwester **Adelaide Nutting** inne. 1907 wurde sie als Professorin für Krankenhauswirtschaft an das Teacher's College der Columbia University in New York berufen. Drei Jahre später wurde dort eine eigene Abteilung „Krankenpflege und Gesundheitsfürsorge" eingerichtet; Nuttings Lehrstuhl hieß schließlich „Kranken- und Gesundheitspflege" (vgl. Steppe 1993, S. 19). Ihre Studie über die Ausbildung von Pflegenden aus dem Jahre 1907 ist wahrscheinlich die erste wichtige Studie über die Pflegeausbildung, die von einer Krankenschwester durchgeführt wurde.

---

[3] In Österreich wurden Frauen ab 1897 zur Philosophischen Fakultät und ab 1900 zum Medizinstudium zugelassen; die erste Frau, die in Wien im Fach Medizin promovierte, war die sozial engagierte und in der Frauenrechtsbewegung tätige Margarete Hilferding. In Deutschland konnten Frauen ebenfalls erst gegen Ende des 19. Jahrhunderts studieren, an der Universität Zürich wurden sie schon 1863 aufgenommen.

Die ersten Arbeiten, die in den 20er- und 30er-Jahren in den USA publiziert wurden, betrafen meist bestimmte Pflegetechniken wie z. B. Handreinigung oder Brustpflege stillender Mütter. Von großer Bedeutung für die Entwicklung der Pflegeforschung waren zu jener Zeit die Krankenschwestern Isabella Stewart und Mary Marvin. 1952 wurde erstmals die nationale wissenschaftliche Zeitschrift „**Nursing Research**" publiziert, um Forschungsdaten zu verbreiten und zugänglich zu machen (vgl. van Maanen 1996; Majoros et al. 1995; Matherny 1994; Notter/Hott 1994).

In Europa erfolgte diese Entwicklung erst einige Jahrzehnte später. Hier war **Großbritannien** das erste Land, in dem die Pflege wissenschaftlichen Status erhielt. 1956 wurde an der Universität von Edinburgh der erste Studienlehrgang zur Grundausbildung in der Krankenpflege eingerichtet. Die gebürtige Österreicherin **Lisbeth Hockey**, die dort das erste universitäre Institut für Pflegeforschung begründete, war Großbritanniens Pionierin auf dem Gebiet der Pflegeforschung.

Es gab im europäischen Raum allerdings große zeitliche Unterschiede, was die Entwicklung von Pflegewissenschaft und -forschung betraf. Waren die Staaten des nördlichen Europa in diesem Bereich führend, so konnte sich die Krankenpflege an den Universitäten der süd- und mitteleuropäischen Länder nur schleppend etablieren. Die Ursachen für die langsamere Entwicklung der Krankenpflegeausbildung waren laut Poletti folgende:

- Beim Eintritt in die Krankenpflegeschule wurde eine geringere Vorbildung verlangt als in den nördlichen Ländern Europas;
- die Aufsicht und Verantwortung für die Schulen lag vorwiegend bei den Ärzten und administrativen Leitern;
- die Krankenschwester und generell die berufstätige Frau wurde in Süd- und Mitteleuropa weniger akzeptiert als in den nördlichen Ländern;
- die Berufsverbände entstanden später und nicht mit derselben Wirksamkeit;
- mangelnde Kenntnisse der englischen Sprache verhinderten das Studium englischer (wissenschaftlicher) Fachzeitschriften und die Teilnahme an internationalen Kongressen. *(Poletti 1984)*

Heute gibt es in allen europäischen Ländern Studiengänge für Pflege, die für unterschiedliche Tätigkeiten im Pflege- und Gesundheitswesen qualifizieren und zu vollen akademischen Abschlüssen führen. Vor allem ist zu vermerken, dass im Sinne der Bologna-Struktur die berufliche Ausbildung zur Pflegekraft in fast allen Länder ausschließlich (oder zumindest zusätzlich) auf tertiärer Ebene, also im Hochschulsystem stattfindet.

Am Ende dieses kurzen Abrisses über die Geschichte wird sichtbar, dass die Entwicklung der Pflegeforschung in erster Linie mit der universitären Ausbildung von Krankenpflegekräften einhergeht.

Zukunftsperspektiven

Damit Pflegeforschung wirksam und zukunftsträchtig sein kann, muss sie auf mehreren Ebenen **institutionalisiert** sein. Damit ist in erster Linie gemeint, dass die Pflegewissenschaft sich an der Universität etablieren muss. Institutionalisierung von Forschung heißt in diesem Zusammenhang aber noch mehr (siehe Abb. 8). Sie bedeutet
- die Verankerung der Pflege als Wissenschaft an der Universität
- die Errichtung von universitären und außeruniversitären Forschungsinstituten
- Zugang zu Forschungsförderungsfonds, um größere Projekte zu ermöglichen, sowie
- die Herausgabe von wissenschaftlichen Zeitschriften und die Veranstaltung wissenschaftlicher Tagungen und Kongresse, damit Forschungsergebnisse veröffentlicht und einem breiten Publikum zugänglich gemacht werden können. Dies ist die Voraussetzung dafür, dass die Forschungsergebnisse in die Praxis Einzug finden.

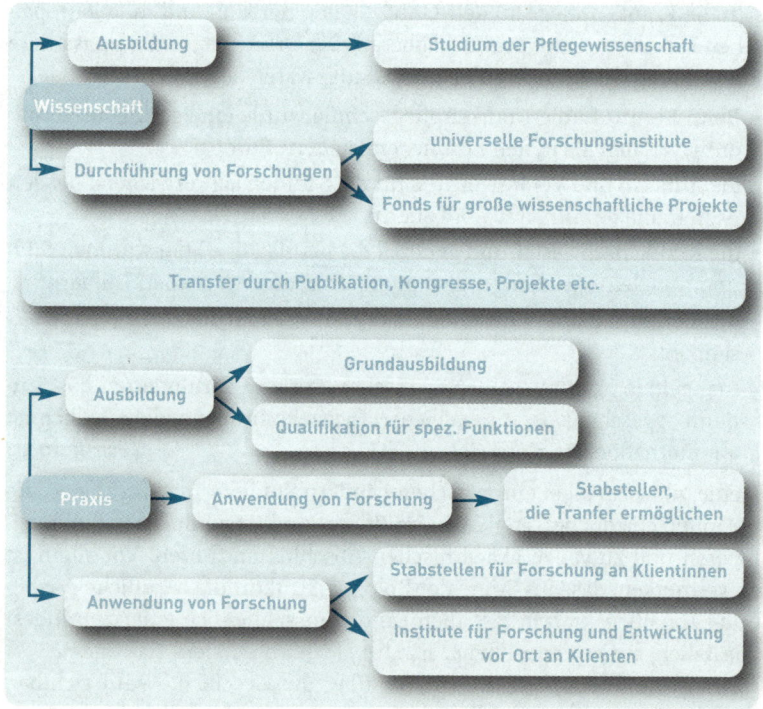

Abbildung 8: Institutionalisierung von Forschung in Wissenschaft und Praxis

Aber auch der nicht universitäre Bereich spielt dabei eine wichtige Rolle: Solange die Pflegepersonen, die in der Praxis „am Bett" arbeiten, nicht an der Universität oder an Fachhochschulen ausgebildet werden, muss Pflegeforschung auch in der nicht universitären Grundausbildung gelehrt werden, denn hier bildet man die zukünftigen Forschungsanwenderinnen aus (siehe Kap. 2.3.5). Daher bedeutet Institutionalisierung von Forschung weiters,

- dass die Ausbildung aller Pflegepersonen eine Ausbildung in Pflegeforschung einschließt (auch im nicht universitären Bereich) und dass Pflegende in Schlüsselpositionen (z. B. Managerinnen und Lehrerinnen) eine vertiefte Qualifikation für Forschung erhalten,
- dass Stabsstellen für den Wissenstransfer in die Praxis (für Forschungsanwendung oder EBN; siehe Kap. 9.5) geschaffen werden, damit Forschungsergebnisse vermehrt und vor allem systematisch in die pflegerische Praxis einfließen, und
- dass eine Verankerung der Forschung im klinischen Bereich erfolgt (z. B. indem Forschungsstellen für Pflege direkt an Krankenhäusern eingerichtet werden, um wichtige Fragestellungen aus der Praxis direkt bearbeiten zu können).

Dies ist ein sehr komplexes System und sicher nicht von einem Tag auf den anderen zu verwirklichen. Wichtig ist jedoch, dass man es im Auge behält, denn nur mit einer einzelnen Maßnahme (z. B. der Einrichtung eines Studiums) kann Pflegeforschung nicht nachhaltig wirken. So aber kann sie auf lange Zeit gesehen Zukunft haben.

> **Beispiel**
> Über die Etablierung der Pflegewissenschaft in Österreich (mit speziellem Fokus auf der Universität Wien) können Sie in folgendem Text nachlesen:
> Mayer Hanna (2010): Die Etablierung von Pflegewissenschaft an der Universität Wien – von der Ausnahme zur Normalität. Eine erfahrungsbasierte Rück- und Vorschau. In: Brandstätter Manuela/Vyslouzil Monika (Hg.): Soziale Arbeit im Wissenschaftssystem. Von der Fürsorgegeschichte zum Lehrstuhl. VS Verlag für Sozialwissenschaften, Wiesbaden.

2.3.3 Ziele der Pflegeforschung

Das Hauptanliegen der Pflegeforschung ist, wie bereits in Kap. 2.3.1 erwähnt, die Wissensvermehrung. Darin erschöpft sie sich jedoch nicht – die Ziele der Pflegeforschung sind vielfältiger. Man kann sie grundsätzlich auf vier Schwerpunkte reduzieren:

1. Schaffung von Wissensgrundlagen zur Verbesserung der Pflege und damit der Situation der Patientinnen;
2. Schaffung von Grundlagen für die Theorieentwicklung;
3. Anpassung und Weiterentwicklung des Methodenrepertoires der Forschung, speziell für pflegewissenschaftliche Fragestellungen, und
4. Professionalisierung und berufliche Emanzipation der Pflege.

Geht man von der Definition aus, dass Forschung eine Möglichkeit zur systematischen Vermehrung von Wissen darstellt (siehe S. 28), so kann man durch Pflegeforschung eine spezifische **Wissensgrundlage** für diesen Beruf entwickeln. Es geht darum, eine wissenschaftlich fundierte Wissensgrundlage zu schaffen. Das ist der Beitrag der Pflegeforschung zur Sicherung und Verbesserung der Pflegequalität. Verbesserung der Pflegequalität wiederum heißt, dass die Versorgungsstruktur, die Heilungschancen und die Lebensqualität des einzelnen Menschen verbessert werden sollen.

Für eine so junge Disziplin wie die Pflegewissenschaft ist es aber nicht damit getan, Wissen für die Praxis zu erzeugen. Ziel der Forschung ist es auch, einen **theoretischen Rahmen**, theoretisch gut fundierte Konzepte für die Praxis zu entwickeln. Pflegetheorien, die auf empirischen Daten basieren, sind genauso wichtig wie empirisch fundierte Konzepte, die die Grundlage für standardisierte Pflegediagnosen bilden.

Darüber hinaus hat Pflegeforschung auch ein berufspolitisches Ziel: Die wissenschaftliche Fundierung der Pflege liefert einen wichtigen Beitrag zur **Professionalisierung des Berufs** und zur Emanzipation der Pflege. Das Merkmal jeder Profession ist die Generierung eigener Wissensbestände, und somit ist Forschung auch für die Entwicklung der Profession ein wichtiger Bestandteil.

2.3.4 Der Gegenstand der Pflegeforschung

Da Forschung immer nur Instrument ihrer Wissenschaft ist und nicht unabhängig von deren Gegenstand existiert, beschäftigt sich Pflegforschung mit jenen Themen, die den Gegenstandsbereich der Pflegewissenschaft ausmachen (siehe Kap. 2.2.2). Wenn man sich diesen vor Augen führt, so wird deutlich, dass es sich um ein sehr großes, vielfältiges Forschungsgebiet handelt. Man versucht, dieses etwas überschaubarer zu machen, indem man das Gebiet der Pflegeforschung in verschiedene Bereiche aufteilt.

Die Systematisierung von Pflegeforschung hat den Zweck, aufzuzeigen, auf welchen Forschungsgebieten die Pflege tätig ist, und gleichzeitig aufzudecken, wo es Forschungsbereiche gibt, die unter Umständen noch sehr wenig erschlossen und lückenhaft sind. Es gibt mehrere Möglichkeiten, Pflegeforschung zu unterteilen. Sabine Bartholomeyczik geht bei ihrer Systematisierung von drei Ebenen aus (Bartholomeyczik 2000).

Mikroebene

Dies ist die Ebene der Pflege*praxis*, und gleichzeitig ist es derjenige Bereich, dem die größte Bedeutung zukommt. Dieser Bereich wird auch als klinische Pflegeforschung bezeichnet – klinisch nicht definiert im Sinne von Klinik oder Krankenhaus, sondern im Sinne von direktem Handeln an der Patientin oder auch ihren Bezugspersonen. Die Mikroebene, also die Ebene, wo direktes Handeln von Personen beobachtet werden kann, wird in drei „Domänen" (Bereiche) unterteilt:
- Praxisdomäne: Wenn man sich das praktische Handeln der Pflege vor Augen hält, so handelt es sich hier um Fragen, die sich rund um den Pflegeprozess gruppieren lassen – etwa die Überprüfung von pflegerischen Assessmentinstrumenten, aber auch Untersuchungen über Effektivität und Indikationen von unmittelbaren Pflegehandlungen oder pflegerischen Methoden. Die Praxisdomäne betrifft also auch jenen Teil der Forschung, der sich mit „Evidence-Based Nursing" beschäftigt. Und sie ist auch der Forschungsbereich, der jene Grenzen beforscht, die dem pflegerischen Handeln durch ethische Prinzipien gesetzt sind.
- Domäne Patientinnen (Klientinnen) – Pflegende: Forschung in diesem Bereich beschäftigt sich mit Beziehungsarbeit im Rahmen der Pflege oder der Kommunikation und Interaktion zwischen Patientinnen und Pflegenden, auch unter starker Bezugnahme auf familiäre Bezugspersonen von pflegebedürftigen Menschen.
- Domäne Patientinnen (Klientinnen) – Angehörige: Dieser Forschungsbereich beschäftigt sich mit der Perspektive der gepflegten Person. Im Vordergrund stehen dabei das Krankheitserleben bzw. Fragen der Krankheitsbewältigung, aber auch die Wahrnehmung bestimmter Zustände (z. B. Schmerzen) oder bestimmter Pflegehandlungen. Auch die Frage, was es aus dem Blickwinkel der Patientin bedeutet, in einer bestimmten Einrichtung wie einem Krankenhaus oder Pflegeheim zu sein, oder aber was es ganz generell heißt, pflegebedürftig zu sein – all das sind Themen, die zu diesem Bereich gehören. Im Sinne der Wahrnehmung von familiären Systemen als bedeutsamem Faktor im Erleben und Bewältigen von Krankheiten ist hier auch die Perspektive der Angehörigen eine wichtige.

Mesoebene

Auf dieser Ebene wird Pflegeforschung betrieben, die mit Pflege als Organisationsform zu tun hat bzw. die den Einfluss der komplexen Strukturen pflegerischer Arbeitsorganisation auf die Pflege selbst untersucht.
- Klientenorientierte Organisationsformen: Hier können Abläufe der Arbeitsorganisation innerhalb einer Institution (z. B. Vorteile der Bezugs-

pflege) oder zwischen verschiedenen Institutionen (z. B. Überleitungspflege zwischen Krankenhaus und Zuhause) im Vordergrund stehen.
- Qualitätsmanagement: Hier ist die Forschung auf einen umschriebenen Bereich (z. B. eine Abteilung) oder aber auf eine gesamte Einrichtung ausgerichtet. Die Qualitätsfrage wird besonders häufig im Hinblick auf organisatorische oder ökonomische Veränderungen gestellt.
- Arbeitsbedingungen in der Pflege: Dieser Aspekt beschäftigt sich mit Arbeitsbedingungen, -zufriedenheit oder -belastungen im Rahmen der pflegerischen Arbeit in einem spezifischen Setting (Krankenhaus, Pflegeheim, ambulante Pflege).

Makroebene

Die Makroebene ist der „obersten" oder abstraktesten Forschungsebene, die gleichzeitig am wenigsten mit direktem Handeln zu tun, zuzuordnen. Nicht minder wichtig ist sie jedoch, da es um Berufspolitik im weitesten Sinne geht und da ihre Forschungsthemen und -ergebnisse auf strategische Planungen und Entscheidungen in der Pflege und in der Gesundheitspolitik abzielen.

- Gesellschaftliche Strukturen pflegerischer Versorgung: Hier geht es beispielsweise um Fragen der pflegerischen Berufspolitik, aber auch um Fragen der allgemeinen Berufsmotivation, um lokale und länderübergreifende Qualifikationsstrukturen von Pflegenden oder um Fragen der Versorgungsforschung im oder an den Schnittstellen des Gesundheitssystems.
- Epidemiologie von Pflegebedürftigkeit: Hier geht es um die Erfassung, Häufigkeit und zeitliche Entwicklung bestimmter Pflegephänomene (z. B. Sturz, postoperative Verwirrtheit, Inkontinenz, Pflegebelastung etc.) und deren Auswirkungen auf die pflegerische Versorgung, bezogen auf eine bestimmte Region, auf ein bestimmtes Setting oder für eine bestimmte Gruppe von Menschen.

Historische Pflegeforschung

Historische Pflegeforschung kann als „Querschnittsmaterie" bezeichnet werden, da sie sich in diese drei Ebenen nicht hierarchisch einordnen lässt. Vielmehr ist sie ein Spezialgebiet, das Fragestellungen auf allen Ebenen bereithält. Sie beschäftigt sich mit den Ursprüngen der Pflege und zeichnet deren Entwicklung bis zur Neuzeit nach. Sie legt ihr Augenmerk aber auch auf zeitlich signifikante Epochen der Pflege, wie beispielsweise Pflege im Nationalsozialismus. Hierunter fallen aber auch bildungsgeschichtliche Fragestellungen, weil vor deren Hintergrund die Mühen des Fortgangs und die Professionalisierung des Pflegeberufs dargestellt werden.

Tabelle 3: Systematisierung der Pflegeforschung, adaptiert nach Bartholomeyczik 2000

		Beispiele für Forschungsfragen
Mikroebene (Pflegepraxis)	Praxisbereich	• Welchen Effekt hat ein pflegerisches Förderungsprogramm auf den Zustand von Wachkomapatientinnen? • Wie gut ist die prädiktive Validität[4] der originalen und erweiterten Norton-Skala[5] in der Altenpflege? • Welche Auswirkung hat der Einsatz von Preiselbeersaft bei Patientinnen mit Blasenverweilkatheter zur Prophylaxe von Harnwegsinfektionen?
	Bereich Patientinnen – Pflegende	• Wie entsteht Vertrauen in der pflegerischen Beziehung? • Wie können Pflegende Caring-Bedürfnisse von Krebspatientinnen auf einer operativen Abteilung wahrnehmen und wie werden sie ihnen gerecht? • Welche Handlungsstrategien entwickeln Pflegende bei herausforderndem Verhalten von Patientinnen mit schwerer Demenz?
	Bereich Patientinnen – Angehörige	• Wie bewältigen chronisch kranke Menschen ihren Alltag? • Was bedeutet es, an Brustkrebs zu erkranken? • Wie erleben Kinder und Jugendliche als pflegende Angehörige ihre Rolle und welchen Belastungen sind sie ausgesetzt? • Wie bewältigen Familien den Tod eines Kindes?
Mesoebene (Pflege als Organisation und Institution)	Klientenorientierte Organisationsformen	• Wie kann Primary Nursing in der Hauskrankenpflege umgesetzt werden und welche Auswirkung hat dieses System auf die Betreuungskontinuität? • Wie wirkt sich die Organisationsform „Bezugspflege" im Gegensatz zur funktionsorientierten Pflege auf die Pflegequalität und die Patientenzufriedenheit aus?
	Qualitätsmanagement	• Verbessert die standardisierte EDV-Dokumentation am Krankenbett die Dokumentationsqualität? • Welchen Einfluss haben ethische Fallbesprechungen auf die Struktur- und Prozessqualität im Pflegeheim?
	Arbeitsbedingungen in der Pflege	• Was hält Langzeitpflegende am Arbeitsplatz gesund? • Welche Faktoren machen die Arbeitsbelastung in der ambulanten Pflege aus?

[4] prädiktive Validität = Vorhersagevalidität; eine Form der Aussage über die Gültigkeit eines Instruments, die über die Voraussagekraft zukünftiger Ereignisse getroffen wird (je besser ein Ereignis vorausgesagt werden kann, desto besser misst das Instrument, was es messen soll).
[5] Norton Skala = Instrument zur Einschätzung des Dekubitusrisikos.

Tabelle 3: Fortsetzung

Makroebene (Pflegepolitik)	Gesellschaftliche Strukturen pflegerischer Versorgung	• Welche Auswirkung hat die Pflegeversicherung auf die Situation pflegender Angehöriger? • Welche Rahmenbedingung sind für die Einführung der Family-Health-Nurse in der pflegerischen Versorgung notwendig?
	Epidemiologie der Pflegebedürftigkeit	• Wie hoch ist die Sturzprävalenz[6] im Akutkrankenhaus und welche Folgen hat sie? • Wie hoch ist die Prävalenz von Fatigue bei Krebskranken? • Wie wirkt sich Hochaltrigkeit auf den zukünftigen Bedarf an Pflegepersonen in der ambulanten Pflege aus?
Historische Pflegeforschung		• Welche sind die historischen Wurzeln von Primary Nursing? • Wie haben sich die Krankenpflegeschulen in Österreich entwickelt? • Welche Auswirkungen hat der „Anschluss" auf die Ausbildung und Berufsausübung in der Pflege?
Ergänzende und prioritäre Fragestellungen		• Welches sind die Prioritäten einer Forschungsagenda der Pflege für die Jahre 2010–2020?

Diese Form der Einteilung stellt eine Möglichkeit neben mehreren dar. Die Ebenen der Einteilung lassen sich natürlich nicht trennscharf voneinander abheben. An vielen Stellen überschneiden sie sich und weisen Gemeinsamkeiten auf. Nicht alle Forschungsthemen lassen sich eindeutig zuordnen. Man kann jedoch dadurch die Komplexität des Forschungsfeldes erfassen und bekommt Orientierung.

2.3.5 Die Rolle der Pflegenden in der Forschung

Die Rolle der Pflegenden bei der Pflegeforschung gibt immer wieder Anlass zu Diskussionen. Wer soll, darf oder muss forschen? Und im Speziellen: Was ist die Aufgabe der diplomierten Pflegekräfte bezüglich Forschung?

Grundsätzlich muss man festhalten, dass es unterschiedliche Ebenen gibt, auf denen Pflegende an Pflegeforschung beteiligt sein können. Man kann auch sagen, es geht zum einen um die **Nutzung von Forschungsergebnissen** für die eigene Tätigkeit, zum anderen um die wissenschaftliche **Tätigkeit des Forschens** selbst.

---

[6] Prävalenz = Häufigkeit des Vorkommens gesundheitsbezogener Ereignisse in einer gegebenen Population zu einer bestimmten Zeit.

Was den ersten Punkt – die Nutzung von wissenschaftlicher Erkenntnis oder von Forschungsergebnissen – betrifft, braucht man Verständnis für und Wissen über Forschung, sodass man

- versteht, dass Forschung eine notwendige Basis für die Praxis darstellt und
- in der Lage ist, Forschungsergebnisse zu lesen, kritisch zu reflektieren und im eigenen Kontext anzuwenden.

Um Forschungsarbeiten lesen und verstehen zu können, muss man nicht zwangsläufig eine wissenschaftliche Ausbildung haben, jedoch einiges an Kenntnissen über Forschung und ihre Methoden besitzen. Man braucht aber auch Wissen darüber, wie man zu Literatur kommt und wie man Forschungsergebnisse in den Alltag der Pflegepraxis integriert.

Das Anwenden von Forschungserkenntnissen ist jedoch nicht einfach. Eine Forschungsarbeit lesen zu können, ist eine Sache – sie kritisch zu reflektieren, mehrere (vielleicht auch widersprüchliche) Ergebnisse zu synthetisieren und in ein konkretes praktisches Umfeld umzusetzen, ist eine andere. Daher kann man in diesem Zusammenhang zwei Ebenen der Beteiligung an Forschung ableiten:

1. Mitarbeit an der Anwendung von Forschungserkenntnissen;
2. Anwendung von Forschungserkenntnissen als eigenständige Aufgabe.

Das Anwenden von Forschungsergebnissen als eigenständige Aufgabe erfordert mehr Wissen und Kompetenzen im Bereich der Pflegeforschung und somit meist eine höhere Qualifizierung – vornehmlich im sogenannten „Undergraduate"-Bereich (Bachelor-Ebene) oder auch in den daran anschließenden ersten Studien des „Graduate"-Bereichs, der Masterebene.

Wenn es um den zweiten der eingangs genannten Punkte geht, die **Durchführung von Forschung**, so ist eine umfassende wissenschaftliche Ausbildung notwendig. Auch hier gibt es Abstufungen:

1. **Mitarbeit an Forschungsprojekten** (wissenschaftliche Assistenz);
2. **eigenständiges wissenschaftliches Arbeiten** (Durchführung von Forschung);
3. **Leitung von Forschungsstellen und Koordinierung von Forschungsprojekten.**

Für die professionelle Pflege heißt dies, dass alle Pflegenden ein gewisses Grundlagenwissen über Forschung besitzen sollten, welches sie befähigt, Pflegforschung als einen integralen Anteil der Pflegpraxis zu verstehen und (Forschungs-)Fragen zu stellen, und welches ihnen weiters die Mitarbeit an der Anwendung von Forschungsergebnissen in der Praxis ermöglicht. Pflegende, die im Rahmen des Wissenstransfers in der Praxis eine spezielle Aufgabe haben, sollten so viel Kenntnisse über Pflegeforschung besitzen, dass sie Forschungsergebnisse lesen, kritisch analysieren und für die Anwendung in der Praxis aufbereiten können. Sie müssen Forschungsanwendungsprojekte initiieren und leiten bzw. die anderen Pflegenden dabei anleiten können. Die Pflegewissenschafterinnen schließlich sind diejenigen, die Forschung durchführen, die wissenschaftlich arbeiten. Je nach Ausbildungsgrad und Kompetenz reicht diese Aufgabe von der wissenschaftlichen Assistenz bis zur Forschungsprogrammleitung.

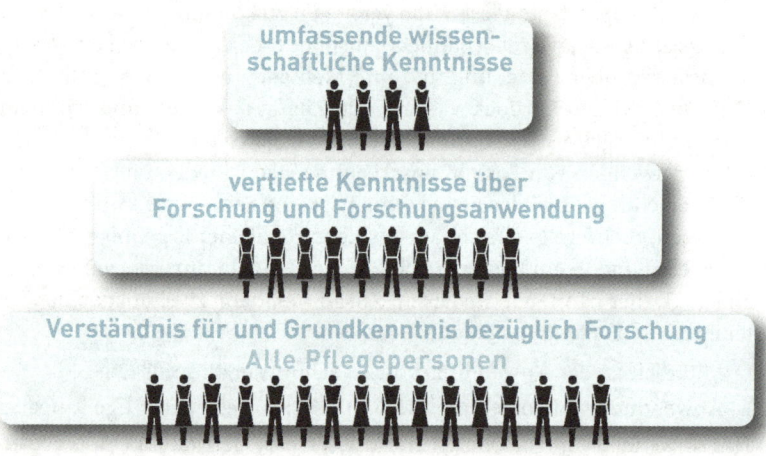

Abbildung 9: Beteiligung an Forschung

Diese Überlegung, die Beteiligung an Pflegeforschung auf verschiedenen Ebenen anzusiedeln, muss in die Ausbildungsprogramme einfließen. Pflegepersonen werden (mit kleinen Unterschieden zwischen den einzelnen Ländern) immer auf verschiedenen Ebenen ausgebildet. Meistens sind dies schon verschiedene akademische Ebenen. Die von der ANA (= American Nurses Association) publizierte Darstellung der unterschiedlichen Ausbildungniveaus in der Pflege und der verschiedenen Aufgaben in der Forschung ist dafür ein gutes Beispiel (Siehe Abb. 10).

Wissen über Forschung, das man braucht, um Forschungsergebnisse anzuwenden **(Forschungswissen)**, ist jedoch noch nicht gleichzusetzen mit Forschungskompetenz. **Forschungskompetenz** zu besitzen, bedeutet laut Käppeli (1991),

- praxisrelevante Forschungsfragen stellen zu können, d. h. fachspezifische Probleme und Fragen zu erkennen;
- Kenntnis über Wissenschaftstheorien zu besitzen;

- Kenntnisse über verschiedene Untersuchungsansätze, -methoden und -instrumente zu besitzen und solche entwickeln zu können;
- Daten sammeln und analysieren zu können;
- Resultate mit den bestehenden theoretischen Erkenntnissen und mit dem Forschungsfeld in Zusammenhang bringen und interpretieren zu können;
- Resultate kommunizieren zu können;
- wissenschaftliche Literatur kritisch verarbeiten zu können;
- bestehende Literatur nutzen zu können;
- mit den ethischen Problemen von Untersuchungen umgehen zu können.

Weiters sind Kenntnisse über das Praxisfeld notwendig, um die relevanten Forschungsfragen aufzugreifen und ihre Ergebnisse zu interpretieren.

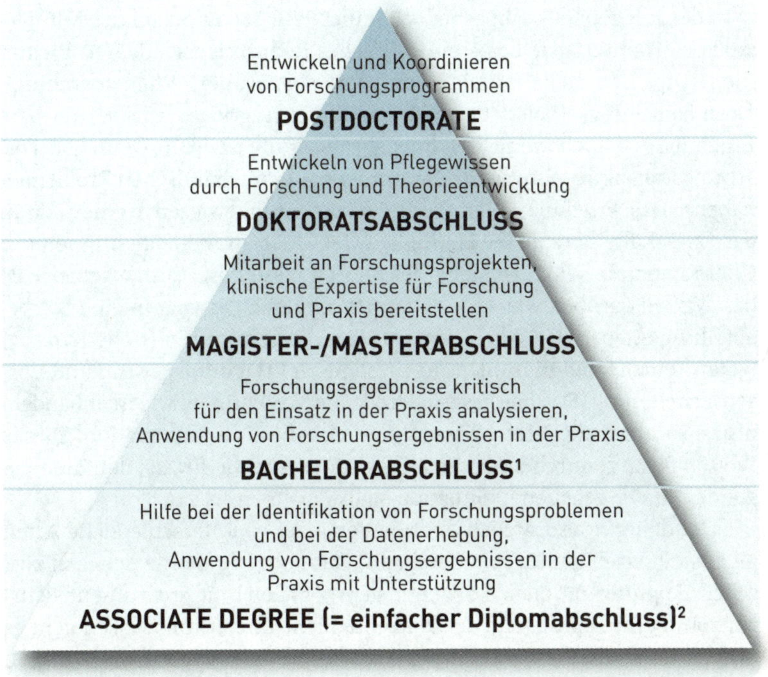

Entwickeln und Koordinieren von Forschungsprogrammen
POSTDOCTORATE

Entwickeln von Pflegewissen durch Forschung und Theorieentwicklung
DOKTORATSABSCHLUSS

Mitarbeit an Forschungsprojekten, klinische Expertise für Forschung und Praxis bereitstellen
MAGISTER-/MASTERABSCHLUSS

Forschungsergebnisse kritisch für den Einsatz in der Praxis analysieren, Anwendung von Forschungsergebnissen in der Praxis
BACHELORABSCHLUSS[1]

Hilfe bei der Identifikation von Forschungsproblemen und bei der Datenerhebung, Anwendung von Forschungsergebnissen in der Praxis mit Unterstützung
ASSOCIATE DEGREE (= einfacher Diplomabschluss)[2]

Abbildung 10: Beteiligung an Forschung auf unterschiedlichen Ausbildungsniveaus (ANA 1989); (Burns/Grove 2005, S. 8)

---

[1] Im angloamerikanischen Raum die klassische Qualifikation zur „Nurse".
[2] Der Associate Degree ist der Abschluss einer Ausbildung, die – verglichen mit den Ausbildungen im deutschen Raum – zwischen der Pflegehilfe und der diplomierten Gesundheits- und Krankenpflege liegt.

2.3.6 Forschung und Pflegepraxis

Am Ende dieser Diskussion um das Thema Pflegeforschung steht die Frage nach dem Praxisbezug. Muss Pflegeforschung praxisbezogen sein? Und was ist darunter zu verstehen?

Geht man davon aus, dass der Gegenstandsbereich der Pflegewissenschaft die Pflegepraxis ist, so ist der „Praxisbezug" an sich gegeben. Auch die Definition von Hockey (siehe S. 30), dass Pflegeforschung dasjenige Wissen vermehren soll, das man braucht, um in der Praxis effektiv zu wirken, beinhaltet den Praxisbezug von Forschung. Die zentrale Frage in der Diskussion um den Praxisbezug der Forschung lautet daher weniger, ob er notwendig ist, sondern eher, was man darunter verstehen kann.

Eine Schwierigkeit ist, dass Pflegende von Pflegeforschung/-wissenschaft oft etwas erwarten, was diese nicht immer bieten kann – nämlich fertige Lösungen. Praxisbezug ist nicht mit „Patentrezepten" für jede Situation gleichzusetzen.

In der Pflegepraxis gibt es jedoch – nicht zuletzt aufgrund der Komplexität des Handlungsfeldes – ein deutliches Bedürfnis nach klaren Richtlinien. Dies erwartet man sich von „praxisbezogener" Pflegeforschung. Doch Forschungsarbeiten bieten unterschiedlich „griffige" und verwertbare Ergebnisse – auch wenn der Praxisbezug groß ist (d. h. wenn die Forschungsfragen Bedeutung im Zusammenhang mit praktischen Problemen haben). Das Ergebnis einer Studie, in der nachgewiesen werden kann, dass z. B. Kältetherapie die Häufigkeit von Mucositis bei Patientinnen mit Chemotherapie senkt, ist sicher leichter zu fassen und „umzusetzen" als das Wissen darüber, wie Aids-Patientinnen den Übergang in eine Sterbeabteilung erleben. Gerade qualitative Forschungsarbeiten (siehe Kap. 3.3) bieten keine Handlungsanleitungen, sondern Erkenntnisgewinn und Wissenserweiterung. Das heißt, sie liefern keine Vorschriften, wie man handeln muss, sondern sie liefern Wissen über eine bestimmte Situation. Dieses Wissen gelangt durch einen kreativen Prozess in die Praxis, den die Pflegenden in der gegebenen Situation selbst leisten müssen.

Es ist daher grundsätzlich festzuhalten, dass es unterschiedliche Arten gibt, wie Wissen genutzt werden kann. Parahoo (1997) unterscheidet zwischen „kognitivem" oder „konzeptuellem" Nutzen und „instrumentellem" Nutzen. Beim **kognitiven** oder **konzeptuellen Nutzen** von Wissen geht es nicht um die direkte Anwendung des Wissens oder seine Umsetzung in einer spezifischen Situation, sondern um ein besseres Verständnis der Situation, um Wissenserweiterung, neue Denkweisen und Konzepte. **Instrumenteller Nutzen** hingegen bedeutet den konkreten Nutzen in einer speziellen Situation, meint die Übernahme einer Pflegeintervention oder eine bestimmte Information, die in einer konkreten praktischen Situation hilft, Entscheidungen zu treffen.

Wesentlich ist es auch, bei der Diskussion um den Praxisbezug die unterschiedlichen Forschungsanliegen zu beachten. Traditionell wird dabei unterschieden zwischen

- **Grundlagenforschung** (hier arbeitet man an den Erkenntnisgrundlagen und Theorien einer Wissenschaft) und
- **angewandter Forschung** (hier wird an den Lösungen einzelner praktischer Fragestellungen gearbeitet).

Diese Unterscheidung stammt aus den traditionelle Wissenschaftszweigen. Für die „neuen" Wissenschaften (die sogenannten „Modus-2-Wissenschaften", wie die Pflege eine ist) greift diese dichotome Kategorisierung nur teilweise. Da diese Wissenschaften immer mit ihrem Kontext (z. B. einem bestimmten Praxisfeld) verbunden sind, spricht man eher von einem unterschiedlichen Grad des Kontextbezuges (vgl. Schrems 2009).

> **Beispiel**
>
> Forschungsarbeiten wie z.b. jene, die die Frage des Entstehens von Bettlägerigkeit zum Ziel haben (vgl. Zegelin 2005), lassen sich in das Schema „Grundlagenforschung" und „angewandte Forschung" nur schwer einordnen. Diese Arbeit besitzt Züge der Grundlageforschung – da sie das Beschreiben eines Phänomens und das Entwickeln einer Theorie zum Ziel hat –, weist jedoch auch einen starken Kontextbezug auf, sowohl was das Forschungsfeld betrifft als auch bezüglich der Methodik, aber auch bezüglich des Forschungsproblems und der aus dem Ergebnis ableitbaren Konsequenzen für die Pflegepraxis.

Für die Entwicklung der Pflegewissenschaft ist Forschung in jedem Grad von Kontextbezogenheit wichtig. Ohne Forschung zu theoretischen Grundlagen kann Pflege als Wissenschaft nicht bestehen. „*Forschung ohne theoretische Fundierung liefert Daten und im besten Fall Informationen, aber keine Erklärungen und schon keinesfalls Denkmodelle. Angewandte Forschung jedoch, die keine Erklärungen liefert, verfehlt ihr Ziel.*" (Schrems 2002, S. 169)

Praxisbezug im engeren Sinn (d.h. Ergebnisse, die im Praxisfeld direkt umsetzbar sind) kann aber nur von der angewandten Forschung (bzw. von Forschung mit hohem Kontextbezug) erwartet werden. Probleme und Missverständnisse entstehen immer dann, wenn Praktikerinnen diese Form der Forschung erwarten, Forscherinnen aber Grundlagenforschung produzieren (vgl. MacGuire 1990, in: Walter 1993). Prinzipiell jedoch ist die Theorie-/Praxisorientierung von Forschung keine Frage von „Entweder – oder", sondern eine Frage der Komposition (vgl. Schrems 2002). Praxisbezug stellt sich daher nicht immer über die direkte Anwendbarkeit und den direkten Nutzen der Ergebnisse her, sondern über die Thematik, die Forschungsfragen. Diese sollten „praxisbezogen" sein, d. h. sich mit einem Gebiet oder einem Phänomen aus dem Interessenbereich der Pflege befassen.

Praxisbezug der Forschung (verstanden als Ausrichtung der Forschungsfragen an Phänomenen der Pflegepraxis) ist für die Entwicklung der Pflegewissenschaft wichtig. Die direkte praktische Verwertbarkeit von wissenschaftlicher Erkenntnis ist jedoch nur ein Teil dessen, was Praxisbezug ausmacht. Sie darf nicht das einzige Kriterium für die Qualität bzw. die Berechtigung von Forschung sein, denn die Grundlagenforschung stellt eine unentbehrliche Basis für die Entwicklung der Wissenschaft dar.

2.4 Ethische Aspekte der Pflegeforschung

Dies über alles: sei dir selber treu,
Und daraus folgt, so wie die Nacht dem Tage,
Du kannst nicht falsch sein gegen irgendwen. Hamlet 1,3

Wissenschaftliche Forschung, die sich auf Menschen bezieht, wirft immer auch ethische Fragen auf. Wenn geforscht wird, so bedeutet das nicht immer, dass alle beteiligten Personen daraus Nutzen ziehen können. Oft ist sogar das Gegenteil der Fall: Forschung (vor allem experimentelle Forschung) kann durchaus belastende Nebenwirkungen haben.

Für die Pflegeforschung dürfen keine anderen ethischen Grundsätze gelten als für die praktische Pflege. Auch in der Forschung haben Pflegende die Pflicht, die Menschenwürde und die Rechte der Patientinnen zu schützen und zu wahren. Die Interessen der Forschung dürfen nicht höher stehen als die Interessen des Menschen, und unter keinen Umständen darf Pflegeforschung Leid oder Schmerz verursachen.

Das Ziel von Forschungsethik ist es, die Rechte derjenigen Personen, die an Forschungsstudien teilnehmen, zu schützen. Genauer gesagt heißt dies: Forschungsethik geht der Frage nach, welche ethisch relevanten Einflüsse, die von den Interventionen einer Forscherin verursacht werden, den Probandinnen zugemutet werden können. Außerdem befasst Forschungsethik sich mit den Maßnahmen, die zum Schutz der Forschungsteilnehmerinnen ergriffen werden sollen, wenn dies notwendig erscheint (vgl. Schnell/Heinritz 2006, S. 17).

Ein weiteres Anliegen ethischer Überlegungen ist es, darauf zu achten, dass die Forschungsmethoden nach bestem Wissen und Gewissen korrekt angewendet werden.

Forscherinnen, die in der Pflege tätig sind, stehen in der Praxis aber oft vor einem Dilemma: Einerseits will man die Rechte der Patientinnen wahren, andererseits neue Erkenntnisse für die Pflegewissenschaft gewinnen. Damit sind aber oft Risiken für die Patientinnen verbunden. Ethische Fragen der Forschung werden daher immer wieder und auf vielen Ebenen diskutiert.

2.4.1 Grundsätze ethischen Vorgehens in der Pflegeforschung

Von verschiedensten Vereinigungen in der Pflege werden **Empfehlungen zur Forschungsethik** herausgegeben. Grund dafür ist das Bedürfnis nach allgemeingültigen Richtlinien, die gewährleisten, dass die Rechte jener Menschen, die an Forschung in der Pflege beteiligt sind, gewahrt werden.

Die Entwicklung ethischer Grundsätze in der Pflegeforschung kann bis zum Jahr 1897 zurückverfolgt werden. Damals wurde die „Nurses' Associated Alumnae Organisation" gegründet, die sich das Ziel setzte, einen Ethikkodex für die Pflege auszuarbeiten. Im Jahre 1968 veröffentlichte die ANA (American Nurses' Association) eigene Ethikrichtlinien für Pflegeforschung (vgl. Haber 2005 b, S. 429–431), und schließlich veröffentlichte auch der ICN (International Council of Nurses) einen Kodex für Ethik in der Pflegeforschung (1985 und 1996), der in vielen Staaten als Richtlinie gilt. In manchen Ländern, wie z. B. in der Schweiz oder in Deutschland, wurden von den dort zuständigen Berufsorganisationen daraus eigenen Richtlinien abgeleitet und veröffentlicht.

Empfehlungen und Richtlinien sind grundsätzlich hilfreich. Doch in der Praxis sind die Situationen, in die man als Forscherin gerät, so verschieden, dass es unmöglich ist, allgemeingültige Rezepte zu entwerfen, die man einfach nur einhalten muss. Jede Forschende muss daher immer wieder für jede einzelne Situation Entscheidungen treffen. Regeln, Richtlinien und Kodizes können hier als Basis gelten. Sie befreien die Einzelne jedoch nicht davon, Verantwortung zu übernehmen und die jeweilige Situation aufgrund dieser Regeln neu zu prüfen.

So unterschiedlich die Ethikrichtlinien von den verschiedenen Organisationen auch formuliert wurden, haben sie dennoch eines gemeinsam: Sie basieren alle auf den Prinzipien der biomedizinischen Ethik. Diese haben ihren Ursprung im sogenannten **Nürnberger Kodex** als der ersten Zusammenstellung ethischer Standards der medizinischen Forschung (dieser Kodex ist eine Reaktion auf die Nürnberger Prozesse, in denen in den 1950er-Jahren u. a. die Verbrechen der nationalsozialistischen Medizin vor Gericht aufgerollt und verurteilt wurden).

Diese Prinzipien lauten:

- Autonomie
- Benefizienz (Gutes tun)
- Non-Malefizienz (vor Schaden schützen)
- Gerechtigkeit

Von diesen abstrakten Prinzipien leiten sich für das konkrete Tun die drei Grundprinzipien des Persönlichkeitsschutzes ab, an die man sich bei ethischen Fragen in der Forschung grundsätzlich halten soll:
1. **umfassende Information und freiwillige Zustimmung** aller Teilnehmerinnen (= freiwillige Teilnahme);
2. **Anonymität;**
3. **Schutz der Einzelnen vor eventuellen psychischen und physischen Schäden.**

Diese drei Grundprinzipien des Persönlichkeitsschutzes sind der Ausgangspunkt der Diskussionen um ethische Fragen in der Forschung. An ihnen kann jede Forschungsarbeit und jeder Forschungsantrag diskutiert und geprüft werden. Sie klingen einfach und logisch – der Teufel steckt jedoch im Detail bzw. in der praktischen Umsetzung. Was genau ist nun unter diesen Prinzipien zu verstehen?

Ad 1: Umfassende Information und freiwillige Zustimmung
Damit man überhaupt von einer freiwilligen Teilnahme an einer Untersuchung sprechen kann, müssen vier grundlegende Voraussetzungen eingehalten werden (vgl. SBK 1998):
- das Recht auf Informationen, die für die Entscheidung notwendig sind;
- das Recht auf die Freiheit der Entscheidung (d. h. die Entscheidung darf nicht erzwungen sein);
- das Recht, die Teilnahme an der Untersuchung zu verweigern;
- das Recht, die Teilnahme an der Untersuchung jederzeit zu beenden.

Das bedeutet, dass die Teilnehmerinnen zunächst umfassend über die Studie informiert werden müssen: über Ziel und Zweck der Studie, über das geplante Vorgehen, über ihre Rolle dabei und über mögliche Risiken. Dies soll mündlich und/oder schriftlich geschehen, und zwar in einer Sprache, die die Teilnehmerinnen verstehen, und in einer Art und Weise, die niemanden unter Druck setzt, sondern Raum gibt, eine freiwillige Entscheidung zu treffen. Die Teilnehmerinnen müssen darüber hinaus über ihr Recht, die Teilnahme zu verweigern bzw. jederzeit aus der Untersuchung auszusteigen, Bescheid wissen, und sie müssen die Sicherheit haben, dass ihnen keine Nachteile daraus erwachsen. Sind all diese Bedingungen erfüllt, spricht man von einer „aufgeklärten Einwilligung" (auch als **„informed consent"** bezeichnet). Die Untersuchungsteilnehmerinnen können ihre Einwilligung dann schriftlich geben (siehe Abb. 11).

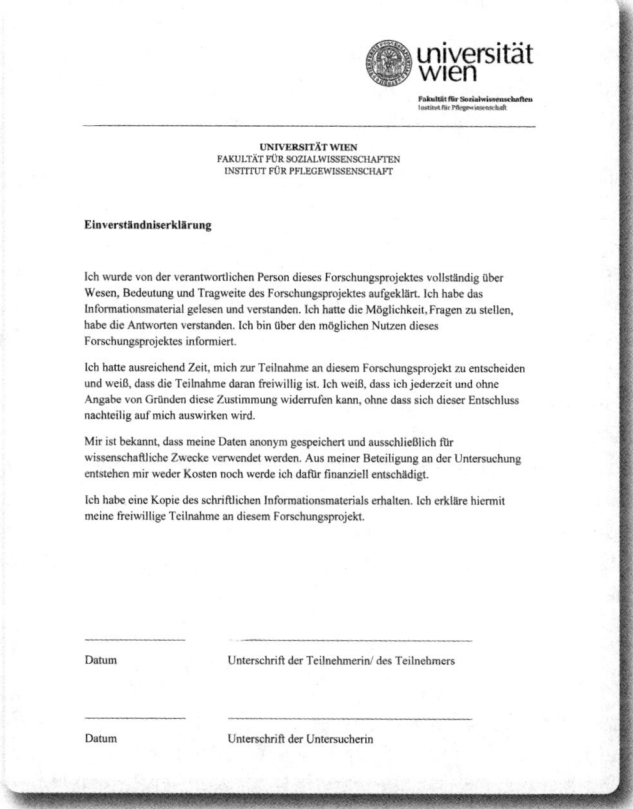

Abbildung 11: Einverständniserklärung zur Teilnahme an einem Forschungsprojekt des Instituts für Pflegewissenschaften der Universität Wien

Wichtige Elemente einer schriftlichen Einwilligungserklärung sind folgende:
- Ziele der Studie (Worum geht es darin?)
- Begründung der Studie (Warum ist sie notwendig? Welchen Nutzen könnte das Ergebnis haben?)
- Vorgehen (Was wird im Rahmen der Studie gemacht? Was wird bei und mit der Probandin gemacht? Was wird von ihr erwartet?)
- Zeitrahmen, Zeitaufwand (Wie lange dauert die Teilnahme?)
- Angaben über mögliche Risiken und Vorkehrungsmaßnahmen zum Schutz dagegen

- Angaben über den Umgang mit den Daten (Wie wird die Anonymität gewahrt?)
- Hinweis auf das Recht, die Teilnahme an der Studie jederzeit zu beenden
- Hinweis auf die Freiwilligkeit der Teilnahme (in dem Sinne, dass der Probandin bei einer Ablehnung der Teilnahme keine Nachteile entstehen)

In der Praxis kann die Forderung nach einer informierten Zustimmung oft nicht oder nur teilweise eingehalten werden. Probleme ergeben sich u. a. dann, wenn es sich bei den Teilnehmerinnen um Menschen handelt, die ihre Zustimmung nicht (oder momentan nicht) geben können, z. B. Koma-Patientinnen, Kinder, Behinderte, verwirrte alte Menschen etc. Falls solche Menschen eine gesetzliche Vertretung haben (z. B. einen Vormund oder einen Sachwalter), so kann dieser an ihrer Statt einwilligen. In manchen Situationen kann – ethisch, nicht rechtlich gesehen! – auch die Zustimmung nächster Angehöriger das Richtige sein. Diesbezüglich lässt sich jedoch keine allgemeingültige Regel aufstellen, sondern es müssen Lösungen für den Einzelfall gefunden werden. Die folgenden Beispiele – es handelt sich hierbei um Forschungsarbeiten, die als Abschluss der HöFA II (= Höhere Fachausbildung II zur Pflegeexpertin) in der Schweiz durchgeführt wurden – sollen dies verdeutlichen.

Beispiel 1

In einer Forschungsarbeit geht es um die Frage, wie mit verwirrten alten Menschen kommuniziert wird. Um diese Frage zu beantworten, wählt die Forscherin – völlig richtig – die Beobachtung als Methode. Sie identifiziert „kommunikationsreiche Situationen", wählt aus ihnen die Körperpflege aus und filmt die entsprechenden Sequenzen. Da die Gefilmten in den meisten Fällen so verwirrt sind, dass man von ihnen keine Zustimmung in Form eines „informed consent" einholen kann, entscheidet die Forscherin, die nächsten Angehörigen miteinzubeziehen, sie im Vorfeld über ihr Projekt aufzuklären und mit ihnen über die Ziele der Arbeit und ihr Vorgehen zu diskutieren. Sie nimmt dann nur solche Heimbewohnerinnen in ihre Studie auf, deren Angehörige das Forschungsprojekt und die konkrete Vorgangsweise aus ihrer Sicht als unbedenklich einstufen.

Hier war die Entscheidung, die Angehörigen heranzuziehen, moralisch sicher richtig, wenn auch rechtlich nicht von Bedeutung.

> **Beispiel 2**
>
> Bei einer anderen Studie handelt es sich um den umgekehrten Fall. In dieser Forschungsarbeit geht es um das Verhalten von Kindern, die unvorbereitet ins Krankenhaus kommen. In der ersten Phase will die Forscherin die verbalen und nonverbalen Reaktionen der Kinder in der Aufnahmesituation beobachten. Rechtlich gesehen müsste sie vorab bei den Eltern die Erlaubnis dafür einholen. Dies lehnt sie aber aus ethischen Gründen ab, denn es ist Eltern, die mit einem akut kranken oder verletzten Kind ins Krankenhaus kommen, nicht zuzumuten, sich als Erstes mit einem Forschungsanliegen zu befassen. Im Vordergrund steht hier die rasche Hilfe für das Kind. In diesem Fall hat die Forscherin die Beobachtungen durchgeführt und im Nachhinein – als sich die Situation wieder beruhigt hatte – die Erlaubnis dazu eingeholt.

Ein weiteres Dilemma entsteht, wenn die umfassende Information über Inhalte und Vorgangsweise im Rahmen der Studie das Verhalten der Teilnehmerinnen beeinflusst und somit eventuell die Ergebnisse verfälscht (will man z. B. das Hände-Hygieneverhalten des Krankenpflegepersonals beim Herrichten von Infusionen beobachten, so beeinflusst eine umfassende Information über dieses Vorhaben mit größter Wahrscheinlichkeit das Verhalten der Pflegenden). Daher muss die Forscherin in der jeweiligen Situation gut überlegen, wie detailliert sie die Teilnehmerinnen über den konkreten Forschungsgegenstand informieren kann und muss, ohne dadurch ihre Resultate zu gefährden. Eine Möglichkeit ist hier die **„retrospektive" Zustimmung**, also das Einholen der Einwilligung, nachdem die Forschung durchgeführt worden ist, wie dies im zweiten der vorher angeführten Beispiele der Fall war. Ist die Probandin mit den Forschungen nicht einverstanden, werden die Daten vernichtet. Ein solches Vorgehen ist jedoch nur vertretbar, wenn die Teilnehmerin durch die Datenerhebung keinerlei Schaden – im weitesten Sinne – erlitten hat.

Die Information bei z. B. einer Beobachtung kann aber auch so gestaltet sein, dass nicht alle Details preisgegeben werden. Wenn die Forscherin erklärt, dass sie die Pflegenden bei ihrer Arbeit beobachten möchte, so bleibt offen, ob sie alles beobachtet oder nur einzelne Aspekte (wie z. B. die Qualität der Pflegehandlungen, das Verhalten der Pflegenden, die Kommunikation mit den Patientinnen etc.).

Die Entscheidung darüber, wie informiert wird, liegt in den Händen der Forscherinnen. Der Preis für Aufrichtigkeit kann auch einmal den Verzicht auf gewisse Studien bedeuten. Man muss sich das vor Augen halten, wenn man darüber entscheidet, wie viele Informationen die Teilnehmerinnen bekommen. Daher ist es enorm wichtig, schon in der ersten Planungsphase der Studie zu überlegen, welche und wie viele Informationen man weitergeben darf und muss.

Ein anderes Problem besteht darin, dass die Entscheidungsfreiheit der Teilnehmerinnen eingeschränkt ist, wenn diese von den Forscherinnen abhängig sind. Patientinnen befinden sich aufgrund ihres eingeschränkten Gesundheitszustandes und ihrer mehr oder weniger großen Hilfsbedürftigkeit in einem **Abhängigkeitsverhältnis** zum Pflegepersonal. Daher lehnen sie auch nur selten ab, an einer Studie teilzunehmen, wenn sie gefragt werden, denn sie sind auf die Betreuerinnen angewiesen und fürchten eine schlechtere Behandlung, wenn sie sich nicht „kooperativ" zeigen. Diese Problematik muss man bedenken, wenn man die Zustimmung der Probandinnen zu einer Forschungsarbeit einholt. Eine Möglichkeit zur Lösung dieses Problems ist, dass Pflegende keine Studien an Personen durchführen sollen, die sie selbst pflegen und betreuen. Trotzdem kann man diese Problematik nie ganz ausschalten, und es ist daher sogar fraglich, inwieweit man bei Forschungen mit Patientinnen oder Pflegeheimbewohnerinnen und deren Angehörigen bei allen Bemühungen überhaupt von „Freiwilligkeit" an sich sprechen kann.

Die Problematik der aufgeklärten Einwilligung ist – ethisch betrachtet – in der praktischen Durchführung nicht zu unterschätzen. Welche Bedeutung das strikte Einhalten dieser Forderung hat, hängt auch mit dem dritten Punkt, dem „Schutz der Einzelnen vor eventuellen psychischen und physischen Schäden" zusammen. Je risikoreicher die Situation, der die Probandin ausgesetzt ist, je invasiver der Eingriff am Körper oder in die Privatsphäre, desto höhere Priorität hat der Grundsatz der aufgeklärten Einwilligung und desto schwieriger wird es, ein Vorgehen wie z. B. das der retrospektiven Zustimmung zu rechtfertigen. Studien, bei denen die Probandinnen eine freiwillige Zustimmung nicht geben können (aus welchen Gründen immer), sollten jedenfalls von einer Ethikkommission geprüft werden.

Ad 2: Anonymität

Anonymität muss denjenigen Personen, die an Forschungsprojekten teilnehmen, unbedingt zugestanden werden. Sie wird bei der Information über das Forschungsprojekt schriftlich zugesichert. Anonymität zu versprechen heißt, den Teilnehmerinnen zu versichern, dass ihre Identität geheim bleibt. Darauf muss vor allem bei der Aufbewahrung der Daten, beim Umgang mit ihnen und bei ihrer Präsentation geachtet werden. Sie müssen an einem Ort verwahrt werden, der nur den Forscherinnen zugänglich ist, sie müssen sorgsam behandelt und dürfen nur von den Forscherinnen selbst eingesehen und bearbeitet werden. Das gilt für persönliche Angaben wie Teilnehmerlisten, Adressen und ähnliche Unterlagen, aber auch für ausgefüllte Fragebögen, Beobachtungsprotokolle, Tonbänder oder Videoaufzeichnungen. Die Aufbereitung und Präsentation der Daten schließlich muss so erfolgen, dass keine Rückschlüsse auf Einzelpersonen gezogen werden können.

Bei sehr kleinen Stichproben und einer sehr detaillierten Beschreibung des Datenmaterials ist es nicht immer ganz einfach, die Anonymität zu wahren. Betroffen sind hier vor allem qualitative Forschungsarbeiten. Probleme mit der Wahrung der Anonymität treten aber in erster Linie dort auf, wo durch die Forschung (z. B. bei der Beobachtung von Pflegehandlungen) eine Situation aufgedeckt wird, in der die Patientin durch die Pflege gefährdet wird oder in der notwendige pflegerische Interventionen unterlassen werden. In einem solchen Fall muss die Anonymität der Teilnehmerin (z. B. der zuständigen Pflegenden) durchbrochen werden, um Maßnahmen zu treffen, die die Patientin schützen. Dies stellt eine äußerst heikle und anspruchsvolle Situation dar.

Vertraulichkeit hingegen ist etwas anderes als Anonymität. Sie beinhaltet zum einen, dass eine Forscherin nichts aus Interviews und ähnlichen Verfahren zur Informationsgewinnung „ausplaudert" – auch wenn sie keine Namen nennt (dies wäre mit einer Art der Verschwiegenheitspflicht gleichzusetzen), sondern die Informationen nur einer wissenschaftlichen Verwertung zuführt. Andererseits kann es während der Datenerhebung auch zu Situationen kommen, wo Vertraulichkeit noch eine weitere, tiefer gehende Bedeutung erfährt. So kommt es z. B. manchmal vor, dass die Probandin der Forscherin bei einem Interview etwas anvertraut, von dem sie nicht möchte, dass es „öffentlich" wird – auch nicht in anonymisierter Form. Dann hat die Forschende die Verpflichtung, diese Details nicht preiszugeben – auch wenn diese für ihre Ergebnisse interessant sein könnten.

Ad 3: Schutz der Einzelnen vor eventuellen physischen und psychischen Schäden

Dies ist dasjenige Grundprinzip, welches die meisten Probleme verursacht, vor allem bei experimenteller Forschung. Jedes Experiment birgt ein Risiko – denn wenn die positive Wirkung der Intervention, die man testen möchte, sicher wäre, müsste man ja kein Experiment durchführen. Daher stellt sich hier immer die Frage, wie die Studienteilnehmerinnen vor möglichen Nebenwirkungen, Unannehmlichkeiten oder Schäden geschützt werden können.

Schäden, die den Teilnehmerinnen durch Forschung zugefügt werden können, sind entweder körperlicher Art, d. h. reichen von körperlichem Unbehagen bis hin zu sichtbaren Schäden (z. B. Dekubitus), oder psychischer

Natur (z. B. emotionale Belastung durch das Thema, das in einem Interview angesprochen wird).

> **Beispiel**
>
> Sie führen Interviews mit Frauen durch, die ein Monat zuvor ein behindertes Kind zur Welt gebracht haben. Stellen Sie sich vor, dass Sie sehr gut in der Interviewführung sind und es Ihnen gelingt, in die Tiefe der Problematik zu kommen. Im Laufe des einen oder anderen Interviews kommt dann all das an Verzweiflung und Problemen heraus, was die Mutter sich bislang nicht eingestanden oder in den Hintergrund gedrängt hat. Dann schalten Sie Ihr Tonband aus, sagen „Danke für das Interview" und gehen ... Hier hätten Sie durch Ihr Vorgehen psychische Verletzung in der Forschung begangen. Jedoch, was sollten Sie tun? Sie als Forscherin sind (normalerweise) keine Psychotherapeutin, die diese Situation anschließend aufarbeiten kann.
>
> Bei solch „heißen" Themen wäre es beispielsweise wichtig, diese Eventualitäten bereits im Vorfeld zu bedenken und zu überlegen, was man den Frauen, die während des Interviews in eine Krise geraten, anbieten kann: Gesprächsrunden, Selbsthilfegruppen oder Ähnliches. Bei Projekten, die an äußerst heiklen Themen rühren, kann man sogar prinzipiell eine Form der psychologischen Nachbetreuung vorschlagen. In der Situation selbst ist jedoch auch Handeln geboten. Fürsorge steht an erster Stelle: Zuwendung, reden lassen (aber immer nur soweit es die Betroffene selbst will), aber auch wieder Halt geben durch Normalität (z. B. kann auch das Weiterführen des Interviews, wenn es die Betroffene möchte, wieder so weit Struktur geben, dass sie Halt findet und sich für den Moment wieder fassen kann).

Der beste Schutz vor Schäden ist, sie vorauszusehen und die Untersuchung so zu planen, dass die Risiken möglichst gering sind. Diese müssen gegen den Nutzen der Studie sorgfältig abgewogen werden. Das Interesse an den Forschungsresultaten darf gegenüber den Risiken, denen die Versuchspersonen ausgesetzt sind, in keinem Fall vorrangig sein.

Man kann bei der Planung einer Untersuchung natürlich nicht alle möglichen Risiken und Nebenwirkungen berücksichtigen. Bemerkt man, dass eine Untersuchung Schäden verursacht, muss sie unverzüglich abgebrochen werden. Aber auch das Gegenteil kann passieren: Wenn man z. B. im Laufe eines Experiments erkennt, dass die neue Maßnahme, die gerade überprüft wird, zu einer erheblichen Verbesserung führt, gerät man ebenfalls in ein ethisches Dilemma. Hier gilt genauso: Abbrechen der Studie zugunsten der Menschen, denen man die betreffende Maßnahme sonst weiter vorenthalten würde.

Die grundsätzliche Schwierigkeit liegt jedoch in der Frage, wie groß der „Schaden" sein und welches Ausmaß er nicht überschreiten darf. Ab wann kann man von Schaden sprechen und wer bestimmt das? Hier ist es, wie bereits erwähnt, zum einen wichtig, beizeiten Risiken zu identifizieren und den Fortgang der Untersuchung regelmäßig zu dokumentieren, um rechtzeitig handeln zu können. Zum anderen ist die subjektive Befindlichkeit der Untersuchungsteilnehmerinnen ein bedeutsames Kriterium, das regelmäßig erhoben und berücksichtigt werden muss. Experimentelle Forschungsprojekte, die meist sehr risikoreich sind, sollten auf jeden Fall von einer Ethikkommission begutachtet werden.

Die angeführten ethischen Grundsätze sollten bei allen Forschungsprojekten und in jedem Fall eingehalten werden. Es gibt jedoch Personengruppen, die mit besonderer Vorsicht behandelt werden müssen und eines besonderen Schutzes bedürfen. Diese als **vulnerabel** (lat. = „verletzbar") bezeichneten Probandinnen sind Menschen, die z. B. nicht imstande sind, eine aufgeklärte Einwilligung zu geben, die sich in großer Abhängigkeit befinden oder die aufgrund besonderer Umstände in höherem Maße gefährdet sind, durch eine Studie „Nebenwirkungen" zu erleiden. Zu den vulnerablen Gruppen zählen u. a.:

- Kinder
- Menschen mit besonderen Bedürfnissen (wie etwa geistig und körperlich behinderte Menschen)
- psychisch Kranke
- Schwangere
- Personen, die in Institutionen leben (z. B. Bewohnerinnen von Pflegeheimen)

Achtung: Auch wenn manche Menschengruppen prinzipiell als „vulnerabler" als andere gelten, darf dies nicht dazu führen dass sie deswegen prinzipiell von Forschung ausgeschlossen werden. Dies würde zu Stigmatisierungen führen (z. B.: „Schwangere dürfen nie an Forschung teilnehmen"; vgl. Schnell 2006, S. 44), die auch nicht sinnvoll sind und diese Gruppen benachteiligen (da es dann auch keine spezifischen Forschungsergebnisse für diese Personengruppen gäbe).

Neben den soeben besprochenen Grundprinzipien des Persönlichkeitsschutzes ist natürlich auch das Prinzip der **Wahrhaftigkeit** von großer Bedeutung. Unethische Forschung bedeutet auch die Manipulation von Daten und das absichtlich falsche Interpretieren von Ergebnissen. Dies ist ein heikler Punkt nicht nur in der Phase der Datenerhebung, sondern auch bei der Datenauswertung und der Publikation. Man hört im Zusammenhang mit den verschiedensten Forschungsmethoden oder dem Vorgehen bei einer Forschungsarbeit oft den Satz: „Da kann man ja manipulieren!" – Ja, natürlich kann man. Und in der Forschung ist die Versuchung dazu oft groß. Auch das Weglassen von Daten, die Nichtbearbeitung von Interviewabschnitten u. Ä. fällt unter den Begriff Manipulation. Und weil es für ein solches Vorgehen keine andere Kontrollinstanz gibt als die Forscherin selbst, sind Wahrhaftigkeit und Integrität der Forscherinnen so wichtig.

Schnell und Heinritz formulierten acht forschungsethische Grundsätze, an die sich jede einzelne Forscherin halten muss (das Prinzip der informierten Zustimmung ist natürlich auch hier Grundvoraussetzung):

1. Die Forscherin muss begründen, warum zu ihrem Thema Forschung überhaupt notwendig ist (Forschung muss relevante Fragen beantworten).
2. Die Forscherin muss erklären können, was das Ziel ihrer Forschung ist und unter welchen Umständen die Probandinnen mitwirken.
3. Die Forscherin muss das methodische Vorgehen ihres Vorgehens verständlich machen können.
4. Die Forscherin muss einschätzen können, ob ihre Forschungstätigkeit ethisch relevante positive oder negative Folgen für die Probandin hat.
5. Die Forscherin muss vor der Realisierung ihres Vorhabens die dadurch möglicherweise auftretenden Verletzungen und Schäden einschätzen.
6. Die Forscherin muss aufgrund der von ihr eingeschätzten Risiken eine ethische Prävention initiieren.
7. Die Forscherin darf keine falschen Aussagen über den Nutzen ihrer Forschung abgeben.
8. Die Forscherin muss die geltenden Datenschutzbestimmungen beachten.

(vgl. Schnell/Heinritz 2006, S. 21–23)

2.4.2 Ethikkommissionen

In vielen Ländern existieren Einrichtungen, die als Ethikkommissionen bezeichnet werden. Ethikkommissionen gibt es entweder direkt an Krankenhäusern oder Universitäten oder in Form übergeordneter Vereinigungen. Ihre Aufgabe ist es, festzustellen, ob und inwieweit die eingereichten Forschungsprojekte die Teilnehmerinnen eventuell gefährden dürfen und ob die Studien durchgeführt werden können. Dadurch will man sicherstellen, dass ethische Standards eingehalten werden und der Schutz der Probandinnen gegeben ist. Ethikkommissionen haben jedoch keine Befugnis, zu entscheiden, ob eine Studie tatsächlich durchgeführt wird oder nicht. Durch ihren Einsatz will man nur verhindern, dass es Einzelpersonen überlassen bleibt, sich mit ethisch relevanten Fragestellungen auseinanderzusetzen.

Ethikkommissionen bestehen aus mehreren Personen verschiedener relevanter Berufsgruppen (z. B. Juristinnen, Medizinerinnen, Pflegepersonen etc.). Sie prüfen u. a., ob das Forschungsvorhaben fachlich von Bedeutung ist, ob der Versuchsplan solide erscheint und ob die Grundrechte der Versuchspersonen gewahrt werden. Sie prüfen aber auch die Kompetenz der Forscherinnen. Die Mitglieder einer Ethikkommission sollten sich als Anwältinnen der Patientinnen (bzw. Forschungsteilnehmerinnen) verstehen und den Entscheid über die Empfehlung zur Durchführung einer Studie nach sorgfältiger Abwägung von Nutzen und Risiko im Sinne der Teilnehmerinnen treffen.

Ethikkommissionen sind wichtig, weil sie verantwortungsvolle Forschung sichern und einen wertvollen Beitrag zur **Wahrung der Rechte des Menschen im Forschungsprozess** leisten. Die Zustimmung einer Ethikkommission zu einem Forschungsvorhaben wird dann besonders wichtig, wenn die Versuchspersonen über Verlauf und Zweck der Untersuchung nicht (oder nicht vollständig) aufgeklärt werden können und dadurch nicht in der Lage sind, eine aufgeklärte Einwilligung zu geben.

Aufgabe der Ethikkommission ist es, einen **ethischen Befund** zu erstellen. Folgende Faktoren werden dabei in Erwägung gezogen:

- Relevanz des Forschungsanliegens
- Einhaltung der drei Grundprinzipien des Persönlichkeitsschutzes
- Verhältnis von Nutzen und Risiko
- Seriosität der Forscherin
- Seriosität und Wissenschaftlichkeit der geplanten Untersuchung (d. h. der Methodik und der Vorgangsweise)

Zur Abwägung der möglichen Vor- und Nachteile für die Probandinnen können die in Tabelle 4 angeführten Punkte hinzugezogen werden.

Tabelle 4: Potenzielle Vor- und Nachteile für Forschungsteilnehmerinnen (nach Polit et al. 2004, S. 100)

Mögliche Vorteile (Nutzen)	Mögliche Nachteile (Risiken)
Anwendungen oder Interventionen, die die Teilnehmerinnen sonst nicht erhalten hätten	Körperliche Schäden
Die Möglichkeit, mit einer interessierten und vorurteilslosen Person über die eigenen Probleme und Anliegen zu sprechen	Körperliches Leiden, Erschöpfung oder Langeweile

Tabelle 4: Fortsetzung

Mögliche Vorteile (Nutzen)	Mögliche Nachteile (Risiken)
Vermehrtes Wissen über sich selbst oder den eigenen Gesundheitszustand	Psychisches oder emotionales Leid, resultierend aus Selbstenthüllung, Furcht vor dem Unbekannten, Furcht vor eventuellen Auswirkungen, Ärger oder Verlegenheit infolge der gestellten Fragen
Durchbrechen der Alltagsroutine	Vorübergehender Verlust der Privatsphäre
Freude, an einer Studie teilnehmen zu können	Zeitverlust
Befriedigung darüber, dass die Information, die die Teilnehmerin gibt, anderen Personen mit ähnlichen Problemen helfen kann	
Finanzielle oder materielle Zuwendungen	Finanzielle Aufwendungen (z.B. durch Fahrtkosten oder Kinderbetreuung)

Eine Ethikkommission ist nur ein beratendes Organ. Ihr Spruch stellt lediglich eine Hilfestellung dar und bedeutet nicht, dass der Forscherin die Entscheidung abgenommen wird.

2.4.3 Die Verantwortung der einzelnen Pflegeperson

Ethikkommissionen sind eine wichtige Instanz, die dazu beiträgt, die Rechte der Probandinnen zu schützen und sie vor Schaden durch Forschung zu bewahren. Aber auch sie entbinden die Forschenden nicht von ihrer persönlichen Verantwortung dem Menschen gegenüber.

„Das Votum eines Klinischen Ethikkomitees nimmt den Verantwortlichen ihre persönliche Entscheidung nicht ab, sondern ist als Argumentationshilfe für die Entscheidungsträger und -trägerinnen gedacht. Wie weit sie sich dieses Votum zu eigen machen oder mit ethischen Begründungen ablehnen, bleibt ihrer Verantwortung überlassen." (Körtner 2004, S. 137)

Alle Personen, die Pflegeforschung betreiben, tragen somit prinzipiell eine große ethische und rechtliche Verantwortung. Dieser Verantwortung müssen sie sich bei ihrer wissenschaftlichen Tätigkeit immer bewusst sein.

Aber auch Pflegepersonen, die passiv an Forschung beteiligt sind (also nicht selbstständig handeln, sondern nur Arbeiten durchführen, die ihnen aufgetragen werden), übernehmen ethisch-moralische Verantwortung. Je mehr Forschungsprojekte in der Praxis durchgeführt werden und je mehr Pflegende darin involviert sind, umso dringlicher wird die Frage nach der Verantwortung den Patientinnen gegenüber. Und dies ist eine Frage, die alle Beteiligten angeht, nicht nur die Wissenschafterinnen. Pflegende sind nämlich prinzipiell in unterschiedlichen Rollen an Forschung beteiligt:

- Sie sind selbst Probandin;
- sie betreuen Patientinnen, die an Forschungsprojekten teilnehmen;
- sie arbeiten an Forschungsprojekten mit, die von anderen initiiert und geleitet werden;
- sie führen selbst Forschungsprojekte durch;
- sie entscheiden (z. B. in ihrer Funktion als Leiterin des Pflegedienstes oder als Mitglied einer Ethikkommission), ob ein Forschungsprojekt in ihrer Institution durchgeführt wird.

Jede dieser Rollen bedeutet, Verantwortung zu übernehmen. Es handelt sich sicherlich um Verantwortung unterschiedlichen Grades, doch wie auch immer sie beschaffen ist – **Verantwortung kann nicht einfach anderen übertragen werden**. Daher ist es nicht nur für Pflegewissenschafterinnen wichtig, sich mit dem Thema Ethik auseinanderzusetzen. Pflegende, die in der Praxis tätig sind, brauchen ebenfalls Grundlagenwissen über Forschung, über ihre Vorgangsweisen, Methoden und ihre grundlegende ethische Problematik, damit sie in ihren unterschiedlichen Rollen dieser Verantwortung gerecht werden. So muss man sich beispielsweise auch gut überlegen, welches Forschungsprojekt man durch seine Mitarbeit unterstützt bzw. bei welchem man eine Mitarbeit verantworten kann.

In einer anderen Funktion (z. B. als Pflegemanagerin) werden Sie entscheiden müssen, welches Projekt Sie in der Institution, für die Sie verantwortlich sind, durchzuführen gestatten. Naivität und Unkenntnis können niemals eine Entschuldigung für die Verletzung oder Missachtung des Wohls der Forschungsteilnehmerinnen sein. Gerade die Zeit des Zweiten Weltkrieges mit den Gräueltaten des Naziregimes, wo unter dem Deckmantel der Wissenschaft und Forschung Rechte missachtet und Menschen auf das Grausamste missbraucht wurden, zeigt mit aller Deutlichkeit, wie viel Macht Forschung besitzt und wie vielfältig die Möglichkeiten des Missbrauchs sind. Dass Menschen auch in der Zeit nach der Naziherrschaft zu Forschungszwecken missbraucht wurden und werden – durchaus in demokratischen Staaten! –, das zeigt Judith Haber in ihrem Beitrag zu rechtlichen und ethischen Problemen der Pflegeforschung auf. Sie gibt anschauliche Beispiele für unethische Forschungsprojekte, die bis in die 70er-Jahre des 20. Jahrhunderts mit Menschen in den USA durchgeführt wurden. Dies sind Berichte, die nachzulesen sich lohnt, die einerseits sehr betroffen machen, aber auch sensibilisieren für die Notwendigkeit, ethische Prinzipien in der Pflegeforschung einzuhalten (vgl. Haber 2004, S. 423–425).

> **Beispiel**
>
> Der in einer österreichischen Tageszeitung (Kurier, 1. September 2001) veröffentlichte Fall zeigt, dass auch im 21. Jahrhundert im Namen der Wissenschaft ethisch bedenkliche Studien durchgeführt werden. So wurde ein großer US-Pharmakonzern im August 2001 von 30 nigerianischen Familien geklagt.
>
> Der Vorwurf: Missbrauch der Kinder für eine unethische klinische Studie (elf Kinder waren gestorben, andere erlitten Hirnschäden, Lähmungen oder wurden taub).
>
> Der Hintergrund: 1996 wurden während einer Meningitis-Epidemie in Nigeria im Zuge eines Versuchs 100 Kinder mit einem neuen Antibiotikum behandelt, das an Kindern noch nie zuvor erprobt worden war. Eine Kontrollgruppe von ebenfalls 100 Kindern wurde mit einem Standardmedikament behandelt, laut Anklage aber in geringerer Dosierung als vorgeschrieben. Weiters wurde laut Anklage keine Einwilligung der Eltern eingeholt und keinerlei Aufklärung darüber gegeben, dass die Behandlung eine experimentelle Erprobung des Medikaments darstelle, dass sie auch verweigert und stattdessen die übliche, sichere Behandlung gewählt werden könne.

Gerade die Pflege, die – mit dem Prinzip der Fürsorge als Mittelpunkt – in ihrem professionellen Denken und Handeln ein Stück weit andere Ziele verfolgt als die Medizin, kann viel dazu beitragen, dass Forschung im Gesundheitswesen an strengen ethischen Maßstäben gemessen wird. Welche Bedeutung es hat, wenn Pflegende in Ethikkommissionen vertreten sind, zeigt die in Großbritannien durchgeführte Studie von Neuberger (vgl. Arndt 1996, S. 91), in der Ethikkommissionen und deren Entscheidungen untersucht wurden. Dabei zeigte sich, dass Kommissionen, denen Pflegepersonen angehörten, signifikant mehr Projekte ablehnten. Auch wurde deutlich, dass Pflegende besonders sensibel waren, wenn es sich um klassische medizinische Forschungsprojekte handelte. Dennoch kann wohl niemand behaupten, dass Großbritannien zu den Ländern gehöre, in denen der wissenschaftliche Fortschritt gering ausfällt.

Marianne Arndt schreibt: *„Es gehört zur Begabung des Menschen, sich selbst und den anderen Rechenschaft über Denken und Handeln zu geben und damit einer Verantwortung zu entsprechen, die das Menschsein erst auszeichnet"* (Arndt 2003, S. 14). Auch in der Forschung muss man sich in erster Linie durch das eigene Menschsein auszeichnen, die Konsequenzen tragen, die daraus erwachsen, und Verantwortung übernehmen. Daher ist Pflegeforschung immer eine ethische Herausforderung – für jede Einzelne.

2.5 Literatur zur Vertiefung des Lernstoffs

Schaeffer Doris/Wingenfeld Klaus (Hg.): Handbuch Pflegewissenschaft. Juventa, Weinheim 2010, 2. Auflage (1000 Seiten)
Dies ist ein sehr umfassendes Werk über Pflegewissenschaft. Zuerst werden theoretische und methodische Grundlagen behandelt, danach orientiert sich der Aufbau des Buches an pflegewissenschaftlichen Themenkomplexen wie „gesellschaftliche Rahmenbedingungen", „Pflege in unterschiedlichen Zielgruppen", „pflegerische Versorgung in unterschiedlichen Settings", „Steuerung der pflegerischen Versorgung". Den Abschluss bildet das Kapitel „Neue Aufgaben in den Pflege". Man bekommt dadurch einerseits einen Einblick in das breite Spektrum der Pflegewissenschaft und andererseits zugleich die Möglichkeit, sich in einzelne Bereiche zu vertiefen.

Brandenburg Hermann/Dorschner Stephan (Hg.): Pflegewissenschaft 1. Lehr- und Arbeitsbuch zur Einführung in die Pflegewissenschaft. Huber, Bern 2003 (214 Seiten)
Im ersten Teil des Buches erfolgt der Versuch einer Grundlegung dessen, was Pflegewissenschaft ist: ausgehend von der Frage, was eine Wissenschaft ausmacht, über die Frage, was Pflege ist, bis zum Versuch einer Definition von Pflegewissenschaft. Auch die wissenschaftstheoretischen Hauptströmungen und ihre Bedeutung für die Pflegewissenschaft werden kurz beschreiben.

Körtner Ulrich: Grundkurs Pflegeethik. UTB, Stuttgart 2004 (268 Seiten)
Dieses Buch gibt einen guten Überblick über den grundlegenden ethischen Diskurs in der Pflege und auch in der Pflegeforschung (Kap. 10). Weiters ist in Kap. 7.7 die Deklaration des Weltärztebundes von Helsinki abgedruckt, die die Grundsätze der medizinischen Forschung am Menschen festhält.

Schnell Martin W./Heinritz Charlotte: Forschungsethik. Ein Grundlagen- und Arbeitsbuch für die Gesundheits- und Pflegewissenschaft. Huber, Bern 2006 (117 Seiten)
Dies ist das erste Buch im deutschsprachigen Raum, das sich ausschließ-

lich dem Thema Forschungsethik widmet. Die praxisnah und gut verständlich aufbereiteten theoretischen Grundlagen werden durch umfangreiche Fallbeispiele, mit denen man zu Übungszwecken weiterarbeiten kann, ergänzt.

Burns Nancy/Grove Susan: Pflegeforschung verstehen und anwenden. Elsevier (Urban & Fischer), München 2005 (598 Seiten)
Das Kapitel „Ethik in der Pflegeforschung" (S. 183 ff.) gibt einen breit gefächerten Einblick in die Thematik. Geschichtliche Ereignisse, die das Entstehen von ethischen Kodizes beeinflusst haben, sowie die Inhalte derselben sind ebenso kompakt und übersichtlich beschrieben wie die wichtigsten Grundsätze zum Schutz menschlicher Rechte in der Forschung. Beispiele unethischer Studien veranschaulichen sehr gut, worum es geht. Einen Schwerpunkt bildet der Abriss über den „informed consent". Zu jeder Bedingung, die für einen informed consent notwendig ist, findet man Hinweise, was diesbezüglich bei der Beurteilung einer Forschungsarbeit beachtet werden sollte.

Drum Christiane: Ethikkommissionen und medizinische Forschung. Ein Leitfaden für alle an medizinischer Forschung Interessierte. Facultas, Wien 2010 (108 Seiten)
Dieser Leitfaden bezieht sich zwar, wie der Titel bereits sagt, auf medizinische Forschung, die sich in einigen Punkten von Pflegeforschung unterscheidet (da sie hauptsächlich auf klinische Medikamentenstudien bezogen ist), die Lektüre bietet aber einen guten Einblick in die Arbeit einer Ethikkommission und deren Grundsätze und lohnt sich für verwandte Bereiche wie die Pflegeforschung allemal.

Methodische Grundlagen

Der folgende Teil dieses Buches enthält Begriffe wie „Forschungsansätze", „Methoden", „Designs", „Techniken" usw., die im alltäglichen Sprachgebrauch oft synonym verwendet werden. In der Wissenschaft haben diese Termini jedoch bestimmte Bedeutungen, die sich voneinander unterscheiden und nicht austauschbar sind. Um Verwirrung zu vermeiden, sei hier eine kurze Begriffsklärung vorangestellt.

Wenn man von Forschung spricht, ist es wichtig, immer den Kontext mitzudenken, in dem sie stattfindet; denn eine einzelne Methode oder Technik steht nicht für sich allein, sondern wird erst im Zusammenhang mit einem bestimmten Forschungsdesign oder Untersuchungsaufbau sinnvoll und aussagekräftig.

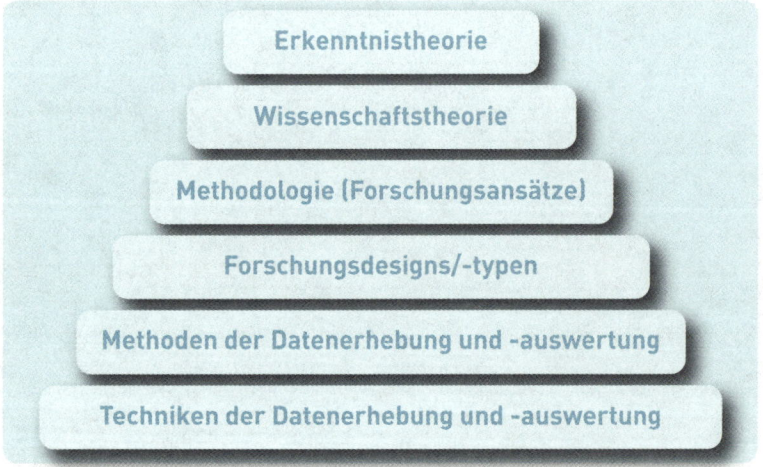

Abbildung 12: Die Ebenen theoretischer Begrifflichkeit in den Sozialwissenschaften

Über den grundlegenden Kontext, in dem ein Forschungsansatz steht, gibt die Wissenschaftstheorie Auskunft. Wie schon in Kap. 1.2.1 erläutert, beschäftigt sich **Wissenschaftstheorie** mit Fragen, wie wissenschaftliche Erkenntnis entsteht. Ihr geht die **Erkenntnistheorie** voraus. Diese setzt sich mit grundsätzlichen Fragen auseinander, wie menschliche Erkenntnis überhaupt möglich ist (noch ohne dabei den Weg – wissenschaftlich/nicht wissenschaftlich – zu berücksichtigen).

Methodologie ist eine Metatheorie; sie kann als Anwendungsfall von Wissenschaftstheorie angesehen werden (vgl. Lamnek 2005, S. 47). Der Begriff **Forschungsansätze** bezeichnet die Unterscheidung von qualitativer und quantitativer Forschung, die in direktem Zusammenhang mit der wissenschaftstheoretischen Position steht.

Unter **Forschungsdesign** (z. B. Experiment, Aktionsforschung, deskriptive Studie etc.) versteht man das grundsätzliche Vorgehen in einer Forschungsarbeit – das Design legt den Weg fest, den man gehen möchte. Es ist ein den konkreten Erhebungs- und Auswertungsmethoden übergeordneter Begriff.

Methode bedeutet hier den Weg der Datengewinnung und -auswertung (Befragung, Beobachtung usw.). Unter **Techniken** schließlich versteht man das konkrete Vorgehen innerhalb einer Methode (etwa die Interviewtechnik).

3 Forschungsansätze: quantitative und qualitative Forschung

Nachdem Sie sich in Kap. 2 in der Pflegewissenschaft und -forschung orientiert haben, geht es wieder zurück zur Thematik von Kap. 1. Die dort aufgeworfene Frage, wie wissenschaftliche Erkenntnis zustande kommt, ist zentral für alle Forscherinnen und bedarf daher ausführlicherer Erörterung. Wie bereits in Kapitel 1.2.1 dargestellt wurde, gibt es diesbezüglich unterschiedliche Auffassungen. Diese wirken sich auch auf die Phänomene aus, die studiert werden, und beeinflussen die Methoden und Techniken, die man verwendet.

In der Forschung haben sich im Lauf der Zeit zwei große Ansätze herausgebildet, die in konkurrierenden Ideen – man könnte sagen: in verschiedenen „Weltanschauungen", die sich im Wissenschaftsverständnis ausdrücken – wurzeln. Es sind dies der quantitative und der qualitative Forschungsansatz. Sie haben sich zu zwei eigenständigen Bereichen der empirischen Sozialforschung und damit auch der Pflegeforschung entwickelt und unterscheiden sich in wesentlichen Punkten voneinander. Um sie zu verstehen, werden in diesem Kapitel das Wissenschaftsverständnis und die Denkansätze, die ihnen zugrunde liegen, ebenso erläutert wie wichtige charakteristische Merkmale sowie die unterschiedlichen wissenschaftlichen Kriterien, nach denen sie zu beurteilen sind.

3.1 Das positivistische oder quantitative Forschungsparadigma

Die Wurzeln der quantitativen Forschung liegen im Positivismus und im kritischen Rationalismus (siehe Kap. 1.2.1). Quantitative Forschung bedient sich meist einer deduktiven Vorgangsweise, ist daher den Naturwissenschaften verwandt und beruht auf deren Prinzipien. Hier sollen die Vorstellungen, die dieser Richtung und ihrem Verständnis von Wirklichkeit und Wahrheit zugrunde liegen, nun genauer erläutert werden:

Aus dem Blickwinkel des quantitativen Forschungsparadigmas ist Realität mit den Sinnen wahrnehmbar und kann **objektiv nachgeprüft** werden. Sie ist für alle Menschen gleich, genauer gesagt: von ihnen **unabhängig** und kann durch sie nicht beeinflusst werden. Realität kann gemessen, erforscht, erkannt und bewiesen werden. Sie lässt sich in ihre Bestandteile zerlegen, die man wiederum einzeln erforschen kann; daher kann man die Realität aus der Summe der vielen einzelnen erforschten Merkmale erklären. Man geht davon aus, dass Wahrheit objektive Wirklichkeit ist, die mit den Sinnen erfasst und gemessen werden kann, die für alle Menschen gleich und von ihnen unabhängig ist.

Wenn man diesen Wahrheits- und Wirklichkeitsbegriff auf den Menschen anwendet, gelangt man zu folgender Auffassung: Menschen unterscheiden sich aufgrund biologischer, psychologischer und sozialer Merkmale voneinander. Indem man eines oder mehrere dieser Merkmale auswählt, um sie zu untersuchen, erfasst man Ausschnitte des Menschen. Da es – dem positivistischen Realitätsbegriff entsprechend – das Ziel ist, ein möglichst ungetrübtes, „reines" Bild dieser zu erforschenden Merkmale zu erhalten, betrachtet man sie einzeln und richtet seinen Blick nach Möglichkeit auf nichts anderes. Werden die solcherart einzeln erforschten Merkmale wieder zusammengesetzt, erhält man ein realitätsgetreues und exaktes Bild des Menschen.

Das zweite Charakteristikum der quantitativen Forschung besteht darin, dass sie alles, was wir wahrnehmen können, als Wirkung einer Ursache betrachtet. Für alles, was man sieht, hört etc., gibt es einen Grund, jede Erscheinung ist durch etwas verursacht. Der quantitative Forschungsansatz, der auf den Prinzipien der Naturwissenschaften beruht, erkennt in allem Sichtbaren bzw. Messbaren eine **kausale Wirkung**. Wenn jemand z. B. ein Lungenkarzinom entwickelt, geht man davon aus, dass es eine oder mehrere Ursachen dafür gibt, die man grundsätzlich isolieren (in ihre Bestandteile zerlegen und gesondert betrachten), identifizieren und genau bestimmen kann. Das Ziel einer Sichtweise, die eine solche Prämisse vertritt, muss es daher sein, hinter den verschiedenen Erscheinungen Ursachen zu entdecken und die kausalen Beziehungen zu bestimmen, die zwischen den verschiedenen Erscheinungen existieren. Diese kausalen Beziehungen werden als **theoretische Annahmen** in Form von **Hypothesen** formuliert (z. B.: „Tägliches Reinigen der Einstichstelle eines zentralvenösen Katheters verursacht mehr Entzündungen als eine Reinigung, die nur alle drei Tage erfolgt"). In der quantitativen Forschung besteht das Ziel nun darin, die aufgestellten theoretischen Annahmen (Hypothesen) zu überprüfen (= deduktives Schlussfolgern). Letztes Ziel ist es immer, allgemeingültige Aussagen (Gesetzmäßigkeiten) aus den Ergebnissen abzuleiten.

Da es sich bei Hypothesen um Feststellungen handelt, die eine von der Betrachterin unabhängige und messbare Realität voraussetzen, arbeitet die quantitative Forschung konsequenterweise mit objektiven Messungen und Beobachtungen. Zur Datengewinnung werden standardisierte Verfahren und Instrumente (z. B. physikalische Messmethoden, Skalen, Fragebögen etc.) eingesetzt. Die gewonnenen Daten werden ebenfalls mittels standardisierter Methoden (= statistischer Tests) ausgewertet. Mithilfe der Statistik versucht man dann die Ergebnisse anhand von mathematischen Größen (Zahlen) zu beschreiben und signifikante (= statistisch bedeutsame) Beziehungen nachzuweisen. Ziel der deduktiv arbeitenden quantitativen Forschung ist es, allgemeine Aussagen zu machen und davon Gesetzmäßigkeiten abzuleiten.

Nach der eben erfolgten Schilderung kann man die Grundprinzipien, die den quantitativen Forschungsansatz auszeichnen, folgendermaßen zusammenfassen. Quantitative Forschung ist

- objektiv
- ätiologisch (ursächlich)
- deduktiv
- theorieprüfend
- nomothetisch (nach Gesetzmäßigkeiten suchend)
- erklärend
- theorieorientiert
- prädeterminiert (d. h. es wird nur das erhoben oder erforscht, was vorher durch theoretische Überlegungen festgelegt wurde)
- standardisiert (geht nach bestimmten, genau festgelegten Regeln vor)

Zur Veranschaulichung finden Sie nachfolgend ein Beispiel für eine quantitative Forschungsarbeit. Es handelt sich um eine Untersuchung zur Auswirkung kinästhetisch begründeter Bewegungsschulung von Hasenritter et al. (2009).

> **Beispiel**
>
> Die mediane Laparotomie (Mittelschnitt) stellt eine häufig genutzte Operationsmethode im Abdomenbereich dar. Durch diese Methode werden alle Bauchmuskeln manipuliert, die maßgeblich an der Rumpfbewegung beteiligt sind. Dadurch kommt es postoperativ zu bewegungsbedingten Schmerzen und Bewegungseinschränkungen.
> Erfahrungen aus dem klinischen Alltag haben gezeigt, dass eine frühe (präoperative) Schulung nach dem auf dem Prinzip der Kinä-

sthetik basierenden Viv-Arte-Lernmodell zu guten Erfolgen führt. Studien zur Wirkungsweise von postoperativen Interventionen liegen zwar vor, die Auswirkung kinästhetisch begründeter Bewegungsschulung wurde jedoch bislang nicht empirisch untersucht.

Haasenritter et al. wollten dies nun testen. Sie formulierten dazu folgende Forschungsfrage:

Welche Auswirkung hat eine präoperative Bewegungsschulung auf die Mobilität, die bewegungsabhängigen Schmerzen und die postoperative Verweildauer von Patientinnen nach medianer Laparotomie?

Bei der Untersuchung wurden zwei Gruppen von Patientinnen mit geplanter laparotomischer Zystektomie miteinander verglichen. Die Patientinnen der Interventionsgruppe erhielten am Tag vor der Operation eine ca. 30-minütige Schulung für das postoperative Mobilisationsverhalten, unterstützt durch eine schriftliche Broschüre. Zusätzlich wurden sie am Abend desselben Tages von einer geschulten Pflegekraft besucht, um mögliche Fragen zu klären. Die Kontrollgruppe erhielt wie bisher üblich eine schriftliche Information, die den Patientinnen aktive Bewegungsübungen im Rahmen der Thromboseprapxis erläuterte.

Die Messung der Mobilität und der Schmerzintensität erfolgte bei beiden Gruppen postoperativ zweimal pro Tag mittel standardisierter Tests zur Schmerzerfassung (Mobilitätstest MOPTA und visuelle Analog-Skala [VAS]). Die Ergebnisse wurden hinsichtlich möglicher Unterschiede statistisch ausgewertet.

Die gestellte Forschungsfrage erfordert ein quantitatives Vorgehen. Die Arbeit weist alle Kennzeichen einer quantitativen Studie auf:
- *sie ist theorieprüfend und deduktiv;*
- *es wird untersucht, wie spezifische Interventionen wirken;*
- *zur Messung werden standardisierte Verfahren eingesetzt;*
- *zur Auswertung werden mathematische Verfahren (Statistik) verwendet;*
- *die Ergebnisse werden nummerisch und in Zahlen dargestellt.*

3.1.1 Zentrale Konzepte quantitativer Forschung

Es gibt einige zentrale Konzepte, die wichtig sind, um quantitative Forschung verstehen zu können. Diese Konzepte werden Ihnen in dem Kapitel, wo es um die Anwendung des betreffenden Paradigmas geht – z.B. bei speziellen Designs wie dem Experiment oder im Zusammenhang mit der Erhebung oder Auswertung quantitativer Daten – wieder begegnen. Es geht dabei um das Konzept „Hypothese", um den Zusammenhang von „theoretischen Begriffen, Merkmalen/Variablen und Operationalisierung" und um die grundlegende Bedeutung von „Messen und Messniveaus".

3.1.1.1 Hypothesen

Quantitative Forschung folgt der Logik des deduktiven Denkens, dessen Vorgehensweise darin besteht, einen theoretischen Aspekt, einen Zusammenhang etc. zu überprüfen. Auf dieser Basis müssen Fragestellungen in spezifische Forschungsfragen und auch in Hypothesen umgewandelt werden. Es handelt sich dabei um eine „Spezifizierung [dessen,] was erforscht werden soll" (Raithel 2008, S. 33).

Eine Hypothese stellt eine wissenschaftliche Annahme über einen Problemzusammenhang dar; durch sie wird der Zusammenhang zwischen den zu untersuchenden Merkmalen festgelegt. Es handelt sich dabei um die sogenannten Variablen (= Merkmale, von denen man annimmt, dass sie mehr als eine Ausprägung haben, z. B. „Alter" oder „Schmerzen"; siehe auch das folgende Kap. 3.2.2). Dabei geht es um die Beziehung zwischen der sogenannten unabhängigen Variable und der abhängigen Variable. Die **unabhängige Variable** ist diejenige, von der man annimmt, dass sie die abhängige Variable in ihren Ausprägungen beeinflusst. Die **abhängige Variable** ist die in der Forschung gemessene Reaktion, von der man annimmt, dass sie durch die unabhängige Variable verändert wurde.

Weiters wird zwischen der sogenannten Nullhypothese (= statistische Hypothese) und der Alternativhypothese (= Forschungshypothese) unterschieden.

Die **Nullhypothese** gibt den wissenschaftlichen Status quo wieder (Raithel, 2008). Eine Nullhypothese geht immer davon aus, dass es **keine** Beziehung zwischen der abhängigen und der unabhängigen Variable gibt. Die Alternativhypothese (Forschungshypothese) hingegen stellt die Annahme dar, die in der Untersuchung getestet werden soll. Sie heißt deshalb „alternativ", weil die Annahmen, die aufgestellt werden, neu sind und alternative, innovative Erkenntnisse beinhalten, die den Wissensstand ergänzen sollen (Raithel 2008).

Die **Alternativhypothese** besteht aus einer Aussage über das erwartete Ergebnis und geht davon aus, dass es eine Beziehung zwischen der abhängigen und der unabhängigen Variable gibt. Gibt es eine Alternativhypothese, so ist die inhaltliche Aussagekraft der Nullhypothese an sich „null", d. h. die Nullhypothese enthält keine (neue) Information; sie steht jedoch für den Grundsatz des Falsifikationsprinzips in der Annahme, dass die Alternativhypothese so lange null und nichtig ist, bis die Nullhypothese verworfen wird, d. h. bis die Ergebnisse der Studie die Alternativhypothese bestätigen (Raithel 2008).

Eine wissenschaftliche Hypothese – egal ob Null- oder Forschungshypothese – beinhaltet immer:

1. die abhängige und die unabhängige Variable sowie die Art der Beziehung zwischen diesen beiden,
2. die Population, auf die sich die Aussage bezieht, und
3. das erwartete Ergebnis.

> **Beispiel 1**
>
> „Patientinnen nach abdominalen chirurgischen Eingriffen, die eine patientenkontrollierte Schmerzpumpe haben, berichten weniger über Schmerzen und haben einen geringeren Schmerzmittelverbrauch als solche, die auf eigenes Verlangen vom Pflegepersonal Schmerzmittel bekommen."
>
> *Diese Hypothese beschreibt die unabhängige Variable (patientenkontrollierte Schmerzpumpe), die abhängigen Variablen (Schmerzen, Schmerzmittelverbrauch), die Population, für die diese Behauptung zutreffen soll (Patientinnen nach abdominalen chirurgischen Eingriffen) und die Art der Beziehung zwischen abhängiger und unabhängiger Variable (weniger Schmerzen, geringerer Schmerzmittelverbrauch).*

> **Beispiel 2**
>
> Patientinnen mit chronischen Lendenwirbelsäulenschmerzen (Population) zeigen nach Behandlung mit manualtherapeutischen Techniken (unabhängige Variable) signifikant weniger Schmerzen (abhängige Variable) als Patientinnen nach Behandlungen ohne manualtherapeutische Techniken.

3.1.1.2 Theoretische Begriffe, Merkmale/Variablen und Operationalisierung

In der quantitativen Sozialforschung geht man – gemäß dem deduktiven Denkmuster – von Theorien oder „theoretischen Begriffen" aus. Diese sind aber meist umfassend und abstrakt und müssen in ihre Merkmale zerlegt werden, um sie der Messung zugänglich zu machen.

Die Bezeichnungen Merkmal und Variable werden synonym verwendet, wobei im statistischen Kontext der Begriff der Variablen bevorzugt wird, weil er an die Begrifflichkeit der Mathematik anschlussfähig ist. Die Bezeichnung **Variable** leitet sich aus der Tatsache ab, dass sich die Ausprägungen eines Merkmals von Untersuchungseinheit zu Untersuchungseinheit unterscheiden (d. h. dass die Ausprägungen variieren). Als **Studienvariablen** bezeichnet man Kriterien, Eigenschaften oder Merkmale von Personen, Dingen, Situationen etc., die in einer quantitativen Studie gemessen werden (Burns/Grove 2005; Panfil/Mayer 2007).

In der quantitativen Forschung besteht das Ziel immer darin, Dinge zu messen, d. h. in Zahlen zu erfassen (zu quantifizieren). Manches lässt sich sehr leicht einer Messung zuführen, etwa einfache physikalische Merkmale, wie z. B. Temperatur oder Länge oder Dauer, aber auch soziodemografische Merkmale wie das Lebensalter oder das Geschlecht. Vieles, was im Interesse der Forschung der Gesundheitsberufe liegt, stellt sich jedoch recht komplex dar. Lebensqualität, Compliance, Caring, Empowerment, Selbstpflegefähigkeit etc. sind theoretische Konzepte/Konstrukte oder Begriffe, die erst durch einen schrittweisen Prozess einer Messung zugeführt werden müssen. Dieser Prozess wird auch **Operationalisierungsprozess** genannt. Die Operationalisierung erfolgt durch die immer konkretere Ausformulierung der theoretischen Begriffe hin zu messbaren Merkmalen (Indikatoren).

Ausgehend von der Fragestellung muss man nun die in ihr enthaltenen theoretischen Begriffe (oder theoretischen Konstrukte) identifizieren und beschreiben. Dies ist die **konzeptionelle Definition** oder „**Konzeptspezifikation**" (Schnell/Hill/Esser 2005). Dabei geht es um die Klärung, welche theoretischen Aspekte hinter einem Begriff oder Konstrukt, wie z. B. „Lebensqualität" oder „Caring" oder „Compliance", stehen. Man zergliedert dieses theoretische Konstrukt also in seine Dimensionen oder Merkmale.

Die nächsten Schritte dienen dazu, diese Dimensionen so zu konkretisieren, dass sie einer Messung zugänglich gemacht werden können. Dabei werden die bereits erwähnten Merkmale identifiziert, welche die jeweilige Dimension beschreiben, und in konkrete messbare Einheiten, die Indikatoren (z. B. die Items eines Fragebogens) übergeführt. Auf dieser Basis wird schließlich Schritt für Schritt das jeweilige Messinstrument konstruiert.

> Beispiel 1
>
> Wenn es darum geht, die Auswirkung eines speziellen Therapieprogramms auf die Funktion des Schultergelenks zu erforschen, so ist die Variable „Funktion des Schultergelenks" zu operationalisieren. Diese kann nun durch das passive Bewegungsausmaß aller Bewe-

gungsrichtungen definiert werden, aber auch durch Funktionsmuster, wie z. B. das „Hochreichen". Je nachdem werden unterschiedliche oder kombinierte Tests zum Einsatz kommen (z. B. die Durchführung der passiven und aktiven Gelenksmessung plus ein funktioneller Test).

Beispiel 2
Fürsorge/Caring, ist eine Konzept in der Pflege und den Sozialberufen, das je nach Autorin und deren Denkrichtung unterschiedlich definiert ist. Diese Definitionen sind meist sehr breit angelegt und wenig konkret. Will man nun die Fürsorgequalität in einer Pflegeeinrichtung feststellen oder die Prioritäten der Caring-Bedürfnisse krebskranker Menschen erfassen, so ist dies bereits eine sehr komplexe Fragestellung. Bei der Entwicklung der „Care-Q-Scale" von Larson (1986) wird „Caring" in sechs Dimensionen von „Caring Behaviors" von Pflegenden operationalisiert: „is accessible", „comforts", „anticipates", „develops a trusting relationship", „monitors and follows through" und „explains and facilitates" (Watson 2009, S. 25–52).

3.1.1.3 Messen und Messniveaus

In einer quantitativen Studie entstehen die Daten durch Messung. Messen bedeutet, dass man bestimmten Ereignissen oder auch Merkmalen nummerische Werte zuordnet, und zwar nach bestimmten Regeln.

Das Ziel jeder Messung ist Unterscheidung. Unterscheidungen können mittels Begriffen, Ziffern oder Zahlen erfolgen.

- **Begriffe** bedeuten verbale Kategorien (wie männlich – weiblich oder untergewichtig – normalgewichtig – übergewichtig).
- Mit **Ziffern** meint man hier Symbole, die an sich keinen mathematischen Wert haben. Man ordnet etwa Gruppen nach bestimmten Merkmalen und versieht sie mit Ziffern (z. B. Gewichtsklasse 1 = Personen mit einen Gewicht bis 50 kg, Gewichtsklasse 2 = Personen mit einem Gewicht von 51 bis 70 kg, Gewichtsklasse 3 = Personen mit einem Gewicht von über 70 kg).
- Eine **Zahl** schließlich ist eine Ziffer mit einer mathematischen Bedeutung.

Jedoch: *„Kein Attribut hat inhärent einen nummerischen Wert. Es ist der Mensch, der die Regeln für das Messen von Begrifflichkeiten erfindet"*

(Polit et al. 2004, S. 294).

Messungen können nun, je nach Art der Daten oder Merkmale, auf unterschiedlichen Niveaus stattfinden, auf den sogenannten Skalen- oder Messniveaus. Man unterscheidet vier Messniveaus:
1. **Nominalniveau**
2. **Ordinal- oder Rangniveau**
3. **Intervallniveau**
4. **Ratio- oder Verhältnisniveau**

Diese Messniveaus unterscheiden sich anhand dreier Parameter:
- Ordnung (Rangfolge)
- Distanz (Abstand)
- absoluter Nullpunkt

Ad 1: Nominalskalen

Sie dienen zur Einteilung gewisser Eigenschaften, die sich gegenseitig ausschließen, für die sich aber keine Rangordnung aufstellen lässt. Typische Beispiele für nominalskalierte Variablen sind Fragen nach dem Geschlecht, dem Beruf, dem Familienstand, der Religionszugehörigkeit etc.

Ad 2: Ordinalskalen

Die **Ordinalskala** wird verwendet, um eine Reihenfolge von Objekten oder Ereignissen herzustellen. Dies ist der Fall, wenn die Antworten auf eine Frage sich in eine Reihenfolge oder genauer: in eine relative Rangfolge bringen lassen. Bei solchen Daten gibt es ein Mehr oder Weniger, die Abstände zwischen den verschiedenen Ausprägungen der Merkmale sind aber nicht zwangsläufig gleich groß. Man kann in diesem Fall nur „kleiner" und „größer" bzw. „mehr" oder „weniger" unterscheiden. Ein Beispiel dafür wäre die Bewertung eines Zustandes mit den Kategorien „sehr unangenehm", „eher unangenehm", „eher angenehm", „sehr angenehm".

Ad 3: Intervallskalen

Bei der **Intervallskala** sind die Daten ebenfalls in einer Rangfolge geordnet, die Zwischenräume (Intervalle) sind jedoch gleich groß. Es existiert allerdings kein absoluter Nullpunkt. Ein Beispiel für eine Messung auf Intervallniveau ist die Messung der Temperatur. Daten der Intervallskala lassen bereits mehr Rechenoperationen zu als Daten auf Nominal- und Ordinalskalen (nämlich Addition, Subtraktion, Multiplikation und Division).

Ad 4: Verhältnisskalierte Skalen

Bei **verhältnisskalierten Skalen** gibt es eine Rangfolge von Werten mit gleichem Abstand und absolutem Nullpunkt. Es handelt sich hier um das höchste Skalenniveau, das aber gewöhnlich nur in den Naturwissenschaften Einsatz findet.

Man kann beim Messen **quantitative** und **qualitative Variablen** (oder Merkmale) unterscheiden. Quantitative Variablen sind solche, deren Werte sich addieren und subtrahieren lassen. Qualitative Variablen sind solche, deren Werte sich nicht sinnvoll addieren und subtrahieren lassen.

Achtung: Auch wenn hier von qualitativen Variablen gesprochen wird, bewegen wir uns im Rahmen des quantitativen Forschungsparadigmas. Qualitative Variablen haben nichts mit qualitativer Forschung zu tun!

3.1.1.4 „Bias" und Kontrolle

Betrachtet man die Grundprinzipien quantitativer Forschung – u. a. dass man Aussagen treffen möchte, die Allgemeingültigkeit haben –, so ist ein wichtiges Grundprinzip quantitativer Forschung das der Kontrolle. Es gibt viele mögliche Einflussfaktoren, die im Rahmen einer Studie zu verfälschten Ergebnissen führen können. Diese Beeinflussung der Ergebnisse nennt man auch „Bias". Unter **Kontrolle** (oder Forschungskontrolle) versteht man das Ausschalten möglicher äußerer Einflüsse auf die abhängige Variable. Mangelnde Kontrolle kann das Ergebnis in jede Richtung beeinflussen. Will man z. B. die Auswirkung der verschiedenen Verbandsarten und Vorgangsweisen auf die Keimbesiedelung der Einstichstelle eines zentralvenösen Katheters untersuchen, so ist es wichtig, z. B. die Bedingungen zu kontrollieren, unter denen der Katheter gesetzt wurde, da sie einen Einfluss auf die Keimbesiedelung haben können.

Je größer das Ausmaß an Kontrolle bei einem quantitativen Design ist, desto höher ist die Beweiskraft der Studie. Kontrolle kann unterschiedlich gewährleistet werden, z. B. durch

1. **Kontrolle externer Faktoren** (Bedingungskonstanz)
2. **Auswahl und Zuteilung der Probandinnen**
3. **Informationsflusskontrolle**
4. **statistische Kontrolle**

Ad 1: Kontrolle externer Faktoren

Externe Faktoren, die bereits aus der Theorie oder der Erfahrung bekannt sind, können Einfluss auf das Ergebnis haben. Das Design sollte dergestalt gewählt werden, dass die Bedingungen für alle Probandinnen gleich sind, d. h. konstant gehalten werden (Bedingungskonstanz), damit ein möglicher Einfluss dieser Faktoren für alle gleich ist. Wenn z. B. angenommen wird, dass die Temperatur einen Einfluss auf das zu messende Ergebnis (auf die abhängige Variable) hat, sollte sie bei jedem Testverfahren gleich gehalten werden. So können unterschiedliche Ergebnisse in den beiden Gruppen nicht mehr auf Temperaturunterschiede beim Testverfahren zurückgeführt werden. Die Standardisierung der Testumgebung (z. B. der Raumtemperatur) und der Interventionen (z. B. der Durchführung eines Verbandswechsels) sind wichtige Maßnahmen bei einem Experiment, um den Einfluss externer Faktoren auf das Ergebnis möglichst gering zu halten.

Ad 2: Auswahl und Zuteilung der Probandinnen
Einfluss auf die Ergebnisse einer Studie kann auch von den Merkmalen der Probandinnen ausgehen (z. B. Alter, Geschlecht, Erfahrung mit dem Krankenhaus etc.). Je nach Fragestellung können diese Merkmale unterschiedlich sein. Die beste Möglichkeit, Probandinnenmerkmale zu kontrollieren, ist die **Randomisierung**. Die Zufallsverteilung der Studienteilnehmerinnen auf Versuchsgruppe und Kontrollgruppe ermöglicht eine Kontrolle bekannter, aber auch unbekannter externer Faktoren, die die Studie beeinflussen könnten.

Eine weitere Möglichkeit bietet die sogenannte **Homogenisierung**. Dabei identifiziert man mögliche einflussnehmende (intervenierende) Variablen aus den Probandenmerkmalen und kontrolliert diese, indem man eine homogene Gruppe bildet. Untersucht man z. B. Kreuzschmerzen bei Frauen während dem Menstruationszyklus, können wegen der altersbedingten Veränderung des Zyklus keine Frauen, die möglicherweise schon im Präklimakterium sind, aufgenommen werden. Um eine homogene Gruppe zu bilden, könnten in unserem Fall Frauen zwischen 25 und 35 Jahren ausgewählt werden, die keine klinisch nachweisbaren Wirbelsäulenschäden haben.

Der Nachteil dieser Methode ist zum einen, dass die Ergebnisse der Studie nur für jene Personen generalisierbar sind, die die gleichen Merkmale aufweisen wie die Gruppenteilnehmerinnen. Zum anderen kann man auf diese Weise nur bekannte einflussnehmende Probandenmerkmale kontrollieren.

Eine weitere Möglichkeit des Umgangs mit intervenierenden Variablen ist die **Parallelisierung (Matching)** der Versuchs- und der Kontrollgruppe. Matching bedeutet, dass aufgrund der Informationen über die Merkmale der Versuchsgruppe eine Kontrollgruppe gebildet wird, die dieselben Merkmale aufweist wie die Versuchsgruppe (jeder Probandin der Versuchsgruppe wird für die Kontrollgruppe aufgrund ihrer Ähnlichkeit in einem oder mehreren wichtigen Merkmalen eine Probandin zugeordnet). Der Nachteil dieses Verfahrens besteht zum einen auch wieder darin, dass man die intervenierenden Merkmale vorher kennen muss, zum anderen liegt er darin, dass bei mehreren intervenierenden Variablen der Prozess der Parallelisierung sehr mühsam und langwierig sein kann.

Ad 3: Informationsflusskontrolle

Informationen, die die Probandinnen und Forscherinnen während der Studie erhalten, können aufgrund der dadurch geweckten Erwartungen (Placeboeffekte) die abhängige Variable ungewollt beeinflussen. Durch die Kontrolle des Informationsflusses versucht man dies zu verhindern. Dies kann durch **unvollständige Information** oder Verblindung geschehen.

Bei der Technik der unvollständigen Information wird den Probandinnen nur gesagt, welches Thema studiert wird. Es werden keine Aussagen darüber gemacht, welche Daten wie erhoben werden und welches Ziel die Studie verfolgt. Bei Studien, die für die Probandin kein Risiko bergen, entsteht bei der Zurückhaltung von Information kein ethisches Problem. Bei risikoreichen Studien muss den Interessentinnen jede Information weitergegeben werden, um ihnen die uneingeschränkte Entscheidungsfreiheit, ob sie an der Studie teilnehmen möchten, nicht vorzuenthalten.

Verblindung hingegen bedeutet das Vorenthalten von Information bezüglich der Art der Behandlung, die die Probandinnen bekommen (wirksame, weniger wirksame oder nicht wirksame Behandlungen). Man versucht hiermit, die Einflussnahme auf die Ergebnisse, die in Form von Wunschdenken bzw. Placeboeffekt durch die Forscherin und/oder die Probandin zustande kommt, zu kontrollieren. Es können entweder die Probandinnen verblindet sein (d. h. diese wissen nicht, ob sie in der Versuchs- oder in der Kontrollgruppe sind) oder die Forscherinnen (hier wird der Forscherin die Information vorenthalten, zu welcher Gruppe die Probandin gehört). Dieses Verfahren kann natürlich nur dann zur Anwendung kommen, wenn die Forscherin die Patientin nicht selbst behandelt und nur die Datenerhebung vornimmt. Wenn entweder die Probandin oder die Forscherin verblindet ist, spricht man von **Halbblindstudien** oder **Blindstudien**. Bei einer Verblindung beider spricht man von Doppelblindstudien.

> **Beispiel**
>
> Dale und Cornwell (1993) überprüften die Wirkungsweise von Lavendelöl auf den perinealen Schmerz von Müttern, bei denen ein Dammschnitt durchgeführt wurde. Sie entschieden sich für eine Doppelblindstudie. Die Frauen wurden mittels Randomisierungsverfahren in eine von drei Gruppen eingeteilt (Versuchsgruppe 1: reines Lavendelöl als Badezusatz; Versuchsgruppe 2: synthetisches Lavendelöl als Badezusatz; Kontrollgruppe: aromatisiertes Placebo als Badezusatz). Den Frauen wurde mitgeteilt, dass es sich um ein Experiment handelte, bei dem verschiedene Badezusätze getestet wurden. Da die ver-

> schiedenen Zusätze bereits im Labor in gleiche Fläschchen abgefüllt worden waren und diese nur nummeriert auf die Station kamen, wussten somit weder die Versuchsleiterin noch die Pflegenden auf der Station, welche Gruppe welchen Zusatz erhielt.

Ad 4: Statistische Kontrolle

Personenbezogene Störvariablen können auch mithilfe eines statistischen Verfahrens kontrolliert werden. Wenn man vorher ein Merkmal identifiziert, das die abhängige Variable vermutlich beeinflusst, so wird dieses Merkmal als Kontrollvariable miterhoben (z. B.: Will man den Erfolg eines Schulungsprogramms zur Raucherentwöhnung testen und hält man es für wahrscheinlich, dass aufgrund der Art des Programms der Erfolg auch vom Bildungsniveau der Teilnehmerinnen abhängt, so wird das Bildungsniveau als Kontrollvariable miterhoben. Mittels eines statistischen Verfahrens [= Kovarianzanalyse] kann dieser Einflussfaktor dann rechnerisch eliminiert werden [Bortz/Döring 2002]).

3.1.2 Die wissenschaftliche Güte quantitativer Forschung

Gütekriterien der empirischen Forschung sind Maßstäbe, die entwickelt wurden, um die Qualität von Forschung bestimmen zu können. Sie geben darüber Auskunft, ob die Art und Weise, wie die Forschungsergebnisse in einer Studie zustande gekommen sind, wissenschaftlich korrekt war. Dies kann sich auf das Design ebenso beziehen wie auf die Erhebung (auf die Instrumente, mit denen die Erhebung/Messung durchgeführt wurde) und die Auswertung der Daten. Sowohl in Kap. 4 über die Forschungsdesigns als auch in Kap. 5, im Rahmen der quantitativen Erhebungsmethoden, werden die Gütekriterien in den jeweiligen Zusammenhängen noch einmal genauer diskutiert. Im Folgenden werden die Gütekriterien zum ersten Mal vorgestellt, und zwar jene, die ganz allgemein als „die" Gütekriterien quantitativer Forschung beschrieben werden. Sie lauten

1. **Objektivität**
2. **Reliabilität**
3. **Validität**

Ad 1: Objektivität

Dieses Gütekriterium zeigt an, wie unabhängig die Testergebnisse von denjenigen Forscherinnen sind, die die Daten erheben oder auswerten. Die Objektivität einer Untersuchung ist vom Standardisierungsgrad der

Mess- bzw. der Erhebungsmethoden abhängig. Stark standardisierte Erhebungsinstrumente garantieren ein hohes Maß an Objektivität bei der Datenerhebung, standardisierte Auswertungsverfahren (z. B. mathematische Operationen) ermöglichen Objektivität bei der Datenauswertung.

Ad 2: Reliabilität

Die Reliabilität (Zuverlässigkeit, Beständigkeit) als Gütekriterium zeigt an, ob wiederholte Messungen ein und desselben Gegenstandes oder Vorgangs mit ein und demselben Messinstrument immer die gleichen Werte liefern. Sie gibt also Auskunft darüber, wie genau das Messinstrument funktioniert. Wenn man dasselbe Instrument mehr als einmal zur Messung eines bestimmten, normalerweise gleich bleibenden Verhaltens/Gegenstandes verwendet, müssen die Ergebnisse gleich sein oder einander zumindest ähneln. Nur dann kann das Instrument als reliabel gelten.

Ad 3: Validität

Die Validität (Gültigkeit) zeigt an, ob ein Messinstrument tatsächlich das misst, was es messen soll. So ist z. B. ein Instrument, das Angst messen soll, aber eigentlich Stress misst, nicht valide.

Die Gütekriterien der quantitativen Forschung sind durch eine implizite Systematik verbunden, wie in Abb. 13 gezeigt wird.

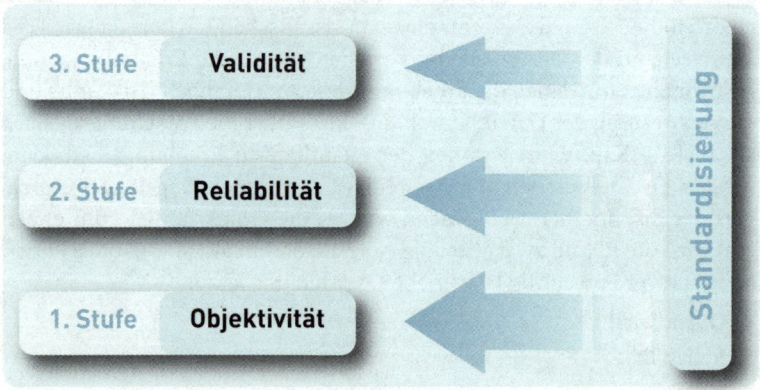

Abbildung 13: Die Systematik der Gütekriterien in der quantitativen Forschung

Eine ausführliche Beschreibung der Gütekriterien quantitativer Forschung finden Sie in Kap. 4.2 im Zusammenhang mit den Designs und in Kap. 5.6 im Zusammenhang mit den quantitativen Messverfahren.

3.2 Das naturalistische Paradigma oder die „qualitative" Forschung

Der Begriff „qualitative Forschung" ist ein Terminus, der nicht ganz unumstritten ist. Zum einen, weil qualitative Forschung oft mit „qualitativen Daten" gleichgesetzt wird. Dies ist nicht nur eine unzulässige Reduktion auf das Datenmaterial, sondern es kann dadurch auch zu einer Verwechslung mit dem Begriff „qualitative Daten" (im Sinne von Daten, die auf Nominal- oder Intervallniveau liegen; siehe Kap. 3.2.3) im Gegensatz zu metrischen Daten kommen.

Zum anderen ist der Begriff umstritten, weil „qualitative" Forschung oft auf die Art der Datenerhebung reduziert wird, also meist auf eine Art halb standardisierter Interviews oder auf offene Fragestellungen in sonst standardisierten Verfahren. Damit wird qualitative Forschung nicht nur auf den rein methodischen, sondern oft auch auf einen die quantitative Forschung ergänzenden Aspekt reduziert. Prakke (2007) schlägt vor, den von Lincoln und Guba (1985) verwendeten Begriff der naturalistischen Forschung anstelle von „qualitativer Forschung" zu verwenden, weil er mehr das gesamte Paradigma (als ein postpositivistisches) betont. Auch wenn dieser Argumentation viel abzugewinnen ist, wird in diesem Buch doch der Begriff „qualitative (Pflege-)Forschung" verwendet, da er – gerade im deutschsprachigen Raum – auch außerhalb der Pflege- und Gesundheitswissenschaften, wie etwa in den Sozialwissenschaften, gebräuchlich ist.

Der qualitativen Sozialforschung liegt ein ganz anderer Wahrheits- und Realitätsbegriff zugrunde als der quantitativen Forschung. Im Gegensatz zur positivistischen Position geht man hier davon aus, dass die Wirklichkeit nicht unabhängig vom Menschen besteht, sondern das Ergebnis von Bedeutungen und Zusammenhängen ist, die im Zuge sozialer Interaktionen von allen gemeinsam hergestellt wird. Wahrheit wird hier nicht als etwas rein Objektives angesehen, so wie in der naturwissenschaftlichen Betrachtungsweise, sondern als etwas Subjektives und subjektiv Erfahrenes. Da jede Einzelne die Dinge auf ihre einzigartige Weise wahrnimmt und interpretiert, kann es keine objektive Wirklichkeit und keine objektive Wahrheit geben, die von allen unabhängig und für alle gleich ist. Um diese Art von Wirklichkeit zu erfassen, ist es darum auch nicht angezeigt, zu zählen und zu messen. Qualitative Forschung hat im Gegenteil das Ziel, ein Phänomen aus der Perspektive der Betroffenen zu erkunden, es ganzheitlich und von innen heraus zu verstehen und herauszufinden, welche Bedeutung es für die Beteiligten hat. Die Wirklichkeit der qualitativen Forschung erschließt sich daher durch das Verstehen.

„Die Methode des Verstehens erlaubt es dem Sozialwissenschafter, menschliches Verhalten auf einer tieferen Ebene wahrzunehmen und zu interpretieren, als es die äußere Perspektive zuließe. Objekte kann man ausschließlich von außen erkennen, während geistige oder soziale Prozesse nur von innen erkannt werden können [...]" (Filstead 1979, zit. nach Lamnek 1995, S. 220).

Realität und mit ihr Wahrheit werden in der qualitativen Forschung immer vom Kontext, vom Zusammenhang abhängig betrachtet. Ein möglichst „wahrheitsgetreues" Bild vom Forschungsgegenstand zu bekommen, gelingt in der qualitativen Forschung daher nur, wenn das zu erforschende Phänomen (z. B. die Erfahrungen eines Menschen) nicht in Einzelteile zerlegt und aus dem Zusammenhang gerissen, sondern als Ganzes betrachtet wird.

Objektivität, wie sie von der quantitativen bzw. naturwissenschaftlichen Forschung angestrebt wird, hat in der qualitativen Forschung also keine Bedeutung, da immer die subjektive Sichtweise des Individuums im Vordergrund steht. Es geht hier deshalb auch nicht darum, Gesetzmäßigkeiten zu entwickeln und Aussagen zu machen, die verallgemeinert werden können. Ziel ist es vielmehr, aus den gesammelten Daten, die vom subjektiven Empfinden ausgehen und das individuelle Erleben beschreiben, Konzepte und Theorien zu entwickeln. Qualitative Forschung ist daher nicht theorieprüfend (hypothesenprüfend), sondern theoriebildend (hypothesenbildend). Da die Theoriebildung ein Schließen vom Besonderen auf das Allgemeine darstellt, ist die Denklogik qualitativer Forschung induktiv.

Aus diesen Gründen ist die Datenerhebung in der qualitativen Forschung offen: Es ist nicht bis ins Detail festgelegt, welche Daten erhoben werden, und der Prozess der Datenerhebung und -auswertung wird flexibel gestaltet, d. h. Instrumente und Vorgangsweise werden an den Daten und den Erfahrungen der Menschen, die man beforscht, weiterentwickelt. Da die zu untersuchenden Phänomene subjektiver Natur sind, müssen auch die Erhebungsinstrumente jeweils auf sie abgestimmt sein; die Erhebungsinstrumente hängen also nicht von einer Theorie ab, sondern wollen das subjektive Erleben „einfangen". Daher sind die Erhebungsinstrumente nicht oder höchstens halb standardisiert. Die Daten werden mithilfe von interpretativen Methoden ausgewertet. Das Ergebnis einer solchen Auswertung sind keine nummerischen Daten, sondern Beschreibungen.

Die Grundgedanken, die die qualitative Forschung charakterisieren, sind daher folgende: Qualitative Forschung ist

- subjektiv
- idiografisch (das Einmalige, Einzigartige beschreibend)
- ganzheitlich (weil nicht einzelne Merkmale wesentlich sind, sondern der persönliche Ausdruck)

- bezogen auf das Relevanzsystem der Betroffenen (Verlauf und Inhalt der Forschung werden weitgehend davon bestimmt, was für die Betroffene von Bedeutung ist)
- theoriebildend
- induktiv
- offen und flexibel im Vorgehen (offen gegenüber dem Untersuchungsgegenstand, der Theoriebildung und der Methode, flexibel im Forschungsprozess und in der Methodik)
- gegenstandsangemessen
- interpretativ (die Bedeutung der [sozialen] Wirklichkeit erschließt sich nur über die Interpretation derselben)

Nachfolgend ein Beispiel für eine qualitative Forschungsarbeit. Es handelt sich dabei um die Studie „Festgenagelt sein – der Prozess des Bettlägerigwerdens", die von Angelika Zegelin (2005) durchgeführt wurde.

> **Beispiel**
>
> Diese Untersuchung von Zegelin (2005) hatte zum Ziel, Einblicke in die Entstehung von Bettlägerigkeit zu bekommen. Da es zu diesem Phänomen, obwohl es weit verbreitet ist, keine Wissensgrundlage gab, musste Zegelin erste Erkenntnisse aus den subjektiven Erfahrungen gewinnen. Daher war ein offenes, „qualitatives" Vorgehen notwendig. Die Perspektive der Betroffenen, ihre Wirklichkeit und ihr Erleben der Entwicklung standen im Vordergrund. Folgende Fragen waren leitend:
> - Auf welche Art und Weise werden Menschen bettlägerig?
> - Was macht Bettlägerigkeit überhaupt aus?
> - Gibt es wiederkehrende Muster?
> - Ist Bettlägerigkeit immer mit einer Abwärtsentwicklung verbunden oder ist die Situation auch umkehrbar?
> - Wie gehen die Betroffenen mit der Situation um und hat dies Einfluss auf die weitere Entwicklung?
>
> Um diese Fragen zu beantworten, führte Zegelin 32 Interviews mit bettlägerigen Menschen durch. Die Interviews wurden mit Tonband aufgezeichnet, wörtlich transkribiert und dann mithilfe der Analysemethode der Grounded Theory (siehe unten) ausgewertet. Die Autorin konnte so aus den Daten ein Phasenmodell des Bettlägerigwerdens entwickeln.

> *Die Zielsetzung dieser Arbeit verlangt ein induktives Vorgehen. Schon in der Fragestellung ist der qualitative Ansatz enthalten. Charakteristisch für eine qualitative Forschungsarbeit sind*
> - *die Offenheit im Vorgehen und der Einsatz wenig strukturierter Methoden zur Datenerhebung;*
> - *die Arbeit direkt im Forschungsfeld;*
> - *die Auswertung der Daten mittels interpretativer Methoden;*
> - *das induktive und theorieentwickelnde Vorgehen.*

In der qualitativen Forschung haben sich im Laufe der Zeit verschiedene Richtungen herausgebildet. Die wichtigsten dabei sind die Grounded Theory, die phänomenologische und die ethnografische Forschung. Diese werden in Kap. 3.3.2 näher beschreiben.

Abgesehen von diesen speziellen Entwicklungen innerhalb der qualitativen Forschung gibt es, wie schon oben erwähnt, gewisse Grundprinzipien, die die qualitative Forschung charakterisieren und denen alle Studien, die diesem Paradigma folgen, verpflichtet sind – egal ob sie nun einer bestimmten Richtung (wie z. B. der Grounded Theory) angehören oder nicht.

3.2.1 Grundprinzipien qualitativer Forschung

Das zentrale Prinzip qualitativer Forschung ist Offenheit. Die Betonung dieses Prinzips erklärt sich durch die Kritik an der quantitativen Forschung, die sich durch die Verwendung standardisierter Instrumente und vorab formulierter Hypothesen jeglicher Offenheit verschließt. Dadurch können nur jene Informationen aufgenommen werden, die von Anfang an definiert wurden. Dies kann eine informationsreduzierende Selektion bedeuten.

> **Beispiel**
>
> Eine kleine Geschichte kann die kritische Haltung gegenüber der Einschränkung der Erkenntnis durch Vorstrukturierung gut verdeutlichen:
>
> Eine Frau geht eines Abends auf der Straße und begegnet einem kleinen Jungen, der im Schein der Straßenlaterne steht und weint. Sie geht zu ihm und fragt: „Warum weinst du?" Der Junge sagt: „Weil ich mein Geldstück verloren habe" und blickt verzweifelt auf den von der Straßenlaterne beleuchteten Boden vor sich. „Warte, ich helfe dir suchen", sagt die Frau, und sie suchen gemeinsam den

> Boden ab. Aber nichts ist zu sehen. „Bist du sicher, dass du das Geldstück hier verloren hast?", fragt sie schließlich. Der Junge blickt sie an. „Nein", sagt er und deutet auf die gegenüberliegende Straßenseite, die im Finstern liegt „Dort drüben habe ich es verloren." Die Frau schüttelt den Kopf. „Ja, aber warum suchst du es dann hier?" Und der Junge antwortet: „Weil es hier hell ist."

Qualitative Forschung will die Wahrnehmung so weit wie möglich offen halten. Die theoretische Strukturierung des Gegenstandes erfolgt erst, wenn sie sich durch die Daten (das Forschungssubjekt) selbst herausbildet.

Durch die Offenheit im gesamten Forschungsprozess wird der explorative Charakter qualitativer Forschung betont. Im Zentrum steht der Wunsch, Dinge zu sehen, zu erkunden, Phänomene zu entdecken oder neu zu strukturieren, die vorab noch nicht definiert und strukturiert sind.

Offenheit bedeutet daher, dass auf eine Hypothesenbildung verzichtet wird. Ganz im Gegenteil – man versucht sich von den Vorerfahrungen bewusst zu lösen und den Blick zu öffnen für das, was sich aus dem Forschungsgegenstand heraus erschließt. Offenheit bedeutet aber auch, dass auf Standardisierung verzichtet werden muss, und dies betrifft den gesamten Forschungsprozess (von der Stichprobenbildung über die Erhebungs- bis zu den Auswertungsmethoden).

Offenheit bezieht sich daher auf

- die Forschungsfrage
- den Forschungsablauf
- die Untersuchungspersonen
- die Untersuchungssituation
- die Methoden
- die Interpretationen der Ergebnisse   (Lamnek 2005)

Offenheit erfordert **Flexibilität**. Im Gegensatz zur quantitativen Forschung, die starr an vorher entwickelte Regeln oder Instrumente gebunden ist, zeichnet sich qualitative Forschung durch besondere Flexibilität aus. Das ist bereits bedingt durch ihren explorativen Charakter. Exploration erfordert Flexibilität. Man möchte also den Forschungsprozess so gestalten, dass die Daten aus dem sozialen Leben erwachsen und nicht aus einer theoretischen Überlegung. Man kann (und soll) daher flexibel im Vorgehen (Anpassung des Interviewleitfadens etc.), bezüglich der Untersuchungsrichtung (die Schwerpunkte oder Forschungsfragen), in der Definition dessen, was relevant ist oder nicht, u. Ä. sein.

Qualitative Forschung ist als **Kommunikation** und Interaktion zwischen Forscherin und zu Erforschendem zu denken. Die Forscherin bekommt nur Zugang zu Daten, die für ihr (qualitatives) Forschungsvorhaben relevant sind, wenn sie eine kommunikative Beziehung mit dem Beforschten eingeht. In der quantitativen Forschung wird diese Interaktion als Störgröße betrachtet, die man möglichst ausschalten möchte; in der qualitativen Forschung wird dies als Bestandteil der Forschung begriffen. Es gibt keine Unabhängigkeit zwischen der Forschenden und ihren Daten, zwischen ihr und dem Beforschten. Es gelten hier die Kommunikationsregeln alltagsweltlichen Handelns, d. h. in der qualitativen Forschung ist eine möglichst natürliche Kommunikationssituation zu schaffen.

Das Prinzip der Kommunikation bezieht sich aber nicht nur auf die Erhebungssituation, sondern auch auf die Auswertung der Daten. Der Forschungsprozess wird so als Dialog zwischen Forscherin und Gegenstand angesehen. Qualitative Forschung kann daher auch als Prozess des gegenseitigen Aushandelns der Wirklichkeitsdefinition zwischen Forscherin und Beforschter verstanden werden. Lamnek (2005) betont, dass ein grundlegendes Prinzip qualitativer Forschung dieser **Prozesscharakter von Forschung und Gegenstand** ist.

Ergänzt werden können diese Grundprinzipien noch durch die Perspektive von Holloway und Wheeler (1997), die weitere Hauptaspekte qualitativer Forschung formulieren, nämlich die emische Perspektive, das Primat der Daten, qualitative Forschung als Feldforschung, die Gestaltung qualitativer Forschung als Beziehungsprozess, das Zusammenspiel von Datenerhebung und -auswertung und die dichte Beschreibung der Daten.

Die emische Perspektive

Die qualitative Forschung macht sich die Sichtweise der Insiderin zu eigen. Man will die Erfahrungen, Empfindungen und Wahrnehmungen derjenigen Personen untersuchen, um die es in der Studie geht, und nicht die eigenen Gedanken. Es geht nicht darum, ein eigenes, unumstößliches theoretisches Gerüst aufzustellen und zu überprüfen. Man möchte untersuchen, welche Bedeutung bestimme Erfahrungen für die Beforschten haben und wie sie diese interpretieren. Man bekommt dadurch die jeweils subjektiven Erklärungen der Betroffenen für ein Ereignis oder eine Handlungsweise und nicht die Erklärung schlechthin.

Um die emische Perspektive einzunehmen, ist ein empathisches Verhältnis zwischen Forscherin und Beforschter Voraussetzung. Die Bedeutung der Daten wird bei der Auswertung aber nicht nur auf die subjektive Bedeutung der Beforschten reduziert, sondern von der Forscherin innerhalb des Kontextes, in dem sie stattfinden, interpretiert.

Das Primat der Daten

Die Daten haben absoluten Vorrang. Die Forschenden stellen nicht ihre eigenen Vermutungen auf, sondern liefern eine analytische Zusammenfassung der Realität. Es gibt keine initiale Hypothese; Ideen und Theorien werden aus den Daten abgeleitet. Der theoretische Rahmen ist nicht von vornherein festgelegt, sondern wird durch die Daten bestimmt. Eine wichtige Voraussetzung ist die Unvorgenommenheit der Forscherin gegenüber dem Thema.

Zugang zum Forschungsfeld

Die Forschenden schlüpfen selbst in das zu betrachtende Umfeld, in die zu betrachtende Kultur hinein. Sie müssen diese Kultur, dieses Feld kennenlernen, damit sie interpretieren können, was sie sehen und hören und damit sie den Kontext des Handelns verstehen. Man muss sich daher Zugang zum Feld verschaffen und das Feld genau erkunden. *„Um die Interpretationen der Partizipienten verstehen zu können, muss man mit deren Welt vertraut sein."* (Holloway/Wheeler 1997, S. 8)

Beziehungen innerhalb des Forschungsprojektes

Es besteht ein enges Verhältnis zwischen Forscherin und Beforschter, ein Verhältnis, in dem beide Beteiligten als Menschen eine gleichwertige Stellung innehaben. Es muss seitens der Forscherin eine Beziehung zur Partizipientin aufgebaut werden, die vertrauensvoll ist. Die Informantin erhält die aktive Rolle; sie ist wichtig, die Forschende lernt von ihr. Diese Beziehung ist aber nicht zu verwechseln mit Freundschaft oder inniger Beziehung.

Zusammenspiel von Datenerhebung und -auswertung

Die Forscherin sammelt die ersten Daten und kann gleich mit der Auswertung und Interpretation beginnen. Es können erste vorläufige Thesen oder Kategorien gebildet werden, die Konzepte werden immer wieder adaptiert oder neu entwickelt.

Dichte Beschreibung

Eine „dichte Beschreibung" erwächst aus den vorliegenden Daten sowie aus dem Kontext. Beschrieben werden das Umfeld und die in ihm lebenden Personen. Dies geht über die oberflächliche Beschreibung eines Phänomens hinaus. Die Leserin ihrerseits muss den Forschungsprozess nachvollziehen können; sie erkennt, was sie erleben oder erfahren würde, wenn sie in der Lage der Partizipientin wäre. Dadurch kommt es zu empathischem Verstehen.

3.2.2 Spezielle Ansätze/Richtungen qualitativer Forschung

Innerhalb der qualitativen Forschung haben sich unterschiedliche Richtungen oder Ansätze entwickelt. Diese sind schwer miteinander vergleichbar, da sie entweder stärker an methodischen Fragen ausgerichtet sind – wie z. B. die Grounded Theory – oder an philosophischen Hintergründen, wie z. B. die Phänomenologie. Auch lässt sich nicht jede qualitative Studie in eine dieser „Richtungen" einordnen, sondern wird, wenn sie sich an den Grundprinzipien der qualitativen Forschung orientiert, einfach „qualitative Forschung" genannt.

Im folgenden Kapitel wird – wissend, dass dies keine in sich logische Taxonomie ist – auf zentrale Richtungen, Ansätze und/oder Designs in der qualitativen Pflegeforschung eingegangen.

3.2.2.1 Grounded Theory

Die Grounded Theory ist wohl eine der bekanntesten und am häufigsten angewandten Ansätze im Rahmen der qualitativen Forschung. Obwohl nicht für die Pflegewissenschaft entwickelt, findet sie gerade hier ein breites Spektrum der Anwendung

Der Name Grounded Theory leitet sich von der durch die Forschung vermittelten Absicht ab, eine Theorie zu entwickeln. Dabei sind weniger Theorien gemeint, die allumfassende Erklärungsansprüche erheben, so wie sie in der Pflege beispielsweise von den traditionellen US-amerikanischen Theorien bekannt sind. Ziel ist vielmehr die Erstellung einer Theorie, die dem untersuchten Gegenstand gerecht wird, ihn sozusagen erhellt (= gegenstandsbezogene Theorie). Durch das explizite Ziel, eine Theorie zu entwickeln, unterscheidet sich die Grounded Theory von anderen qualitativen Forschungsmethoden, in denen es häufig um die Beschreibung von bestimmten Phänomenen geht.

Die Grounded Theory wurde nicht erfunden; sie wurde im Rahmen der Forschung gewissermaßen „entdeckt" und geht auf ihre beiden Gründerväter, die Soziologen Anselm Strauss und Barney Glaser, zurück. Die hinter der Grounded Theory liegende „Philosophie" ist der Symbolische Interaktionismus. Dieser fokussiert die Natur des sozialen Verhaltens; in ihm wird aufgearbeitet, welche Bedeutungen Menschen mit ihrem Handeln verbinden (Richter 2001, S. 186). Bei der Gorunded Theory geht es daher ganz zentral um die Rekonstruktion von sozialem Handeln. Forschende, die mit der Grounded Theory arbeiten, interessieren sich für soziale Prozesse, die durch menschliche Interaktionen repräsentiert werden (Hutchinson 1993).

Die Grounded Theory steht aber nicht nur für das Resultat der Arbeit, nämlich die **Entwicklung einer Theorie**, sondern auch für ein bestimmtes **Set an Methoden**, die im Rahmen des Forschungsprozesses angewendet werden. Neben der Fragestellung, die auf einen starken Handlungs- und prozessorientierten Charakter abzielt, sind das im Speziellen:

- die Datenerhebung
- die Auswertung der Daten durch ein spezielles Kodierverfahren
- die Auswahl der Stichprobe durch das theoretische Sampling
- das Schreiben und Integrieren von Memos
- die Gleichzeitigkeit von Datensammlung und -interpretation

Die Grounded Theory besitzt keine eigenen Datenerhebungsmethoden und hegt diesbezüglich auch keine besonderen Präferenzen. Jede Art von Daten ist zulässig, Interviews genauso wie Transkriptionen von Gruppengesprächen, Gerichtsverhandlungen, Feldbeobachtungen, andere schriftliche Dokumente wie Tagebücher oder Briefe etc. (Strauss/Corbin 1996, S. 25). Um dem untersuchten Phänomen gerecht zu werden, werden auch häufig verschiedene Erhebungsmethoden miteinander kombiniert.

Die Auswertung der Daten im Rahmen der Grounded Theory orientiert sich zuerst einmal an bestimmten **Kodierverfahren**. Kodieren ist im Prinzip eine Zuordnung von Schlüsselwörtern (= Kodes, Kategorien) zu einer Textstelle. Strauss bzw. Strauss und Corbin schlagen für die Datenanalyse drei Kodierschritte vor: das offene, das axiale und das selektive Kodieren.

Das **offene Kodieren** ist das „Aufbrechen" und, wie oben beschrieben, das Zuordnen von Begriffen zu den Daten. Diese Kodes, die dann auf einer abstrakteren Ebene zu Kategorien zusammengefasst werden, werden hinsichtlich ihrer unterschiedlichen Eigenschaften und Dimensionen entwickelt. Der nächste Schritt ist das **axiale Kodieren**, welches nach Strauss und Corbin (1996) auf dem Kodierparadigma beruht. Die im offenen Kodieren „aufgebrochenen" Daten werden beim axialen Kodieren wieder zusammengesetzt, indem nach Verbindungen bzw. Zusammenhängen zwischen den Kategorien gesucht wird. Es wird untersucht, was dazu beiträgt, dass ein Phänomen entsteht, wie damit umgegangen wird und welche Konsequenzen aus dem Phänomen bzw. den darauf gerichteten Handlungen entstehen.

Das **selektive Kodieren** beschreibt den Forschungsprozess rund um die Auswahl der Kernkategorie und des systematischen In-Beziehung-Setzens der Kernkategorie mit anderen Kategorien. Die Kernkategorie soll das Phänomen sein, welches das Thema am besten repräsentiert und alle anderen Phänomene integriert.

Die **Auswahl** der zu untersuchenden Personen in der Grounded Theory ist eine bewusste Auswahl mit der zentralen Frage: „Wer kann mir am besten

Antwort auf meine mich interessierenden Fragen geben?" Das **theoretische Sampling** ist dabei dasjenige Verfahren, bei dem die forschende Person auf analytischer Basis entscheidet, welche Daten als nächstes zu erheben und wo sie zu finden sind (Strauss/Corbin 1996). Bei der Auswahl der Personen geht es dabei weniger um die Personen selber, sondern um Vorkommnisse oder Ereignisse, die durch diese Personen repräsentiert werden.

Der Endpunkt der Datenerhebung ist in der Grounded Theory erreicht, wenn eine „theoretische Sättigung" eintritt. Das bedeutet, dass selbst neue Daten keine essenziellen Einsichten in die Ausarbeitung des untersuchten Phänomens bringen. Spätestens aber dann, wenn die Kategorienentwicklung dicht und die Beziehung zwischen den Kategorien gut ausgearbeitet und validiert ist, ist die Datenerhebung zu Ende (Strauss/Corbin 1996).

Was die Gleichzeitigkeit von Datensammlung und -interpretation betrifft, so ist im Gegensatz zur quantitativen Forschung, aber auch zu vielen anderen Methoden der qualitativen Forschung der Prozess der Datenerhebung und -auswertung hier kein linearer, sondern ein zyklischer. Letztlich werden alle hier dargestellten Arbeitsschritte der Grounded Theory wechselseitig und parallel vollzogen. Das Kodieren folgt auf die Datenerhebung, und aufgrund ihrer Ergebnisse und der vorläufig formulierten Hypothesen werden wieder neue Daten erhoben, welche wiederum von den in der Auswertung angestellten theoretischen Überlegungen (theoretisches Sampling) gesteuert werden usw.

Diese Methode kommt innerhalb der qualitativen Forschung hauptsächlich dann zum Einsatz, wenn man menschliche Interaktionen in sozialen Prozessen thematisieren möchte oder an Veränderungen innerhalb eines Zeitraumes, in dem eine soziale Lage gemeistert werden muss, interessiert ist. Die Forschungsfragen sind daher meist aktions- oder veränderungsorientiert, z. B.: „Wie entsteht Vertrauen in der pflegerischen Beziehung?" oder „Wie beschreiben Mütter, die im Krankenhaus ein Frühgeborenes entbundenen haben, ihr Verhältnis zu ihrem Kind im Zeitverlauf?"

> **Beispiel für eine Grounded-Theory-Studie**
>
> Nagl-Cupal (2011) beschäftigte sich seiner Studie „„Den eigenen Beitrag leisten. Eine Studie zur Krankheitsbewältigung von Angehörigen auf der Intensivstation" mit familiärer Krankheitsbewältigung. Folgende Forschungsfragen standen dabei im Mittelpunkt des Interesses: „Welche Auswirkungen hat es auf die Familie, wenn eines ihrer Mitglieder auf der Intensivstation liegt?" und „Wie geht die Familie damit um?" Weil in der Studie das subjektive Erleben und die Frage, wie die Betroffenen ihr Handeln aufbauen, strukturieren und inter-

> pretieren, im Vordergrund standen, wurde zur Bearbeitung der Forschungsfrage ein qualitatives Vorgehen gewählt. Da nach Meinung des Forschers Krankheitsbewältigung auf der Intensivstation zum großen Teil durch soziale Handlungen zustande kommt, die von vielerlei Außenbedingungen abhängig sind, fiel die Wahl auf die Methode der Grounded Theory.

3.2.2.2 Phänomenologie

Phänomenologische Forschung hat ihren Ursprung in der Philosophie (Phänomenologie als philosophische Strömung) und baut vor allem auf den Werken von Edmund Husserl, Martin Heidegger und Hans-Georg Gadamer auf.

Phänomenologie als philosophische Position kann übersetzt werden als die Lehre von den konkreten Erscheinungen, die Lehre vom menschlichen Sein. Das Wesen der Dinge zu erforschen, steht im Vordergrund. Der Grundgedanke ist, an den Perspektiven des einzelnen Menschen anzuknüpfen, an seinen Intentionen und an den subjektiven Bedeutungen, die bestimmte Ereignisse oder Phänomene für ihn haben.

Ziel phänomenologischer Forschung ist es, die Erfahrungen und Erlebnisse von Menschen und deren Bedeutung in ihrer Eigenwelt zu verstehen. Daher sollen die Phänomene so beschrieben werden, wie sie (für die Einzelne) sind und nicht, wie sie aufgrund von Vorkenntnissen oder Vorurteilen in der Theorie erscheinen mögen (vgl. Lamnek 2005). Nicht eine breite Beschreibung bestimmter Gegenstandsfelder ist dabei wichtig, sondern eine gezielte, tief gehende Analyse einzelner Phänomene. Erfahrungen und ihre Bedeutung sollen durch einen intensiven Dialog mit derjenigen Person erkannt werden, die diese Erfahrungen durchmacht. Die phänomenologisch forschende Person fragt: „Was ist die Essenz dieses Phänomens im Leben der Menschen und was bedeutet sie?"

Es existieren aktuell verschiedene anerkannte Wege, eine Studie mithilfe eines phänomenologischen Ansatzes durchzuführen. Die phänomenologischen Ansätze können auf den Philosophien von Edmund Husserl, Martin Heidegger oder Hans-Georg Gadamer beruhen. Es haben aber auch namhafte Pflegetheoretikerinnen phänomenologische Ansätze entwickelt. Die beiden bekanntesten Ansätze sind jene von Patricia Benner und von Rosemary Rizzo Parse. Die Entscheidung für den einen oder den anderen Ansatz wird aufgrund der Forschungsfrage gefällt.

> **Beispiele für Forschungsfragen, die auf einen phänomenologischen Ansatz hinweisen**
>
> | | |
> |---|---|
> | Edmund Husserl | Welche religiösen Motive kommen vor in der Leidenserfahrung von erwachsenen krebskranken Juden und Christen? (Käppeli 1998) |
> | Martin Heidegger | Wie ist das Leben mit Darmkrebs? (Shaha 2003) |
> | Hans-Georg Gadamer | Die gelebte Erfahrung von Frauen mit Vulva-Karzinom (Jefferies/Clifford 2009). |

Üblicherweise findet vor der Durchführung einer phänomenologischen Studie keine systematische Sichtung der Literatur statt. Die Forschenden sollen das Phänomen mit einem „ungeschulten Auge" betrachten können. Das Sich-Freimachen von Vorannahmen ist dabei eine zentrale Technik, die ganz bewusst eingesetzt wird.

Methodisch werden am häufigsten Interviews eingesetzt. Diese sind meistens offen und können in die Tiefe gehen oder in narrativer Art durchgeführt werden (Burns/Grove 2005; Schaeffer 2002). Kombiniert dazu führen die Forschenden oft ein Tagebuch, um die persönliche Entwicklung und Verflechtung mit dem Phänomen zu dokumentieren (Shaha 2009). Zusätzlich werden oft Feldnotizen gesammelt, um die Situation der Datensammlung so plausibel und umfassend wie möglich darzustellen. Aber auch andere Datensammlungsmethoden wie z. B. gemalte Bilder sind denkbar.

Anders als bei der Grounded Theory gibt es im Rahmen der phänomenologischen Forschung nicht ein Vorgehen der Datenauswertung, sondern es stehen – je nach philosophischer Richtung – verschiedene Wege zur Verfügung (Shaha 2009). Es geht dabei jedoch immer um interpretative Auswertungsverfahren, die das Ziel der umfassenden Phänomenbeschreibung und weniger – wie bei der Grounded Theory – die Theoriebildung verfolgen.

Eine Möglichkeit der phänomenologischen Analyse im Rahmen interpretierender Phänomenologie beschreibt Prakke (2007), die dabei drei zentrale Strategien hervorhebt.

1. Die **thematische Analyse** umfasst das Lesen des gesamten Materials, z. B. mehrerer Interviews verschiedener Personen, und das Suchen gemeinsamer Themen in Bezug auf die Forschungsfragen. Man kann dabei vom Einzelfall ausgehen, also mit einem Interview beginnen, diesen Fall so vollständig wie möglich interpretieren und dann den nächsten analysieren, ihn mit dem ersten vergleichen und kontrastieren. Für die Interpretation ist es notwendig, den ganzen Text immer wieder zu lesen,

innezuhalten, vorläufige Interpretationen niederzuschrieben und diese dann von Fall zu Fall miteinender zu vergleichen und zu kontrastieren. Man kann jedoch auch zuerst vom gesamten Material ausgehen. Es entsteht daraus ein Interpretationsplan, der an der Interpretation der Einzelfälle weiterentwickelt wird.
2. Das Herausarbeiten eines **Paradigmafalls**. Ein Paradigmafall ist ein besonders exemplarischer, typischer Fall. Er liefert reichhaltige Informationen, um Handlungs- und Verständnismuster zu verdeutlichen und nachvollziehbar zu machen.
3. Das Finden und Beschreiben von **Musterbeispielen**. Diese Musterbeispiele sind Geschichten oder Ausschnitte, die Aspekte so beleuchten, dass sie auch in anderen Situationen wiedererkannt werden können, auch wenn die Umstände andere sind.

Im Feld der qualitativen Pflege- und Gesundheitsforschung ist der Anwendungsbereich der Phänomenologie sehr breit. Man wählt diese Methode, wenn man spezielle Aspekte des Alltagslebens einer spezifischen Gruppe oder eines Individuums untersuchen will, z. B. Erfahrungen von Menschen, die „scheintot" waren oder die einen Schlaganfall erlebt haben, das Körpererleben von Frauen mit Brustkrebs etc. Das heißt, die Forschungsfragen befassen sich immer mit Erfahrungen des täglichen Lebens. Man geht dabei in erster Linie der Frage nach: „Was bedeutet es, ein bestimmtes Erlebnis zu haben?" Zum Beispiel: „Was heißt es, eine Patientin zu sein, die Chemotherapie erhält?" – „Wie erleben jugendliche Rheumakranke Schmerz?" – „Welche Bedeutung hat die Entfernung des Uterus für das Körpererleben einer Frau?"

> **Beispiel für eine phänomenologische Studie**
>
> Für Shahas Studie (2003) stand die Frage, wie sich das Leben mit Darmkrebs für die Betroffenen gestaltet, im Mittelpunkt des Interesses. Sie ging davon aus, dass eine Krebserkrankung eine zutiefst existenzielle Erfahrung im Dasein eines Menschen ist und wählte daher Heideggers Ontologie (von griech. „on" und „logos" = die Lehre vom Sein) als Bezugspunkt für die Beantwortung ihrer Fragestellung. Daher entschied sie sich für den phänomenologischen Ansatz als Grundlage für ihre Forschungsarbeit
>   Nach eingehender Prüfung wurden Teile der in der Pflegeliteratur aufgeführten Konzeptionen zur Phänomenologie miteinbezogen. Für die vorliegende explorative Studie wurden die folgenden Methoden gewählt:

- Dialoge über eine Zeitspanne von zwölf Monaten mit Patientinnen, die kürzlich (maximal vor sechs Monaten) die Diagnose Darmkrebs erhalten hatten
- Feldnotizen
- Tagebuchanalyse
- Colaizzis Methode der Datenanalyse

3.2.2.3 Ethnografie

Die Wurzeln der Ethnografie liegen in der Sozialanthropologie. Roper und Shapira bezeichnen Ethnografie als den „[...] Forschungsprozess des Lernens über die Menschen, indem man von ihnen lernt" (Roper/Shapira 2004, S. 15). Ziel der Ethnografie ist die Beschreibung kultureller Gruppen oder Lebenswelten, die Beschreibung der Verhaltensmuster einzelner Menschen oder Gruppen innerhalb einer Kultur. Der Begriff „Kultur" bedeutet hier eine fremde Lebenswelt. Das zentrale Anliegen von Ethnografie ist es, die Lebenswelt anderer aus deren Sichtweise (emische Perspektive) zu verstehen und das Spezifische, (Kultur-)Typische, das diese Lebenswelt ausmacht, zu erkennen. Ethnografie stützt sich auf den Begriff „Kultur", d. h. mit ihrer Hilfe werden Verhaltensweisen unter einem kulturellen Blickwinkel betrachtet und analysiert. Das Forschungsfeld der Ethnografie ist also der Ort, an dem der Mensch, der erforscht werden soll, lebt – mit der Kultur, die dort vorherrscht.

Der Bogen ethnografischer Forschung spannt sich von der Untersuchung sehr komplexer Kulturen als Ganzer bis zur Erforschung eines einzelnen Phänomens innerhalb einer Subkultur. Zum Beispiel beschäftigt man sich mit dem Gesundheits- und Heilsverständnis von bolivianischen Migrantinnen oder dem „Kulturraum" Pflegeheim oder mit der Rolle von Patientinnen und Pflegenden auf einer Intensivstation.

Typisch für ethnografische Forschungen ist die sogenannte qualitative Feldforschung. Neben der Beobachtung als zentraler Methode wird meist noch zusätzliches Material ausgewertet, das in Form von Interviews, Dokumentenanalysen etc. gesammelt wurde.

Die Forschungsfragen beziehen sich auf Lebensweisen und Verhaltensmuster innerhalb des sozialen Kontextes einer Kultur; sie sind meist darauf ausgerichtet, wie kulturelle Normen, Wissen, Werte und andere kontextuelle Variablen das Krankheitsverhalten beeinflussen. Zum Beispiel: „Was bedeutet Trost in asiatischen Familien?" oder „Was verstehen moslemische Patientinnen unter Gesundheitsfürsorge?" oder „Was heißt es, in einem Pflegeheim zu leben?"

> **Beispiel für eine ethnografische Studie**
>
> Wie es in einem Altenpflegeheim zugeht, scheint jeder zu wissen. Ursula Koch-Straube (2003) wollte jedoch „Hinter die Kulissen" blicken und genau hinsehen, wie sich die verborgenen Gesetze und Wirklichkeiten in einem ganz speziellen „kulturellen Kontext", dem des Pflegeheimes, darstellen. Um diese eigene Welt zu begreifen, muss man in diese Lebenswelt „eintauchen", selbst dabei sein, beobachten, Gespräche führen, Dokumente analysieren. Die Autorin der Studie begab sich dazu bewusst in die „teilnehmend beobachtende" Position der Ethnologin, um das Alltägliche und Selbstverständliche neu wahrzunehmen, zu begreifen und zu beurteilen.

3.2.2.4 Grounded Theory, Phänomenologie und Ethnografie – ein Vergleich

Wenn man die drei zentralen Richtungen qualitativer Sozialforschung betrachtet, so kann man sehen, dass sie Gemeinsamkeiten hinsichtlich grundlegender Prinzipien (die sich wiederum aus den Prinzipien qualitativer Forschung ableiten lassen) und Methoden aufweisen. Nichts desto weniger unterscheiden sie sich in den übergeordneten Zielen und in der Ausrichtung der Fragen und weisen zum Teil besondere Erhebungs- oder Auswertungsstrategien auf. In Tabelle 5 wird anhand einer Übersicht noch einmal auf diese Unterschiede hingewiesen.

Tabelle 5: Übersicht über die Richtungen qualitativer Forschung (Fortsetzung auf S. 112)

	Phänomenologie	Grounded Theory	Ethnografie
Wissenschaftstheoretischer Hintergrund	Phänomenologie (Philosophie)	Symbolischer Interaktionismus	Sozialanthropologie
Ziele/Schwerpunkte	Das Wesentliche von Erfahrungen erfassen	Theorien über menschliches Verhalten und soziale Prozesse schaffen	Erfahrungen innerhalb eines kulturellen Kontextes beschreiben

Tabelle 5: Fortsetzung von Seite 111

	Phänomenologie	Grounded Theory	Ethnografie
Fragen	... befassen sich mit Erfahrungen des täglichen Lebens	... befassen sich mit menschlichen Interaktionen in sozialen Prozessen, mit Veränderungen innerhalb eines Zeitraumes, in dem eine soziale Lage gemeistert werden muss	... richten sich auf Lebensweisen und Verhaltensmuster innerhalb des sozialen Kontextes einer Kultur
	Was bedeutet es, ein bestimmtes Erlebnis zu haben?	Wie laufen bestimmte soziale Prozesse ab?	Wie drücken Angehörige einer bestimmten Kultur ihre Verhaltensweisen, Muster etc. aus? Wie lässt sich diese Kultur beschreiben?
Methodische Besonderheiten	–	Datenerhebung und Datenauswertung wechseln einander ab; Theoretical sampling; spezielle Auswertungsverfahren	Teilnehmende Beobachtung als zentrale Methode der Datenerhebung; Methodentriangulation
Beispiele	Welche Bedeutung hat Hoffnung für alte Menschen im Pflegeheim?	Wie geht der Bewältigungsprozess von Familien nach dem Tod eines Kindes vor sich?	Welche Bedeutung hat Schmerz in christlichen, jüdischen und moslemischen Kulturen?

3.2.3 Gütekriterien qualitativer Forschung

Die wissenschaftliche Güte (Qualität) qualitativer Forschung kann nun von den im vorhergehenden Abschnitt beschriebenen Grundprinzipien qualitativer Forschung abgeleitet werden. Im Laufe der Entwicklung qualitativer Sozialforschung hat sich natürlich auch eine Diskussion darüber entwickelt, wie das Verhältnis qualitativer Forschung zu den „allgemeinen" wissenschaftlichen Gütekriterien der Validität und der Reliabilität aussieht, ob und wie man diese Gütekriterien übertragen kann und ob man für die Güte qualitativer Forschung allgemeingültige Kriterien – so wie die der

quantitativen Forschung – entwickeln muss. Die Beiträge zu dieser Diskussion kann man in drei Grundpositionen zusammenfassen:
• Die traditionellen Kriterien quantitativer Forschung werden übernommen und an die qualitative Forschung angepasst.
• Es erfolgt eine postmoderne Ablehnung jeglicher Kriterien.
• Für die qualitative Forschung werden eigene Kriterien entwickelt.

(Steinke 2004, S. 319–321)

Die dritte Position – die Entwicklung eigener Kriterien, um die Güte qualitativer Forschung zu beschreiben und zu messen – ist diejenige, die sowohl in der qualitativen Sozial- als auch in der Gesundheitsforschung die größte Akzeptanz findet.

Anders als in der quantitativen Forschung kann man von den Gütekriterien nicht im Sinne einheitlicher Begrifflichkeiten sprechen. Es finden sich in der wissenschaftlichen Auseinandersetzung durchaus unterschiedliche Begriffe und Schwerpunkte (teilweise auch je nach der Richtung qualitativer Forschung, also z. B. in der Grounded Theory oder bezogen auf die phänomenologische oder ethnografische Forschung). Die Grundaussagen sind aber bei allen weitgehend dieselben.

Christian Lüders meint dazu:

„Der Ausweg aus dieser aktuellen Verlegenheit um die Gütekriterien qualitativer Sozialforschung kann nur darin bestehen, sich von der auf Dauer vermutlich vergeblichen Suche nach den Gütekriterien für die qualitative Sozialforschung zu befreien und den Weg für verfahrens- und gegenstandsbezogene Kriterien zu öffnen".

(Lüders, zit. nach Bohnsack et al. 2003, S. 82)

Beurteilung der Vertrauenswürdigkeit qualitativer Daten nach Lincoln und Guba

Im angloamerikanischen Raum beruft man sich meist auf Yvonna S. Lincoln und Egon G. Guba (1981; 1985), wenn es um Gütekriterien qualitativer Forschung geht. Sie empfehlen die Beurteilung der Vertrauenswürdigkeit qualitativer Daten nach **„Credibility"** (Glaubwürdigkeit), **„Dependability"** (Folgerichtigkeit – im Sinne der Adäquatheit der Befunde in Bezug auf das zu beschreibende Phänomen), **„Confirmability"** (Angemessenheit – dies steht für die Genauigkeit, mit der die Wirklichkeit der Teilnehmerinnen wiedergegeben wird) und **„Transferability"** (Übertragbarkeit – das Ausmaß, in dem die Daten auf andere Settings oder Gruppen übertragen werden können. Eine wichtige Voraussetzung dafür ist die dichte Beschreibung). Die Erhöhung der **Glaubwürdigkeit** lässt sich herstellen durch

- **längeres Engagement und nachhaltige Beobachtung** (je länger man im Forschungsfeld war und je länger man Daten gesammelt hat, desto eher kann man davon ausgehen, dass man alle relevanten Aspekte des Phänomens erfassen konnte)
- **Triangulation** (darunter ist die Kombination von verschiedenen Datenquellen zu verstehen – z. B. Interviews mit unterschiedlichen Schlüsselinformantinnen –, verschiedenen Methoden – z. B. Interviews und Beobachtungen –, Untersucherinnen und Theorien – z. B. der Einsatz vielfältiger Perspektiven zur Interpretation einer Reihe von Daten)
- **externe Überprüfung der Ergebnisse** (entweder in Form einer sogenannten Peer-Überprüfung durch Fachkolleginnen oder durch die bei der Datenerhebung involvierten Teilnehmerinnen)
- **Suche nach widerlegenden Fällen** (auch negative Fallanalyse oder analytische Induktion genannt)
- **Glaubwürdigkeit der Forscherin**

(vgl. Lamnek 2005)

Die **Nachvollziehbarkeit** ist wiederum eine Voraussetzung für die Überprüfung der Glaubwürdigkeit.

„Wissenschaftliche Begriffe, Theorien und Methoden sind dann als angemessen zu bezeichnen, wenn sie dem Erkenntnisziel des Forschers und den empirischen Gegebenheiten gerecht werden. Unter der Güte sozialwissenschaftlicher Theorien, Methoden und Begriffe soll der Grad ihrer Angemessenheit an die empirische Realität und an das Erkenntnisziel des Forschers verstanden werden."

(Lamnek 2005, S. 145)

Gütekriterien qualitativer Forschung nach Philipp Mayring

Eine im deutschsprachigen Raum häufig verwendete Version der Gütekriterien qualitativer Forschung ist jene von Philipp Mayring (2002). Er bezieht sich dabei auf folgende Kriterien:

1. Verfahrensdokumentation
2. argumentative Interpretationsabsicherung
3. Regelgeleitetheit
4. Nähe zum Gegenstand
5. kommunikative Validierung
6. Triangulation

Ad 1: Verfahrensdokumentation

In der qualitativen Forschung ist das Vorgehen meist sehr spezifisch und individuell, weil es ganz auf den jeweiligen Forschungsgegenstand abgestimmt ist. Meist werden die Untersuchungsmethoden für den Gegenstand speziell entwickelt oder abgeändert. Verfahrensdokumentation meint, dass dies detailliert beschrieben (dokumentiert) werden muss, damit der Forschungsprozess für andere nachvollziehbar wird und nicht als willkürlicher und unüberprüfbarer Akt erscheint. Anders als bei der quantitativen Forschung, wo viele Verfahren standardisiert sind (z. B. statistische Tests oder speziell standardisierte Messinstrumente), ist dieser Punkte bei der qualitativen Forschung von besonderer Bedeutung.

Ad 2: Argumentative Interpretationsabsicherung

Ergebnisse qualitativer Forschung basieren auf Interpretation. Interpretationen (z. B. in Form von Kategorienbildung – Interviewaussagen beispielsweise werden mit Oberbegriffen versehen) sind jedoch nicht standardisiert wie Rechenoperationen, und sie lassen sich daher nicht „beweisen"; man muss sie eben nachvollziehbar machen und argumentieren (beschreiben und aus dem Material heraus begründen).

Ad 3: Regelgeleitetheit

Die Offenheit bezüglich Fragestellung und Vorgehensweise, die in der qualitativen Forschung herrscht, bedeutet natürlich nicht, dass willkürlich gearbeitet werden darf. Das Gütekriterium Regelgeleitetheit verlangt, dass bestimmte Regeln eingehalten werden. Das Material muss systematisch bearbeitet werden.

Ad 4: Nähe zum Gegenstand

Unter „Nähe zum Gegenstand" versteht man die Forderung, sich in die Lebenswelt der Betroffenen zu begeben und das Phänomen, das man erforschen möchte, aus der naturalistischen Erlebensperspektive zu betrachten. Nähe zum Gegenstand kann nun bedeuten, dass man seine Forschung im „Feld" (dem natürlichen Umfeld, in dem ein Phänomen vorkommt) durchführt oder aber auch – wenn der räumliche Aspekt keine Rolle spielt – eben die Personen befragt, um deren Sichtweise es geht.

Ad 5: Kommunikative Validierung

Die Gültigkeit qualitativer Forschungsergebnisse kann man überprüfen, indem man sie den Beforschten vorlegt und mit ihnen darüber diskutiert. Mit kommunikativer Validierung kann aber auch gemeint sein, dass die

Überprüfung der Ergebnisse innerhalb des Forscherteams stattfindet, etwa indem die Forscherinnen darüber diskutieren.

Ad 6: Triangulation

„Wie bei einem Triangel die Verbindung der drei Seitenstäbe den Klang des Instrumentes ausmacht, so kann auch bei qualitativer Forschung die Qualität der Forschung durch die Verbindung mehrerer Analysegänge vergrößert werden" (Mayring 2002, S. 147). Die Verbindung verschiedener Erhebungsmethoden (z. B. Interview und Beobachtung) kann die Qualität der Ergebnisse erhöhen, weil die Betrachtung eines Phänomens aus mehreren Perspektiven oft ein klareres Bild erzeugt. Auch unterschiedliche Interpretationen der Forschungsergebnisse (z. B. indem man die Interpretation der Daten von mehreren Forscherinnen vornehmen lässt) oder der Vergleich, wie sich Wege der Datenanalyse auf die Ergebnisse auswirken, sind Möglichkeiten, um verschiedene Perspektiven zu gewinnen.

3.3 Quantitativer und qualitativer Forschungsansatz – eine Gegenüberstellung

In der folgenden Tabelle werden die beiden hier vorgestellten Forschungsansätze – der quantitative und der qualitative – einander gegenübergestellt, um ihre Besonderheiten und Unterschiede deutlich zu machen.

Tabelle 6: Quantitativer und qualitativer Forschungsansatz

	Quantitativer Ansatz	Qualitativer Ansatz
Grundorientierung	Naturwissenschaftlich	Geisteswissenschaftlich
Sicht des Menschen, Gegenstand der Forschung	Menschen sind bio-psycho-soziale Wesen, die sich aufgrund biologischer, psychologischer und sozialer Merkmale voneinander unterscheiden.	Menschen sind komplexe Wesen, die ihrer Lebenssituation eine ganz bestimmte Bedeutung beimessen. Sie unterscheiden sich aufgrund ihrer Persönlichkeit voneinander.
Wahrheitsverständnis	Wahrheit ist sinnlich wahrnehmbare, objektive, vom Menschen unabhängige Wirklichkeit, die von der Forscherin gemessen werden kann.	Wahrheit ist subjektiver Ausdruck der Realität, so wie sie von den Betreffenden wahrgenommen und der Forscherin mitgeteilt wird. Wahrheit ist immer vom Zusammenhang abhängig, in dem sie steht.

Tabelle 6: Fortsetzung

	Quantitativer Ansatz	Qualitativer Ansatz
Funktion von Wissenschaft	Wissenschaftliche Aussagen bilden die Realität ab.	Wissenschaftliche Aussagen beschreiben das Erscheinungsbild der Realität.
Ziel	Nomothetisch: Ziel ist die Klärung kausaler Beziehungen (Ursache – Wirkung), die Beschreibung von Beziehungen zwischen numerischen Daten, das Ableiten allgemeingültiger Aussagen und das Tätigen von Voraussagen; man will erklären.	Idiografisch: Ziel ist es, bestimmte Phänomene zu identifizieren und zu verstehen, Strukturen herauszufiltern, weiters den Sinn zu untersuchen, den bestimmte Phänomene für die Betreffenden haben, und das Einmalige, Einzigartige zu beschreiben; man will verstehen.
Forschungslogik	Deduktiv; theoriegeleitet, theorien- bzw. hypothesenprüfend	Induktiv; gegenstandsorientiert (nicht an der Theorie orientiert), theorien- bzw. hypothesenbildend
Vorgehen	Standardisiert	Halb oder nicht standardisiert
Stichprobe	Zufallsstichprobe, möglichst große Probenanzahl, Prinzip der Repräsentativität	gezielte Auswahl, geringe Probenanzahl, Prinzip der Datensättigung
Daten	„harte Daten" (Zahlenmaterial)	„weiche Daten" (verbale Beschreibungen)
Forschungsfragen	... beziehen sich auf Häufigkeiten, Auswirkungen oder Zusammenhänge (Kausalitäten)	... beziehen sich auf die Art der Erfahrung oder des Erlebens
Beispiele	Wie wirkt sich gezielte Patientenedukation auf die Compliance von Menschen mit Typ-II-Diabetes aus? Wie hoch sind der Betreuungsbedarf, der Personaleinsatz und der finanzielle Aufwand bei Bettlägerigkeit?	Was bedeutet Lebensqualität für Menschen mit Typ-II-Diabetes? Wie entsteht Bettlägerigkeit? Was bedeutet es, bettlägerig zu sein?

3.4 Die Bedeutung quantitativer und qualitativer Forschung in der Pflegewissenschaft

Betrachtet man die Entwicklung der Pflegeforschung und ihr Verhältnis zu quantitativen und qualitativen Forschungsansätzen, so lassen sich unterschiedliche Strömungen feststellen. In den USA war die Pflegeforschung lange Zeit stark durch ein naturwissenschaftliches Verständnis von Wissenschaft geprägt, was sich in der Bevorzugung des quantitativen Forschungsansatzes äußerte. Qualitative Arbeiten wurden lange Zeit als unwissenschaftlich abgetan und daher auch nicht veröffentlicht (vgl. Carr 1994). Auch in Ländern wie Österreich, wo die Pflege stark durch die Naturwissenschaften beeinflusst und traditionell eng mit der Medizin verbunden ist, war die Pflegeforschung zuerst überwiegend durch den quantitativen Ansatz geprägt, sodass qualitative Forschungsarbeiten erst langsam Anerkennung fanden. Die Schweiz hingegen hat eher eine „qualitative" Forschungstradition. Auch in Skandinavien besitzen qualitative Forschungsarbeiten einen hohen Stellenwert. Diese Entwicklungen sind sehr vom jeweiligen Wissenschaftsverständnis der Pflege und von den Einflüssen anderer Wissenschaftsbereiche abhängig. Nicht unwesentlich prägen auch die „Pionierinnen" mit ihrem Wissenschaftsverständnis gerade die Anfänge der Pflegeforschung im jeweiligen Land.

Ungeachtet der verschiedenen Traditionen sollte es in der Pflegeforschung aber nicht um eine „Entweder-oder-Position" und nicht um Polarisierung gehen. Man muss sich beider Ansätze gleichermaßen bedienen, um einen so komplexen Gegenstand wie die Pflege mittels Forschung erschließen zu können.

Der **qualitativen Forschung** kommt – ohne die Bedeutung quantitativer Forschung schmälern zu wollen – für die Pflege- und Gesundheitsberufe eine zentrale Rolle zu, und zwar in verschiedener Hinsicht.

1. Sie ermöglicht eine Öffnung der Perspektive auf das subjektive Krankheitserleben und schafft damit Grundlagen für das konkrete pflegerische Handeln.

    Pflegende brauchen ein tiefes, ganzheitliches Verständnis der Perspektive ihrer Klientinnen, um eine adäquate und wirkungsvolle individuelle Therapie anbieten zu können. Ihre Interventionen sind ja auf den ganzen Menschen ausgerichtet, nicht nur auf einzelne Muskeln oder Nerven. „*Clients may share a diagnosis with other clients, but interventions must be applicable to the unique environment, life stage, and goals of each individual*" (Hamell/Carpenter 2000, S. 10). Die Verbesserung der Lebensqualität der Klientinnen kann nur dann erfolgen, wenn man neben dem Wissen über Effekte und Wirkungsweisen therapeutischer

Interventionen auch Kenntnisse über die subjektiven Werte und Erfahrungen im Umgang mit Krankheiten besitzt. Mit der qualitativen Forschung hält die subjektive Perspektive Einzug in die wissenschaftliche Betrachtungsweise der Pflege, d. h. das Erleben von Krankheiten, Beeinträchtigungen und Behinderungen wird verstärkt ins Zentrum gerückt.

2. Die Entwicklung von Instrumenten zur standardisierten Erfassung und Quantifizierung von bestimmten Phänomenen oder Zuständen ist eine weitere Möglichkeit, die sich durch den Einsatz qualitativer Forschung auftut. Man hat damit die Chance, Messinstrumente oder Fragebögen (z. B. zur Erfassung von Bedürfnissen von Angehörigen auf Intensivstationen) auf der Basis qualitativer Forschungsergebnisse zu entwickeln und wird damit die „realen" Bedürfnisse bestimmter Zielgruppen besser erfassen können.

3. Letztendlich ist die Bildung von Theorien (Theorien mittlerer Reichweite) eine wichtige Funktion qualitativer Forschung.

Auch **quantitative Forschung** nimmt eine bedeutende Rolle ein, wenn es darum geht, das Pflegewissen weiterzuentwickeln. Quantitative Forschung ist ein wichtiger Teil der Forschung in der Pflegewissenschaft und besitzt einen hohen Nutzen für die Praxis. Man kann mittels quantitativer Forschung die Häufigkeit von Pflege- und therapeutisch relevanten Phänomenen erkennen, den richtigen Einsatz von Behandlungs- und Pflegemethoden überprüfen und die Wirksamkeit derselben, aber auch den Pflege-, Behandlungs- und Betreuungsbedarf von Patientinnen feststellen. Weiters ist quantitative Forschung auch ein wichtiges Mittel, um Mess- und Assessmentinstrumente zu überprüfen und weiterzuentwickeln. Quantitative klinische Forschung eignet sich grundsätzlich dazu, folgenden Fragen nachzugehen:

- Wie häufig tritt ein Phänomen auf?
- Welche Beziehung besteht zwischen a und b?
- Welche Auswirkung hat a auf b?
- Welche Qualität hat ein Messinstrument? *(Panfil 2004)*

Quantitative Forschung ist aber auch dort von großer Bedeutung, wo es gilt, Trends festzustellen und Vorhersagen für gewisse Entwicklungen (z. B. im Gesundheitswesen) zu tätigen.

In der Wissenschaft geht es nicht darum, persönlichen Vorlieben nachzugeben und, ihnen folgend, eine bestimmte Methode oder einen bestimmten Ansatz zu bevorzugen. Die Entscheidung, ob man qualitativ oder quantitativ vorgeht, hängt in erster Linie von der Problemstellung ab – und von der Frage, welcher Weg am besten geeignet ist, um dieses Problem zu lösen oder jene Frage zu beantworten. Unterschiedliche Fragestellungen verlangen unterschiedliche Zugangsweisen. Will man z. B. erforschen, ob eine bestimmte pflegerische Intervention die präoperative Angst der Patientinnen mindert, so wird man dieser Fragestellung mithilfe von quantitativen Methoden nachgehen. Will man hingegen das Wesen der Angst vor einer Operation erforschen, so muss man den qualitativen Ansatz wählen.

Die Entscheidung für den einen oder den anderen Forschungsansatz hängt aber auch davon ab, welcher Art das Phänomen ist, das man untersuchen möchte, und ob die Grundlagen dazu bereits erforscht wurden oder ob man sich auf komplettes Neuland begibt. Qualitative Methoden sind dann sinnvoll, wenn über ein bestimmtes Phänomen wenig bekannt ist, wenn man ein Phänomen von innen heraus, aus der persönlichen, subjektiven Sichtweise angehen möchte, wenn es um die Entwicklung von Theorien oder Konzepten geht, wenn man Grundlagen für die Pflegewissenschaft erforschen möchte. Wenn es hingegen darum geht, theoretische Annahmen zu überprüfen, wenn Zusammenhänge erforscht werden sollen, wenn die Fragen „Wie viel?", „Wie oft?", „Wie groß?" etc. beantwortet werden sollen, dann ist der quantitative Forschungsansatz zu wählen.

Pflegeforschung sollte sich daher immer an den Fragen und Problemstellungen der Praxis orientieren und die Vorteile beider Forschungsansätze zur Beantwortung dieser Fragen und zur Lösung der Probleme nutzen. Es ist wissenschaftlich nicht gerechtfertigt, sich einer engstirnigen Präferenz für den einen oder den anderen Ansatz hinzugeben oder gar einen über den anderen zu stellen.

Quantitative und qualitative Forschungsansätze können auch kombiniert werden. Dies bezeichnet man als **„methodenübergreifende Triangulation"**.

Grundsätzlich gibt es eine breite kontroversielle Diskussion darüber, ob – und wenn ja, wie – quantitative und qualitative Forschungsansätze in einer Forschungsarbeit bzw. zu einer Fragestellung kombiniert werden können. Als größtes Hindernis für eine Kombination wird dabei angeführt, dass qualitative und quantitative Ansätze unterschiedliche Auffassungen von Realität und von Wissenschaftlichkeit haben, dass sie jeweils unterschiedlichen Dingen Bedeutung beimessen und dass sie unterschiedliche Sprachen sprechen. Qualitative und quantitative Forschung sind in ihrer Philosophie, in ihren Eigenschaften und in ihrer Zielsetzung grundverschieden. Durch eine Kombination der beiden, so die Kritikerinnen, könnte die geschlossene Systematik eines Ansatzes verletzt werden bzw. müsste sich ein Ansatz der Systematik und dem Verständnis des anderen unterordnen.

Andere Auffassungen gehen von einem pragmatischen Standpunkt aus und behaupten, dass auch methodenübergreifende Triangulation nicht grundsätzlich einen Konflikt darstellen müsse, sondern zu einer Erweiterung der wissenschaftlichen Perspektive führen könne.

Umgeachtet dieser Diskussion erfreut sich die Kombination der beiden Ansätze innerhalb eines Forschungsprojekts wachsender Beleibtheit. Dies hat unterschiedliche Gründe und führt zu neuen methodologischen Herausforderungen. „Mixed Method Research" oder „Mixed Method Designs" sind gängige Begriffe geworden und ersetzen zunehmen den Terminus der Triangulation. Da Mixed Method eher auf der Ebene des Forschungsdesigns angesiedelt ist, wird darauf im nächsten Kapitel (Forschungsdesigns in Abschnitt 4.8) näher eingegangen.

3.5 Literatur zur Vertiefung des Lernstoffs

> Bortz Jürgen/Döring Nicola: Forschungsmethoden und Evaluation für Human- und Sozialwissenschafter. 3. Auflage, Springer, Berlin 2002
> *Dies ist ein Lehrbuch, das grundsätzlich am Denken der quantitativen Forschung ausgerichtet ist. Das prinzipielle Vorgehen (der Forschungsprozess) ist ebenso ausführlich dargestellt wie die Möglichkeiten der Datenerhebung und die Grundlagen statistischer Datenauswertung.*
> *S. 5–38: Im einführenden Kapitel werden die Grundlagen quantitativen Denkens und quantitativer Forschung gut erläutert; es ist daher als Einführung gut geeignet.*
>
> Haller Dieter (Hg.): Grounded Theory in der Pflegeforschung. Professionelles Handeln unter der Lupe. Huber, Bern 2000 (188 Seiten)
> *Das Buch enthält neben einer theoretischen Einführung in die Grundlagen der Grounded Theory auch zusammengefasste Forschungsarbeiten aus verschiedenen Bereichen der Gesundheits- und Krankenpflege, die diesem Ansatz folgen. Man erhält dadurch einen guten Einblick in die Möglichkeiten, praxisnahe Fragestellungen mittels Grounded Theory zu bearbeiten, sowie viele Anregungen für eigene Forschung.*
>
> Holloway Immy/Wheeler Stephanie: Qualitative Pflegeforschung – Grundlagen qualitativer Ansätze in der Pflege. Ullstein Medical, Wiesbaden 1997 (261 Seiten), S. 3–23
> *Im ersten Kapitel des Buches wird gut verständlich das Wesen qualitativer Forschung erklärt. Ausgehend vom geschichtlichen Hintergrund und einer Erläuterung, warum qualitative Forschung in der Pflege durchgeführt wird, legen die Autorinnen die wesentlichen Merkmale qualitativer Forschung dar. Qualitative und quantitative Forschung werden anhand der ihnen zugrunde liegenden Philosophien einander gegenübergestellt.*

Lamnek Siegfried: Qualitative Sozialforschung. Beltz, Weinheim 2005 (808 Seiten)
Dieses Lehrbuch ist ein Standardwerk der qualitativen Sozialforschung. S. 20–26: Im Abschnitt „Zentrale Prinzipen qualitativer Sozialforschung" erklärt Lamnek anhand von sechs Grundprinzipien die wichtigsten Grundzüge qualitativer Sozialforschung.
S. 242–273: Das Kapitel „Methodologische Implikationen quantitativer und qualitativer Sozialforschung" enthält eine Gegenüberstellung von qualitativem und quantitativem Paradigma. Lamnek geht dabei von den grundlegenden Merkmalen der qualitativen Forschung aus, stellt aber zur Kontrastierung die jeweiligen Gegenpositionen aus dem quantitativen Ansatz dar.

Flick Uwe/von Kardorff Ernst/Steinke Ines (Hg.): Qualitative Forschung. Ein Handbuch. 3. Auflage, rowohlt, Reinbek b. Hamburg 2004
Dies ist eines jener Werke, in dem – angefangen von den theoretischen und methodischen Grundlagen über die qualitativen Methoden in der Forschungspraxis bis zu allgemeinen Fragen wie Gütekriterien oder Ethik in der qualitativen Forschung – der qualitative Ansatz anhand von einzelnen Artikeln umfassend und aus allen Perspektiven dargestellt wird.

Roper Janice M./Shapira Jill: Ethnographische Pflegeforschung. Huber, Bern 2004 (158 Seiten)
Dieser Band wird als „How-to-do"-Buch bezeichnet und erfüllt diesen Anspruch sehr gut. Man bekommt zunächst einen ersten Einblick in die Theorie zur ethnografischen Forschung und wird dann von der Forschungsfrage über die Datenerhebung bis zur Datenauswertung in den Prozess ethnografischer Forschung eingeführt.

Schaeffer Doris/Müller-Mundt Gabriele (Hg.): Qualitative Gesundheits- und Pflegeforschung. Huber, Bern 2002 (429 Seiten)
Dieses Buch beinhaltet eine Textsammlung zur qualitativen Forschung in den Gesundheitswissenschaften. Ein Schwerpunkt umfasst die methodologischen Strategien qualitativer Forschung (wie z. B. Ethnografie, Grounded Theory oder biografische Forschung), der andere qualitative Methoden der Datenerhebung (wie Interview- oder Beobachtungsverfahren). Weiters gibt es eine Auseinandersetzung mit Qualitätsstandards qualitativer Forschung.

Strauss Anselm/Corbin Juliet: Grounded Theory: Grundlagen qualitativer Sozialforschung. Beltz, Weinheim 1996 (227 Seiten)
Dies ist ein Grundlagenwerk zur Grounded Theory. Die AutorInnen beschreiben Methodik und Vorgangsweise in einer sehr verständlichen Sprache und bringen anschauliche Beispiele aus der Forschungspraxis.

4 Forschungsdesigns

Im vorigen Kapitel wurden die zwei großen Forschungsrichtungen oder -ansätze, die quantitative und die qualitative Forschung, vorgestellt und in ihren Grundzügen erläutert. Wählt man zur Bearbeitung einer Forschungsfrage den einen oder anderen Ansatz aus, so eröffnet sich eine weitere Ebene und damit eine weitere, nun schon konkretere Frage: Wie soll die zu erstellende Forschungsarbeit aufgebaut sein, wie werden die verwendeten Methoden angeordnet? Damit ist man bei den verschiedenen Forschungsdesigns oder -typen angelangt.

Mit „Design" bezeichnet man allgemein einen Entwurf oder die Anordnung von Elementen zu einem Gesamtwerk. Das Forschungs- oder Studiendesign beschreibt die grundsätzliche Anordnung, das Vorgehen bei einer Forschungsarbeit; es legt den Weg fest, den man gehen möchte. Das Design ist den konkreten Erhebungs- und Auswertungsmethoden übergeordnet, weil es bestimmt, wie diese Methoden angeordnet und verwendet werden.

4.1 Klassifizierung von Forschungsdesigns

Das Forschungsdesign kann unter verschiedenen Gesichtspunkten betrachtet werden, je nachdem, welches Element man in den Vordergrund rückt. Zum Beispiel kann man Designs, bei denen unter kontrollierten Bedingungen die Variablen verändert werden, von Designs unterscheiden, bei denen dies nicht der Fall ist. (Im ersten Fall handelt es sich um experimentelle, im zweiten Fall um nicht experimentelle Forschung.) Man kann das Augenmerk aber auch auf den Zeitpunkt der Datenerhebung oder auf den Zweck der Studie legen.

Bei der Beschreibung und Zuordnung von Studiendesigns orientiert man sich daher an folgenden Fragestellungen:
1. Was ist das Ziel oder der Zweck der Studie?
2. Wann und wie oft werden Daten erhoben (Zeitpunkt und Häufigkeit der Datenerhebung)?
3. Findet eine Manipulation statt oder nicht?

(Domholdt 2000; Polit et al. 2004)

4.1.1 Klassifizierung nach Ziel und Zweck der Studie

Es kann das Ziel einer Studie sein, etwas zu beschreiben (deskriptives Design), Unterschiede, Gemeinsamkeiten, Zusammenhänge nachzuweisen (korrelatives Design) oder Ursache-Wirkungs-Zusammenhänge zu erfassen (experimentelles Design) etc.

Deskriptive Designs

Deskriptive Studien sind beschreibende Studien. Sie haben zum Ziel, ein Phänomen, über das noch wenig bekannt ist, oder einen Ist-Zustand (z. B. eine bestimmte Situation oder ein bestimmtes Verhalten) möglichst vollständig zu beschreiben und zu analysieren. Sie werden eingesetzt, um bestimmte Populationen zu beschreiben, Zusammenhänge zwischen bestimmten Eigenschaften herzustellen und Trends zu beschreiben.

Dieses Design wird gewählt, wenn es darum geht, genaue Informationen über die Merkmale bestimmter Gruppen, Institutionen und Situationen oder über die Häufigkeit eines bestimmten Phänomens zu sammeln.

Auch in deskriptiven Studien können Unterschiede zwischen Variablen überprüft werden, jedoch geht es hier um den Unterschied zwischen zwei oder mehreren „natürlich" existierenden Gruppen (z. B. Männer – Frauen oder Altersgruppen). Man nennt diese Studien dann deskriptiv-komparative Studien (Burns/Grove 2005; Panfil 2004). Die Unterscheidung komparativer von korrelativen Studien ist nicht einfach, sie dürfen jedoch nicht verwechselt werden. Bei komparativen deskriptiven Studien werden verschiedene Subgruppen einer Stichprobe (z. B. Männer – Frauen, Alters- oder Einkommensgruppen) hinsichtlich einer oder mehrerer Variablen erforscht, bei korrelativen Studien (siehe nächster Abschnitt) werden in einer Gruppe Beziehungen zwischen mehreren Variablen untersucht (z. B. Angst und Mobilität).

> **Beispiel für eine quantitative deskriptive Studie**
>
> Glaus et al. (2004) wollten herausfinden, welche Brustkrebsvorsorgemaßnahmen Frauen in der deutschen, französischen und italienischen Schweiz in Anspruch nehmen und welche Grundeinstellung zu Brustkrebsprävention bei ihnen bestand. So gingen die Autorinnen der Frage nach, was Frauen bestimmter Altersgruppen in diesen drei Regionen der Schweiz über Maßnahmen zur Brustkrebsvorsorge wissen und auf welche Weise sie Brustkrebsvorsorge praktizieren. Weiters wurde die Frage untersucht, von wem eine Mammografie empfohlen wird, weshalb sie durchgeführt oder abgelehnt wird und welche Einstellung die Frauen zu einem Flächendeckenden Mammografiescreening in der Schweiz haben. Die Untersuchung erfolgte bei 1721 durch Zufallsstichproben ausgewählten Frauen aus den drei Landesteilen. Zur Sammlung der Daten wurde ein anonymer, postalisch zugestellter Fragebogen verwendet. Die Daten wurden mithilfe von statistischen Verfahren analysiert.

> **Beispiel**
> Mayer et al. (2011) erhoben in ihrer Studie zum Thema „Caring-Bedürfnisse von Menschen mit onkologischen Erkrankungen" die Bedürfnisse krebskranker Menschen, die sich in verschiedenen Stadien ihrer Erkrankung befanden, bezogen auf die verschiedenen Dimensionen der pflegerischen Fürsorge. Die Studie zielte darauf ab, herauszufinden, auf welchen Bedürfnissen die Prioritäten dieser Patientinnen liegen (= deskriptiv) und ob und wie sich diese in den unterschiedlichen Settings voneinander unterscheiden (= deskriptiv-komparativ).

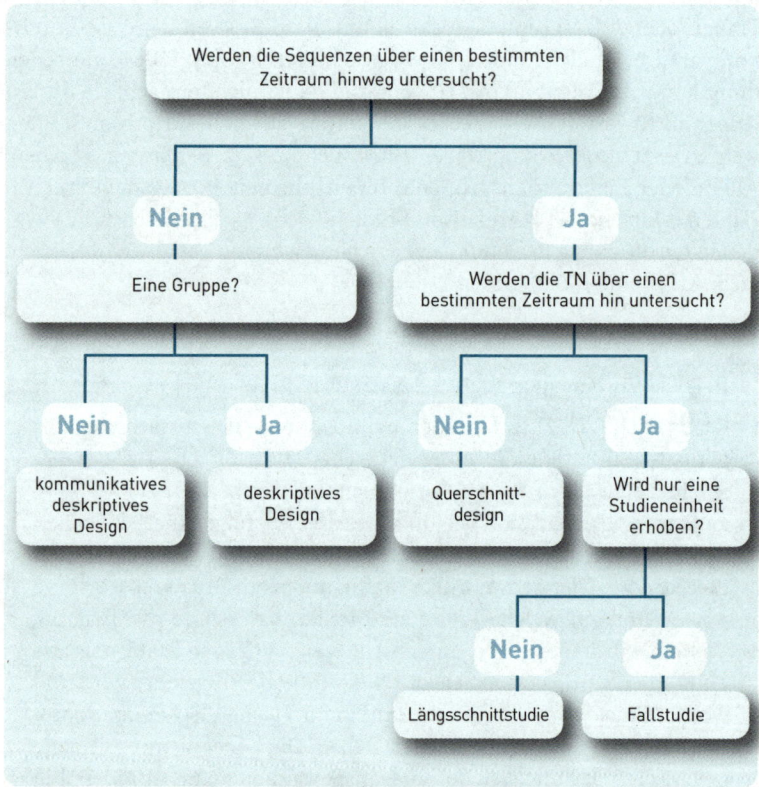

Abbildung 14: Entscheidungspfad deskriptive Designs

Betrachtet man die Unterscheidung ihrem Zweck nach, so fallen **alle qualitativen Studien** unter den Begriff „deskriptiv", da es bei ihnen gewöhnlich um die Beschreibung von Phänomenen, Erlebnissen und Lebenswelten geht. Der Begriff „deskriptiv-komparativ" kann im Zusammenhang mit qualitativer Forschung aber schon wieder nicht verwendet werden und ist daher für diesen Forschungsansatz – ebenso wie der beschriebene Entscheidungspfad – bedeutungslos.

> **Beispiel für eine qualitative deskriptive Studie**
>
> Hiemetsberger (2006) führte eine Studie zum Thema „Pflege hirntoter Menschen" durch. Sie ging dabei folgenden Fragen nach:
> - Bleibt mit der derzeitigen gesetzlichen Regelung die Autonomie des Menschen gewahrt?
> - Ist der Mensch tot, wenn seine Hirnfunktionen erloschen sind? Worauf ist die Pflege auszurichten – auf einen Toten oder auf einen Sterbenden und somit Lebenden?
> - Ist die Pflege hirntoter Patientinnen mit den ethischen Grundsätzen und dem Menschenbild der Pflege vereinbar?
> - Wie erleben Pflegepersonen die Betreuung von hirntoten Menschen?
>
> Zu diesem Zweck führte die Forscherin Interviews mit Pflegepersonen durch, die hirntote Menschen betreuen. Die Interviews wurden wörtlich transkribiert und mittels qualitativer Inhaltsanalyse nach Mayring (siehe Kap. 6.2.2) ausgewertet. Die Ergebniskategorien wurden in einem Modell dargestellt. Mit den Ergebnissen ihrer Studie konnte Hiemetsberger die Problematik der Pflege hirntoter Menschen aus der „Insider-Sicht" beschreiben, Belastungsschwerpunkte aufzeigen und die ethische Dimension des Themas beleuchten.

Korrelationsstudien (Wechselbeziehungsstudien)

Bei Studien dieser „Designfamilie" geht es um die Erforschung der Beziehung zwischen zwei oder mehreren Variablen, d.h. um deren Zusammenhänge. Man prüft nur, ob eine Variable sich verändert, wenn auch die andere sich ändert (prospektiv) oder ob die Veränderung einer Variable auf eine andere zurückzuführen ist (retrospektiv). Im Gegensatz zu den deskriptiven Studien stehen bei Korrelationsstudien nicht Häufigkeiten und Verteilungen von Daten im Mittelpunkt des Interesses, sondern eben die Zusammenhänge zwischen zwei Variablen.

Da keine Manipulation (bewusste Veränderung einer Variablen) stattfindet, hat man über die unabhängige Variable auch keine Kontrolle. Man kann daher zwar eine Aussage über die Beziehung zwischen den beiden Variablen machen (z. B. zwischen Angst und Mobilität bei alten Menschen), jedoch kann man damit keinen Ursache-Wirkungs-Zusammenhang beweisen. Es handelt sich bei Zusammenhängen aus Wechselbeziehungsstudien daher um eine statistische Korrelation, aber nicht zwingend um eine ursächliche. Die wesentlichen Unterschiede zu den experimentellen Designs sind daher: keine bewusste Veränderung einer Variable während der Studie und somit auch kein Kontrolle über die Variable; daher ist kein direkter Schluss auf einen ursächlichen Zusammenhang möglich.

Zu den korrelativen Studien zählen zwei Studiendesigns, die vor allem in der epidemiologischen Forschung eingesetzt werden: Kohortenstudien und Fall-Kontroll-Studien.

Eine sogenannte **Kohortenstudie** ist eine prospektive Längsschnittstudie. Eine Kohorte bezeichnet üblicherweise eine Gruppe von Personen, die zu Beginn der Studie nicht erkrankt ist bzw. das zu erklärende gesundheitsbezogene Ereignis nicht aufweist, aber verschiedenen Risikofaktoren ausgesetzt ist. Die angenommenen Risikofaktoren in dieser Gruppe werden zu Beginn und zu allen weiteren Untersuchungszeitpunkten gemessen. Außerdem wird beobachtet, wann und bei wem das zu erklärende gesundheitsbezogene Ereignis im Lauf der Zeit auftritt.

> **Beispiel**
>
> Eine der bekanntesten Kohortenstudien zur Untersuchung der Entstehung von koronaren Herz-Kreislauf-Krankheiten (KHK) ist die 1948 begonnene Framingham-Studie, die nach wie vor fortgeführt wird. Eine Kohorte von ursprünglich 5127 Bewohnern des Ortes Framingham, USA, im Alter von 30–59 Jahren ohne Symptome von KHK wurde immer wieder auf Risikofaktoren und auf das Auftreten von Symptomen der KHK hin untersucht. Die Messinstrumente wurden mit zunehmenden Kenntnissen erweitert, die Kohorte von Zeit zu Zeit angereichert.

Eine **Fall-Kontroll-Studie** ist eine retrospektive Querschnittstudie mit Vergleichsgruppen: Fällen und Kontrollen. Zuerst wird die Fallgruppe aus Personen zusammengestellt, die das gesundheitsbezogene Ereignis/die Krankheit bzw. die zu erklärende Variable aufweisen (z. B. Frauen mit chronischen Kopfschmerzen). Der Fallgruppe wird eine Kontrollgruppe zugeordnet, die aus Personen ohne die betreffende Variable besteht. Hierbei ist wichtig, dass die Kontrollgruppe der Fallgruppe in hohem Maße gleicht. Die Kontrollprobandinnen müssten auch als Fälle infrage kommen, wenn sie die zu erklärende Variable aufweisen würden. Retrospektiv wird untersucht, ob die Fallgruppe die gleiche Häufigkeit an Risikofaktoren aufweist wie die Kontrollprobandinnen.

> **Beispiel**
>
> Ein Beispiel dafür ist eine Untersuchung, die die schweren Extremitätenanomalien bei Säuglingen erklären sollte, die 1959/60 in der BRD geboren wurden (Studie von Mellin und Katzenstein 1961). 46 Mütter von Kindern mit Anomalien wurden mit 300 Müttern von Kindern ohne solche Anomalien, die im gleichen Zeitraum geboren wurden, verglichen. 41 Mütter der Kinder mit Anomalien hatten in der frühen Schwangerschaft Thalidomid (Contergan) eingenommen, während dies bei keiner der 300 Kontrollmütter der Fall war.

Fall-Kontroll-Studien beschäftigen sich meist mit der Erfassung der Ätiologie von Erkrankungen.

Experimentelle Designs

Bei einem Experiment geht es darum, Ursache-Wirkungs-Zusammenhänge zu erforschen. Dies geschieht, indem man mindestens zwei Gruppen von Probandinnen miteinander vergleicht. Bei einer Gruppe wird die zu untersuchende Variable (z. B. eine bestimmte pflegerische Intervention) standardisiert über einen definierten Zeitraum eingesetzt, die andere Gruppe (die unter denselben Bedingungen steht wie die erste, nur dass die Intervention nicht durchgeführt wird) dient als Kontrolle. Es wird schließlich gemessen, ob sich durch die Intervention ein bestimmter Zustand verändert. Eine ausführliche Auseinandersetzung mit den Grundsätzen und den verschiedenen Arten experimenteller Designs finden Sie in Kap. 4.3.

4.1.2 Klassifizierung nach Zeitpunkt und Häufigkeit der Datenerhebung

In diesem Zusammenhang kann man zwei Fragen unterscheiden:
1. Wann und wie oft werden die Daten erhoben: gleichzeitig oder hintereinander, einmal oder mehrmals? (Querschnitt-/Längsschnittdesign)
2. Werden die relevanten Variablen in der Vergangenheit oder in der Zukunft gesucht? (retrospektives/prospektives Design)

Querschnittstudie

Querschnittstudie ist die Bezeichnung für eine Studie, bei der die Datenerhebung zu einem Zeitpunkt erfolgt; alle zu untersuchenden Phänomene werden in einer Phase der Datensammlung erfasst.

Dieses Design eignet sich für alle deskriptiven Studien, deren Hauptziel es ist, eine Ist-Analyse, also eine Analyse des momentanen Zustands, durchzuführen. Es gibt einfache Querschnittstudien und Querschnittstudien mit Vergleichsgruppen.

Längsschnittstudien

Mittels eines Längsschnittdesigns möchte man verschiedene Variablen und deren Veränderung (oder Kontinuität) über einen längeren Zeitraum hinweg beobachten.

Unter den Begriff Längsschnittstudie fallen Studien, bei denen die Datenerhebung zu mindestens zwei verschiedenen Zeitpunkten erfolgt und mit denselben Methoden durchgeführt wird. Sind die Teilnehmerinnen die gleichen geblieben (man spricht dann von identischer Stichprobe), nennt man diese Untersuchung **Panelstudie**. Ist dies nicht der Fall, greift man auf jeweils neue Teilnehmerinnen zurück, die die gleichen Bedingungen erfüllen.

Eine Sonderform von **Längsschnittstudien** sind Interventionsstudien. Hier werden ebenfalls zu zwei verschiedenen Zeitpunkten mit möglichst unveränderten Methoden Daten gesammelt, jedoch werden im Laufe der Studie bestimmte Maßnahmen (Interventionen) durchgeführt.

Retrospektive/prospektive Designs

Retrospektive Studien Sucht man in der Vergangenheit – also rückwärtsgerichtet – nach einer Ursache oder einem Einfluss, so spricht man von einem retrospektiven Design (z. B. wenn man zur Beantwortung der Frage, wodurch ein Dekubitalgeschwür begünstigt wird, die gesundheitsstatistischen Daten der letzten zehn Jahre verwendet).

Retrospektive Studien weisen fast immer Querschnittdesigns auf. Sie werden z. B. für epidemiologische Fragen im Rahmen von Fall-Kontroll-Studien eingesetzt (siehe Kap. 4.1.1).

Prospektive Studien Sucht man in der Zukunft – also vorwärtsgerichtet – nach dem interessierenden Phänomen, so nennt man dies prospektives Design (z. B. wenn man untersucht, ob sich die Verwendung ätherischer Öle auf das psychische Wohlbefinden der Patientinnen auswirkt).

Prospektive Designs können sowohl Querschnitt- als auch Längsschnittstudien umfassen. Ein klassisches prospektives Design weist die Kohortenstudie auf (siehe Kap. 4.1.1).

Achtung: Bei dieser Unterscheidung handelt es sich um eine Unterscheidung nach Designs, nicht nach Inhalten. Das Design von Studien, bei denen man zum Beispiel mittels narrativer Interviews (siehe Kap. 5.2.2.2) die Berufsbiografien von Pflegenden erforscht, wird grundsätzlich nicht als „retrospektives Design" bezeichnet.

4.1.3 Klassifizierung nach dem Gesichtspunkt der Manipulation von Variablen

Unter Manipulation wird hier die bewusste, kontrollierte Veränderung eines Zustandes oder die Durchführung einer bestimmten Intervention zur Überprüfung eines kausalen Zusammenhanges verstanden. Findet eine solche Manipulation statt, so spricht man von experimentellen, ansonsten von nicht experiementellen Designs.

Allein aus diesen drei Dimensionen ergibt sich eine große Anzahl an Kombinationen: Zum Beispiel kann eine deskriptive Studie gleichzeitig eine Längsschnitt- oder eine Querschnittstudie sein, eine Längsschnittstudie wiederum kann retrospektiv oder prospektiv angelegt sein, eine nicht experimentelle Studie ist vielleicht deskriptiv gestaltet oder auf den Nachweis von Kausalitäten ausgerichtet etc.

Die Auseinandersetzung mit den verschiedenen Designs ist hauptsächlich für die quantitative Forschung von Bedeutung. Dort gibt es – im Gegensatz zur **qualitativen Forschung** – eine große Variationsbreite von Designs. Man kann dabei auch die drei Dimensionen der Klassifizierung sehr gut als Entscheidungspfad benutzen, welches grundsätzliche Design anzuwenden oder wie ein Design (etwa das Design einer Studie, die man liest) einzuordnen ist.

Wenn in der Folge nun verschiedene Designs näher beschrieben werden, so folgt diese Art der Darstellung weniger einer Klassifikationslogik oder einer Hierarchisierung; Ziel ist es vielmehr, einen Überblick über die für die Pflegeforschung wichtigen Designs und ihre Charakteristika zu geben – ohne spezielle Klassifizierung und ohne den Anspruch auf Vollständigkeit.

Zuvor geht es aber noch etwas allgemeiner um die Frage der wissenschaftlichen Güte, der Validität von Forschungsdesigns. Dies bezieht sich in erster Linie wieder auf die quantitative Forschung und schließt die Übertragbarkeit auf qualitative Forschung weitgehend aus.

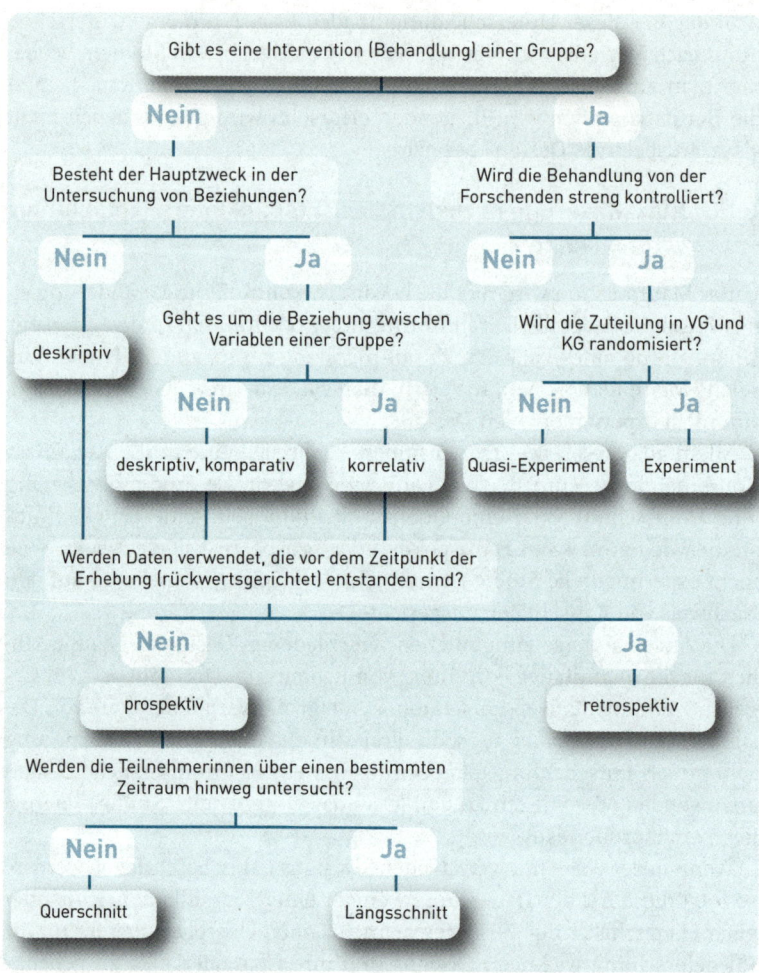

Abbildung 15: Entscheidungspfad quantitativer Designs

4.2 Interne und externe Validität quantitativer Forschungsdesigns

Wenn man sich die Frage stellt, ob ein Design angemessen ist, so stellt die Beurteilung der internen und externen Validität eines (quantitativen) Forschungsdesigns dafür einen guten Bezugsrahmen dar. Interne und externe Validität als Möglichkeit, quantitative Designs zu beurteilen, dürfen nicht verwechselt werden mit der Validität als Gütekriterium von Messinstrumenten.

4.2.1 Interne Validität

Die interne Validität zeigt das Ausmaß an, in dem man darauf schließen kann, dass die unabhängige Variable die abhängige Variable auch wirklich beeinflusst. Es wäre z. B. möglich, dass die Veränderung der abhängigen Variable nicht auf den Einfluss der unabhängigen Variable zurückzuführen ist, sondern auf einen anderen Einfluss. Die interne Validität gibt darüber Auskunft, ob für die Veränderung der abhängigen Variable auch andere Erklärungen infrage kommen als die Wirkung der unabhängigen Variable. Sie drückt also aus, inwieweit die Studie so konstruiert wurde, dass andere Erklärungen möglichst ausgeschlossen werden können (vgl. Domholdt 2000, S. 78; Polit et al. 2004, S. 199).

Experimentelle Designs weisen durch Randomisierung und stärkere Kontrolle einen höheren Grad an interner Validität auf als quasi-experimentelle oder nicht experiementelle Designs wie z. B. Korrelationsstudien. Ziel jeder quantitativen Untersuchung ist es auf jeden Fall, das Design so zu gestalten, dass durch sorgfältige Prüfung und Ausschluss eventueller Gefahren eine möglichst hohe interne Validität gewährleistet ist.

Die interne Validität kann durch verschiedene Faktoren gefährdet sein. Einige bedeutende Faktoren sind

1. äußere Einflüsse
2. Reifung (Entwicklung)
3. Testübung
4. Instrumentierung
5. Selektion
6. Mortalität   *(vgl. LoBiondo-Wood/Haber 2005, S. 307 ff.)*

Ad 1: Äußere Einflüsse („history effect")

Innerhalb oder außerhalb des experimentellen Settings kann es Ereignisse geben, die sich auf die abhängige Variable auswirken und sich der Kontrolle der Forscherin entziehen. Zum Beispiel: Es wird untersucht, ob ein spezielles Gesundheitsförderungsprogramm Auswirkungen auf die Inanspruchnahme von Brustkrebsvorsorgeuntersuchungen hat. Während der Studie erkrankt eine sehr prominente Schauspielerin an Brustkrebs, und die Medien bringen Schicksalsberichte und Interviews mit der Schauspielerin, in denen sie sich – aufgrund ihrer eigenen Erfahrungen – für die Brustkrebsvorsorge stark macht. Wenn es nun eine Verhaltensänderung bei den Untersuchungsteilnehmerinnen gibt, so kann dieses äußere Ereignis der Grund dafür sein.

Ad 2: Reifung

Unter Reifung versteht man entwicklungsbedingte biologische oder psychologische Prozesse, die unabhängig von der Untersuchung eintreten. Wenn z. B. in einer zwei Monate dauernden Studie untersucht werden soll, ob eine bestimmte Therapie ihre Wirkung gehabt hat, könnte der normale Heilungsverlauf das Ergebnis der Studie verfälschen. Wenn nach zwei Monaten ein Erfolg eintritt, sollte man nachweisen können, ob und in welchem Ausmaß dies ein Effekt der Behandlung, der normalen Heilungsentwicklung oder einer Kombination beider Faktoren ist.

Ad 3: Testübung

Mit Testübung sind die Auswirkungen des Prätests auf die Ergebnisse des Posttests gemeint. Wenn sich die Probandinnen durch z. B. wiederholte Messungen an die Testsituation gewöhnen und dadurch besser entspannen können, variieren die Messwerte. Da diese Veränderungen infolge der Gewöhnung der Patientinnen entstanden sind und nicht infolge der Behandlung innerhalb der Untersuchung, stellt dies eine Verfälschung des Studienergebnisses dar. Dieser Effekt wird auch Prätest-Effekt genannt.

Ad 4: Instrumentierung

Die sogenannte Instrumentierung bezeichnet die Verfälschung von Untersuchungsergebnissen, die bedingt sind durch unbeabsichtigte bzw. unbemerkte Veränderungen der Messmethoden oder Beobachtungstechniken während der Studie.

Ad 5: Selektion

Erfolgt die Auswahl der Untersuchungsteilnehmerinnen nicht durch Randomisierung, können selektionsbedingte Einflüsse auf das Ergebnis wirksam werden. Will man z. B. herausfinden, ob ein neues Programm dazu beiträgt, Herzinfarktpatientinnen zu konsequenter körperlicher Betätigung zu veranlassen, und nimmt man all jene, die sich freiwillig dafür melden, in die Stichprobe auf, so ist es wahrscheinlich, dass durch diese Art der Auswahl nur speziell motivierte Probandinnen an der Studie teilnehmen, wodurch das Ergebnis verfälscht wird.

Ad 6: Mortalität

Auch wenn es den Forscherinnen gelingt, zunächst gleichwertige Gruppen zu bilden, kann es passieren, dass durch den Ausfall (Mortalität) von Probandinnen dennoch unterschiedliche Gruppen entstehen, die auf diese Weise die Ergebnisse der Studie beeinflussen.

4.2.2 Externe Validität

Der Begriff externe Validität bezieht sich auf die Verallgemeinerbarkeit der Forschungsergebnisse. Sie drückt aus, inwieweit, für wen und in welchen Settings die Forschungsresultate verallgemeinert (generalisiert) werden können. Die externe Validität ist ein Maß für die Relevanz der Studie.

Einschränkungen der externen Validität können entstehen

1. durch ein inadäquates (unpassendes) Stichprobendesign, d. h. durch die Selektion;
2. durch das Setting;
3. durch zeitliche Einflüsse.

Ad 1: Selektion

Selektionseffekte haben nicht nur auf die interne, sondern auch auf die externe Validität Einfluss. Wenn die Probandinnen, die für die Studie ausgewählt wurden, sich in einem bestimmten Ausmaß von der Gesamtpopulation unterscheiden, sind die Ergebnisse für diese nicht oder nur bedingt generalisierbar.

Ad 2: Setting

Wenn das Setting, in dem die Studie stattfindet, zu weit von der Realität entfernt ist, wie es z. B. in einer Laborsituation der Fall sein kann, haben die Ergebnisse für das tägliche Leben nicht oder nur sehr bedingt Gültigkeit.

Ad 3: Zeit

Wenn zwischen dem Zeitpunkt der Erhebung und dem Zeitpunkt der Publikation der Studie große Veränderungen in Bezug auf den untersuchten Gegenstand stattgefunden haben, sind die Ergebnisse eventuell nicht mehr relevant und können daher nicht mehr generalisiert werden.

Interne und externe Validität hängen jedoch zusammen und können einander auch gegenseitig beeinflussen. So können z. B. zu genaue Auswahlkriterien, die den Einfluss der Selektion auf die interne Validität senken sollen, die externe Validität gefährden. Auf diese Weise entsteht eine zu spezifische Stichprobe, und die Verallgemeinerbarkeit der Ergebnisse ist nur bedingt gewährleistet (vgl. Polit et al. 2004).

4.3 Das Experiment

Das Experiment ist die klassische Forschungsmethode der Naturwissenschaften, um Hypothesen und Theorien zu überprüfen. Das Interesse liegt dabei auf der Erforschung von Ursache und Wirkung: Es wird untersucht, inwieweit ein bestimmter Faktor (eine unabhängige Variable) eine Situation, einen Zustand oder ein Verhalten (eine abhängige Variable) beeinflusst. Es werden **Hypothesen** (Annahmen) formuliert, in denen man festlegt, wie diese Variablen zueinander in Beziehung stehen.

> **Beispiel für eine Hypothese**
>
> Die Anwendung von Kältetherapie (Kryotherapie) kann Ausmaß und Schwere von Mukositis bei Patientinnen mit Chemotherapie reduzieren.

Um eine Hypothese zu überprüfen, vergleicht man zwei (oder mehrere) Gruppen aus einer Population miteinander. Bei einer Gruppe wird etwas verändert (man führt z. B. eine spezielle Therapie durch); diese Gruppe nennt man Versuchsgruppe. Bei der anderen Gruppe findet keine Veränderung statt. Sie dient zum Vergleich und wird Kontrollgruppe genannt.

Das Experiment ist die Methode, mit dem man Kausalitäten testet. Damit man einen ursächlichen Zusammenhang überprüfen kann, sind folgende Bedingungen notwendig:

- Es muss eine Beziehung zwischen der ursächlichen Variable (z. B. Mukositis) und der Wirkungsvariable (z. B. Kältetherapie) vorhanden sein.
- Diese Beziehung darf nicht durch eine andere Variable erklärbar sein (z. B. darf man die Verminderung der Mukositis nicht auf andere Ursachen zurückführen können).

4.3.1 Kennzeichen eines Experiments

Ein experimentelles Design ist durch vier wesentliche Faktoren gekennzeichnet:

1. Randomisierung
2. Manipulation (der unabhängigen Variable)
3. Kontrolle
4. Messung (der abhängigen Variable)

Ad 1: Randomisierung (Zufallsverteilung)

Darunter versteht man die Zuordnung der Versuchspersonen zur Experimentalgruppe und zur Kontrollgruppe nach einem bestimmten systematischen Zufallsschema. Für jede Versuchsperson ist demnach die Wahrscheinlichkeit, in die Versuchsgruppe zu kommen, gleich groß. Dies bedeutet ein gewisses Maß an Sicherheit, dass bestimmte Charakteristika der Probandinnen, die Einfluss auf das Ergebnis nehmen könnten (wie z. B. das Alter oder bestimmte Vorerfahrungen), in beiden Gruppen gleichmäßig verteilt sind. Eine Garantie, dass dies nicht passiert, erhält man jedoch auch durch die Randomisierung nicht.

> **Beispiel**
>
> Mahler et al. (2004) führten die Randomisierung mittels Losverfahren durch. Um die angestrebte Stichprobe von 60 Kindern zu bekommen, wurden 60 Kuverts in einem Karton deponiert. In 30 Kuverts befand sich ein Zettel mit einer Zuweisung zur Kontrollgruppe, in den anderen 30 eine Zuweisung zur Versuchsgruppe. Entsprach ein Kind den allgemeinen Auswahlkriterien, so wurde dem Karton ein Kuvert entnommen und das Kind der entsprechenden Gruppe zugeordnet.

Ad 2: Manipulation (der unabhängigen Variable)

Manipulation bedeutet hier die Veränderung einer oder mehrerer Variablen (= unabhängige Variable). Die Forscherin „tut etwas" mit einer Gruppe von Versuchspersonen, sie setzt eine oder mehrere Interventionen, deren Wirkung sie mithilfe des Experiments überprüfen möchte. Diese Interventionen müssen standardisiert sein, d. h. sie müssen für alle Versuchspersonen in derselben Form erfolgen.

Ad 3: Kontrolle

Die Kontrolle betrifft alle Variablen, die möglicherweise ebenfalls einen Einfluss auf das Ergebnis haben (= intervenierende Variablen). Die Kontrolle ist notwendig, damit die Auswirkung der Manipulation ausschließlich auf die zu überprüfende Intervention zurückgeführt werden kann. Externe Faktoren, die bereits aus der Theorie oder der Erfahrung bekannt sind und Einfluss auf das Ergebnis nehmen könnten, müssen entweder ausgeschlossen oder so standardisiert werden, dass die Bedingungen für alle Teilnehmerinnen gleich sind (Bedingungskonstanz) und somit der Einfluss auf alle in gleichem Maße zutrifft.

Die Kontrolle kann z. B. durch die Standardisierung bestimmter Situationen oder Handlungen erfolgen. So müssen etwa bei einer Untersuchung zur Auswirkung der Kryotherapie auf die Mundschleimhaut die Anwendung der Kryotherapie, aber auch aller anderen Mundpflegemaßnahmen standardisiert werden. Faktoren, die Einfluss nehmen könnten, jedoch nicht standardisiert werden können, sollten bei jeder Patientin erhoben werden, um sie dann als Kontrollvariable in die Auswertung miteinzubeziehen (und statistisch zu prüfen, ob diese Variable einen Einfluss hat).

Ad 4: Messung (der abhängigen Variable)

Die Auswirkung der Manipulation wird anhand einer oder mehrerer Variablen (= abhängige Variablen) gemessen. Die dabei angewendeten Messmethoden oder Instrumente müssen objektiv, reliabel und valide sein.

Zur Messung der Ergebnisse können verschiedene Methoden eingesetzt werden: Eine physikalische Messung kommt ebenso infrage wie deskriptive Methoden, etwa Befragung oder Beobachtung (siehe Kap. 5).

Treffen alle diese Kennzeichen auf das Experiment zu, spricht man von einer randomisiert-kontrollierten Studie (oder RCT = randomized controlled trial).

4.3.2 Experimentelle Designs

Es gibt verschiedene Varianten experimenteller Designs. Sie alle beruhen jedoch auf denselben Grundprinzipien und stellen nur Variationen dar.

4.3.2.1 Prätest-Posttest-Design

Beim klassischen Experiment (Prätest-Posttest-Design) werden aus einer Gesamtmenge von Personen (oder Phänomenen) zwei miteinander vergleichbare Gruppen nach einem Zufallsverfahren (= Randomisierung) gebildet. Eine dieser Gruppen bezeichnet man als Versuchsgruppe. Bei dieser Versuchsgruppe wird nun eine bestimmte Handlung (z. B. die Anwendung von Kryotherapie) gesetzt, deren Wirkung man überprüfen möchte (= unabhängige Variable oder Wirkungsvariable). Bei der anderen Gruppe, der sogenannten Kontrollgruppe, wird keine Intervention gesetzt, es wird also nichts verändert. Bei beiden Gruppen wird dann das gemessen, was sich durch die Intervention ändern sollte, z. B. Ausmaß und Schwere der Mukositis (= abhängige Variable). Um eine mögliche Veränderung feststellen zu können, muss diese Messung sowohl vor der Intervention (= Prätest) als auch nach der Intervention (= Posttest) erfolgen. Danach kann verglichen werden, bei welcher Gruppe der betreffende Faktor (hier: die Mukositis) größer ist bzw. bei welcher Gruppe sich das Ausmaß des Schmerzes verändert hat. Die Kontrollgruppe dient dabei – wie schon der Name sagt – der Kontrolle, ob die Veränderung tatsächlich auf die zusätzliche Maßnahme zurückzuführen ist.

Das Prätest-Posttest-Design stellt das „klassische Experiment" dar. In der folgenden Abbildung soll der Aufbau noch einmal veranschaulicht werden. Durch Randomisierung (R) wird die Stichprobe in zwei Gruppen geteilt, in eine Versuchsgruppe (VG) und in eine Kontrollgruppe (KG). Bei beiden Gruppen erfolgt die Messung der abhängigen Variable (M_1), danach werden die Personen in der Versuchsgruppe einer Intervention (I) ausgesetzt. Am Ende der Versuchszeit wird die abhängige Variable wiederum bei beiden Gruppen gemessen (M_2) und das Ergebnis verglichen.

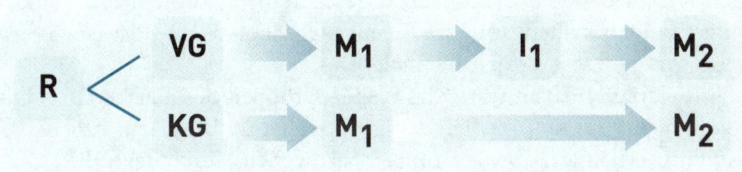

Abbildung 16: Prätest-Posttest-Design

Beispiel

Mahler et al. (2004) beschäftigten sich mit dem Problem des Wundseins im Genitalbereich bei Frühgeborenen. Auf der Neonatologie-Station des Universitätsklinikums in Heidelberg waren, ausgehend von den Erfahrungen aus der Stomapflege, Hydrokolloidplatten als Behandlungsmethode vereinzelt mit gutem Erfolg eingesetzt worden. Die Forscherinnen stellten nun folgende Hypothese auf: „Durch Aufbringen eines Hydrokolloids auf die wunde Gesäßhaut eines Frühgeborenen findet eine schnellere Wundheilung statt". Um die Richtigkeit der Hypothese zu prüfen, führten sie ein Experiment durch, bei dem sie zwei Gruppen von Neugeborenen (die im Genitalbereich alle einen Wundheitsgrad von mindestens 1 hatten) verglichen: die Versuchsgruppe, in der alle Babys von Beginn an mit einer Hydrokolloidplatte behandelt wurden, und die Kontrollgruppe, die eine auf der Station übliche Standardbehandlung (die sich nach dem Wundheitsgrad richtete) erhielt. Die Randomisierung (Verteilung auf Versuchs- und Kontrollgruppe) erfolgte mittels Losverfahren. Die Behandlungsmethoden waren in beiden Gruppen standardisiert,

> und der Status der Hautverhältnisse im Windelbereich wurde mithilfe eines erprobten Instruments anhand einer fünf stufigen Skala (Grad 0 bis Grad 4) gemessen.
> Weiters wurde ermittelt, ob bestimmte Faktoren wie z. B. Geburtsgewicht, Gewicht zu Studienbeginn, Ernährung, Medikamente, Stuhlfrequenz etc. einen Einfluss auf die Wundheilung hatten.

4.3.2.2 Variationen des Prätest-Posttest-Designs

Es kann sein, dass die Probanden der Kontrollgruppe (z. B. aus ethischen Gründen) ebenfalls eine Behandlung erhalten muss. In diesem Fall werden zwei verschiedene Behandlungen, die sich in ihrer Wirkung voneinander unterscheiden sollten, im Experiment verglichen. Auch Placebostudien fallen unter diese Art experimenteller Designs.

Eine Variante davon wäre, dass beide Gruppen die gleiche Grundbehandlung bekommen, die Versuchsgruppe aber noch eine zusätzliche Behandlung erhält (z. B. beide Gruppen bekommen Mundpflege, die VG jedoch erhält zusätzlich Kryotherapie). Zeigen sich dann Unterschiede in den Ergebnissen, so kann man davon ausgehen, dass diese durch die zusätzliche Behandlung hervorgerufen wurden.

Der Ablauf sieht (in beiden Fällen) dann grundsätzlich folgendermaßen aus: Nach der Randomisierung (R) in die Versuchsgruppe (VG) und in die Kontrollgruppe (KG) wird bei beiden die Messung der abhängigen Variable (M_1) durchgeführt. Dann wird bei beiden Gruppen je eine Intervention gesetzt, wobei die beiden Interventionen jedoch verschieden sind (I_1 und I_2). Am Ende der Untersuchungszeit wird dann wieder die abhängige Variable bei beiden Gruppen gemessen (M_2) und verglichen, ob es zwischen den beiden Interventionen einen Unterschied gibt.

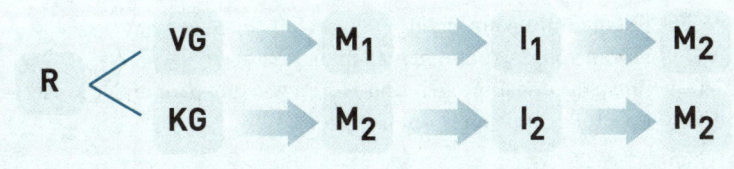

Abbildung 17: Prätest-Posttest-Design, Variante

Es können aber auch mehrere Versuchsgruppen mit jeweils anderen Interventionen einer Kontrollgruppe gegenübergesellt werden (z. B.: man will überprüfen, ob ausschließlich Kryotherapie oder Kryotherapie mit Zusatzstoffen, z. B. Salbeitee, die bessere Wirkung hat).

Der Ablauf kann dann folgendermaßen aussehen: Mittels Randomisierung (R) werden die Probandinnen mehreren Gruppen zugeteilt, z. B. zwei Versuchsgruppen (VG) und einer Kontrollgruppe (KG). Danach erfolgt bei allen die Messung der abhängigen Variable (M_1). Bei den Versuchsgruppen werden danach die jeweiligen (unterschiedlichen) Interventionen gesetzt, die Kontrollgruppe erhält keine spezielle Intervention. Am Ende erfolgt bei allen Gruppen wieder die Messung der abhängigen Variable (M_2).

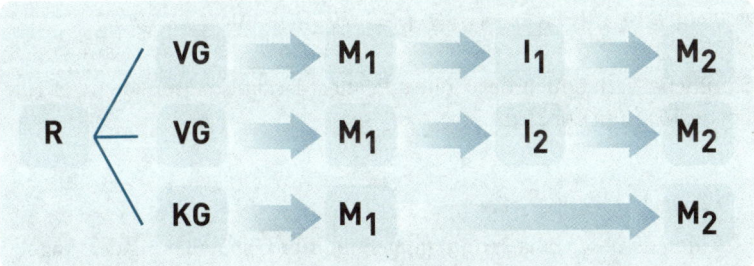

Abbildung 18: Prätest-Posttest-Design, Variante

Beispiel

Good et al. (2001) untersuchten mittels einer randomisiert-kontrollierten Studie den Effekt von Entspannung, Musik und einer Kombination von beiden auf den postoperativen Schmerz. 468 chirurgische Patientinnen wurden durch Randomisierung auf vier Gruppen aufgeteilt:

VG₁: Entspannungsübungen
VG₂: Hören von entspannender Musik
VG₃: Entspannungsübungen und Hören von entspannender Musik
KG: Kontrollgruppe ohne Intervention

4.3.2.3 Nur-Posttest-Design

In manchen Fällen ist es nicht notwendig, einen Prätest durchzuführen (z. B. wenn man davon ausgehen kann, dass die abhängige Variable bei allen Versuchspersonen vor Beginn des Experiments in gleicher Weise ausgeprägt ist). Die Messung (M) erfolgt dann nur nach der Intervention (I) als Posttest bei beiden Gruppen. In diesem Fall spricht man von einem Nur-Posttest-Design (im Gegensatz zum vorher beschriebenen Prätest-Posttest-Design).

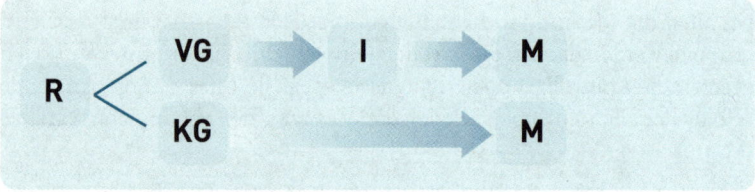

Abbildung 19: Nur-Posttest-Design (Posttest-Interventions-Design)

Sämtliche Variationen des Prätest-Posttest-Designs wären auch als Nur-Posttest-Design denkbar.

Beispiel

Kühne Ponesch et al. (1999) gingen in ihrer Untersuchung der Frage nach, welchen Einfluss zwei Verbandsarten und zwei Reinigungsmethoden (unabhängige Variablen) auf den mikrobiologischen und klinischen Befund an der Einstichstelle von zentralvenösen Kathetern (abhängige Variable) nehmen. Die Hypothesen lauteten: „Es gibt keine Unterschiede in der Kontaminationsrate unter Verwendung von verschiedenen Verbandsstoffen", „Folienverbände erzeugen weniger Hautreizungen als Vliesverbände" und „Die tägliche Reinigung der Einstichstelle steigert die Kontaminationsrate und fördert Hautreizungen". Um dies zu prüfen, wurde an verschiedenen Intensivabteilungen unter stark kontrollierten Bedingungen ein Experiment durchgeführt. Verglichen wurden dabei drei Gruppen (Gruppe 1 [30 Personen]: Vliesverband, täglicher Verbandswechsel, tägliche Reinigung der Einstichstelle; Gruppe 2 [28 Personen]: Vliesverband, täglicher Verbandswechsel, Reinigung der Einstichstelle alle fünf Tage; Gruppe 3 [30 Personen]: Folienverband, Verbandswechsel alle fünf Tage, Reinigung der Einstichstelle alle fünf Tage). Die Probandinnen wurden nach dem Zufallsprinzip einer der drei Gruppen zugeordnet. Die zu messenden Variablen waren: Kontaminationsrate und Hautreizungen. Überprüft wurde außerdem, ob folgende Faktoren (Kontrollvariablen) Einfluss auf das Ergebnis hatten: Geschlecht, Alter, Katheterlage, Katheterart, Rasur, Antibiotikagabe, Station und Krankenhaus.

4.3.2.4 Vier-Gruppen-Design

Eine weitere Variation stellt das sogenannte Vier-Gruppen-Design dar. Dabei werden vier Gruppen miteinander verglichen. Es stellt sich als eine Kombination aus Prätest-Posttest-Design und Nur-Posttest-Design dar und wird dann eingesetzt, wenn die Vermutung naheliegt, dass der Prätest an sich das Ergebnis beeinflussen könnte.

Der Aufbau sieht dann folgendermaßen aus: Durch Randomisierung (R) werden die Probandinnen vier Gruppen zugeordnet. Davon wird eine als Versuchsgruppe (VG) bezeichnet, die anderen dienen als Kontrollgruppen (KG). Nun wird die abhängige Variable bei der Versuchsgruppe und der ersten Kontrollgruppe gemessen (M_1). Die Intervention wird bei der Versuchsgruppe und zugleich bei der zweiten Kontrollgruppe gesetzt. Die Messung der abhängigen Variable erfolgt am Ende nun sowohl bei der Versuchgruppe und der ersten Kontrollgruppe (M_2) als auch bei den anderen beiden Kontrollgruppen (M).

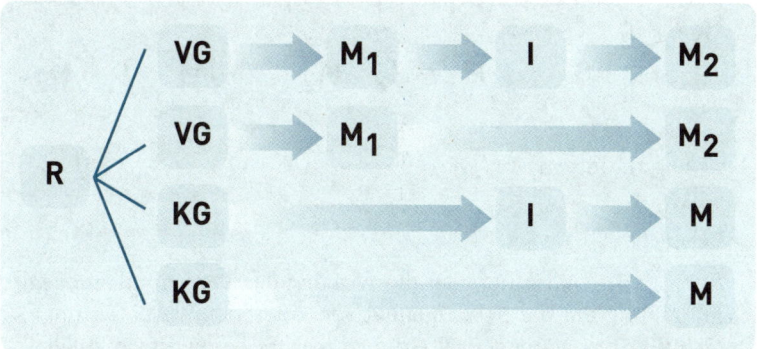

Abbildung 20: Vier-Gruppen-Design

4.3.2.5 Crossover-Design

Das **Crossover-Design** (oder Messwiederholungsdesign) zählt ebenfalls zu den experimentellen Designs. Bei einem Messwiederholungsdesign werden die Studienteilnehmerinnen mehr als einer Intervention ausgesetzt, die Probandinnen dienen sich daher selbst als Kontrollgruppe. Dies hat den Vorteil, dass dadurch eine hohe Übereinstimmung zwischen den Teilnehmerinnen hergestellt werden kann, die unterschiedlichen Bedingungen ausgesetzt sind. Außerdem kann dadurch die Stichprobe kleiner gehalten werden. Es besteht allerdings die Gefahr, dass die erste Intervention Auswirkungen auf die zweite hat; daher ist es sinnvoll, zwei Gruppen zu haben, bei denen die Reihenfolge der Interventionen unterschiedlich ist.

Das Crossover-Design kann als Prätest-Posttest-, aber auch als Nur-Posttest-Design konzipiert werden. Der Einfachheit halber wird in der folgenden Abbildung die Variante ohne Prätest skizziert.

Durch Randomisierung (R) werden die Probandinnen in zwei Gruppen geteilt, die beide als Versuchsgruppen gelten (VG_I und VG_2). Bei der ersten Versuchsgruppe (VG_I) wird nun Intervention 1 gesetzt (I_I), bei der zweiten Versuchsgruppe die andere Intervention (I_2). Danach wird bei beiden Gruppen die abhängige Variable gemessen. Dann erfolgt die zweite Phase des Crossover-Designs, wobei – wie der Name schon sagt – dabei ein Tausch der Interventionen stattfindet. Also: Die erste Versuchsgruppe wird mit Intervention 2 (I_2) behandelt, die zweite Versuchsgruppe mit Intervention 1 (I_I). Danach erfolgt wieder die Messung der abhängigen Variable bei beiden Gruppen. Auch das Crossover-Design kann sowohl in Form eines Prästet-Posttest-Designs mit jeweils zwei Messungen oder in Form eines Nur-Posttest-Designs angelegt werden.

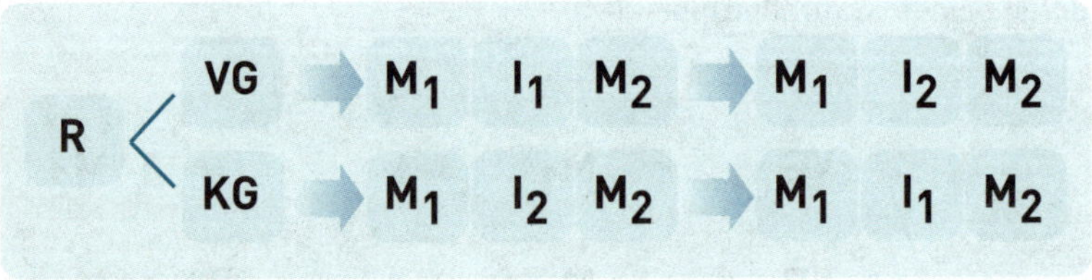

R ⟨ VG ⇒ M_1 I_1 M_2 ⇒ M_1 I_2 M_2
    KG ⇒ M_1 I_2 M_2 ⇒ M_1 I_1 M_2

Abbildung 21: Crossover-Design

> **Beispiel**
>
> In einer Untersuchung über die Wirkung der atemstimulierenden Einreibung auf die Schlafqualität von Altenheimbewohnerinnen (Schiff 2006) wurden zwei Gruppen von Bewohnerinnen zufällig

> zugeordnet: Die erste Gruppe bekam sechs Tage lang atemstimulierende Einreibungen, hatte dann zwei Wochen Pause (um den Übertragungseffekt zu minimieren) und erhielt dann sechs Tage lang Atemübungen ohne Körperberührung. Die zweite Gruppe erhielt zuerst die Atemübungen und nach einer zweiwöchigen Pause die atemstimulierenden Einreibungen.

4.3.2.6 Quasi-experimentelle Designs

Neben dem klassischen Experiment und seinen Variationen gibt es auch sogenannte quasi-experimentelle Designs. Quasi-Experimente haben einen experimentellen Aufbau, es fehlen ihnen jedoch ein charakteristisches (oder einige charakteristische) Merkmal(e) des klassischen Experiments, z. B. die Randomisierung der Versuchspersonen oder die Kontrollgruppe.

Was ihre Verwendung anbelangt, so ähneln Quasi-Experimente den Experimenten: Sie dienen zur Überprüfung von Ursache-Wirkungs-Beziehungen. Jedoch ist das Ausmaß an Kontrolle bei quasi-experimentellen Designs entsprechend geringer. Die Schwächen quasi-experimenteller Designs zeigen sich darin, dass keine eindeutige Aussage über Ursache und Wirkung gemacht werden kann, da z. B. die Kontrollgruppe zum Vergleich der Ergebnisse fehlt. Die Stärken quasi-experimenteller Designs bestehen darin, dass sie in der Praxis leichter durchzuführen sind und manchmal weniger ethische Probleme mit sich bringen als reine Experimente.

Nicht äquivalentes Kontrollgruppendesign

Wenn keine Randomisierung stattfindet, spricht man auch von einem nicht äquivalenten Kontrollgruppendesign. Die Bezeichnung kommt daher, dass man ohne Randomisierung nicht davon ausgehen kann, dass die Teilnehmerinnen beider Gruppen von Anfang an äquivalent sind. Grundsätzlich gibt es auch hier die Möglichkeit, mit oder ohne Prätest zu agieren. Der grundsätzliche Ablauf lässt sich jedoch wie beim Prätest-Posttest- oder beim Nur-Posttest-Design darstellen.

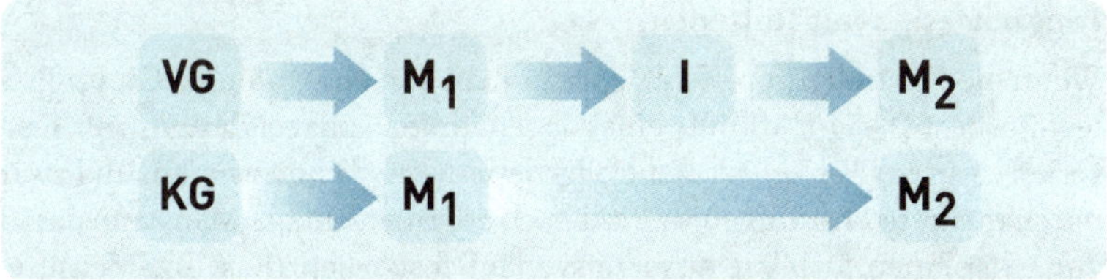

VG → M_1 → I → M_2

KG → M_1 → M_2

Abbildung 22: Nicht-äquivalentes Prätest-Posttest-Design mit Kontrollgruppe

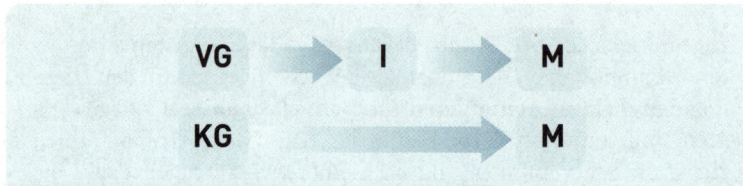

Abbildung 23: Nicht-äquivalentes Nur-Posttest-Design mit Kontrollgruppe

> **Beispiel**
>
> Heering (2004) untersuchte in seiner Studie, ob der Rapport (RAP; Dienstübergabe, Pflegevisite) in Anwesenheit der Patientinnen wirklich dazu beiträgt, dass sich diese aktiv an den Entscheidungsfindungen in der Pflege beteiligen. Da dies nicht direkt gemessen werden kann, wurde die Auswirkung des RAPs auf die sogenannte Kontrollüberzeugung (locus of control) der Patientinnen, die als wichtiger Prädiktor für aktives Verhalten angesehen wird, gemessen. Folgende Hypothese war der Ausgangspunkt der Studie: „Die internale Kontrollüberzeugung von Patientinnen, die einmal täglich am Rapport mit den Patientinnen (Pflegevisite) teilnehmen, nimmt zwischen Aufnahme und Entlassungstag stärker zu als die Kontrollüberzeugung bei Patientinnen einer Kontrollgruppe ohne RAP."
>
> Zur Überprüfung der Hypothese wurde ein experimentelles Design herangezogen. Dabei wurden die Patientinnen zweier chirurgischer Stationen untersucht. Auf Station A wurde der RAP in Anwesenheit der Patientinnen durchgeführt (Versuchsgruppe), auf Station B (Kontrollgruppe) erfolgte die traditionelle Dienstübergabe im Stationszimmer. Gemessen wurde die Kontrollüberzeugung aller Patientinnen jeweils zu Beginn und am Ende des Krankenhausaufenthalts. Da hier die Randomisierung der Patientinnen (aus organisatorischen und ethischen Gründen) entfallen musste, entspricht das Design einem Quasi-Experiment (nicht äquvalentes Prätest-Posttest-Design).

Langzeitdesign mit Testserien

Wenn die Kontrollgruppe fehlt, spricht man von einem Single-Group-Pretest-Posttest-Design. Mithilfe eines sogenannten **Langzeitdesigns mit Testserien** kann das Fehlen der Kontrollgruppe ausgeglichen werden, und zwar durch mehrere Messungen vor und nach der Intervention. Man kann damit zunächst einen stabilen Ausgangsverlauf feststellen (Baseline-Measurement). Tritt nach der Intervention eine entsprechende Änderung in diesem

Verlauf auf, wird dies als Nachweis der Wirkung der Interaktion angesehen. Durch die wiederholten Messungen vor der Intervention entsteht also ein besseres Bild der Ausgangssituation als bei einer einmaligen Messung.

Abbildung 24: Langzeitdesign mit Testserien (Test-Series-Design)

4.3.3 Experimentelle Settings

Unter Setting versteht man die Umgebung und auch den Rahmen, in der oder in dem eine Forschungsstudie stattfindet. Man unterscheidet zwei experimentelle Settings:

- Laborexperiment
- Feldexperiment

Feldexperimente und Laborexperimente haben alle Merkmale gemeinsam, auch das Design – sie werden aber an verschiedenen Orten durchgeführt.

Laborexperimente finden in einem künstlichen Umfeld statt, d. h. die Forscherin hat beinahe uneingeschränkte Kontrolle über die Merkmale der Umgebung. Störfaktoren können dadurch besser ausgeschlossen werden. Die starke Kontrolle und die Möglichkeit einer kompletten Isolierung einzelner Variablen im Laborexperiment machen es aber schwierig, solche Ergebnisse auf die „Realität" (wo Phänomene selten isoliert auftreten) zu übertragen.

Feldexperimente finden im tatsächlich vorhandenen sozialen Umfeld statt. Hier können Störfaktoren nicht ganz, sondern nur eingeschränkt ferngehalten werden. Feldexperimente spiegeln im Gegensatz zu Laborexperimenten die Bedingungen der Wirklichkeit jedoch realistischer wider; die Ergebnisse sind daher besser auf die Realität übertragbar.

Sowohl im Laborexperiment als auch im Feldexperiment gibt es bekannte externe Störvariablen, die nicht eliminiert werden können. Im Laborexperiment können sie aber besser kontrolliert bzw. für alle Probandinnen leichter gleich gehalten werden.

4.3.4 Kritik an experimenteller Forschung in der Pflege und Alternativen – das Utrechter Modell

Da es in der Pflege wichtig ist, wirksame Maßnahmen zur Aufrechterhaltung und Wiederherstellung der Gesundheit zu entwickeln, hat das Experiment in der Pflegeforschung eine besondere Bedeutung. Die Überprüfung solcher Pflegeinterventionen im Hinblick auf ihre Wirksamkeit und Kosteneffizienz findet mithilfe experimenteller (und quasi-experimenteller) Designs statt.

So klar und eindeutig sich das experimentelle Design in der Theorie beschreiben lässt, so große Tücken hat es in der praktischen Umsetzung, die dann einen seiner „Vorzüge" zur Herstellung von Evidenz relativieren. Neben ethischen Bedenken – die im Bereich der Forschung mit Menschen immer sehr ernst zu nehmen sind (vgl. Kap. 2) – gibt es auch andere Kritikpunkte, aufgrund derer das klassische Experiment im Sinne eines RCT als „Goldstandard" für die Evidenz einer pflegerischen Intervention in mancher Hinsicht kritisch zu betrachten ist.

Ein Kritikpunkt besteht darin, dass RCTs selektiv – also auswählend – und unvollständig sind: Sie berücksichtigen die Wirklichkeit der Menschen – die soziale Realität – nur unvollkommen, weil sie nur einen kleinen Ausschnitt des menschlichen Verhaltens (und auch diesen nur isoliert) betrachten. Daher geben Experimente die Wirklichkeit nur verzerrt wieder. Ein weiteres Problem besteht darin, dass manches Phänomen sich nie der Logik experimenteller Forschung erschließen wird, denn gerade in der Gesundheits- und Sozialforschung gibt es immer wieder Variablen, die sich aus technischen oder ethischen Gründen nicht manipulieren lassen.

Auch wenn das Experiment als „sicherste" Methode im naturwissenschaftlichen Sinne gilt, um allgemeingültige Aussagen zu treffen, ist doch eines zu bedenken: Alle Handlungen des Menschen, der ja ein soziales Wesen ist, bleiben letztlich offen, lassen sich nicht festlegen. Im Gegensatz zu den Bewegungen der Materie kann man menschliches Verhalten (zumindest nach unserem heutigen Wissen) nicht endgültig berechnen (vgl. Atteslander 1995).

Grypdonk (2004) führt im Zusammenhang mit der Herstellung von Evidenz in der Pflege drei zentrale Kritikpunkte an RCTs an.

1. RCTs erlauben statistische Vorhersagen (beruhend auf der statistischen Wahrscheinlichkeit), aber keine Vorhersage auf individueller Ebene (für den einzelnen Menschen).
2. Eindeutige kausale Schlussfolgerungen können unter den Bedingungen, unter denen Pflegeforschung stattfindet, selten gezogen werden, da viele Einflussfaktoren nicht kontrolliert werden können und keine Bedingungskonstanz herzustellen ist.

3. Bezüglich der Verallgemeinerbarkeit von Ergebnissen führt Grypdonk an, *"[...] dass die Erwartung, die auf positiven Ergebnissen einer RCT beruhen, eine Behandlung habe eine günstigere Wirkung, nur dann erfüllt werden kann, wenn genau dieselbe Behandlung in der exakt gleichen Situation gegeben ist"* (Grypdonk 2004, S. 36). Davon kann man aber in der Praxis nicht ausgehen.

Diese Kritik soll das RCT als Methode nicht grundsätzlich verdammen, aber es lohnt sich, über die Bedeutung, die ihm zugeschrieben wird und die oft überzogen wirkt, kritisch nachzudenken. Das **Utrechter Modell**, das an der Universität Utrecht und der Universität Gent entwickelt wurde, stellt eine Alternative zum „reinen" RCT dar, wenn es um die Entwicklung und Überprüfung von Pflegeinterventionen geht (Grypdonk 2004). In diesem Kapitel wird es nur kurz vorgestellt, aber es sollte als umfassenderes Design ganz neuer Art, das direkt aus der Pflegewissenschaft entwickelt und konzipiert wurde, nicht vernachlässigt werden (auch wenn es noch am Anfang steht).

Das Utrechter Modell wurde so angelegt, dass sowohl Daten aus der quantitativen wie auch aus der qualitativen Forschung zur Entwicklung und Überprüfung von Pflegeinterventionen gleichermaßen genützt werden können. Es besteht aus sechs Phasen:

1. Definition und Analyse des Problems und der Bedürfniseinschätzung
2. Überprüfung der bestehenden Praxis
3. Entwicklung des Konzepts der Intervention
4. Feldversuch und Verfeinerung der Intervention
5. RCT
6. Einführungsstudie   *(Grypdonk 2004, S. 39)*

Die Phasen scheinen auf den ersten Blick „nichts Neues" zu sein, man muss jedoch beachten, dass die Kreativität und das Neue darin bestehen, dass die Phasen alle gleichberechtigt zum Endergebnis beitragen und innerhalb dieser Phasen unterschiedliche Methoden und Ansätze genützt werden können und sollen. Darüber hinaus ist die Durchführung eines RCTs möglich, aber nicht immer unbedingt notwendig (z. B. wenn in den anderen Phasen bereits genug Wissen generiert werden konnte und/oder das RCT aus ethischen oder praktischen Gründen nicht möglich ist).

Am besten lassen sich dieses Modell und seine Komplexität an einem Forschungsbeispiel darstellen:

Das Utrechter Modell diente Sabine Metzing, Jörg große Schlarmann und Wilfried Schnepp (2009) als Design für die Entwicklung und Überprüfung eines Unterstützungsangebotes für pflegende Kinder und ihre Familien in Deutschland. In folgender Übersicht ist der Ablauf dieser Studie kurz anhand der Phasen des Utrechter Modells dargestellt:

Tabelle 7: Design einer Studie zum Unterstützungsangebot für pflegende Kinder und ihre Familien anhand des Utrechter Modells

Phase	Kurzbeschreibung des Utrechter Modells	Konkrete Umsetzung im Projekt
1. Definition und Analyse des Problems und der Bedürfniseinschätzung	Am Beginn steht eine Literaturstudie, in der zusammengefasst wird, was an Wissen vorhanden ist. Zur Vertiefung wird bei den Betroffenen eine qualitative Erhebung durchgeführt (mit dem Fokus auf dem Erleben).	(1) Internationale Literaturstudie (2) Durchführung einer qualitativen Grounded-Theory-Studie, um Einblick in die spezifische Situation von pflegenden Kindern in Deutschland zu erlangen und den Hilfsbedarf zu erkennen.
2. Überprüfung der bestehenden Praxis	Hier liegt der Fokus auf der Überprüfung der bestehenden Praxis. Dabei muss man bestehende Interventionen identifizieren und analysieren. Das erfolgt unter Einbezug der beteiligten Akteurinnen (Interviews). Die Ergebnisse dieser Phase werden mit der Literatur abgeglichen.	Studienaufenthalt in Großbritannien, um aus den dort etablierten „Young-Carers"-Projekten zu lernen – Besuch von vier Projekten, Durchführung von Experteninterviews, Recherche nach und Analyse von bestehenden Hilfsangeboten für Kinder chronisch kranker Eltern in Deutschland
3. Interventionsentwicklung	Die Entwicklung der Intervention soll aufgrund der „theoretischen" Erkenntnisse erarbeitet und anschließend von Expertinnen (Professionellen und Betroffenen) begutachtet und mit ihnen diskutiert werden.	Aufbauend auf den Ergebnissen aus Phase 1 und 2 wurde ein Konzeptentwurf erarbeitet, der auf einer Expertentagung diskutiert wurde. Darauf folgten die Überarbeitung und Fertigstellung des Konzepts.
4. Feldversuch	Diese Phase verfügt über einen hohen Anteil an Aktionsforschung und verfolgt das Ziel, das Konzept so lange zu überarbeiten, bis es keine Verbesserungen mehr gibt.	Diese Phase wird in dem konkreten Projekt übersprungen, da die ersten drei Phasen hier schon sehr viel abgedeckt haben.

Tabelle 7: Fortsetzung

Phase	Kurzbeschreibung des Utrechter Modells	Konkrete Umsetzung im Projekt
5. Evaluation/ Test der Intervention (RCT)	Hier ist – sofern es notwendig und ethisch vertretbar ist – ein RCT vorgesehen. Dieses kann aber auch durch subjektive Einschätzungen von Betroffenen ersetzt werden (im Sinne von Grypdonk, die sagt: „Wenn die Klienten glauben, dass die Intervention ihnen half, tat sie dies auch" [2004, S. 40]).	Durchführung einer experimentellen Forschung mit „Wartegruppendesign": Die Kontrollgruppe erhält nach der Erhebung der Outcome-Kriterien bei beiden Gruppen über denselben Zeitraum wie die Kontrollgruppe die Intervention (vor allem aus ethischen Gründen!). Zur „Messung" wurden sowohl quantitative als auch qualitative Methoden eingesetzt.
6. Einführungsstudie	In dieser Phase gilt es herauszufinden, wie die Intervention unter realen Bedingungen nachhaltig verankert werden kann.	Das Projekt ist bis einschließlich der 5. Phase, die gerade abgeschlossen wird, finanziert, sodass zu Phase 6 aus dem konkreten Projekt (noch) nichts gesagt werden kann.

Näheres über die Studie von Metzing, große Schlarmann und Schnepp ist in folgenden Publikationen nachzulesen:

- große Schlarmann Jörg/Metzing-Blau Sabine/Schnepp Wilfried (2008): The use of health-related quality of life in children and adolescents as an outcome criterion to evaluate family oriented support for young carers in Germany: an integrative review of the literature. BMC Public Health 8, S. 14.
- Metzing Sabine/große Schlarmann Jörg/Schnepp Wilfried (2009): Herausforderung für die Entwicklung evidenzbasierter Pflege-Interventionen am Beispiel der Konzeption eines Hilfsangebotes für pflegende Kinder und ihre Familien. Pflege & Gesellschaft 14, S. 124–138.

4.4 Delfi-Studien

Die sogenannte Delfi-Technik stellt eine Variation der schriftlichen Befragung dar. Da ihr aber eine ganz eigene, charakteristische Vorgehensweise zugrunde liegt, wird sie von vielen Autorinnen als eigenes Design oder eigener Typ von Forschung beschrieben.

Eine Delfi-Studie (der Name leitet sich von dem berühmten Orakel im griechischen Delphi ab) besitzt ein Design, das entwickelt wurde, um Expertenmeinungen systematisch zu erfassen und – wenn möglich – einen Konsens daraus zu bilden.

Die Delfi-Technik kann zu unterschiedlichen Zwecken eingesetzt werden:

- zur Ideenaggregation;
- zur möglichst exakten Vorhersage eines unsicheren Sachverhaltes bzw. zu seiner genauen Bestimmung;
- zur Ermittlung und Qualifikation der Ansichten einer Expertengruppe über einen diffusen Sachverhalt und
- zur Konsensbildung unter den Teilnehmerinnen.

(vgl. Häder 2009)

Es ist also ein Vorgehen zur systematischen Erfassung von Expertenmeinungen und zur Bildung eines Gruppenkonsenses (bzw. einer Übereinstimmung – zu einem 100%igen Konsens gelangt man selten). Die Grundidee besteht darin, in mehreren Wellen die Meinungen von Expertinnen zur Lösung eines Problems zu nutzen und ein anonymes Feedback in diesen Prozess einzuschalten (vgl. Häder/Häder 2000). Die Anonymität der Expertinnen untereinander ist ein wesentliches Merkmal der Delfi-Methode. Gegenüber offenen Gruppendiskussionen mit Expertinnen hat diese Methode den Vorteil, dass sie die Bildung einer Gruppenmeinung ermöglicht, während eine Beeinflussung durch persönliche oder gruppendynamische Faktoren weitgehend ausgeschaltet wird. Der Gruppenentscheid wird in Zahlen (nummerisch) ausgedrückt, was zur Objektivierung des Konsenses beiträgt (vgl. Abderhalden/Needham 1999).

Es existieren zahlreiche Varianten der Delfi-Methode; folgende Elemente können jedoch als charakteristisch bezeichnet werden:

1. Verwendung eines formalisierten Fragebogens;
2. Befragung von Expertinnen in mehreren Runden;
3. Anonymität der Einzelantworten (Meinungen) der Expertinnen;
4. Ermittlung einer statistisch erfassbaren Gruppenantwort nach jeder Runde;
5. Information der Teilnehmerinnen über die zusammengefassten Resultate (über die statistische Gruppenantwort) nach jeder Befragungsrunde;
6. Durchführung mehrerer Befragungsrunden, wobei die in der vorhergehenden Runde erhobenen Ergebnisse miteingearbeitet werden.

(vgl. Häder 2009, S. 28)

Ad 1: Verwendung eines formalisierten Fragebogens

Als Erhebungsinstrumente werden schriftliche Fragebögen benützt. Es handelt sich meist um geschlossene Fragen (in Form von Aussagen; siehe Kap. 5.1.2.1), die auf Skalen bewertet werden. Offene Fragen können ergänzend eingesetzt werden. Es sind zwei Varianten des Vorgehens möglich:
    a) In der ersten Runde werden Bögen mit vorwiegend offenen Fragen zum Thema eingesetzt. Aus den Ergebnissen werden mithilfe inhaltsanalytischer Techniken (siehe Kap. 6.2.2) die Items für die nächsten Fragerunden gebildet.
    b) Man entwickelt gleich für die erste Runde ein Instrument mit vorwiegend geschlossenen Fragen (Items), die aus der Literatur oder aus anderen Studien entwickelt wurden.

Ad 2: Befragung von Expertinnen

Wer als Expertin für die spezielle Thematik gilt, muss vorab definiert werden; die Stichprobe wird dementsprechend gewählt. Bezüglich der Anzahl der zu befragenden Expertinnen gibt es keine Standards; je nach Thema und Möglichkeiten variiert die Anzahl in etwa zwischen 10 und 100 Personen (vgl. Keeney 2010).

Ad 4: Ermittlung eines Konsenses

Der Konsens wird quantitativ mithilfe statistischer Methoden bestimmt, und zwar anhand der Maße der zentralen Tendenz (Mittelwert, Median) und der Streuungsmaße (vgl. Abderhalden/Needham 1999; siehe dazu auch Kap. 6.1.3).

Ad 6: Durchführung mehrerer Befragungsrunden

Die Anzahl der Befragungsrunden kann von Studie zu Studie variieren, je nachdem, wann ein annähernder statistischer Konsens der Expertenmeinungen erkennbar wird. In der Praxis sind es meist drei Befragungsrunden, die zu einem befriedigenden Ergebnis führen.

Es gibt natürlich auch Variationen von Delfi-Befragungen. Zum Beispiel ist eine gängige Variation die, statt der ersten Befragungsrunde eine kleine Runde von Expertinnen zu interviewen, entweder als Einzelinterviews oder in Form einer Focus Group (vgl. Keeney 2010). Diese Runde dient hauptsächlich zur Entwicklung des formalisierten Fragebogens, der hier bereits durch Expertinnenmeinungen ergänzt und erweitert werden kann. Diese erste Runde hat weniger zum Ziel, einen Konsens zu finden, als das Thema möglichst breit und vollständig aufzubereiten. Dies ist eine gute Möglichkeit, um zu vermeiden, dass man aus einer eingeengten Sicht auf das Thema beginnt.

Die Delfi-Technik ist eine in der Pflegeforschung häufig praktizierte Methode zur Konsensfindung, die es ermöglicht, die Meinungen von Expertinnen anonym einzuholen, in mehreren Runden zu spezifizieren und – durch die nummerische Darstellung – zu objektivieren. Kritikerinnen merken an, dass der Einsatz der Delfi-Technik zu einem Mangel an kreativen und abweichenden Ideen führen kann, da der Konsens einer Gruppe erfahrungsgemäß zu konservativen Meinungen neigt (vgl. Notter/Hott 1997).

> **Beispiel**
> Ziel der Studie von Abderhalden und Needham (1999) war es, durch die Klärung und Definition des Konzepts „Bezugspflege" eine Voraussetzung für die Evaluation psychiatrischer Bezugspflege zu schaffen. Dabei wurde folgender Frage nachgegangen: „Inwieweit gibt es in der psychiatrischen Pflege der deutschsprachigen Schweiz einen Konsens über die generische, konzeptuelle und operationale Definition von Primary Nursing im Bereich der stationären psychiatrischen Versorgung?"
>
> Da es um die Entscheidungsfindung einer Gruppe ging, entschieden sich die Autorinnen für die Durchführung einer Delfi-Studie. Es wurden 104 Sachverständige (Expertinnen und Praktikerinnen) für psychiatrische Pflege befragt. Man verwendete dazu halb strukturierte Fragebögen, in denen rund 200 Items zur konzeptuellen Definition von Bezugspflege sowie zu ihrer Struktur, ihrem Prozess und ihrem Ergebnis zur Diskussion gestellt wurden. Die Studie bestand aus drei Befragungsrunden.

4.5 Case Study Design (Einzelfallstudien, Fallstudien)

Das Case Study Design ist ein deskriptives Design, das in erster Linie im Rahmen qualitativer Forschung zum Einsatz kommt, aber nicht ausschließlich. Unter Fallstudie versteht man laut Yin 2009 *"An empirical inquiry that investigates a contemporary phenomenon in depth and within its real life context, especially when the boundaries between phenomenon and context are not clearly evident"* (Yin 2009, S. 18).

In der Einzelfallstudie werden die Komplexität eines ganzen Falles, die Ganzheit der Person/Situation unter Berücksichtigung ihres historischen, lebensgeschichtlichen oder strukturellen Hintergrundes und die Zusammenhänge innerhalb der Lebens- und Funktionsbereiche herausgearbeitet. Fallanalysen sind eine entscheidende Hilfe bei der Suche nach relevanten

Einflussfaktoren und bei der Interpretation von Zusammenhängen (Mayring 2002). Mit einer Einzelfallstudie möchte man
- ein Phänomen in seinem Kontext untersuchen (d. h. der Fall wird von verschiedenen Seiten beleuchtet);
- alle relevanten Dimensionen berücksichtigen (damit die Komplexität der Realität so wenig wie möglich durch Verkürzungen verzerrt wird);
- ein ganzheitliches Verständnis des interessierenden Bereichs ermöglichen (d. h. man vermeidet ein willkürliches Herausgreifen von Einzelmerkmalen).

Ziel ist es, ein umfassendes Verständnis eines Falles zu gewinnen. Zwar steht bei der Einzelfallstudie der Fall im Mittelpunkt, das Ziel ist aber dennoch kein individuelles, sondern ein allgemeines. Die Absicht dieser Form wissenschaftlicher Arbeit ist es, das Zusammenspiel der verschiedenen relevanten Faktoren zu verstehen bzw. typische Vorgänge ausfindig zu machen, die man zwar am Einzelfall beobachten kann, die aber keineswegs nur einmalig und individuell sind. Ziel ist daher, ein Phänomen zu beschreiben, aber auch Theorien zu generieren oder zu überprüfen.

Als „Fall" oder Untersuchungseinheit kann eine einzelne Person gelten, aber auch Familien oder soziale Gruppen oder Systeme können einen Fall bilden (siehe Abb. 25).

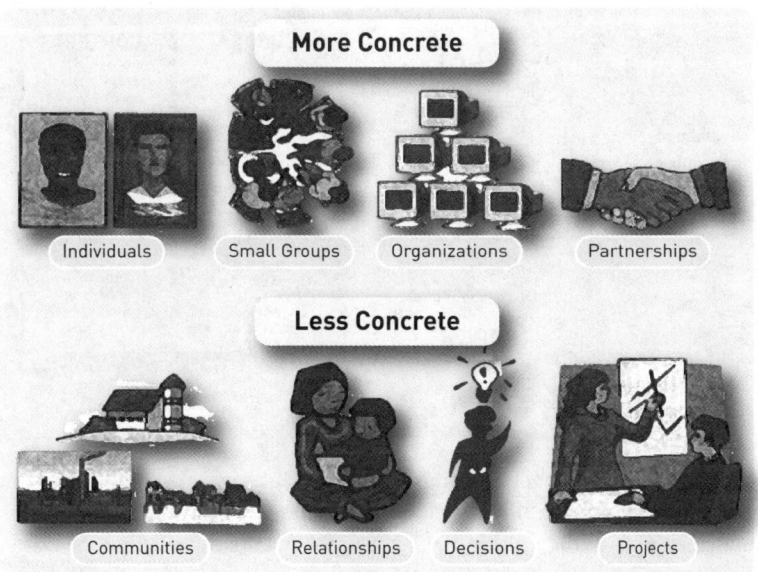

Abbildung 25: Illustrative Case Study topics (Yin 2009, S. 33)

Was als Fall gilt, wird durch die Fragestellung definiert. Eine Hauptkomponente ist aber ein „bounded system" (= begrenztes, geschlossenes System), das den Fall zum Fall macht. Innerhalb eines Falles können unterschiedliche Subfälle oder Subsysteme untersucht werden.

Fallstudien oder Case Studies können in sich wiederum unterschiedliche Designs haben. Yin (2009) unterscheidet Single Case Designs von Multiple Case Designs und – je nachdem, worauf in der Analyse das Augenmerk gelegt wird – Holistic Case Designs (single unit of analyses) und Embedded Case Designs (multiple unit of analyses).

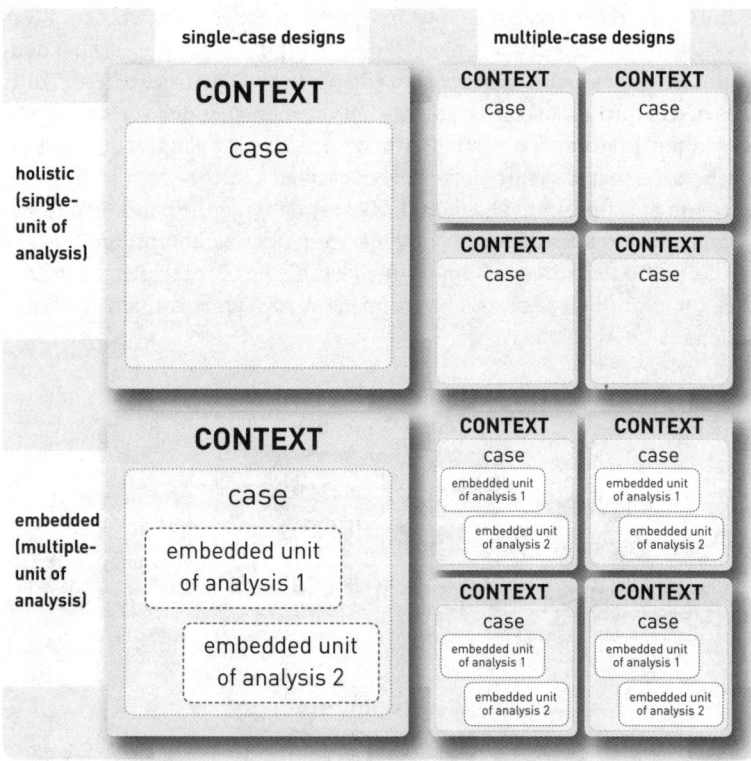

Abbildung 26: Basic Types of Designs of Case Studies, nach Yin 2009

Im Rahmen der Einzelfallstudie wird der Fall nun von möglichst vielen Seiten beleuchtet (multiperspektivische Betrachtungsweise). Dazu ist es meistens notwendig, unterschiedliche Quellen einzubeziehen (z. B. Daten aus Beobachtungen, Interviews, Biografien, Dokumenten etc.). Die Einzelfallanalyse bietet die Chance, eine einzelne Untersuchungseinheit mit verschiedenen Techniken zu behandeln (Methodentriangulation) und die Befunde aufeinander zu beziehen.

Was als Fall gilt, wird durch die Fragestellung definiert. Es kann sich dabei um einen „typischen Fall" handeln (z. B. eine „typische" Pflegeheimbewohnerin) oder um einen von der Norm abweichenden Fall (z. B. eine Frau, die sich bei noch bestehendem, unerfülltem Kinderwunsch einer Uterusentfernung unterziehen muss).

Einzelfallstudien können als Pilotstudien (für größer angelegte Studien) eingesetzt werden, und zwar

- zur näheren Erkundung und Beschreibung des Forschungsfeldes (damit die Forscherin ein besseres Verständnis des Problems gewinnt);
- zur Konkretisierung des Problems (bzw. der Forschungsfragen);
- zur Hypothesenentwicklung (in der quantitativen Forschung).

Einzelfallstudien können auch eigenständige Forschungsprojekte bilden.

> **Beispiel**
>
> Josat (2005) führte im Rahmen ihrer Arbeit zum Thema Qualitätskriterien in der stationären Altenpflege eine eingebettete Einzelfallstudie (Embedded Single Case Study) aus der Sicht der Angehörigen durch. Ziel der Studie war eine erste Hypothesengenerierung zu diesem Thema. Eine ausgewählte Altenpflegeeinrichtung stellte den Fall oder die Untersuchungseinheit dar. Die eingebettete Komponente war die Gruppe von Angehörigen der Bewohnerinnen aus diesem Heim. Dabei wurden schriftliche Dokumente analysiert, das Heimgeschehen beobachtet, Expertengespräche mit Leitungs- und Verwaltungspersonal und einer Altenpflegetherapeutin geführt. Narrative Interviews mit Altenpflegetherapeutinnen bildeten einen weiteren Teil der Untersuchung.

4.6 Aktionsforschung

Die Aktionsforschung ist eigentlich mehr ein ganz spezifischer Forschungsansatz, sie lässt sich jedoch am ehesten im Rahmen der Designs beschreiben.

„The approach involves doing research with and for people (users and providers of service), in the context of its application, rather than undertaking research on them." (Meyer 2010, S. 257)

Aktionsforschung ist eine Methode, mit der durch Forschungen konkrete Probleme der Berufspraxis gelöst werden können. Normalerweise besteht das Ziel von Forschung in erster Linie in der Wissensvermehrung. Erst in weiterer Folge ist die Möglichkeit gegeben, dieses Wissen in die Praxis umzusetzen und damit dann zur „Problemlösung" beizutragen (dies erfolgt normalerweise aber nicht mehr im Rahmen eines Forschungsprojekts). Im Gegensatz dazu liegt bei der Aktionsforschung der Schwerpunkt weniger auf der Wissensvermehrung im klassischen wissenschaftlichen Sinn (dies ist eher ein Folgeprodukt), sondern mehr auf der Veränderung, die in einem Praxisfeld stattfinden soll. Forschung wird zum „Change Agent" für die Praxis (vgl. Meyer 2010).

Aktionsforschung ist auch ein partizipativer Forschungsansatz, d. h. es wird dabei die traditionelle Rolle Forscherin (Subjekt, aktiv) – Beforschte (Objekt, passiv) aufgebrochen. Die Forschungsteilnehmerinnen werden zu Co-Forscherinnen und nehmen eine gleichberechtigte Rolle im Forschungsprozess ein (wenn auch mit anderen Funktionen). Natürlich muss die Forscherin die führende Rolle im Forschungsprozess innehaben, sie ist diejenige, die den Anstoß zur Forschung gibt, die Forschungsfragen stellt, die Methodenkompetenz mitbringen und durch den Forschungsprozess führen muss. Die Co-Forscherinnen haben aber eine wesentliche Rolle bei der

- Identifizierung und vor allem bei der Konkretisierung des Problems;
- Nutzung von Forschungsmethoden, um das Problem einzuschätzen;
- Planung und Implementierung einer Veränderung;
- im Reflexionsprozess.

Das gemeinsame Arbeiten an einer Problemstellung hat einige Vorteile, die für die Problemlösung und Veränderung der Praxis wesentlich sind. Zum einen ist der Lerngewinn für alle Beteiligten größer: Jeder profitiert vom Expertenwissen der anderen. Zum anderen können Veränderungen in der Praxis leichter durchgesetzt werden, wenn die Betroffenen nicht nur passiv „Beforschte" sind, sondern von Beginn an aktiv in den Prozess miteinbezogen werden.

Aktionsforschung unterscheidet sich von normalen Organisationsentwicklungsprojekten durch ihren systematischen Forschungsprozess und auch dadurch, dass neben dem Ziel, die Praxis zu verändern und „praktisches" Wissen zu produzieren, durchaus auch theoretisches Wissen erlangt wird.

Auch wenn Aktionsforschung kein starres Design im Hintergrund hat und vor allem durch wechselnde Phasen von Planen, Handeln, Beobachten und Reflektieren geprägt ist (vgl. Holloway/Wheeler 1997), lässt sich ihre Systematik darstellen. Meyer beschreibt drei Phasen: die Explorations-, die Interventions- und die Evaluationsphase (Meyer 2010, S. 265 f.).

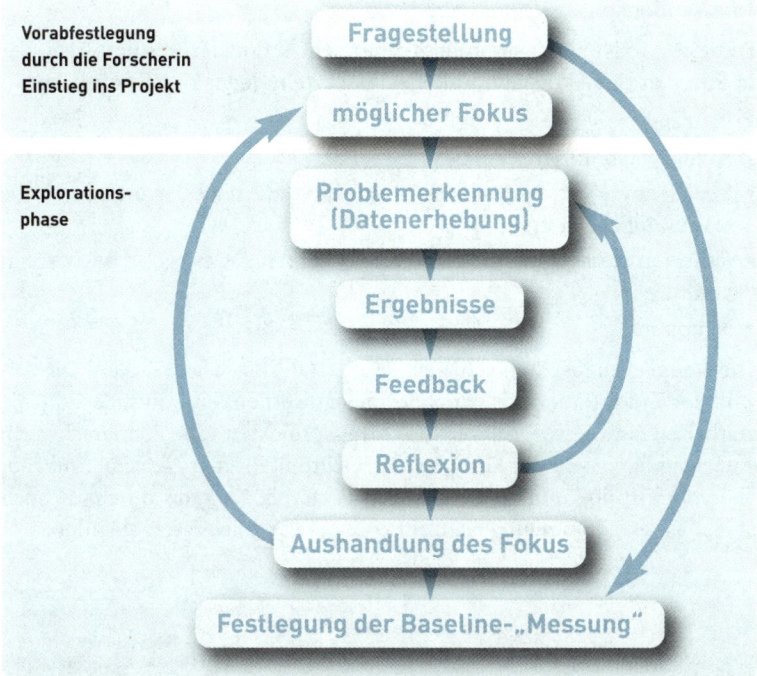

Abbildung 27: Action Research: Explorationsphase

Explorationsphase

Ausgehend von der vorab definierten Forschungsfrage und einem ersten theoriegeleiteten Versuch, das Problem (die „area of focus") zu beschreiben, begibt man sich in das Forschungsfeld. Um das Problem näher zu erkunden, werden Daten mit unterschiedlichen Methoden erhoben. Meist werden dazu Interviews, Focus Groups oder Fragebögen eingesetzt, es können aber auch Beobachtungen im Praxisfeld durchgeführt werden. Man will dadurch nicht nur einen Einblick ins Praxisfeld bekommen, sondern auch eine breite Sichtweise darauf, was der Veränderung bedarf, was verändert werden soll. Durch einen ersten Feedbackprozess mit der Gruppe kann nun die Erkundung noch erweitert oder bereits der endgültige Fokus der Studie (der Aktion) ausgehandelt werden. Die erhobenen Daten dienen auch dazu, die Ausgangslage bezüglich des Problems festzulegen („Basismessung"). Diese „Messung" (bzw. Erfassung) der Ausgangslage dient dann in der Evaluationsphase auch als Maß, an dem eine mögliche Veränderung festgestellt werden kann.

Interventionsphase

Diese Phase ist geprägt von dem zentralen Aktionsforschungszirkel, der in Spiralen von Aktivität und Reflexion besteht. Jeder Zirkel beinhaltet

- Planung
- Aktion (Handlung)
- Beobachtung (Erfassung dessen, was sich während der und durch die Handlung abspielt)
- Reflexion (dessen, was die Handlung bewirkt hat, was beobachtet werden konnte etc.)
- Neuplanung

Die Neuplanung ist zugleich auch der Start des nächsten Zirkels. Die Anzahl der Zirkel kann nicht vorab festgelegt werden (eine Tatsache, die die zeitliche Planung von Aktionsforschungsprojekten erheblich erschwert), sie ist abhängig von der Komplexität des Problems, der Aktivität und Fantasie der Gruppe und vielen anderen Faktoren. Es kann durchaus auch sein, dass zwei Spiralen gleichzeitig oder etwas zeitversetzt ablaufen.

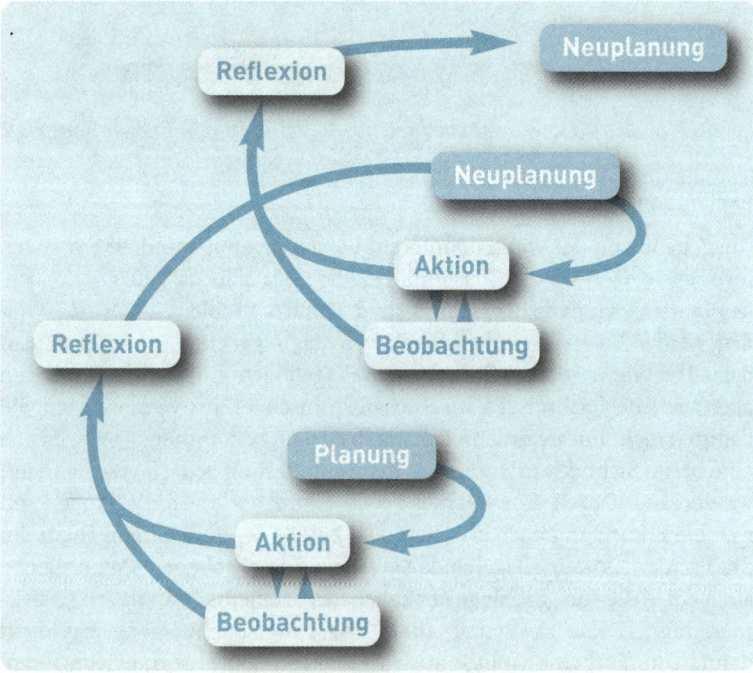

Abbildung 28: Action Research, Interventionsphase

In dieser Phase werden die Daten normalerweise mittels Beobachtung, durch Tagebücher oder Aufzeichnungen aus sogenannten „Reflecting Journals", Feldnotizen oder Erzählungen von Praktikerinnen (Interviews) erhoben.

Evaluationsphase

Bei einem Aktionsforschungsprojekt gibt es an sich kein Ende, solange die Beteiligten den Prozess fortsetzen möchten. Wird nach einer Reflexionsphase das Ende des Projekts beschlossen, so sollte eine neuerliche „Basismessung" durchgeführt werden. Anhand derselben kann man sehen, ob und wie die gewünschte Veränderung stattgefunden hat. Ebenso sollten alle in der Interventionsphase erhobenen Daten analysiert und alle Dokumente ausgewertet werden.

Von besonderer Bedeutung ist es, dass alle Ergebnisse mit den Co-Forscherinnen geteilt und in einem Reflexionsprozess bearbeitet werden; auch die Art der Verwertung und Präsentation sollte unter dem Gesichtspunkt der Partizipation betrachtet werden.

Auch bzw. gerade weil Aktionsforschung eine sehr offene Forschungsmethode ist, gibt es eine rege Diskussion um Kriterien, anhand derer man die Qualität dieser Art von Forschung festlegen kann. Meyer (2010) bezieht sich auf die Überlegungen von Badbury und Reason und führt fünf Schwerpunkte an, die es zur Überprüfung der **Qualität von Aktionsforschung** zu beachten gilt:

- War die Aktionsforschung so aufgebaut, dass sie eine maximale Beteiligung ermöglichte?
- War die Aktionsforschung sinnvoll?
- Konnten durch die Studie drei verschiedene Sichtweisen abgedeckt werden, nämlich
    -> Sicherstellung der konzeptuell-theoretischen Integrität;
    -> Einbeziehung von Wissensquellen („ways of knowing") abseits der wissenschaftlich-intellektuellen Wissensquellen;
    -> bewusster Einsatz von adäquaten Forschungsmethoden?
- Wurde die Aktionsforschungsstudie als lohnenswert empfunden?
- Führte die Aktionsforschung zu deutlichen Veränderungen im Verstehen (Denken) und/oder im praktischen Tun? *(vgl. Meyer 2010, S. 266)*

Beispiel Aktionsforschung

In der HIV-Sprechstunde der medizinischen Universitätspoliklinik des Kantonsspitals Basel, wo akut und chronisch kranke Patientinnen

> mit HIV/Aids medizinisch und pflegerisch behandelt werden, wurde ein Aktionsforschungsprojekt in Gang gesetzt, und zwar mit dem Ziel, den Patientinnen kompetentere Dienstleistungen anzubieten. Es ging dabei darum, eine erweiterte und vertiefte HIV/Aids-Pflegepraxis zu entwickeln und zu etablieren. Mittels Gruppen- und Einzelgesprächen sowie Beobachtungen wurde zu Beginn der gemeinsamen Arbeit der Mitarbeiterinnen der HIV-Sprechstunden eine Analyse der gängigen Pflegepraxis durchgeführt; auf dieser Basis wurden verschiedene Einzelaktionen – hauptsächlich auf drei Ebenen – geplant: a) kulturelle und organisatorische Veränderungen, b) Entwicklung und Evaluation von neuen pflegerischen Dienstleistungen und c) clinical Leadership und interdisziplinäre Zusammenarbeit. Für diese drei Ebenen wurden unterschiedliche Analysen, Interventionen und Evaluationen im Sinne des partizipativen und prozesshaften Charakters der Aktionsforschung geplant und durchgeführt. (Spirig et al. 2002)

4.7 Evaluationsforschung

Die Evaluationsforschung wird hier auch als eigenes Design behandelt, weil sie, ebenso wie die Aktionsforschung, anders als die klassische wissenschaftliche Forschung und daher schwer einzuordnen ist.

Evaluieren bedeutet, den Wert oder Nutzen einer Maßnahme, einer Entwicklung, einer Struktur etc. zu bestimmen. Man tut dies, indem man beurteilt, analysiert, einschätzt, kritisiert, bewertet, inspiziert, einstuft, testet etc. (vgl. Kozar 1999). Mittels Evaluationsforschung will man bestimmte Maßnahmen, Programme, Handlungen etc. in der Praxis bewerten. Dazu werden wissenschaftliche Forschungsmethoden verwendet. Der Begriff Evaluationsforschung sagt also noch nichts über den verwendeten Ansatz, das Design oder gar die Erhebungsmethoden aus. Evaluationsforschung ist ein besonderer Typus von Forschung, der sich von anderen Forschungsdesigns in erster Linie durch seinen Zweck unterscheidet.

Diese Art der Forschung wird hauptsächlich im Rahmen der **Qualitätssicherung** eingesetzt; sie ist ein Hinweis für rationalere Planung und Beratung, kann unter geeigneten Bedingungen aber auch zur Weiterentwicklung der Wissenschaft beitragen (vgl. Görres, in: Wittneben 1998). Ziele der systematischen Evaluation sind:

- **Entwicklung von Programmen** (inkl. Entwurf und Ausarbeitung geplanter Maßnahmen);

- **Begleitforschung**, d. h. laufende Überwachung der Umsetzung und Ausführung eines Programms;
- Einschätzung von **Nutzen und Wirkung** eines Programms, d. h. Einschätzung, ob und in welchem Umfang das Programm eine Veränderung in die gewünschte Richtung bewirkt hat (dies bezeichnet man als Grad der Zielerreichung, Effizienzabschätzung oder Kosten-Nutzen-Analyse).

Diese drei Ziele sind eng miteinander verbunden und sollten alle drei Bestandteile einer umfassenden Evaluation sein (vgl. Görres 1998).

Robson unterscheidet verschiedene Modelle von Evaluationsforschung:

- **needs-based evaluation** (hier geht es in erster Linie darum, „Bedürfnisse" zu evaluieren)
- **outcome-based evaluation** (hier steht die Frage im Zentrum, ob und in welchem Ausmaß die Ziele, die mit einer Maßnahme, einem Programm etc. verbunden wurden, auch erreicht werden konnten)
- **process evaluation** (Ziel dabei ist es, herauszufinden, wie ein Programm in der Praxis funktioniert, was dabei aktuell geschieht, wie die Erfahrungen der Beteiligten sind etc.)
- **cost-benefit evaluation** (bei der klassischen cost-benefit-evaluation werden sowohl der entstandene Aufwand als auch die entstehenden „Vorteile" oder Auswirkungen monetär gemessen; bei den sogenannten Cost-effectiveness-Analysen wird die Auswirkung nicht oder nicht unbedingt anhand von monetären Kennzahlen festgestellt. *(vgl. Robson 2010)*

In der Literatur findet man auch die Begriffe formativ und summativ, die eine ähnliche Bedeutung wie outcome-based und process-based haben. Bei der **formativen** Evaluation prüft man die Durchführung eines Programms, wobei es dabei mehr um die Bewertung des Prozesses geht, weniger um die Ergebnisse. **Summative** Evaluation hingegen heißt, dass Ergebnisse bewertet werden (vgl. Sullivan-Bolyai/Grey 2005, S. 341) – wobei anzumerken ist, dass man diese beiden Formen der Evaluation in der Praxis nicht immer eindeutig trennen kann. In vielen Studien sind formative und summative Evaluation gemischt.

Die im Rahmen der Evaluationsforschung gewonnenen Daten beziehen sich immer auf ein ganz bestimmtes Programm und ein spezifisches Umfeld. Ihre Ergebnisse sind daher in erster Linie für die jeweilige spezifische Situation relevant und nur für sie umzusetzen. Sie können nicht einfach auf ein anderes Umfeld übertragen werden.

In Evaluationsstudien setzt man – je nach Fragestellung und Bedarf – quantitative und/oder qualitative Methoden ein. Grundsätzlich lässt sich sagen, dass outcomeorientierte Studien sich eher der quantitativen Methodik bedienen, prozessorientierte eher der qualitativen. Auf der Ebene der Designs ist die Bandbreite groß: Von Experimenten über Interventionsstudien bis hin zur deskriptiven Forschung kommt – je nach Fragestellung und Ziel – alles zum Einsatz.

> **Beispiel**
>
> Mayer (2000) führte eine begleitende Evaluation der Universitätslehrgänge für lehrendes Krankenpflegepersonal in Wien durch. Ziel war es, die in Wien neu eingerichteten Universitätslehrgänge wissenschaftlich zu begleiten und sie über einen Zeitraum von ca. vier Jahren zu evaluieren. Das Hauptanliegen war es, sowohl die Qualität der Lehrpläne als auch ihre Umsetzung zu evaluieren. Geprüft wurde, ob die Lehrpläne den Problemstellungen der Praxis angemessen und ob sie „wirksam" waren. Ziel der Studie war es auch, gegebenenfalls Änderungen vorzuschlagen. Als Ergebnis sollte ein Weiterbildungsprogramm entstehen, das den Problemen in der Praxis möglichst gut begegnen und auch den veränderten Anforderungen gerecht werden sollte.
>
> Diese Begleitforschung verlief prozesshaft und dynamisch. Die einzelnen Phasen lauteten: empirische Forschung, Ergebnispräsentation, Diskussion und Einführung von Veränderungen. Diese Phasen wiederholten sich immer wieder von Neuem, sodass mehrere solcher Zyklen entstanden. Die Evaluation erfolgte auf drei Ebenen. Evaluiert wurden:
>
> - der Bedarf des Lehrgangs (durch Literaturanalyse, Befragung von Beteiligten, Befragung der Bezugsgruppen von Lehrenden und Leitenden);
> - das Curriculum bzw. der Lehrplan;
> - die Durchführung des Lehrgangs und seine Auswirkungen (durch rückblickende Kursevaluationen und eine Längsschnittuntersuchung [siehe Kap. 4.2.3] des Universitätslehrgangs 1996–98).
>
> Das Endprodukt dieser Studien war ein neues Curriculum, das erstellt wurde aufgrund der Erkenntnisse, die durch die Gesamtevaluation gewonnen worden waren, aufgrund einer Analyse der aktuellen Literatur und aufgrund von Expertengesprächen.

Evaluationsforschung in der Praxis durchzuführen kann nicht nur methodisch anspruchsvoll sein, es ist oft auch ein „heikles" Unterfangen. Wenige Menschen lassen sich gerne von anderen „bewerten", und oft werden nach „schlechten" Evaluationsergebnissen Sanktionen befürchtet. All das erschwert häufig den Zugang zum Feld und verringert auch die Bereitschaft, mitzumachen. Außerdem kann es durch erwünschtes Verhalten und erwünschte Antworten auch zu Verzerrungen der Ergebnisse kommen. Gerade bei Befragungen von Patientinnen lässt sich dieser Effekt immer wieder beobachten: Oft werden Situationen besser bewertet, weil Patientinnen die Pflegenden oder sich selbst schützen wollen. Dies kommt vor allem dann zum Tragen, wenn „Zufriedenheit" als Outcome-Kriterium verwendet wird, wenn Fragebögen zur Messung der Zufriedenheit eingesetzt und daraus Rückschlüsse auf die Qualität von Maßnahmen gezogen werden (vgl. Robson 2010).

4.8 Mixed Method Design

Hinter dem Begriff „Mixed Method Design" steht ein Mix aus qualitativer und quantitativer Forschung, d. h. die Verwendung verschiedener Methoden aus beiden Forschungsansätzen innerhalb einer Forschungsarbeit. Auch wenn man den Eindruck bekommt, das dies ein „Trend" der letzten Jahre ist, so hat die Diskussion darum schon lange Tradition. Ursprünglich wurde der Begriff „Triangulation" verwendet. Dieser Terminus (Triangulierung – „dreieckig machen", von lat. *triangulum*, „Dreieck") ist an sich einer, der in vielen Bereichen vorkommt, wie z. B. in der Vermessungstechnik, in der Navigation oder in der Astronomie. Triangulation allgemein bedeutet, dass man durch verschiedene (mehrere) Bezugspunkte die genaue Position eines Objektes bestimmen kann. Umgelegt auf die Forschung heißt dies, dass man mit unterschiedlichen Methoden ein Phänomen (bzw. unterschiedliche Aspekte eines Phänomens) erfassen kann (vgl. Kelle/Erzberger 2004).

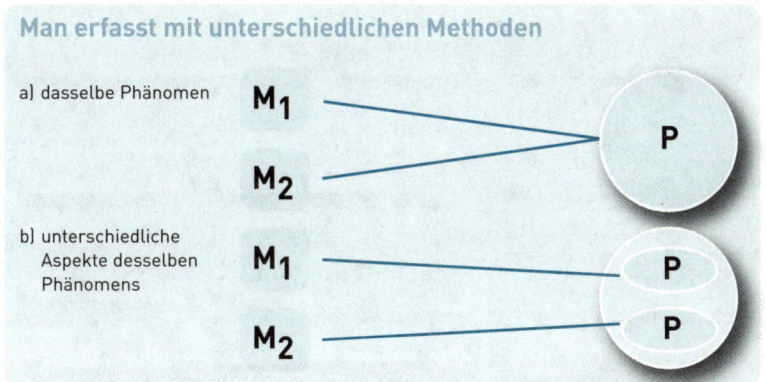

Abbildung 29: Triangulation

Triangulieren kann man nicht nur Methoden, sondern auch verschiedene Datenquellen (aus unterschiedlichen Untersuchungen, Kontexten, Zeiten) oder auf den Ebenen der Theorien oder der Forschenden. Das Mixed Method Design ist jedoch aus dem Begriff der Methodentriangulation entstanden. Dabei lassen sich prinzipiell zwei Formen unterscheiden:

1. Die **methodeninterne Triangulation**: Hier werden zur Beantwortung der Forschungsfrage zwei Verfahren verwendet, die beide zum gleichen – entweder zum quantitativen oder zum qualitativen – Forschungsansatz gehören.
2. Die **methodenübergreifende Triangulation**: Dabei werden innerhalb ein und derselben Forschungsarbeit qualitative und quantitative Verfahren miteinander kombiniert. *(vgl. Holloway/Wheeler 1997)*

In der pflegewissenschaftlichen Forschung wird der Begriff „methodenübergreifende Triangulation" – also die Kombination von quantitativer und qualitativer Forschung – zunehmend durch „Mixed Method Desing" oder „Mixed Methods" ersetzt. Creswell und Plano Clark (2007) sprechen im Zusammenhang mit Mixed Method Designs von drei Möglichkeiten, Daten zu mixen:[1]

1. Fusionieren (merging/converging – zwei Datensets werden zusammengebracht)
2. Verknüpfen im Sinne von ankoppeln, anschließen (connecting – ein Datenset baut auf dem anderen auf)
3. Einbetten (embedding – ein Datenset wird in das andere eingebettet, sodass ein Typ von Daten eine unterstützende Rolle für den anderen Typ spielt [vgl. Creswell/Plano Clark 2007, S. 7]).

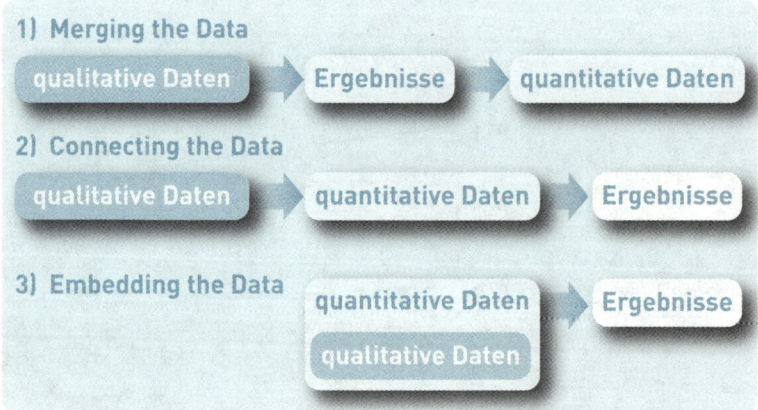

Abbildung 30: Drei Wege, qualitative und quantitative Daten zu mixen

> **Beispiel**
> Jaqueline S. Martin et al. (2010) führten zur Erfassung der Pflege- und Führungskompetenz und ihrer Zusammenhänge mit Arbeitsumgebungsqualität, Pflegequalität und Berufszufriedenheit eine Evaluationsstudie mit einem Mixed Method Design durch, bei dem zuerst quantitative Daten (Umfrage mithilfe eines Fragebogens) und anschließend qualitative Daten (Fokusgruppeninterviews) gesammelt und analysiert wurden. Die Daten des qualitativen Anteils werden für eine Vertiefung und Erklärung der quantitativen Daten herangezogen.

Als besonderer Vorteil des Mixed Method Designs wird hervorgehoben, dass es eine gute Möglichkeit darstellt, die komplexen Phänomene der Pflege erforschen zu können. Konkret bedeutet das:

- Die Kombination von beiden Forschungsansätzen hat das Potenzial, umfassendere Daten zu produzieren und kann einen breiteren Einblick in Pflegephänomene geben.
- Man kann dem Forschungsgegenstand mit mehreren Sichtweisen (Methoden) eher gerecht werden.
- Man hat die Möglichkeit, ein breiteres Spektrum an Antworten zu finden.
- Die methodischen Schwächen eines Ansatzes können gegebenenfalls durch die Kombination beider Ansätze kompensiert werden.
- Man kann damit Forschungsergebnisse validieren und Erkenntnisse festigen.

(vgl. Foss 2005; Halcomb/Sharon 2005; Lamnek 2005; Creswell/Plano Clark 2007; Jongbloed 2002; Kelle/Erzberger 2004)

Mixed Method Designs erfreuen sich auch aus anderen Gründen zunehmender Beliebtheit. Simons und Lathlean (2010) weisen darauf hin, dass auch aus Gründen der größere Chancen bei Forschungsförderungen auf dieses Design zurückgegriffen wird.

Mixed Method Designs werden jedoch auch kontroversiell diskutiert. Simons und Lathlean 2010 fassen drei Positionen zusammen.

1. Qualitative und qualitative Forschung können nicht gemischt werden, da hinter beiden Ansätzen unterschiedliche Anschauungen von Wirklichkeit/Realität und ihrer Erfassung stehen. Methoden lassen sich nicht ungeachtet dieser epistemologischen Fragen einsetzen, da sie nicht pa-

---

[1] In der Literatur werden die Begriffe „Methode" und „Methodologie" in diesem Zusammenhang oft nicht so sauber getrennt, was zu einiger Verwirrung führen kann. Wenn Creswell und Plano Clark von „Mixed Method Design" sprechen, so meinen sie damit ausschließlich die Kombination von qualitativer und quantitativer Forschung und nicht die Kombination von Methoden innerhalb eines Ansatzes.

radigmenneutral sind (vgl. Forster 1997, S. 3); sie sind immer eingebettet in die Grundsätze des jeweiligen Forschungsansatzes. (Zum Beispiel ist die Methode „Interview" nicht neutral, sondern das „Wie" der Ausführung hängt davon ab, ob ein Interview unter dem Grundprinzip der „Offenheit" oder der „Kontrolle" oder der „Objektivität" durchgeführt wird.)
2. Das Mixed Method Design steht „über" den beiden traditionellen Ansätzen, überwindet diese getrennten Postionen quasi. Man beruft sich hier auf den sogenannten „Pragmatismus" als Grundlage (vgl. Creswell/Plano Clark 2007) und stellt das Anliegen der Forschungsfrage über die Trennung in quantitative und qualitative Ansätze.
3. Man kann qualitative und quantitative Methoden sehr wohl mixen, jedoch steht auch eine Mixed-Method-Studie immer unter dem Dach eines der beiden Paradigmen und setzt aus dem anderen eine Methode zur Ergänzung ein. Simons und Lathlean (2010, S. 333) veranschaulichen dies sehr gut in einer Adaption des „Priority Sequence Models" von Morgan (1998).

Tabelle 8: Mixed Methods – Prioritäten-Sequenzen-Modell (Simons/Lathlean [2010], S. 333; Übers. H. M.)

		Prioritäres Design	
		Leitende Methode: quantitativ	Leitende Methode: qualitativ
Reihenfolge (Sequenz)	Komplementäre Methode: vorausgehend	Design 1 qual → QUANT z. B. um Hypothesen zu generieren, Fragebögen zu entwickeln	Design 2 quant → QUAL z. B. um Gebieten zu identifizieren, die vertieft werden müssen
	Komplementäre Methode: nachfolgend	Design 3 QUANT → qual z. B. Hilfestellung zur Interpretation von Ergebnissen	Design 4 QUAL → quant z. B. um Ergebnisse für andere Settings zu generalisieren, Elemente von entwickelten Theorien zu testen

Für die Prüfung der Qualität gilt beim Mixed Method Design prinzipiell, dass die Qualitätsansprüche des jeweiligen Ansatzes erfüllt sein müssen, da sonst die Gefahr besteht, dass kein Ansatz sauber durchgeführt wird. In Anbetracht der unterschiedlichen Prioritäten erscheint dies jedoch oft schwierig, und eigene Qualitätskriterien für die verschiedenen Arten der Mixed Method Designs wären für die Zukunft sinnvoll. Wichtig ist jedoch in jedem Fall, dass bei einer Studie, wo der quantitative und der qualitative Ansatz gemixt werden, größtmögliche Transparenz gewährleistet ist, zu welchem Zeitpunkt und wie die beiden Ansätze verknüpft wurden – wie etwa im folgenden Beispiel:

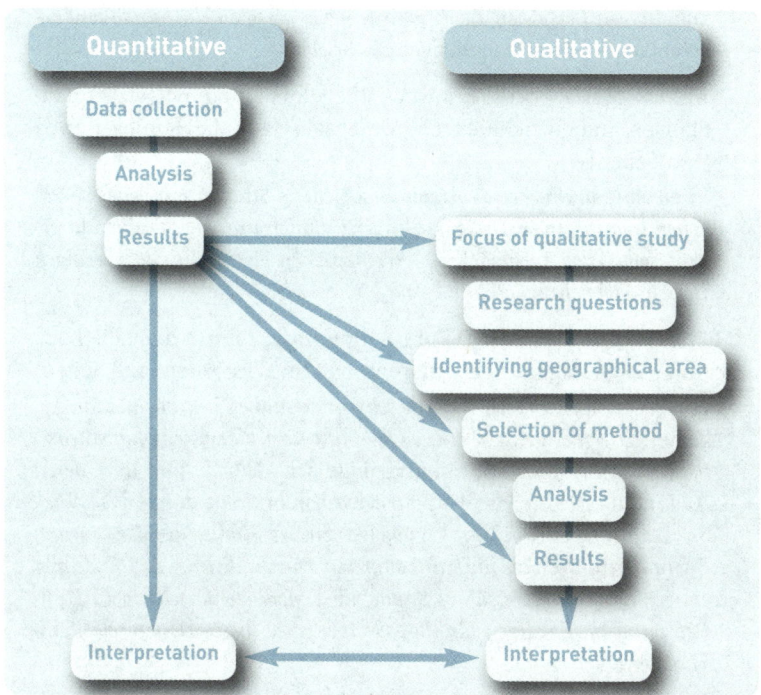

Abbildung 31: Ein Beispiel, wie die Integration verschiedener Teile einer Mixed-Method-Studie in einem Diagramm dargestellt werden kann (Simons/Lathlean 2010, S. 340)

4.9 Literatur zur Vertiefung des Lernstoffs

Domholdt Elizabeth: Physical Therapy Research. Principles and Applications. Saunders, Philadelphia 2000 (522 Seiten), S. 62–76 und S. 137–218

Dieses Buch ist zwar für Physiotherapeutinnen verfasst, jedoch werden auch Pflegende es mit Gewinn lesen. Vor allem zu den Designs liegen ausführliche Beschreibungen vor.

S. 62–76: In Kap. 6 wird, unterstützt durch viele Beispiele, klar und deutlich eine Begründung der Einteilung und eine Übersicht über die möglichen Designs gegeben.

S. 137–218: In den Kap. 9–16 werden sehr komplett, ausführlich und anhand von Beispielen die verschiedenen experimentellen und nicht experimentellen Forschungsdesigns beschrieben.

Panfil Eva-Maria: Focus: Klinische Pflegeforschung. Beispiele quantitativer Studien. Schlütersche Verlagsgesellschaft, Hannover 2003 (180 Seiten)

In diesem Sammelband werden verschiedene Studien mit unterschiedlichen quantitativen Designs sehr verständlich und anschaulich dargestellt, sodass das Buch auch zum theoretischen Verständnis des jeweiligen Designs viel beitragen kann.

Häder Michael (2009): Delphi-Befragungen. Ein Arbeitsbuch. 2. Aufl., VS Verlag für Sozialwissenschaften, Wiesbaden (248 Seiten)

Hierbei handelt es sich um ein sehr praxisnahes Lehrbuch. Man bekommt zuerst einen sehr guten Überblick über die wissenschaftstheoretischen Grundlagen und Hintergründe der Methode und über deren Anwendungsgebiete. Im Hauptteil wird man dann durch das „Wie" der Delfi-Methodik geführt – vom Planen der Studie über Design und Stichprobenfragen bis hin zur konkreten Durchführung. Am Ende gibt es noch ein sehr interessantes Kapitel über Methodenforschung zu Delfi-Befragungen. Ein Buch für alle, die überlegen, dieses Design selbst einzusetzen.

Yin Robert K. (2009): Case Study Research. Design and Methods. 4. Aufl., Sage, London (219 Seiten)

Wenn bereits im Vorwort mit dem Satz: "Congratulations! You are reading the best edition of Case Study Research to date" begonnen wird, so ist das in mancher Hinsicht nicht übertrieben. Zum einen ist dies eines der wenigen Bücher, das sich speziell mit dieser Thematik befasst, und zum anderen führt es sehr gut strukturiert in die Thematik ein. Man bekommt einen guten Einblick, wie man agieren und was man beachten muss, um eine Case Study durchzuführen bzw. die Evidenz einer solchen zu analysieren.

Hart Elisabeth/Bond Meg: Aktionsforschung. Ein Handbuch für Gesundheitsberufe. Huber, Bern 2001 (234 Seiten)
Dies ist ein gutes Einsteigerbuch in die Thematik – nicht nur für theoretisch Interessierte, sondern auch für all jene, die Aktionsforschung umsetzen wollen. Im ersten Teil werden der Kontext, der Prozess und die Praxis der Aktionsforschung erörtert. Danach stellen die Autorinnen fünf Fallstudien vor, anhand derer man einen anschaulichen Einblick in die praktische Anwendung dieser Technik bekommt. Sehr nützlich für die Arbeit im Feld ist der „Werkzeugkasten" in Teil 3, der mit Instrumenten bestückt ist, die die Anwendung der Aktionsforschung im Prozess erleichtern.

Wottawa Heinrich/Thierau Heike: Lehrbuch Evaluation. Huber, Bern 1998 (176 Seiten)
Bei diesem Band handelt es sich um ein allgemeines Lehrbuch zum Thema Evaluation. Die Evaluationsforschung wird in einem eigenen Kapitel thematisiert. Das Buch enthält Informationen zur Planung und Durchführung von Evaluationsstudien ebenso wie einen Ausblick zur Bewertung sozialwissenschaftlicher Evaluation.

Flick Uwe (Hg.) (2006): Qualitative Evaluationsforschung. Konzepte, Methoden, Umsetzung. Rowohlt Taschenbuchverlag, Reinbek bei Hamburg (510 Seiten)
Eines der wenigen Methodenbücher über qualitative Evaluationsforschung. Wie schon der Titel sagt, wird im ersten Teil auf theoretische Hintergründe und Grundlagen qualitativer Evaluationsforschung eingegangen. Im zweiten Teil werden unterschiedliche Methoden vorgestellt, die im Rahmen qualitativer Evaluationsforschung zum Einsatz kommen können, und im letzten Teil des Buches geht es um die allgemeine Diskussion zur Methode, insbesondere um die Frage nach Wissenschaftlichkeit und Qualität.

Creswell John W./Plano Clark Vicki L. (2007): Designing and Conducting Mixed Methods Research. Sage, London (275 Seiten)
Dieses Buch widmet sich ausschließlich dem Thema der Mixed-Method-Forschung. Es geht in erster Linie um das „Was", das „Wozu" und das „Wie" (Design, Datenerhebung und Datenauswertung) dieser speziellen Designform. Kap. 9 ist eine sehr interessante und hilfreiche Ergänzung, wenn man selbst forscht. Dabei stehen das Schreiben und das Evaluieren von Mixed Method Research im Mittelpunkt.

5 Methoden der Datenerhebung

Nach der Diskussion um die verschiedenen Forschungsansätze und nach den Überlegungen zu den Designs wird es nun noch ein Stück konkreter. Nachdem klar ist, wie die Studie aufgebaut sein soll, stellt sich die Frage nach den Methoden bzw. Techniken, mit deren Hilfe man an die Daten kommt: Wie können Daten zu Forschungszwecken erhoben werden?

Die Erhebungsmethoden in der Forschung sind je nach Wissenschaftsverständnis und Gegenstandsbereich sehr unterschiedlich. In den Naturwissenschaften bedient man sich klassischer physikalischer oder biophysiologischer Messmethoden. In den Human- und Sozialwissenschaften haben diese zwar auch Bedeutung, jedoch treten hier – da es sich meist um die Erhebung sozialer Daten handelt – andere Methoden in den Vordergrund, etwa die Befragung, die Beobachtung und die Inhalts- oder Dokumentenanalyse.

Zur Erhebung quantitativer und qualitativer Daten können unterschiedliche Methoden herangezogen werden. Die häufigsten Methoden zur Sammlung von Daten sind – neben Messungen im naturwissenschaftlichen Sinn – die Befragung, die Beobachtung und die Dokumenten- oder Inhaltsanalyse. Da dies grundlegende Methoden und Techniken sind, die man in der Pflegeforschung häufig einsetzt, werden diese Methoden im nachfolgenden Kapitel ausführlicher erläutert. Die Erörterung biophysiologischer Methoden, die sehr speziell auf einzelne Problemstellungen ausgerichtet sind und weit weniger häufig verwendet werden, wird hingegen kurz gehalten.

5.1 Die schriftliche Befragung

Wenn Untersuchungsteilnehmerinnen in Form eines Fragebogens schriftliche Fragen erhalten, die sie selbstständig beantworten sollen, spricht man von einer schriftlichen Befragung.

Fragebögen sind ein gängiges Mittel, um Daten zu erheben. Sie werden nicht nur für die wissenschaftliche Forschung eingesetzt; man begegnet ihnen auch im Alltag. Es gibt Fragebögen, die man auf Ämtern, bei der Aufnahme in ein Krankenhaus oder nach dem Kauf eines Möbelstücks vorgelegt bekommt. Diese Art der alltagsweltlichen Befragung in schriftlicher Form unterliegt natürlich weniger strengen Auflagen als die schriftliche Befragung in der Forschung, da sie nicht zu wissenschaftlichen Zwecken genutzt wird.

In der Forschung und speziell in der Pflegeforschung ist die schriftliche Befragung eine der gebräuchlichsten Methoden der Datenerhebung; sie wird in der *quantitativen Forschung*, d. h. zur Sammlung von quantitativem

Datenmaterial eingesetzt, da der Fragebogen prädeterminiert, strukturiert und stark standardisiert ist. Die schriftliche Befragung wird zur Sammlung von Daten über Wissen, Meinungen, Überzeugungen, Erwartungen und Erfahrungen der Probandinnen benützt und unter Umständen auch zur Datenerhebung über das Verhalten verwendet.

Der Einsatz der schriftlichen Befragung zur Datensammlung bietet viele Vorteile:
- Sie ist eine einfache Methode, um eine große Menge von Daten schnell und effizient zu sammeln.
- Schriftliche Befragungen können zur gleichen Zeit an verschiedenen (auch weit voneinander entfernten) Orten durchgeführt werden.
- Die Kosten der Durchführung sind gering.
- Eine anonyme Erhebung ist möglich.
- Der Standardisierungsgrad ist hoch.

Die schriftliche Befragung hat aber auch Nachteile, und zwar:
- Es ist kein persönlicher Kontakt zu den Befragten möglich.
- Wenn beim Ausfüllen des Fragebogens Unklarheiten auftreten, können diese nicht geklärt werden.
- Die Befragten müssen die jeweilige Sprache auch schriftlich beherrschen, und sie müssen zum Zeitpunkt der Befragung in der Lage sein, zu schreiben (gerade dieser Umstand kann in der Pflegeforschung zu Problemen führen, wenn man z. B. Kinder oder sehr alte Leute befragen will).
- Bei einer postalischen Befragung ist die Untersuchungssituation nicht kontrolliert (das bedeutet, dass die Forscherin keinen Einfluss darauf hat, wer den Fragebogen tatsächlich ausfüllt).
- Die Konstruktion eines guten Fragebogens erfordert viel Zeit.

Neue Instrumente wie z. B. einen Fragebogen zu konstruieren, erfordert viel Zeit und Know-how. Es ist nicht damit getan, ein Thema zu haben und zu überlegen, welche Fragen man dazu stellen könnte. Man muss sich immer vor Augen führen, dass ein Fragebogen im Sinne der quantitativen Forschung ein Messinstrument ist. Die schriftliche Befragung ist natürlich in den Forschungsprozess eingebettet (siehe Kap. 7) und folgt, da sie ein Teil von ihm ist, dessen Logik. Die Entwicklung des Fragebogens ist daher Teil des Forschungsprozesses.

Der Entwurf einer schriftlichen Befragung bzw. die Entwicklung eines Fragebogens kann in drei Phasen unterteilt werden:
- Phase 1 **(Konzeptionsphase)**:
Definition und Operationalisierung des inhaltlichen Konstrukts

- Phase 2 **(Konstruktionsphase)**:
  a) Formulierung der Fragen
  b) Gestaltung des Fragebogens („Fragebogen-Dramaturgie")
- Phase 3 **(Testphase)**:
  Test des Fragebogens

5.1.1 Konzeptionsphase: Definition und Operationalisierung

Eine schriftliche Befragung wird Schritt für Schritt aufgebaut. Wie bei jeder Forschungsarbeit beginnt man auch hier mit der **Präzisierung des Themas**, d. h. man stellt zunächst die Frage: „Worum geht es hier konkret?"

Aus dieser Überlegung heraus werden die Forschungsfragen formuliert. Um sie in konkrete Forschungsoperationen umsetzen zu können (sprich: um einen Fragebogen zu entwickeln, der das „misst", was man wissen möchte), muss man die in den Forschungsfragen enthaltenen Begriffe oder Konzepte zunächst definieren. Diesen Vorgang nennt man **konzeptionelle Definition** (siehe Kap. 3.1.1.2). Der nächste Schritt besteht darin, die Begriffe zu operationalisieren, d. h. aus diesen Begriffsdefinitionen Indikatoren (= Anzeiger für bestimmte Sachverhalte) zu entwickeln, die es ermöglichen, in Form von Fragen die interessierenden Daten zu erheben bzw. zu messen. Dies ist die **operationale Definition** (siehe Kap. 3.1.1.2). Erst danach werden die konkreten Fragen für den Fragebogen formuliert. Will man z. B. einen Fragebogen zur Unterrichtsevaluation entwerfen, so muss man zuerst definieren, was einen guten Unterricht ausmacht. Hier kann z. B. die Lehrerin eine Rolle spielen, die Lehrveranstaltung an sich, die Gruppe, die Rahmenbedingungen etc. Greift man nun den Faktor „Lehrerin" heraus, so wird weiter definiert, was eine gute Lehrerin ausmacht. Dies könnten z. B. die fachliche Kompetenz, die didaktische Kompetenz sowie die Interaktionskompetenz sein. Nun wäre die Messung aber zu ungenau, wenn man einfach fragen würde: „Wie hoch schätzen Sie die fachliche Kompetenz der Lehrerin ein?" Jede Probandin könnte darunter etwas anderes verstehen, und wie können Laien (Schülerinnen) eine fachliche Kompetenz überhaupt beurteilen? Daher muss der noch recht abstrakte Begriff „fachliche Kompetenz" operationalisiert, also in messbare Faktoren, z. B. in Verhaltensweisen übersetzt werden. Für den Fragebogen heißt das, dass man Fragen nach konkreten Handlungen oder beobachtbaren Verhaltensweisen stellen muss, die auf die Fachkompetenz der Lehrerin schließen lassen (z. B.: „Konnte die Lehrerin Ihre fachlichen Fragen beantworten?" oder „Konnte die Lehrerin einen guten Bezug zur Praxis herstellen?" etc.).

Wie Definition und Operationalisierung der in den Forschungsfragen verwendeten Begriffe aussehen, ist im nachfolgenden Beispiel dargestellt.

> **Beispiel**
>
> Hulskers (1999) hat für seine Studie einen Fragebogen zur Messung der Qualität der pflegerischen Beziehung erstellt. In einem ersten Schritt musste er bestimmen, was eine gute pflegerische Beziehung ausmacht. Er musste also den Begriff „pflegerische Beziehung" umfassend definieren, dann operationalisieren und Indikatoren zur Messung entwickeln. Er tat dies, indem er zuerst eine Liste mit Kriterien für eine gute pflegerische Beziehung erarbeitete. Diese Kriterien stellte er aus der Fachliteratur zusammen. Dann fertigte er eine zweite Liste an, die er mit den Mitarbeiterinnen aus der Institution, in der er forschte, entwickelte, und stimmte die beiden Listen anschließend miteinander ab. Die Hauptkategorien hießen: wertschätzen, unterstützen, einbeziehen und informieren; insgesamt gab es dazu 29 Unterkategorien. In einem zweiten Schritt wurde dieses Anforderungsprofil operationalisiert, d. h. aus den Unterkategorien wurden Fragen gebildet, wie sie hier beispielhaft dargestellt sind:
>
> | Konzept (Hauptkategorie) | Indikatoren (Unterkategorie) | Fragen |
> |---|---|---|
> | I. Wertschätzen | 1. Die Pflegeperson erkundigt sich nach der Krankheitsgeschichte und dem individuellen Erleben der Patientin etc. | 1a. Hat eine Pflegeperson gefragt, wie Sie sich fühlen?
1b. Hat eine Pflegeperson gefragt, wie lange Sie schon krank sind?
1c. Hat eine Pflegeperson gefragt, wie sich die Krankheit auf Ihr Leben auswirkt? |

5.1.2 Konstruktionsphase: Formulierung der Fragen und Gestaltung des Fragebogens

5.1.2.1 Formulierung der Fragen

Für den Entwurf eines Fragebogens ist zunächst die Formulierung der Fragen wichtig. Dreierlei ist dabei zu beachten:
1. Welche Art von Information wird gesucht?
2. Welche formale Struktur sollen die Fragen und die Antwortvorgaben haben?
3. Wie sollen die Fragen formuliert werden?

Die Art der Information

Je nach Art der gesuchten Information kann man verschiedene Fragetypen unterscheiden:
- **Einstellungs-, Meinungs- oder Beurteilungsfragen**: Zum Beispiel: „Stimmen Sie der folgenden Aussage zu oder lehnen Sie diese eher ab: ‚Die Krankenschwester ist in erster Linie Gehilfin des Arztes'?" oder „Wie lange haben Sie gewartet, bis man Sie abgeholt hat?" oder „Wie haben Sie die Wartezeit empfunden?"
- **Wissensfragen**: Mit ihnen wird genau überprüfbares Wissen ermittelt (z. B.: „Wie viele Knochen hat der menschliche Körper?")
- **Handlungsfragen**: Hier fragt man nach dem konkreten Tun der Teilnehmerinnen. Man kann nach vergangenem, gegenwärtigem oder vorgestelltem (hypothetischem) Handeln fragen (z. B.: „Benutzen Sie beim Herrichten einer Chemotherapie eine Schutzbrille?" oder „Würden Sie regelmäßig an Fortbildungen über den Pflegeprozess teilnehmen?"). Die Antworten auf diese Fragen geben jedoch nie Auskunft darüber, was tatsächlich passiert, sondern immer nur darüber, was die Befragten über ihr Handeln erzählen;
- **Faktfragen**: Mit ihrer Hilfe werden überprüfbare Tatsachen erfragt, die die Teilnehmerinnen oder ihre Umgebung betreffen (z. B.: „Sind Sie Mitglied einer Berufsorganisation?");
- **sozialdemografische Fragen**: Sie bilden eine Untergruppe der Faktfragen und geben Auskunft über die sozialen Merkmale der Teilnehmerinnen (z. B. Alter, Geschlecht, Familienstand u. Ä.) (vgl. Schnell/Hill/Esser 2004; Porst 2008).

Es ist wichtig, zu überlegen, was man mit welcher Frage bezweckt. Möchte man z. B. Wissen abfragen, so sollte die Frage nicht als Frage nach einer Meinung formuliert werden, sondern als Wissensfrage usw. Dies ist bereits beim Entwurf des Fragebogens zu berücksichtigen. Bei der Kontrolle der Fragen darf daher nicht nur auf eine „schöne" Formulierung geachtet werden, sondern man sollte auch überprüfen, ob der Fragetypus zur Absicht passt, die hinter der Frage steht.

Die formale Struktur von Fragen und Antwortvorgaben

Prinzipiell wird zwischen offenen und geschlossenen Frage- und Antwortformaten unterschieden. Bei offenen Frage- und Antwortformaten müssen die Befragten die Antwort in ihren eigenen Worten formulieren, z. B.: „Wie haben Sie sich bei der Visite gefühlt?" Offene Frageformate haben den Vorteil, dass die Antwort nicht durch Vorgaben beeinflusst wird. Die Befragten können aus ihrem Wissen, ihrer Alltagserfahrung schöpfen. Dabei eröffnen sich oft ungeahnte Sichtweisen. Bei dieser Art von Fragen müssen die Befragten sich sprachlich jedoch gut ausdrücken können. Außerdem ergeben sich bei der Auswertung oft Schwierigkeiten, weil Antworten auf offene Fragen erst in Kategorien eingeteilt werden müssen, damit man sie quantitativ auswerten kann. Dies ist zum einen ein schwieriger Prozess, zum anderen kann ein wichtiges Charakteristikum der quantitativen Forschung nicht mehr ganz eingehalten werden: die Standardisierung. Kategorienbildung ist immer ein interpretativer Prozess, d. h. man lehnt sich hier – zumindest ein Stück weit – an qualitative Auswertungsverfahren an.

Bei *geschlossenen Frage- und Antwortformaten* werden verschiedene Antwortmöglichkeiten vorgegeben, und die Befragten müssen sich für eine davon entscheiden. Geschlossene Fragen sind in der Regel einfacher und mit geringem Zeitaufwand zu beantworten; darüber hinaus ermöglichen sie eine bequeme quantitative Auswertung mit hohem Standardisierungsgrad. Der Nachteil besteht darin, dass sie die Befragten auf einige wenige Antworten festlegen und oft nur einen Ausschnitt der Wirklichkeit berücksichtigen. Man bekommt daher nur die Antworten, die man vorher festgelegt hat. Schließlich sind geschlossene Fragen schwieriger zu konstruieren.

Ein Fragebogen kann beide Fragetypen enthalten, jedoch sollte man mit offenen Fragen sparsam umgehen, weil die Standardisierung der durch sie gesammelten Daten schwierig ist. Außerdem werden offene Fragen erfahrungsgemäß von einer kleineren Zahl der Befragten beantwortet als geschlossene Fragen (wegen des vermehrten Aufwandes), oder die Antworten sind für eine Auswertung nicht brauchbar. Zentrale Themen sollten daher nie ausschließlich über offene Fragen abgefragt werden.

Bei geschlossenen Fragen gibt es verschiedene Antwortformate:
- **Das dichotome Antwortformat**: Bei diesem Typus liegen nur zwei Ausprägungen der Antwort vor; man muss sich zwischen zwei Alternativen entscheiden, z. B.:

„Haben Sie vor Ihrer Grundausbildung bereits in einem Krankenhaus gearbeitet?" ☐ ja ☐ nein

Oder „Die Schilddrüse ist die häufigste Tumorlokalisation bei Frauen" ☐ richtig ☐ falsch

Achtung: Nur wenige Fragen sind echte Alternativfragen. Oft sind mehr als nur zwei Antworten möglich. In diesem Fall kann dieser Fragtypus nicht eingesetzt werden.

- **Ratingskalen (mehrkategorielles Antwortformat)**: Als Ratingskalen werden Antwortformate bezeichnet, wo den befragten Personen mehr als zwei abgestufte Antwortkategorien angeboten werden. Mit Skalen wird die Intensität oder Häufigkeit von Werten, Meinungen, Gefühlen etc. gemessen. Die Antwortskalen können durchgehend verbalisiert sein (d. h. jede Ausprägung ist benannt), z. B.:

„Hatten Sie das Gefühl, dass das Krankenpflegepersonal auf Ihre persönlichen Bedürfnisse eingegangen ist?"

☐ ja ☐ eher ja ☐ eher nein ☐ nein

Die Antwortskalen können aber auch nur an den Endpunkten mit Begriffen versehen sein (= endpunktbenannte Skalen; vgl. Porst 2009), z. B.:

„Wie belastend empfinden Sie den Wechsel zwischen Tag- und Nachtdienst?"

sehr belastend ☐ ☐ ☐ ☐ ☐ nicht belastend

Bei den Antwortmöglichkeiten kann man je nach Intention der Fragen wählen zwischen:

- Häufigkeiten: nie/selten/gelegentlich/oft/immer
- Intensitäten: nicht/wenig/mittelmäßig/ziemlich/sehr
- Bewertungen: stimme völlig zu/stimme eher zu/stimme eher nicht zu/stimme nicht zu
- Wahrscheinlichkeiten: keinesfalls/wahrscheinlich nicht/vielleicht/ziemlich wahrscheinlich/ganz sicher   *(vgl. Schnell/Hill/Esser 2004)*

Achtung: Die Antwortmöglichkeiten der Rangreihen müssen ausgewogen sein. Sie sollen auch nur eine Dimension beinhalten, die wiederum zum Inhalt der Frage passen soll.

Falsch wäre z. B.: „Möchten Sie bei der Erstellung Ihres individuellen Pflegeplans aktiv mitarbeiten können?"

stimme völlig zu ☐ ☐ ☐ ☐ ☐ stimme gar nicht zu

Die Antwortskala kann nicht nur durch Symbole (Kästchen), sondern auch durch Ziffern repräsentiert sein. Dabei unterscheidet man unipolare und bipolare Antwortformate:

- unipolare Einheiten

„Wie hoch schätzen Sie in folgenden Bereichen Ihre Kompetenzen ein?"
(1 = sehr hoch, 5 = sehr gering)

sich in andere einfühlen	1	2	3	4	5
Wissen verständlich machen	1	2	3	4	5
Schülerinnen motivieren	1	2	3	4	5
sich abgrenzen	1	2	3	4	5	etc.

- bipolare Einheiten

„Wie haben Sie die Gruppenatmosphäre im ersten Theorieblock empfunden?"

angespannt   −2   −1   0   +1   +2   gelöst

Bipolare Skalen, bei denen an beiden Enden sprachliche Gegensatzpaare stehen, nennt man „semantic differential scales".

Auch andere Symbole können für Ratingskalen eingesetzt werden:

„Wie fühlten Sie sich nach dem ersten Seminartag?"

☺   ☻   ☹

Achtung: Wenn Sie andere Symbole als „neutrale" Kästchen einsetzen, so müssen Sie immer darauf achten, ob die damit ausgedrückte Symbolik zur Frage passt und somit ein geeignetes Antwortformat ist.

Eine Sonderform nehmen dabei auch die sogenannten Visuellen Analogskalen (VAS) ein. Dabei wird keine Skalierung vorgegeben, sondern nur eine Linie, deren Endpunkte definiert sind. Die Befragte ist ganz frei, sich selbst auf der Linie zu positionieren.

„Wie groß sind Ihre Schmerzen?"

völlige _____ größte vorstell-
Schmerzfreiheit   bare Schmerzen

Skalen, die ein komplexes Merkmal messen, bestehen nicht nur aus einer Frage, sondern aus mehreren Items, die alle mit demselben Antwortformat gemessen werden und in ihrer Gesamtheit das Merkmal (z. B. Einstellung zu drogenabhängigen Jugendlichen) messen.

Eine besondere Art von Skalen sind die sogenannten **Likert-Skalen** (benannt nach dem amerikanischen Soziologen Rensis Likert). Es handelt sich dabei um Skalen zur Selbsteinschätzung. Zunächst wird eine große Zahl an Items gesammelt. Diese stellen Aussagen dar, von denen angenommen wird, dass sie die interessierende Einstellung wiedergeben. Eine positive Einstellung soll nicht nur durch Zustimmung ausgedrückt werden, sondern auch durch Ablehnung. Gemessen wird auf einer fünfstufigen Skala. Der Skalenwert jeder Befragten (= Score) wird als Summe der Einschätzungen der Items berechnet. Die Items der Rohskala werden einer Itemanalyse (die die ungeeigneten Items herausfiltern soll) unterzogen. Als ungeeignet gelten Items, die von Personen mit sehr unterschiedlicher Einstellung gleich beantwortet werden oder deren Antworten nichts mit den anderen Antworten gemein haben (weil eine Skala eindimensional sein, d. h. nur eine Eigenschaft messen soll). Es sollten 20–30 Items (mit hoher Trennschärfe) als Endprodukt übrig bleiben (vgl. Schnell/Hill/Esser 2004, S. 187–191; Bortz/Döring 2002, S. 222–224).

Über die Anzahl der Einheiten einer Skala gibt es verschiedene Meinungen. Zu stark differenzierte Skalen können jedoch zu einem falschen Eindruck über die Ausprägung des betreffenden Merkmals führen. Häufig sind fünf- oder siebenstufige Skalen. Auch darüber, ob eine ungerade oder eine gerade Anzahl von Einheiten verwendet werden soll, gibt es unterschiedliche Auffassungen. Bei Skalen mit einer ungeraden Anzahl von Einheiten herrscht eine „Tendenz zur Mitte" vor, während bei einer geraden Anzahl von Einheiten die Tendenz besteht, sich auf der positiven Hälfte der Skala einzutragen.

> **Beispiel für eine Skala: Care-Q**
>
> Die Care-Q ist ein Messinstrument zur Erfassung von „Caring Behaviors". Sie wurde 1986 von Larson entwickelt und umfasst sechs Subskalen, die in ihrer Gesamtheit das Konstrukt „Caring" abbilden. Jede dieser Subskalen enthält eine bestimmte Anzahl von Items: „is accessible" (6 Items), „comforts" (9 Items), „articipates" (5 Items), „develops a trusting relationship" (16 Items), „monitors and follows through" (8 Items) und „explains and facilitates" (6 Items). Das Instrument besteht nun aus diesen Items, mit denen man entweder über den Grad der Wichtigkeit die Priorität von Caring-Dimensionen oder auch die Zufriedenheit mit deren Erfüllung durch das Pflegepersonal messen kann.

Subscale	Item
Accessible	Frequently approaches the patient first, e. g. offering such things as pain medication, back rub, etc.
	Volunteers to do "little" things for the patient, e. g. brings a cup of coffee, paper, etc.)
	Gives the patient's treatment and medications on time
	Checks in the patient frequently
	Gives a quick response to the patients's call
	Encourages the patient to call if he/she has problems

- **Ungeordnete Mehrfachvorgaben**: Hier haben die vorgegebenen Antwortmöglichkeiten weder eine bestimmte Reihenfolge, noch muss es sich dabei um einander ausschließende Alternativen handeln. Je nach Frage muss sich die Befragte für eine Antwort entscheiden oder kann mehrere Möglichkeiten ankreuzen, z. B.:

„Was hat Sie bei der Nachtruhe im Spital gestört?"
- ☐ Verkehrslärm
- ☐ Kontrollen der Pflegeperson
- ☐ Mitpatientinnen
- ☐ Geräusche am Gang etc.

Achtung: Bei dieser Frageform sollte man darauf achten, möglichst alle denkbaren Antworten auszuschöpfen (bei diesem Beispiel etwa wäre es etwas dürftig, nur vier Möglichkeiten anzubieten, denn es gibt wesentlich mehr bekannte Störfaktoren).

- **Rangreihen**: Dabei handelt es sich um mehrere Vorgaben, die von den Befragten in eine Reihenfolge gebracht werden müssen, z. B.:

„Reihen Sie die acht folgenden Berufe nach ihrem Prestige"
(1 = der angesehenste Beruf, 8 = der am wenigsten angesehene Beruf)

Achtung: Rangreihen sind häufig eine Quelle unklarer Antworten oder Missverständnisse. Man sollte daher genau angeben – z. B. anhand von Zahlen –, wie das obere und wie das untere Ende der Hierarchie zu bezeichnen ist. Außerdem ist es sehr schwierig, zu viele Möglichkeiten in eine Rangreihe zu bringen.

- **Hybridfragen bzw. -antworten**: Es ist natürlich auch möglich, dass verschiedene Antwortformate miteinander kombiniert werden. Dann spricht man von Hybridfragen, z. B.:

    „Haben Sie Fortbildungen besucht, die Ihnen den Umgang mit Angehörigen von Patientinnen erleichtern?"
    ☐ ja ☐ nein   Wenn ja, welche: ....

    „Wurde einmal (oder öfter) im Krankenhaus Ihre Privat- bzw. Intimsphäre durch eine pflegerische Tätigkeit verletzt?"
    ☐ ja ☐ nein

    Wenn ja, bei welcher Tätigkeit?
    ☐ Körperpflege
    ☐ Hilfestellung bei der Ausscheidung
    ☐ Wechseln von Verbänden
    ☐ Sonstige Pflegehandlungen, und zwar: ....

Die Formulierung der Fragen

Es gibt zwar kein Patentrezept für das Formulieren von Fragen, einige Grundregeln zu Wortwahl und Satzbau sollte man jedoch beachten:

- Die Fragen sollten *klar und verständlich* formuliert und möglichst *kurz* sein.
- Die Fragen sollen möglichst *konkret* sein und keine abstrakten Begriffe enthalten (z. B. ist die Frage „Wie schätzen Sie die Kompetenz der Praxisanleiterin ein?" nicht gut gelungen, da der Begriff „Kompetenz" zu abstrakt, zu ungenau definiert ist).
- Die Fragen sollten so formuliert sein, dass die Antworten *eindeutig interpretiert* werden können. Ein Beispiel: „Wenn ich zornig bin, weil andere Menschen mich nicht erst nehmen, verliere ich die Selbstbeherrschung." Soll diese Feststellung bejaht oder verneint werden, so wäre die Verneinung nicht eindeutig, denn sie könnte sich sowohl auf den Zorn als auch auf den Verlust der Selbstbeherrschung beziehen (vgl. Bortz 2002, S. 255).
- Die Fragen sollten die Befragten *nicht überfordern*. Zum Beispiel ist die Frage „Wie viel Prozent Ihres monatlichen Bruttoeinkommens geben Sie für die Miete aus?" zu kompliziert und wird daher von einem Teil der Befragten nicht beantwortet werden.
- Die Fragen müssen *eindimensional* sein, d. h. man darf sich nicht nach zwei Dingen gleichzeitig erkundigen. Fragen wie „Lesen Sie gerne Zeitschriften und Bücher?" sollten vermieden werden. Besser ist es, zwei Fragen zu stellen, die einzeln beantwortet werden können: „Lesen Sie gerne Zeitschriften?" – „Lesen Sie gerne Bücher?"

- Die Fragen sollten *keine doppelte Verneinung* beinhalten. Fragen wie z. B. „Lehnen Sie die Meinung ab, dass das Pflegepersonal keinen eigenständigen Arbeitsbereich haben soll?" tragen höchstens zur Verwirrung bei, liefern aber keine brauchbaren Ergebnisse.
- Die Fragen sollten keine bestimmten Antworten provozieren, d. h. man darf *keine Suggestivfragen* stellen wie „Finden Sie nicht auch, dass die Pflegevisite eine gute Möglichkeit ist, die Pflegequalität zu überprüfen?".

(vgl. Schnell/Hill/Esser 2005; Mummendey/Grau 2008; Porst 2008)

5.1.2.2 Gestaltung eines Fragebogens

Bei der Erstellung eines Fragebogens müssen – neben den erwähnten strukturellen und inhaltlichen Gesichtspunkten – auch

1. die Anordnung der Fragen („Fragebogen-Dramaturgie") und
2. die optische Gestaltung (Design, Layout) beachtet werden.

Ad 1: Anordnung der Fragen

Zu Beginn eines Fragebogens sollten Fragen stehen, die das Interesse der Befragten wecken. Diese werden dann auch eher bereit sein, den Rest des Fragebogens auszufüllen und auch weniger interessante oder schwierige Fragen zu beantworten. Daher sollte man zu Beginn nichts Langweiliges (z. B. eine lange Liste persönlicher Daten) fragen und keine heiklen oder komplizierten Fragen stellen.

Weiters empfiehlt es sich, Themenbereiche zusammenzuziehen (d. h. wenn zu einem Thema – z. B. Rauchen – mehrere Fragen gestellt werden, sollten diese nicht im ganzen Fragebogen verstreut sein, sondern gebündelt, eine nach der anderen, abgefragt werden). Neue Themenbereiche können durch Überleitungsfragen eingeleitet werden. *Filterfragen* dienen dazu, diejenige Gruppe der Befragten auszusortieren, auf die sich die nachfolgenden Fragen nicht beziehen (z. B. Raucher – Nichtraucher).

Beim Aufbau eines Fragbogens ist auch der *„Ausstrahlungs-"* oder *„Platzierungseffekt"* (auch „Halo-Effekt" – nach dem ausstrahlenden Effekt des Mondlichts, das um den Mond einen Hof bildet – genannt) zu beachten. Das bedeutet nichts anderes, als dass die Reihenfolge der Fragen die Antworten beeinflussen kann. Wenn man z. B. zuerst Fragen über Mängel, Einschränkungen, Entbehrungen etc. im Pflegeheim stellt und sich dann nach dem allgemeinen Eindruck erkundigt, so fällt die Antwort darauf sicher negativer aus, als wenn man spontan nach dem allgemeinen Eindruck fragt und erst danach auf Details eingeht.

Ein weiterer Punkt, der beim Erstellen eines Fragebogens beachtet werden muss, ist der *Umgang mit heiklen Fragen* oder Themen. Zum Abbau konventioneller Schranken tragen Verharmlosungen bei, die in Form von Einleitungssätzen eingestreut werden können. Übliche Floskeln sind z. B.: „Ein jeder hat schon einmal ..." oder „Die meisten Menschen ..." (z. B.: „Manche Menschen waschen sich täglich die Haare, manche sind der Meinung, dass zu häufiges Haarewaschen die Kopfhaut schädigt. Wie oft waschen Sie sich die Haare?"). Auch die einfache Unterstellung eines Sachverhalts (z. B.: „Wie alt waren Sie, als Sie das erste Mal Marihuana geraucht haben?") baut Hemmungen ab (vgl. Atteslander 2000).

Ad 2: Optische Gestaltung (Design, Layout)

Ein Fragebogen sollte insgesamt seriös wirken, bedeutsam aussehen, leicht zu handhaben und ästhetisch gestaltet sein. Ein Deckblatt oder ein Beibrief ist unbedingt notwendig.

Beispiel für einen Begleitbrief

Sehr geehrte KollegInnen,

im Auftrag der Lehrgangsleitung führen wir als externe Forschergruppe eine Evaluation der Lehrerausbildung durch. Ziel ist es, das Ausbildungsangebot zu verbessern und auf den Bedarf der Berufsgruppe abzustimmen. Dazu gehört u. a. die Bewertung der Ausbildung durch ehemalige LehrgangsteilnehmerInnen, zu der wir Sie mit diesem Fragebogen bitten möchten.

Wir sichern Ihnen natürlich einen vertraulichen Umgang mit den Daten zu:

- Die Fragebögen werden ausschließlich von den MitarbeiterInnen der Forschergruppe eingesehen und verarbeitet.
- Die Ergebnisse werden nur als Gruppenergebnisse zugänglich gemacht, sodass ein Rückschluss auf einzelne Personen nicht möglich ist.
- Alle Fragebögen werden nach Abschluss des Forschungsprojekts vernichtet.

Die Ergebnisse der rückblickenden Befragung werden mit dem Gesamtbericht veröffentlicht. Diesen können Sie mittels beiliegender Karte schriftlich anfordern.

Bitte schicken Sie den Fragebogen bis spätestens 31. Mai 2007 im beiliegenden Rücksendekuvert an das Forschungsinstitut. Sollten Sie den Fragebogen nicht ausfüllen wollen, senden Sie bitte den leeren Bogen zurück.

Mit freundlichen Grüßen
und herzlichem Dank für Ihre Mitarbeit

Der Brief sollte folgende Informationen enthalten:
- Wer ist die Befragerin?
- Warum wird diese Befragung durchgeführt (Sinn und Zweck der Studie), warum ist das Ausfüllen des Fragebogens wichtig?
- Ist die Anonymität gesichert? (Wie wird mit den Daten umgegangen?)
- Werden die Ergebnisse publiziert? Wann? Wo?
- Anweisungen zur Rückgabe (z. B. Rückgabemodus, Rücksendefrist etc.)

Am Ende jedes Fragebogens sollte man sich für das Ausfüllen bedanken und eventuell noch Platz für etwaige Bemerkungen der Befragten lassen (z. B. für Ergänzungen oder für ein Kommentar zum Fragebogen und zu seinen Inhalten).

5.1.3 Testphase

Die letzte Phase umfasst die eigentliche Durchführung der Befragung. Bevor man einen Fragebogen ausschickt, sollte jedoch zuvor getestet werden, ob er ein gültiges und zuverlässiges, d. h. wissenschaftliches Messinstrument darstellt und ob er für die Zielgruppe einsetzbar ist. Daher wird er in der Testphase zum einen mittels statistischer Verfahren auf seine Gültigkeit und Zuverlässigkeit geprüft (siehe Kap. 5.6), zum anderen wird mithilfe eines Prätests ermittelt, ob er für die Zielgruppe tauglich ist.

Beim *Prätest* verteilt man 10–20 Fragebögen an eine Gruppe, die der Stichprobe ähnlich ist, und bittet sie, den Fragebogen auszufüllen. Das dient dazu, herauszufinden, wo es unklare Begriffe gibt, welche Fragen unverständlich oder missverständlich sind und ob es Fragen gibt, die nur von wenigen Personen ausgefüllt werden. Nach dem Prätest wird der Fragebogen nochmals überarbeitet und verteilt oder per Post versandt.

In diesem Zusammenhang soll das Thema **„Rücklaufquote"** kurz angesprochen werden. Die Angaben über Rücklaufquoten sind sehr unterschiedlich. Von einer „normalen" Rücklaufquote zu sprechen, ist schwierig, da mehrere Faktoren Einfluss auf die Rücklaufquoten haben:
- das Thema
- der Kontext/das Umfeld
- der Bildungsstand der Befragten
- die Qualität des Fragebogens selbst (Gestaltung, Layout)

Es gibt verschiedene Maßnahmen, die die Rücklaufquote erhöhen können. Diese sind z. B.:
- Ankündigung der Befragung (schriftlich oder telefonisch)
- Motivierung der Befragten
- Seriosität der befragenden Institution

- zusätzliche Anreize (z. B. ein Gewinnspiel) *(vgl. Bortz/Döring 2002, S. 257f.)*

Steht nur eine kleine Population zur Verfügung, die befragt werden kann, und kann man sich daher eine niedrige Rücklaufquote nicht „leisten" (weil man dann zu wenig Daten bekäme), kann man anstelle einer schriftlichen Befragung eine standardisierte mündliche Befragung durchführen. Das würde ebenfalls zu einer Erhöhung der Zahl der Teilnehmerinnen führen.

Eine Rücklaufstatistik zu führen, ist sehr hilfreich, um einen Überblick zu erhalten. Ein Erinnerungsschreiben, das nach ca. zwei Wochen ausgesandt wird, lässt noch auf weitere Fragebögen hoffen. Ist die Rücklaufquote weiterhin niedrig, kann auch eine sogenannte Nachfassaktion durchgeführt werden, d. h. man schickt nochmals an alle Teilnehmerinnen einen Fragebogen aus.

5.2 Das Interview (mündliche Befragung)

Der Begriff „Interview" wird in der Alltagssprache meist im Zusammenhang mit dem Journalismus verwendet. In der Forschung versteht man darunter eine mündliche Befragung, die sich durch planmäßiges Vorgehen mit wissenschaftlicher Zielsetzung auszeichnet. Dabei werden die Versuchspersonen durch Fragen veranlasst, verbale Informationen mitzuteilen.

Das Interview ist – ebenso wie die schriftliche Befragung – eine beliebte Methode in der Pflegforschung. Es kommt vor allem bei qualitativen Forschungsprojekten häufig zum Einsatz, um Erlebnisse, Erfahrungen, Meinungen oder Gefühle der Teilnehmerinnen in Erfahrung zu bringen.

5.2.1 Arten von Interviews

Es gibt verschiedene Kriterien, um Interviews zu charakterisieren. Bei den folgenden Kriterien geht es vor allem darum, den Unterschied zwischen quantitativer und qualitativer Forschung deutlich zu machen (vgl. Lamnek 2005, S. 330 ff.).

Die geläufigste Unterscheidung ist die nach dem *Grad der Standardisierung*. Grob unterscheidet man standardisierte (strukturierte), halb standardisierte (semistrukturierte) und nicht standardisierte (unstrukturierte, offene) Interviews. Bei einem *standardisierten* Interview (es wird manchmal auch strukturiertes Interview genannt) handelt es sich um eine mündliche Befragung anhand eines ausgearbeiteten und standardisierten Fragebogens. Die Fragen sind hinsichtlich Formulierung und Reihenfolge fix vorgegeben; sie können offen oder geschlossen sein. Die Struktur des Gesprächs ist asymmetrisch, die Rollen sind festgelegt. Das bedeutet, die Interviewerin ist aktiv: Sie stellt die Fragen. Die Interviewpartnerin antwortet und nimmt eine eher passive Rolle ein. Das standardisierte Interview ist ein Instrument zur Erhebung quantitativer Daten. Ziel dabei ist es, Daten zu gewinnen, die sich verallgemeinern lassen und die vergleichbar sind.

Bei einem *halb standardisierten* (oder *semistrukturierten*) Interview ist der Grad der Standardisierung geringer. Der Verlauf des Gesprächs wird durch einen Interviewleitfaden vorgegeben, der eine Hilfestellung für die Interviewerin darstellt; sie kann jedoch Reihenfolge und Formulierung der Fragen selbst bestimmen, also der jeweiligen Interviewsituation anpassen. Auch Zwischen- und Verständnisfragen können dabei gestellt werden. Das halb standardisierte Interview wird in vielen qualitativen Forschungsarbeiten zur Datenerhebung eingesetzt.

Ein *offenes* (*nicht standardisiertes*) Interview wird prinzipiell ohne Fragebogen oder Interviewleitfaden durchgeführt. In der Regel gibt es ein Thema, das die Interviewerin vorgibt und über das man sich frei unterhält. Die Interviewerin hilft nur durch Zwischenfragen weiter, fordert zur Präzisierung auf und schafft Klarheit, indem sie das, was die Befragte sagt, in anderen Worten nochmals formuliert. Das offene Interview ist die Idealform des qualitativen Interviews.

Weitere Kriterien zur Unterscheidung von Interviews sind die *Art der Fragen* – offene oder geschlossene Fragen – und der *Kommunikationsstil*. Man unterscheidet einen weichen, einen neutralen und einen harten Kommunikationsstil.

Weich ist ein Interview, wenn die Interviewerin versucht, ein Vertrauensverhältnis zur Befragten zu entwickeln, indem sie ihrer Person (und nicht nur ihren Antworten) Sympathie bekundet (durch empathisches Verhalten, Zuwendung, eine respektvolle Haltung, interessiertes Zuhören und indem sie zeigt, dass die Befragte wichtig ist und etwas zu sagen hat).

Ein *neutraler* Interviewstil betont den unpersönlichen Charakter der Befragung, die Einmaligkeit der Kommunikation und die soziale Distanz zwischen den Befragungspartnerinnen.

Beim *harten* Interviewstil tritt die Befragerin – ähnlich wie bei einem Verhör – als Autorität auf, um Widerstände zu brechen und Antworten zu erhalten.

Des Weiteren können Interviews einzeln oder in Gruppen (sogenannte Gruppeninterviews oder Gruppendiskussionen), von Angesicht zu Angesicht (face to face) oder telefonisch stattfinden.

In der folgenden Tabelle sind die eben genannten Unterscheidungskriterien noch einmal überblicksmäßig dargestellt. Zusätzlich ist angemerkt, ob das betreffende Unterscheidungskriterium ein charakteristisches Merkmal des quantitativen oder des qualitativen Interviews darstellt.

Tabelle 9: Die Unterscheidung von Interviews (vgl. Lamnek 2005, S. 331)

Dimensionen der Unterscheidung	Bezeichnungen	Qualitativ	Quantitativ
Standardisierungsgrad	Standardisiert	–	+
	Halb standardisiert	(+)	(–)
	Offen	+	–
Art der Fragen	Geschlossen	(–)	+
	Offen	+	(+)
Kommunikationsstil	Weich	+	–
	Neutral	+	+
	Hart	–	(–)
Zahl der Befragten	Einzelinterviews	+	+
	Gruppeninterviews	+	(+)
Kommunikationssituation	Face to face	+	+
	Telefonisch	–	+

+ = trifft zu, – = trifft nicht zu, ( ) = mit Einschränkungen

Bei einem quantitativen Interview (in diesem Fall spricht man meistens von mündlicher Befragung) handelt es sich um ein standardisiertes Einzelinterview, das hauptsächlich geschlossene Fragen beinhaltet. Es kann persönlich (face to face) oder telefonisch erfolgen. Der Fragestil ist meistens neutral, selten hart.

Die Grundgedanken und Prinzipien der *quantitativen mündlichen Befragung* sind nahezu die gleichen wie bei der schriftlichen Befragung. Das gilt auch für das Instrument: Man verwendet sowohl bei der standardisierten schriftlichen als auch bei der mündlichen Befragung einen Fragebogen.

Qualitative Interviews sind nicht (oder halb) standardisierte, persönliche, mündliche Befragungen. Es werden fast ausschließlich offene Fragen gestellt, der Interviewstil ist „weich". Es kann sich sowohl um Einzelpersonen handeln als auch um Gruppen. Das qualitative Interview findet immer persönlich statt.

Da der standardisierten Befragung immer ein Fragebogen zugrunde liegt und hier weniger das Interview als solches, sondern dieses Instrument von zentraler Bedeutung ist (und dieses im letzten Kapitel ausführlich abgehandelt wurde), wird nachfolgend ausschließlich das qualitative Interview behandelt.

5.2.2 Das qualitative Interview und seine Formen

Interviews haben in der qualitativen Forschung eine lange Tradition. In ihnen ist der Grundgedanke der qualitativen Forschung verwirklicht: die Betroffenen selbst zur Sprache kommen zu lassen und ihre eigene, subjektive Deutung von Ereignissen und Erlebnissen zu kennenzulernen (siehe Kap. 3.2.1) Gerade in der Pflegeforschung stellt sich das Interview immer mehr als die Methode der qualitativen Forschung heraus, weil es – will man tiefere Einblicke in gewisse Phänomene oder Situationen gewinnen – bei vielen pflegerelevanten Fragestellungen um das Erleben der Betroffenen geht.

5.2.2.1 Grundprinzipien qualitativer Interviews

Betrachtet man den Einsatz mündlicher Befragungsmethoden in der Forschung, so bekommt man manchmal den Eindruck, dass alle Befragungsformen, denen kein vorgegebenes Antwortschema zugrunde liegt, als „qualitative Interviews" bezeichnet werden. Ein qualitatives Interview ist jedoch mehr als eine bloße Aneinanderreihung von sogenannten „offenen Fragen". Das qualitative Interview ist eine Methode zur Datenerhebung innerhalb des naturalistischen Paradigmas, des qualitativen Forschungsansatzes, und somit dessen Grundprinzipien verpflichtet (siehe Kap. 3.3).

Lamnek beschreibt unter anderem folgende Grundprinzipien qualitativer Forschung, die auch auf das Interview umzulegen sind:

- Prinzip des Alltagsgesprächs
- Prinzip der Zurückhaltung durch die Forscherin
- Prinzip der Relevanzsysteme der Betroffenen
- Prinzip der Kommunikativität
- Prinzip der Offenheit
- Prinzip der Flexibilität
- Prinzip der Prozesshaftigkeit
- Prinzip der datenbasierten Theorie   *(vgl. Lamnek 2005, S. 353)*

Ein qualitatives Interview soll, wenn möglich, den Charakter eines **Alltagsgesprächs** haben. Dies bedeutet, dass dem freien Gespräch mehr Raum gelassen wird als dem Interviewleitfaden. Wenn man eher von Gespräch als von Interview (vor allem in Gegenwart der Forschungsteilnehmerinnen) spricht und sich angewöhnt, von Gesprächsleitfaden (anstellen von Interviewleitfaden oder gar Fragebogen) zu sprechen, kommt man dem Grundprinzip automatisch schon einen Schritt näher.

In qualitativen Interviews soll in erster Linie **die Befragte zu Wort kommen**. Sie ist nicht nur eine „Datenquelle", sondern sie selbst konstruiert den Inhalt der Forschung (qualitativ und quantitativ) in und durch das Gespräch. Nur ein Interview, in dem die Befragte die meiste Zeit spricht, kann reichhaltiges Material für eine qualitative Datenanalyse bringen.

Auch wenn manchen qualitativen Interviews sogenannte „Interviewleitfäden" zugrunde liegen und/oder durch die Forschungsfrage zuvor eine Problemstellung eingegrenzt wurde, darf das nicht zu einer „Prädetermination" führen. Das, *was an dem Thema wichtig ist*, welche Prioritäten gesetzt werden, wie das Thema strukturiert wird etc. muss weitgehend die *Gesprächspartnerin bestimmen* können. Das Interview muss daher (mit oder ohne Interviewleitfaden) so gestaltet werden, dass Raum dafür gegeben ist. Das, was in diesem Fall „Wirklichkeit" ist, definiert die Gesprächspartnerin. Daher gilt auch das *kommunikative Regelsystem* der Interviewpartnerin; die Interviewerin hat sich daran anzupassen.

Offenheit ist für ein qualitatives Interview das zentrale Prinzip schlechthin. Offenheit betrifft das grundsätzliche Vorgehen (je höher der Grad der Standardisierung, desto weniger entspricht eine Befragungsform dem „qualitativen Interview"), aber auch die Fragestellungen im Gespräch selbst, das Offensein für unerwartete Informationen und das Zurückstellen der eigenen Deutungen. Offenheit verlangt von der Interviewerin aber auch, dass sie in der Interviewsituation flexibel und variabel auf die Bedürfnisse der Befragten reagiert.

Die wesentlichen Aussagen und Inhalte (gerade wenn es um Deutungs- und Handlungsmuster der Betroffenen geht) entwickeln sich im Laufe des Gesprächs und durch das Gespräch. Sie können nie nacheinander „abgefragt" werden. Daher ist dem *prozesshaften Charakter* eines qualitativen Interviews Raum zu geben.

Und ein wesentliches Merkmal qualitativer Forschung sollte man immer vor Augen haben, wenn man diese Interviewform einsetzt: Das qualitative Interview dient eher der *Genese* denn der Überprüfung *von Theorien*. Das heißt, Interviewleitfäden, die den Charakter des „Abfragens" von Sachverhalten haben, können kaum zur Generierung von Daten im Sinne der qualitativen Forschung eingesetzt werden.

5.2.2.2 Formen von qualitativen Interviews

Es gibt verschiedene Formen qualitativer Interviews, die sich mehr oder weniger deutlich voneinander abgrenzen lassen. Flick (2002) unterscheidet z. B. Leitfadeninterviews und auf Erzählung abzielende Interviews.

Auf **Erzählung abzielende Interviews** sind gekennzeichnet durch offenes Vorgehen und den Aspekt des Erzählens, der im Vordergrund steht. Ein Interviewleitfaden in klassischen Sinn kommt dabei nicht zum Einsatz. Diese Art des Interviews empfiehlt sich bei Themen, wo mehr die „Erzählung", eine „persönliche Geschichte" im Vordergrund steht und eine offenere Interviewform angebracht ist. Zu den auf Erzählung abzielenden Interviews zählt Flick u. a. das narrative und das episodische Interview.

Ein **Leitfadeninterview** ist ebenfalls ein nicht standardisiertes (oder nur halb standardisiertes) Interview, dessen Gesprächsgrundlage jedoch eine Liste mit offenen Fragen bildet (= Interviewleitfaden), die man zuvor vorbereitet hat. Der Leitfaden wird in der Interviewsituation flexibel eingesetzt, die Fragen sollten von der Interviewpartnerin möglichst frei beantwortet werden.

Ein Leitfadeninterview empfiehlt sich,

- wenn in einem Interview mehrere Themen behandelt werden müssen, die durch das Ziel der Untersuchung und nicht so sehr durch die Antworten der Interviewpartnerinnen bestimmt werden, und
- wenn im Interview einzelne, genau bestimmbare Informationen erhoben werden müssen. *(vgl. Gläser/Laudel 2004, S. 107)*

Zum Leitfadeninterview gehören u. a. das problemzentrierte und das Experteninterview (vgl. Flick 2002, S. 205–211).

Leider ist die Trennung nicht immer so einfach, denn z. B. auch die Methodik des episodischen Interviews (das eher zu den erzählenden Formen gezählt wird) kann für eher problemzentrierte Fragestellungen eingesetzt werden (das problemzentrierte Interview an sich zählt jedoch zu den leitfadenorientierten Interviews).

Außerdem wird nicht jedes qualitative Interview einer bestimmten Form zugeordnet (und das muss auch nicht sein). So sprechen viele Forscherinnen einfach vom „qualitativen Interview mit erzählendem Charakter" oder vom „qualitativen Interview mit offenem Charakter" oder vom „leitfadengestützten qualitativen Interview". All das ist grundsätzlich erlaubt, es ist nur wichtig, dass die Prinzipien qualitativer Interviews dabei als methodische Grundlage dienen. Legt man seiner Forschung eine spezielle Interviewform wie z. B. das narrative Interview zugrunde, sollte es jedoch so sein, dass das Interview dieser Form entspricht.

In der Folge werde einige Interviewformen vorgestellt, die in der Pflegeforschung häufig eingesetzt werden. Es ist dies jedoch nur eine Auswahl und keineswegs eine vollständige Abbildung des gesamten Spektrums.

Narratives Interview

Die Technik des narrativen Interviews ist maßgeblich von dem deutschen Soziologen Fritz Schütze entwickelt worden. Aus der Biografieforschung entstanden, ist dies die offenste von allen Interviewformen. Im Vordergrund steht die freie Erzählung, die ein rückblickendes (retrospektives) Erzählen und Interpretieren darstellt. Berichtet wird vom eigenen Leben und Erleben, von Einstellungen und Absichten aus heutiger und damaliger Sicht.

Die Aufgabe der Interviewerin besteht hier hauptsächlich darin, die Erzählung zu „stimulieren", d. h. mit einer guten Eingangsfrage die Gesprächspartnerin anzuregen, ihre „Geschichte" zu erzählen, über das Thema zu sprechen. Zwischenfragen sollen nur gestellt werden, wenn es nötig ist, um den Gesprächsfluss aufrechtzuerhalten, sonst nimmt die Interviewerin eine eher passive Rolle (nämlich die der aktiven Zuhörerin) ein, um der Gesprächspartnerin die Chance zu geben, wirklich ihre „Geschichte" zu erzählen. In der Phase des Nachfragens können dann von der Interviewerin einzelne Aspekte, die vertieft werden müssen, aufgenommen werden.

Mithilfe des narrativen Interviews möchte man Einsicht in die subjektive Bedeutung einschneidender Erlebnisse gewinnen. Es werden vorab keine theoretischen Konzepte zum Thema ausgearbeitet, es gibt auch keinen Interviewleitfaden, sondern nur eine Initialfrage vonseiten der Interviewerin und die Bitte, zu erzählen. Die Interviewerin nimmt eine passive Rolle ein (hauptsächlich die der Zuhörerin) und greift nur ein, wenn der rote Faden der Geschichte verloren geht. Ansonsten beschränkt sie sich auf Ermunterungen, die Erzählung fortzusetzen. Nach Abschluss derselben kann die Interviewerin nachfragen, z. B. zu einer bestimmten Lebensphase, die nur kurz erwähnt wurde, oder zu einer bestimmten Situation, die in der Haupterzählung erwähnt, aber nicht näher ausgeführt wurde. Das narrative Interview besteht also aus drei Teilen:

- Erzählstimulierung
- Präsentation der Erzählung
- Phase des narrativen Nachfragens

> **Beispiel für eine Erzählstimulierung**
>
> „Ich bin – wie ich Ihnen bereits gesagt habe – sehr interessiert an Ihren Erlebnissen im Krieg und an der Zeit danach und würde mich freuen, wenn Sie mir davon erzählen könnten. Beginnen Sie vielleicht mit dem Zeitpunkt, wo Sie den Einrückungsbefehl erhalten haben, und erzählen Sie dann einfach alles, was sich so zugetragen hat und woran Sie sich erinnern können. Wir können uns ruhig Zeit nehmen – alle Einzelheiten sich für mich wichtig."

> **Beispiel für narratives Nachfragen**
> „Sie erwähnten vorhin, dass Sie nach Ihrer Ausbildung das Krankenhaus gewechselt haben. Ich habe nicht ganz verstanden, was der Grund dafür war. Könnten Sie mir das bitte noch ausführlicher erzählen?"

Nicht jedes Thema kommt als Grundlage für ein narratives Interview infrage. Geeignet sind nur Themen, zu denen es „etwas zu erzählen gibt". Das Thema muss also einen starken Handlungsbezug aufweisen und dramatische Sequenzen beinhalten. Für biografische Themen z. B. ist diese Interviewform sehr geeignet. Auch unerforschte Gebiete kann man gut mit narrativen Interviews erschließen, da diese einen stark explorativen Charakter haben.

> **Beispiel für ein narratives Interview**
> Ausgehend vom Phänomen interkultureller Pflege und interkultureller Zusammenarbeit in der Pflege ging Beneker (2002) folgender Fragestellung nach: „Welche Erfahrungen machen diese Frauen bzw. haben sie gemacht als ausländische Krankenschwestern in der Pflege und in der kollegialen Zusammenarbeit, und wie gehen sie damit um?" Diese Fragestellung wurde eingebettet in gesamtbiografische Fragestellungen nach der Erfahrung der Migration, den Entscheidungsprozessen, die zur Migration geführt haben, und den lebensgeschichtlichen Erfahrungen in Deutschland. Die Daten wurden mithilfe eines biografisch-narrativen Interviews erhoben.

Episodisches Interview

Da sich in reinen Erzählungen, wie z. B. beim narrativen Interview, biografische Prozesse sehr gut untersuchen lassen, treten andere Aspekte wie z. B. Meinungen, Einstellungen oder Reflexionen eher in den Hintergrund. Im episodischen Interview lassen sich beide Aspekte gut vereinen. Diese Form des Interviews ist eine Mischung von Erzählung und Befragung. Es wurde konzipiert, um zwei Bestandteile persönlichen Wissens erfassen zu können: die erfahrungsnahen Anteile, die auf eine konkrete Situation bezogen sind, und abstrakte, verallgemeinernde Annahmen und Zusammenhänge.

Ziel des episodischen Interviews ist es, der Interviewpartnerin die Möglichkeit zu geben, Erfahrungen darzustellen (in allgemeiner, vergleichender

Form etc.) und gleichzeitig die entsprechenden Episoden und Geschichten dazu zu erzählen. Es geht dabei darum, verschiedene Arten des Wissens, die die Befragte rund um ein Erlebnis, eine Erfahrung, einen Zustand etc. besitzt, hervorzubringen: episodisches Wissen (in Form von erzählender Darstellung) und semantisches Wissen (in Form von argumentativer, theoretischer Darstellung).

Zu diesem Zweck wird ein Interviewleitfaden entwickelt, der Fragen und Erzählaufforderungen zu all jenen Aspekten und Bereichen enthält, die die Interviewerin erforschen möchte (vgl. Flick 2002).

> **Beispiel**
> Mit den ersten Fragen wird die Interviewpartnerin aufgefordert, ihre ganz persönlichen Definitionen des Forschungsgegenstandes (in diesem Beispiel sei es die Gesundheit) darzulegen und entsprechende Situationen zu schildern: „Was ist das für Sie – Gesundheit?" oder „Was ist das für Sie – Lebensqualität?" – „Erzählen Sie mir bitte ein Beispiel, an dem das deutlich wird!"
>
> Daran anschließend erfolgt die Aufforderung, zu erklären, warum der Forschungsgegenstand für das tägliche Leben der Interviewpartnerin von Bedeutung ist: „Erzählen Sie mir, wie ein typischer Tagesablauf bei Ihnen aussieht! Wie verwirklichen Sie hier Ihr Prinzip von Gesundheit?"
>
> Dann kann man z. B. fragen, welche persönliche Beziehung die Interviewpartnerin zu zentralen Aspekten des Forschungsgegenstandes hat: „Was bedeutet es für Sie, in Ihrer beruflichen Tätigkeit Gesundheit zu fördern? Schildern Sie mir bitte eine entsprechende Situation!"
>
> Abschließend kann die Interviewpartnerin gebeten werden, sich zu allgemeinen Aspekten des Forschungsgegenstandes zu äußern und ihre subjektive Sicht zu schildern. *(Flick 2002, S. 210)*

> **Beispiel für eine Forschungsarbeit mit einem episodischen Interview**
> Ninaus-Metzing (2010) setzt in ihrer Arbeit zum Thema „imperativer Stuhldrang" das episodische Interview ein, da es ihr zum einen um den Aspekt der Klärung des Begriffes „imperativer Stuhldrang" aus der subjektiven Perspektive Betroffener geht, zum anderen um Alltagserfahrungen der Betroffenen, wobei deren Erleben im Vordergrund stehen sollte. Da die Betroffenen schon sehr lange mit diesem

Zustand gelebt haben, können sie zum einen ihren Alltag mit der Erkrankung in Form von persönlichen Geschichten darstellen, zum anderen reflektiv-abstrahierend auf das Phänomen selbst blicken.

Problemzentriertes Interview

Das problemzentrierte Interview wurde von dem deutschen Psychologen Andreas Witzel konzipiert. Ziel dieser Form von Interview ist es, die persönliche Sichtweise der Befragten zu gewissen Problembereichen innerhalb der Gesellschaft zu erfassen. Anhand eines flexiblen Interviewleitfadens werden all jene Aspekte eines Problems behandelt, die von der Forscherin als relevant erachtet werden. Im Interview soll die Befragte möglichst frei zu Wort kommen, damit es einem offenen Gespräch möglichst nahe kommt. Der Schwerpunkt liegt aber auf einer bestimmten Problemstellung, die die Interviewerin einbringt und auf die sie immer wieder zurückkommt. Das problemzentrierte Interview ist durch drei zentrale Begriffe gekennzeichnet:

- **Problemzentrierung** (d. h. das Interview ist auf ein vorab definiertes, gesellschaftlich relevantes Problem fokussiert)
- **Gegenstandsorientierung** (d. h. die Methode orientiert sich am Gegenstand und wird an ihm entwickelt und modifiziert. Der Interviewleitfaden stellt kein starr vorgefertigtes Instrumentarium dar, sondern muss in seiner konkreten Ausgestaltung laufend an den jeweiligen Gegenstand angepasst werden)
- **Prozessorientierung** (d. h. die Daten werden schrittweise gewonnen, geprüft und reflektiert) *(vgl. Lamnek 2005; Mayring 2002)*

Anwendung findet diese Form des Interviews bei Fragestellungen, die keinen rein explorativen Charakter mehr haben (d. h. bei Problemen, über die bereits etwas bekannt ist) oder bei stärker theoriegeleiteten Fragestellungen, wo konkrete und spezifische Fragen im Vordergrund stehen.

> **Beispiel für ein problemzentriertes Interview**
>
> Hayder und Schnepp (2010) verfolgten in ihrer qualitativen Forschungsarbeit das Ziel, Einblicke in das Erleben und Gestalten des Alltags von harninkontinenten Menschen und pflegenden Angehörigen zu erhalten. Zur Datensammlung führten sie 47 problemzentrierte Interviews mit 32 Betroffenen und 15 pflegenden Angehörigen durch.

Experteninterview

Das Experteninterview ist eine gute Methode, um komplexe Wissensbestände über soziale Sachverhalte zu erforschen und diese zu rekonstruieren. Expertinnen sind Menschen, die ein ganz besonderes Wissen über einen sozialen Sachverhalt haben. Diese Menschen haben eine ganz besondere Rolle in einem sozialen Kontext. Das heißt jedoch nicht immer, dass die angesprochenen Expertinnen eine privilegierte Stellung haben müssen (also Politikerinnen, Managerinnen oder Professorinnen sein müssen, um als Expertinnen zu gelten). Will man der Frage nachgehen, welche Strukturstärken und -mängel das österreichische Gesundheitssystem aufweist, so ist es durchaus auch berechtigt, Initiatorinnen von Selbsthilfegruppen chronisch kranker Menschen oder Eltern schwerst behinderter oder chronisch kranker Kinder oder pflegende Angehörige eines Menschen mit Demenz als Expertinnen zu befragen.

Aber nicht jedes Interview mit Betroffenen ist ein Experteninterview (obwohl man davon ausgehen kann, das ein kranker Mensch im subjektiven Sinne Experte für seine Erkrankung ist). Es kommt auf das Ziel, die Fragestellung und daher auf die Rolle der Interviewten an. Besteht das Forschungsanliegen darin, etwas über die subjektive Bedeutung einer Krebserkrankung oder über das Erleben von chronischen Schmerzen bei Frauen mit rheumatischer Erkrankung herauszufinden, so stehen die Betroffensicht, die subjektive Deutung und das Erleben im Vordergrund. In diesem Fall wäre das Interview kein Experteninterview.

„Als Experte wird angesprochen, wer in irgendeiner Weise Verantwortung trägt für den Entwurf, die Implementierung oder Kontrolle einer Problemlösung und über einen privilegierten Zugang zu Informationen über Personengruppen und Entscheidungsprozesse verfügt." (Meuser/Nagel 1991, zit. nach Müller-Mundt 2002, S. 270)

Das bedeutet zum einen, dass eine Expertin mehr ist als eine bloße Akteurin in dem bestimmten Feld, in dem sie sich bewegt. Zum anderen sind die Expertinnen als Personen nicht das eigentliche Objekt der Untersuchung; sie werden als „Zeuginnen" für ein die Forscherin interessierendes Phänomen angesehen (persönliche Gefühle, Gedankenwelten, Erlebtes sind hier von geringem Interesse). Das heißt, weniger die Person selbst, sondern Ziel und Zweck der Untersuchung charakterisieren das Experteninterview und somit die Rolle der Interviewpartnerinnen (Gläser/Laudel 2004). Die Interviewpartnerinnen werden in ihrer Eigenschaft als Expertinnen für ein bestimmtes Handlungsfeld angesprochen (weniger als ganze Person) und nicht als Einzelfall, sondern als Repräsentantin für eine ganze Gruppe.

Weil das Experteninterview zur Ermittlung von Kontextwissen dient, wird es oft in der explorativen Phase eines Forschungsprojekts eingesetzt, z. B. zur Entwicklung oder Validierung eines Konzepts. Diese Form des Interviews ist kein Vertreter der klassischen qualitativen Forschung, da sie weniger Theoriebildung zum Ziel hat. Meist handelt es sich dabei auch um Interviews mit höherem Standardisierungsgrad, denen ein sehr konkreter Leitfaden zugrunde liegt.

> **Beispiel**
>
> Rogner (2007) untersuchte in seiner Arbeit die Voraussetzungen für eine effektive und nachhaltige Einführung von Primary Nursing in der ambulanten Pflege. Er ging dabei der Frage nach, ob und inwieweit Primary Nursing als Pflegeorganisationssystem für das ambulante Setting in Österreich aus Sicht von Pflegeexpertinnen umsetzbar ist und welche Voraussetzungen dafür getroffen werden. Er führte dazu Experteninterviews durch. Als Expertinnen wurden zum einen Pflegedienstleitungen aller relevanten ambulanten Pflegeeinrichtungen (-anbieterinnen) aus drei Bundesländern in Österreich ausgewählt. Zusätzlich wurden zwei Expertinnen befragt, die aufgrund ihres beruflichen Hintergrundes einen guten Einblick in und Überblick über die gesamtösterreichische Situation ambulanter Versorgungseinrichtungen und Strukturen im Pflegebereich hatten, sowie eine Expertin, die darüber hinaus über internationale Erfahrungen im Bereich der Versorgungsstrukturen verfügte.

5.2.2.3 Interviewleitfäden

Der Interviewleitfaden ist eine **Gedächtnisstütze** für die Interviewerin. Er soll sie daran erinnern, über welche Themen sie sprechen möchte und ein paar Formulierungen für ihre Fragen bieten. Im Leitfaden werden die Themen und Fragestellungen, die man vorher theoretisch ausgearbeitet hat, in die Praxis umgesetzt. Keinesfalls sollte man jedoch das Gespräch dem Leitfaden anpassen und die formulierten Fragen wörtlich so stellen, wie sie aufgeschrieben sind. Ein Interviewleitfaden ist kein Instrument, das man starr befolgen soll, sondern eine Hilfe, die dem Gesprächsverlauf flexibel angepasst werden kann (vgl. Morse/Field 1998).

Je nach Standardisierungsgrad, Thema oder persönlichen Vorlieben bestehen Interviewleitfäden aus mehreren konkreten Fragen oder nur aus einer großen Fragestellung mit Merkhilfen.

Der Interviewleitfaden spiegelt die Grundstruktur des Gesprächs wider, die aus der Fragestellung heraus logisch entwickelt wird. Grundlage dafür sind die Forschungsfragen (siehe Kap. 8.3.2). Die Schlüsselfrage lautet: „Welche Fragen muss ich der Interviewpartnerin stellen, damit ich eine Antwort auf meine Forschungsfrage bekomme?"

Beispiel für einen Interviewleitfaden

Vorab:
- Einverständniserklärung einholen
- nochmals Intention und Ablauf erklären
- Anonymität betonen
- Tonband einschalten

Einstiegsfrage:
- *Wie geht es Ihnen mit der Pflege ... (Ihres Angehörigen)?*

Belastungsbewältigung/Merkhilfen und Alternativfragen:
- *Was unternehmen Sie, um mit pflegerischen Belastungen besser umgehen zu können?*
- *Wie verarbeiten/bewältigen Sie diese Belastungen?*

Entlastungs- und Unterstützungsbedarf/Merkhilfen und Alternativfragen:
- *Was würden Sie sich für eine stärkere Entlastung wünschen?*
- *Welche Unterstützung bräuchten Sie, um im Alltag mehr Entlastung zu erfahren?*
- *Welche Hilfe benötigen Sie zur Entlastung im Alltag?*
- *Was kann die Pflege im Speziellen zu Ihrer Entlastung beitragen?*
- *Was müsste sich in Ihren Augen ändern?*

Schlussfrage:
- *Gibt es noch etwas, was Sie gerne anmerken möchten?*
- Bedanken für das Gespräch und Überleitung zu Angaben zur Person

Allgemeine Daten:
- Dauer der Pflege
- Pflegestufe/Pflegebedürftigkeit
- Familiäres Verhältnis zur Gepflegten
- Alter der Gepflegten
- Alter der Pflegenden
- (ehemaliger) Beruf der Pflegenden
- Geschlecht der Pflegenden

Quelle: Kummer 2007

Entwicklung von Interviewleitfäden

Bei stärker problemzentrierten Interviews kann man z. B. thematische Felder aus der Forschungsfrage entwickeln, die die Grundlage für die Fragen im Leitfaden bilden.

> **Beispiel**
>
> **Forschungsfragen:**
> *Wie entstehen Frauenkarrieren? Wie sehen Frauen, die Karriere gemacht haben, ihr Leben?*
>
> **Entwicklung des Leitfadens:**
>
> | Thema 1:
Berufsmotivation
▼ | Thema 2:
Karriereentwicklung
▼ | Thema 3:
Lebenssituation
▼ |
> |---|---|---|
> | Subthemen
Berufswunsch
....
....
....
▼ | Subthemen
Berufsweg
karrierefördernde/-hemmende Faktoren
....
▼ | Subthemen
Privatleben,
berufliche Situation,
Ziele
....
▼ |
> | Interviewfrage(n) | Interviewfrage(n) | Interviewfrage(n) |

Achtung: Diese schematische Darstellung soll nicht dazu verleiten, einen Operationalisierungsprozess im Sinne der quantitativen Forschung durchzuführen. Hier geht es nicht darum, vorab karrierefördernde Faktoren zu definieren, sie zu operationalisieren und abzufragen (das wäre deduktives Vorgehen). Vielmehr muss man sich überlegen, welche offenen Fragen man stellen kann, um zu erfahren, was der Betroffenen auf ihrem Karriereweg geholfen hat.

Will und muss man offener an ein Thema herangehen, so muss man gegebenenfalls andere Wege finden. Helfferich (2005) beschreibt einen sehr „praktischen Weg" zu einem Leitfaden und nennt es das **„SPSS-Prinzip"**. Damit soll sichergestellt werden, dass das Grundprinzip der Offenheit gewahrt wird, zugleich aber auch, dass die für das Forschungsinteresse notwendige Strukturierung vorgegeben wird. Hinter der Abkürzung SPSS (die nichts mit dem gleichnamigen Statistikprogramm zu tun hat) stehen vier Schritte: Sammeln, Prüfen, Sortieren und Subsummieren.

1. Schritt: Sammeln

Beim ersten Schritt geht es darum, alle Fragen zu sammeln, die im Zusammenhang mit dem Forschungsinteresse stehen. Es sollen dabei möglichst viele Fragen gesammelt werden, und es geht zu diesem Zeitpunkt noch nicht um korrekte Formulierung oder um inhaltliche Relevanz.

2. Schritt: Prüfen

Jetzt geht es darum, diese Liste zu reduzieren und zu strukturieren. Die Fragen werden auf ihre Eignung im Zusammenhang mit der Forschungsfrage (dem Forschungsvorhaben) und auf eventuell dahinter stehende theoretische Vorannahmen geprüft. Weiters wird geprüft, ob die Fragen genügend Potenzial haben, die zukünftige Interviewpartnerin zum Erzählen, Schildern, Erläutern etc. anzuregen. Eliminiert werden dabei auch Faktfragen oder Fragen, die nur dazu dienen, Vorannahmen zu bestätigen oder bestehendes Wissen „abzufragen".

3. Schritt: Sortieren

Hier findet in erster Linie das Sortieren der verbleibenden Fragen statt, wobei die inhaltliche Logik des Themas im Vordergrund steht.

4. Schritt: Subsummieren

Im letzten Schritt, beim Subsummieren, erhält der Leitfaden seine besondere Form. Helfferich empfiehlt hier, für jedes im dritten Schritt gebündelte Thema einen guten Einstieg, eine Erzählaufforderung zu finden. Diese Erzählaufforderung wird dann in der ersten Spalte einer Tabelle eingetragen. In der zweiten Spalte wird die reduzierte Frageliste, die diesem Aspekt zugeordnet ist, notiert (entweder in ganzen Sätzen oder in Stichworten). Diese Fragen können als Memos für mögliches Nachfragen genutzt werden, falls eines dieser Themen nicht – obwohl durch die Erzählaufforderung stimuliert – angesprochen wird. In der dritten Spalte werden obligatorische Fragen eingetragen, die unter diesem Thema allen Interviewpartnerinnen gestellt werden, und in der vierten Spalte mögliche Hilfestellungen, Erzählaufforderungen, Steuerungsfragen, die helfen können, den Erzählfluss aufrechtzuerhalten. *(Helfferich 2005, S. 161–168)*

Im formalen Aufbau folgt der Interviewleitfaden dem Verlauf eines Gesprächs. Prinzipiell ist ein Interview in drei Phasen gegliedert, nämlich in

1. *Einstiegsphase* (Gesprächsbeginn, Einstiegsfrage),
2. *Hauptphase* (Erzählphase, Fragen nach der zentralen Problematik, Nachfragen) und

3. *Abschlussphase* (Angaben zur Person, Dank, Klären der weiteren Vorgangsweise).

Die *Einstiegsfrage* muss sehr sorgfältig gewählt werden, da sie auf das Thema hinführen und den ersten Impuls zum Erzählen geben soll. Auswahlkriterien für eine Einstiegsfrage sind nach Froschauer/Lueger folgende:
- Schließt die Fragestellung an die konkrete Lebenswelt der interviewten Person an?
- Steht die Frage in engem Zusammenhang mit dem interessierenden Thema?
- Öffnet sie einen weiten Raum für Antworten, ohne die interviewte Person zu überfordern?
- Bezieht sich die Frage auf die angesprochene Person, ohne dass sie sich benützt oder missbraucht fühlt? *(Froschauer/Lueger 2003, S. 69)*

Als Hilfe oder Unterstützung, vor allem beim Einstieg in das Interview, kann auch die Methode der *„Visualisierung"* eingesetzt werden. Dabei kann man Fotos, Kärtchen, Grafiken etc. verwenden, z. B. als Anstoß zur Erinnerung an ein Ereignis, an eine Situation, über die man den Einstieg in das Interview gestalten möchte, oder auch als Hilfe, um einen abstrakten Begriff wie „Würde" oder „Selbstkonzept" leichter fassbar zu machen.

> **Beispiel**
>
> Trattnig (2011) führte im Rahmen ihrer Studie „Brustamputation nach malignem Tumor – Auswirkungen auf das Selbstkonzept betroffener Frauen" qualitative Interviews mit Betroffenen durch. Der Gesprächseinstieg in das Interview erfolgte basierend auf dem „Personenzeichnen" – einem projektiven Verfahren, einer Technik zur Erfassung des Körperbildes. Personen, die aufgefordert werden, ein Bild über sich anzufertigen, greifen auf Wahrnehmungen, Gefühle und Erfahrungen zurück, welche im Zusammenhang mit dem eigenen Körper stehen. Die Befragten wurden aufgefordert, eine Zeichnung anzufertigen – ein Bild als Symbol dafür, wie sie sich selbst heute sehen. Diese Herangehensweise machte es leichter, sich an die erlebten Erfahrungen der Teilnehmerinnen heranzutasten.
>
> Um die vier Aspekte des Selbstkonzepts und somit die doch sehr abstrakten Themenkreise für die Interviewpartnerinnen greifbarer zu machen, wurden diese auf Kärtchen geschrieben und zum Gesprächseinstieg rund um das gezeichnete Bild der Frauen platziert. Die Interviewpartnerinnen hatten somit die Möglichkeit, zu ent-

> scheiden, mit welchem Thema sie beginnen bzw. ob sie das Gespräch weiter führen wollten. Diese Bausteine waren während des ganzen Gesprächs immer visuell präsent, und die Frauen konnten damit „ihre" Struktur des Gesprächs entwickeln, hatten jedoch auch etwas, woran sie sich anhalten konnten, wo sie sich selbst wieder auf das Thema zurückführen konnten.

Achtung! Häufige Fehler, die sich bei der Formulierung von Fragen in Interviews zeigen, sind:
- zu abstrakte Fragen (dabei werden häufig die Forschungsfragen zu Interviewfragen)
(z. B.: *„Beschreiben Sie bitte den Einfluss des Stillens auf Ihre Beziehung zu Ihrem Kind"*)
- zu „schöne" Formulierungen
(z. B.: *„Beschreiben Sie Ihre Empfindungen dabei"*)
- Prädeterminierung – Suggestion
(z. B.: *„Denken Sie, dass die Reaktionen Ihrer Umgebung Einfluss nehmen auf Ihr Verhalten beim Stillen?"*)
- geschlossene Fragen
(z. B.: *„Erleben bzw. erkennen Sie als langzeitstillende Mutter Unterschiede zu anderen, nicht mehr stillenden Müttern?"*)

5.2.2.4 Die Durchführung von Interviews

Das Einsetzen von Interviews als Forschungsmethode ist komplex, beschränkt es sich doch nicht nur auf das Stellen von Fragen. Zentrale Punkte dabei sind die Auseinandersetzung mit Interviewerkompetenzen, dem Anbahnen und Eingehen einer Gesprächsbeziehung und das Planen von guten Rahmenbedingungen. Es braucht daher zum einen organisatorische Fähigkeiten, aber auch Kompetenzen in der Gesprächsführung und eine hohe Reflexionsfähigkeit, um eine gute Interviewerin zu sein.

Die Interviewerin: Rolle, Verhalten und „Techniken"

In einem qualitativen Interview geht man mit seiner Interviewpartnerin immer eine kommunikative Beziehung ein. Daher ist es wichtig, sich auch über die **Rollenbeziehungen** in einem Interview Gedanken zu machen.

Die Frage ist zunächst, worin die ideale Rolle der Interviewerin besteht? Im besten Fall nimmt sie eine Position ein, die zwischen der einer Fachfrau und einer naiven Lernbegierigen liegt. Einerseits soll die Interviewerin in

Bezug auf den Untersuchungsgegenstand nicht völlig naiv erscheinen (die Befragte könnte sonst das Gefühl haben, dass ihre Antworten nicht verstanden werden). Je spezieller das Untersuchungsthema ist, desto eher muss sich die Interviewerin ein Minimum an Wissen über diesen Gegenstand aneignen. Andererseits darf sie nicht so erscheinen, als ob sie alles wüsste, was die Befragte zu sagen hat.

Die Interviewerin sollte *außerhalb der Machthierarchie* stehen, in der sich die Befragte normalerweise befindet. Ansonsten kann es in der Interviewsituation zu einem Rollenkonflikt kommen, der die Qualität des Interviews sicher beeinträchtigt. Die Interviewpartnerin sollte, wenn möglich, auch nicht aus dem Bekanntenkreis der Interviewerin stammen, da aufgrund des Naheverhältnisses gewisse Dinge nicht mehr gesagt werden, weil sie als bekannt vorausgesetzt werden, bzw. zu wenig nachgefragt wird, weil viele Hintergründe der Interviewerin bereits vertraut sind.

Ein spezieller Fall ist das *Interview mit Kolleginnen*: Die Interviewerin ist dabei eine „kulturelle Insiderin". Das kann ein Vorteil sein, da sie mit der Sprache, den Normen u. Ä. dieser Kultur vertraut ist und eventuell von der Interviewpartnerin einen „Vertrauensvorschuss" bekommt. Der Nachteil besteht darin, dass die Interviewerin der Situation nicht mehr ganz offen gegenüberstehen kann, da sie aufgrund ihrer persönlichen Erfahrungen bereits eigene Normen und Werte innerhalb dieser Kultur entwickelt hat. Es kann dadurch zu Vorurteilen, Fehlinterpretationen oder einer zu starken emotionalen Beteiligung der Interviewerin kommen (vgl. Holloway/Wheeler 1997, S. 71 f.).

Will man mittels eines Interviews zu aussagekräftigen qualitativen Daten kommen, muss man sich *sprachlich gut ausdrücken* können und braucht Erfahrung im Führen von Interviews. Die Qualität eines Interviews hängt nicht nur von der Qualität der Fragen ab, sondern auch von der Qualität der Interviewerin!

Neben den sogenannten „Interviewtechniken", die die Gesprächsführung betreffen (sie werden weiter unten ausgeführt), sind auch **Umgangsformen** für das Gelingen eines Interviews nicht unbedeutend. Sie betreffen das Betragen und das Auftreten. Die Interviewerin sollte immer einen seriösen Eindruck machen, da sie mit ihrer Person auch die Seriosität der Forschung verkörpert. Als Interviewerin sollte man zeigen, dass

- man das Interview ernst nimmt;
- man ernsthaftes Interesse an dem zeigt, was die Befragte sagt;
- das Gesagte für die Forschung wichtig ist.

Mit seinem Ausdruck und seiner Haltung sollte man der Befragten vermitteln, dass man als Forscherin auf ihr Expertenwissen angewiesen ist.

Die Interviewerin sollte auf Äußerungen der Interviewpartnerin weder Befremden noch Missbilligung zeigen, aber auch keine enthusiastische Zustimmung (z. B. wenn die Meinungen übereinstimmen). Man nimmt am besten eine Haltung des *freundlichen Gewährenlassens* ein. (Man kann beispielsweise sagen: „Ich sehe, was Sie meinen" oder „Das ist sehr interessant, was Sie da sagen", aber nie: „Ja, genauso denke ich!")

Eine gute Interviewerin muss auch über *sprachliche Kompetenzen* verfügen: sie muss fähig sein, ein Gespräch zu führen, das Gegenüber zum Reden anzuregen, sich selbst dabei zurückzunehmen und aufmerksam zuzuhören. Neugierde und Interesse daran, Neues zu erfahren und zu lernen, Freude an Gesprächen mit und an Kontakten zu anderen Menschen sind ebenfalls wichtige Grundvoraussetzungen.

Man sollte sich darum bemühen,
- aufmerksam und interessiert zuzuhören;
- sich auf die Person zu konzentrieren, mit der man gerade spricht;
- der Befragten das Gefühl zu geben, „da" zu sein;
- die Gesprächspartnerin zu ermutigen (mit Kopfnicken oder aufmunternden Zwischenbemerkungen);
- eine neutrale, angstfreie Umgebung zu schaffen (wobei einfühlsames Verhalten hilfreich ist);
- auf die Körpersprache (nonverbale Kommunikation) zu achten;
- die Gesprächspartnerin nicht anzutreiben, sondern auch Schweigen zuzulassen.

Vermeiden sollte man,
- zu viele Fragen oder mehrere Fragen auf einmal zu stellen;
- allzu simple oder geschlossene Fragen zu stellen (die mit ja oder nein beantwortet werden können);
- eigene Meinungen von sich zu geben;
- Beratung;
- Suggestionen.

Rahmenbedingungen und Interviewsituation

Ein Interview beginnt nicht erst beim Fragen selbst. Kontaktaufnahme, Rahmenbedingungen und formaler Ablauf eines Interviews sind ebenfalls wichtig für das Gelingen.

Die **Rekrutierung** der Interviewpartnerinnen kann über Institutionen, über Bekannte oder auch über Anschläge, Flugblätter u. Ä. erfolgen. Bereits einige Zeit vor dem Interview muss Kontakt mit den zu interviewenden Personen aufgenommen werden (und nicht erst zu Beginn des Interviews),

und zwar von der Interviewerin selbst. Zur Kontaktaufnahme gehört, der Interviewpartnerin über folgende Punkte Orientierung zu geben:
- Wer ist die kontaktierende Person und wen repräsentiert sie?
- Worum geht es in der Untersuchung und was ist das Ziel?
- Warum wurde gerade diese Interviewpartnerin ausgewählt und welche Erwartungen werden an sie gestellt?
- Kurzes Abklären der Rahmenbedingungen und Fixieren der ersten Vereinbarungen (Zeitpunkt und Dauer des Interviews, Ort etc.)

Die **Rahmenbedingungen**, die bei der Planung eines Interviews berücksichtigt werden sollten, beziehen sich in erster Linie auf den Ort, die Dauer, die Art der Datenerfassung und die Aufklärung der Interviewpartnerin.

Der *Ort* sollte, soweit es möglich ist, von der Gesprächspartnerin bestimmt werden, denn nur wenn sie sich in der gewählten Umgebung wohlfühlt und wenn diese natürlich und möglichst angst- und sanktionsfrei ist, kann es zu einem lockeren, ungezwungenen Gespräch kommen. Der gewählte Ort sollte aber nach Möglichkeit störungsfrei sein, da Unterbrechungen und Ablenkungen die Qualität eines Interviews negativ beeinflussen.

Die *Dauer* des Interviews hängt vom Thema, vom Zustand der Befragten und von ihrer prinzipiellen Gesprächsbereitschaft ab. Ein qualitatives Interview kann auch einige Stunden dauern. Wichtig ist es, die Befragte vorher über die ungefähre Länge des Gesprächs zu informieren.

Ein qualitatives Interview sollte immer mit einem *Tonband* aufgenommen werden. Das Mitschreiben stört den Gesprächsfluss, sodass wichtige Techniken wie Blickkontakt oder die Vermittlung nonverbaler Signale des Verstehens nicht einsetzbar sind. Außerdem ist wörtliches Mitschreiben kaum möglich und man erhält bruchstückhaftes Datenmaterial, das schwer auszuwerten ist. Die Interviewpartnerinnen müssen jedoch ihre Zustimmung zu der Tonbandaufnahme geben.

Zusätzlich zu den Tonbandaufzeichnungen sollte man zu jedem Interview ein *Gesprächsprotokoll* anfertigen, um wichtige Zusatzinformationen, die auf dem Tonband nicht hörbar sind, festzuhalten (wie z. B. Störfaktoren, emotionale Reaktionen, Besonderheiten im Umfeld, Besonderheiten an der Interviewsituation, eigene Empfindungen etc.)

Die Interviewten müssen spätestens zu Beginn des Interviews über seinen *Sinn und Zweck* aufgeklärt werden, jedoch in einer Art und Weise, die die Befragten möglichst wenig beeinflusst. Auch muss den Befragten spätestens hier Anonymität zugesichert werden. Die Aufklärung und sämtliche Abmachungen, die getroffen werden, sollten schriftlich festgehalten und von der Interviewpartnerin in Form einer *Einverständniserklärung* unterschrieben werden, um Missverständnisse und spätere Komplikationen zu vermeiden.

5.2.3 Das Interview mit Gruppen als Sonderform der mündlichen Befragung

Wie schon in Abschnitt 5.2.1 erwähnt wurde, können Interviews als Einzelinterviews, aber auch mit mehreren Menschen gleichzeitig durchgeführt werden. Dies stellt eine ganz besondere Situation dar und wird – je nach Ausrichtung – zu ganz bestimmten Forschungszwecken eingesetzt.

Interviews mit Gruppen unterscheiden sich von Einzelinterviews insofern, als sie auf einer gemeinsamen Wahrnehmung der Wirklichkeit beruhen (vgl. Holloway/Wheeler 1997, S. 173). Anders als beim Einzelinterview nutzt man beim Gruppeninterview auch die Interaktion der Teilnehmerinnen, um Daten zu erhalten und zu verstehen (vgl. Kean 2000, S. 147).

Ziele sind beispielsweise:
- Erkundung von Meinungen und Einstellungen der einzelnen Gruppenteilnehmerinnen;
- Ermittlung von Meinungen und Einstellungen der ganzen Gruppe;
- Feststellen der „öffentlichen" Meinung;
- Erforschen von gruppenspezifischen Verhaltensweisen;
- Erforschen von Gruppenprozessen, die zur Bildung einer bestimmten individuellen oder einer Gruppenmeinung führen.

(vgl. Lamnek 2005, S. 416)

Diese Methode der Datenerhebung erfreut sich (auch, aber nicht nur) in der gesundheitswissenschaftlichen Forschung zunehmender Beliebtheit. Es existieren jedoch verschiedene Begrifflichkeiten, die sich in ihrer methodischen Konsequenz oft nicht eindeutig voneinander abgrenzen lassen. Man spricht von „Gruppendiskussion", „Gruppeninterview", „Focus Group" oder „Focus Group Interview". Die unterschiedlichen Begrifflichkeiten lassen sich zum Teil aus ihren verschiedenen Wurzeln erklären – der Begriff „Focus Group" kommt aus dem angloamerikanischen Raum und hat seine Wurzeln in der Marktforschung, der Begriff der Gruppendiskussion und des Gruppeninterviews ist in der deutschsprachigen Sozialforschung verwurzelt. Die methodische Abgrenzung ist nicht so eindeutig (und kann bzw. soll auch gar nicht so strikt gezogen werden), aber man kann sagen, dass Gruppendiskussionen mehr auf das gemeinsame Diskutieren eines Themas ausgerichtet sind und dass das Ziel nicht nur auf der inhaltlichen Ebene des Geschehens liegt, sondern auch das Erforschen von gruppenspezifischen Verhaltensweisen und Gruppenprozessen im Vordergrund steht. Bei den Focus Groups hingegen richtet sich der Fokus auf eine gezielte inhaltliche Problemstellung und ihre Beantwortung (wobei hier eine Diskussion zwischen den Teilnehmerinnen nicht ausgeschlossen, sondern ebenfalls dafür genutzt wird). In der Folge wird diese Methode eher im Sinne des Focus-Group-Interviews näher beleuchtet.

Focus Groups

"A focus group is an indepth, open ended group discussion that explores a specific set of issues on a predefined topic." (Goodman/Evans 2010, S. 358)

Krueger und Casey (2009, S. 6) formulieren fünf Charakteristika von Focus Groups, die zugleich eine kompakte Beschreibung dieser Interviewart liefern. Es geht dabei um (1) Menschen, die (2) etwas Gemeinsames vertreten (die z. B. eine gemeinsam gemachte Erfahrung haben oder die alle Expertinnen auf einem bestimmten Gebiet sind) und durch (3) eine fokussierte Diskussion (4) qualitative Daten produzieren, die (5) dazu beitragen, ein besseres Verständnis von oder tiefergehende Informationen über das Thema zu erhalten.

Focus Groups spielen eine zunehmend wichtige Rolle in der Pflegewissenschaft und werden als Forschungsmethode in zweierlei Weise genützt: zum einen, um die Ansichten und Meinungen einer ausgewählten Gruppe zu einem Thema zu erfahren, und zum anderen, um das Forum der Gruppendiskussion zu nutzen, um ein größeres Verständnis für und eine tiefere Einsicht in ein Thema zu erlangen (vgl. Goodman/Evans 2010, S. 358).

Focus Groups können beispielsweise eingesetzt werden zur
- Erhebung von Bedarfsprofilen;
- Entwicklung und Evaluation von Programmen und Produkten;
- Evaluation von Qualifizierungsmaßnahmen;
- Evaluation von Innovationsprozessen;
- Auseinandersetzung mit Patientinnen (oder Angehörigensichtweisen) über (auf) Versorgungsprozesse;
- Analyse von Organisationen und deren Strukturen durch Insidersicht.

(vgl. Ewers 2002; Krueger/Casey 2009)

Geschätzt wird an Gruppeninterviews laut Ewers (2002), dass sie
- stärker kontextualisiert sind (durch den Gruppenprozess, in den die Befragung eingebettet ist);
- sehr dynamisch und daher durch den Effekt der Gruppendynamik sehr effizient im Sinne der „Datenproduktion" sind;
- einen stärker partizipativen Charakter haben als Einzelinterviews, da wesentlich mehr Personen involviert werden können;
- kultursensitiv sind (da sie ein geschütztes Forum für „benachteiligte", vulnerable oder „sozial schwächere" Gruppen und Minderheiten bilden);

- als Erhebungsmethode sehr flexibel sind (da sie sowohl als einzige Methode der Datenerhebung oder als Ergänzung zu anderen Forschungsmethoden eingesetzt werden können).

Focus Groups eigenen sich jedoch nicht für jedes Thema (nur weil es „praktisch" erscheint, mehrere Interviewpartnerinnen zu einem Termin versammeln zu können und weil diese Form des Interviews daher den Anschein hat, „effizienter" und „billiger" zu sein als andere Arten). Gruppeninterviews sind vor allem dann sinnvoll, wenn die Forscherin ein Thema aus einer Gruppenperspektive beleuchten und verstehen möchte. Geht es mehr um individuelle Meinungen, Erlebnisse, persönliche Emotionen, so sollte man das Einzelinterview wählen.

Zur Anwendung von Focus Groups

Hier stehen Fragen nach der Art und Anzahl der teilnehmenden Personen pro Gruppe und der Anzahl der Gruppen insgesamt im Mittelpunkt, ebenso wie der Grad der Formalisierung (Strukturierung) und die Rolle der Interviewerin.

Die **Auswahl** der Teilnehmerinnen erfolgt nach dem Kriterium einer gemeinsam gemachten Erfahrung.

Es kann sich um *künstliche Gruppen* (= Gruppen, die gemeinsame Erfahrungen verbinden, sich aber sonst nicht kennen) oder um sogenannte *natürliche Gruppen* (= Mitglieder von Gruppen, die unabhängig vom Forschungsvorhaben existieren, wie z. B. Stillgruppen, Klassenverbände, Selbsthilfegruppen etc.) handeln. Von *homogenen Gruppen* spricht man, wenn sie sich aus Teilnehmerinnen zusammensetzen, die vergleichbar in wesentlichen Eigenschaften sind (z. B. Pflegende von Intensivstationen). *Heterogene Gruppen* setzen sich aus Teilnehmerinnen zusammen, die sich in relevanten Punkten unterscheiden (z. B. Personen aus ambulanten Pflegediensten, praktische Ärztinnen [Hausärztinnen] und ehrenamtliche Mitarbeiterinnen).

Die optimale *Gruppengröße* bewegt sich zwischen sechs und zwölf Teilnehmerinnen, wobei es dafür nur Erfahrungswerte und keine Standards gibt. Je größer eine Gruppe, desto schwieriger ist es, das Interview zu führen, alle Teilnehmerinnen zu Wort kommen zu lassen und ein Transkript anzufertigen; bei weniger als sechs Personen kann es schwierig sein, den „Effekt der Gruppe" zu nützen.

Über die **Anzahl** der durchzuführenden Focus Groups kann man keine einheitliche Aussage machen. Hier gilt – wie bei allen anderen qualitativen Methoden – das Prinzip der Datensättigung. Meist können drei bis fünf Focus Groups zu einem solchen Ergebnis führen (vgl. Ewers 2002), jedoch gibt es je nach Thema und Art der Gruppen (bzw. der Teilgruppe) immer Ausnahmen.

Ein Focus-Group-Interview kann *offener* sein oder *stärker strukturiert*. Das hängt zum einen vom Thema und vom Erkenntnisinteresse ab und zum anderen davon, ob eher die freie Diskussion oder der Erhalt gezielter Informationen im Vordergrund stehen soll.

Die **Interviewerin** – hier kann man sie auch Moderatorin nennen – hat die Aufgabe, das Gespräch zu initiieren (d. h. Fragen zu stellen) und zu lenken, aber auch eine entstehende Diskussion unter den Teilnehmerinnen zu moderieren, die Gruppe oder einzelne Teilnehmerinnen zu motivieren und dafür Sorge zu tragen, dass die Diskussion nicht vom Thema abschweift oder gar eskaliert. Sie muss sich wie beim Interview eher zurückhaltend und nondirektiv verhalten. Ebenso muss sie darauf achten, ihre eigene Meinung, Bewertungen etc. nicht einzubringen; sie hat hier aber noch zusätzlich moderierende und steuernde Aufgaben.

Die Durchführung eines Gruppeninterviews orientiert sich grundsätzlich an einem **phasenhaften Verlauf**, der wie folgt aussehen kann:

1. *Begrüßung und Vorstellung*
   - Die Diskussionsleiterin stellt sich vor.
   - Sie präsentiert kurz das Anliegen und den Gegenstand der Studie und bespricht formale Angelegenheiten wie Freiwilligkeit, Umgang mit den Daten (Anonymität), Aufzeichnung der Daten (Tonband, Protokoll) u. Ä.
   - Die Teilnehmerinnen stellen sich vor.
2. *Warming-up und thematische Einstiegsphase*
   - Die Moderatorin leitet mithilfe eines Stimulus', eines Grundreizes (Einleitungsfrage, Äußerung etc.) ein; dieser Reiz muss spannend sein, d. h. zur Diskussion anregen. Es gibt aber auch andere Methoden, einzusteigen (z. B. Stimmungsbarometer).
3. *Hauptdiskussions- und Fokussierungsphase*
4. *Abschlussphase und Zusammenfassung*
   - Beendet wird die Diskussion, wenn alle Themen angesprochen wurden bzw. wenn der vorgesehene Zeitrahmen ausgeschöpft ist. Die Moderatorin kann abschließend die Diskussion inhaltlich zusammenfassen oder auch Gruppendynamik und Atmosphäre (allein oder gemeinsam mit der Gruppe) reflektieren. Danach wird die weitere Vorgangsweise geklärt (Werden die Teilnehmerinnen noch einmal gebraucht? Wo wird die Studie veröffentlicht? Wie können die Teilnehmerinnen zu den Ergebnissen gelangen? etc.).

(vgl. *Ewers 2002; Lamnek 2005*)

Anstelle eines klassischen Interviewleitfadens entwickelt man diesen Phasen folgend ein **„Szenario"**, das die Moderatorin als Grundlage verwendet.

> **Beispiel**
>
> In einem Evaluationsforschungsprojekt wurden unter anderem Focus-Gruppen-Interviews eingesetzt, um der Frage der Umsetzung eines Versorgungsstrukturprojekts im Palliativbereich und den persönlichen Erfahrungen aus den Palliativteams nachzugehen. Es wurden fünf Focus-Gruppen-Interviews mit den interdisziplinären Palliativteams durchgeführt. Folgendes Skript diente dabei als Grundlage:
>
> **Vorbereitung der Plätze:**
> - mind. fünf Kärtchen (eines davon gefaltet als Namenskärtchen)
> - Stifte
> - Einverständniserklärung
> - soziodemografische Daten
>
> | Zeitrahmen | Inhalt | Material |
> |---|---|---|
> | 30 Minuten | Eröffnung des Treffens und Begrüßung
Vorstellung der Moderatorin, Hintergrund zum Projekt
Zieldefinition:
• Gemeinsam erarbeiten, wie sich Ihre derzeitige Arbeit darstellt, wo Herausforderungen liegen, was verbessert werden kann, was gut läuft
Grundsätzliches:
• Zeitrahmen festlegen, keine Pause geplant
• **Aufnahme** besprechen (wichtig, damit keine Meinung fehlt und wir Ihre Aussagen danach für die Auswertung verwenden können), dazu auch **Einverständniserklärung**
• Erläuterung des Umgangs mit den Daten
Grundregeln für die Diskussion:
• Es geht uns um Ihre Meinungen, es gibt **kein richtig oder falsch**
• Sprechen und diskutieren Sie miteinander. **Meine Aufgabe** wird sein, dass ich die Diskussion moderiere, Fragen stelle, zuhöre und darauf achte, dass alle zu Wort kommen → Das heißt, ich werde nicht mitdiskutieren!
• Alle Beiträge in der Diskussion sind wichtig! Sprechen Sie also bitte nacheinander, damit keine wichtigen Informationen verlorengehen. | optional flipchart |

Zeit-rahmen	Inhalt	Material
	- Ziel ist **nicht Konsens, sondern eine Diskussion!** - Werden Sie auch interaktiv, arbeiten Sie mit den Kärtchen - **Namenskärtchen**: Wir werden nun Kärtchen durchgeben, auf die Sie bitte Ihren Namen schreiben, mit dem Sie während der Diskussion angesprochen werden möchten - **Vorstellung der Teilnehmerinnen** (bitte stellen Sie sich mit dem Namen vor, mit dem Sie angesprochen werden möchten und sagen Sie, was Sie sonst noch über sich erzählen möchten)	optional flipchart
30 Minuten	**Warum, denken Sie, wurde das Reformpoolprojekt initiiert? Was war die Grundidee/Notwendigkeit dahinter?** - Was hat man sich erhofft? (Veränderungen, Verbesserungen) - Was haben Sie sich aus Ihrer Perspektive erhofft?	optional flipchart, Kärtchen
60 Minuten	**Wie wird die Verwirklichung dieser Grundidee bewertet? (Wie konnte die Grundidee umgesetzt werden?)** - Wo bestehen Herausforderungen/Schwierigkeiten in der Begleitung und Versorgung von Schwerkranken, Sterbenden und deren Angehörigen? - Was läuft gut (Benefits)? - Was kann verbessert/verändert werden? - Was soll unbedingt bleiben? Kärtchen austeilen: Zusammenfassend Herausforderungen und Benefits aufschreiben Geordnet nach folgender Struktur: 1. **Projektstruktur – allgemeine Ebene** (Welche Herausforderungen/Besonderheiten gibt es in der Projektstruktur des RPP prinzipiell?) 2. **Gesundheitsregionsspezifika** (regionsspezifische Herausforderungen, Besonderheiten) 3. **Individuelle Ebene/persönliche Ebene** (z. B. Zusammenarbeit im Team) 4. **Eine offene Ebene** (allgemein in Palliativversorgung) (Beschreibung eines typischen Falles, in dem sich die Problematik des Systems widerspiegelt)	optional flipchart, Kärtchen, Magnetwand oder Pinnwand

Zeit-rahmen	Inhalt	Material
20 Minuten	Wie soll die Betreuung von Schwerkranken und Sterbenden in Niederösterreich im Jahr 2025 aussehen? • Visionen • Was soll bleiben? • Weiterentwicklung	optional flipchart, Kärtchen
	Abschluss: Dank und Verabschiedung Fotoprotokoll	

Das Gruppeninterview ist eine anspruchsvolle Interviewmethode. Schwierigkeiten können entstehen, wenn die Diskussion ausufert oder eskaliert und wenn innerhalb der Gruppe Konflikte oder Meinungsverschiedenheiten auftreten. Sehr dominante Personen oder notorische Schweigerinnen erschweren das Gruppeninterview und können es im Extremfall auch verunmöglichen. Weiters ist es technisch oft sehr schwierig, ein Gruppeninterview auf Tonband aufzuzeichnen bzw. ein Transkript der Aufzeichnungen anzufertigen und dieses auszuwerten. Außerdem ist es meist mit hohem organisatorischem und zeitlichem Aufwand verbunden (der nicht unterschätzt werden darf).

Gruppeninterviews finden ihren Einsatz hauptsächlich in der qualitativen Forschung, sie können aber auch quantitative Elemente aufweisen.

5.3 Die Beobachtung

Die Beobachtung wird im Allgemeinen als „ursprünglichste" Form der Datenerhebung bezeichnet, denn sie ist sozusagen eine alltägliche Technik zur Sammlung von Informationen. Wir alle setzen die Beobachtung im täglichen Leben mehr oder weniger gezielt ein, um Vorgänge in der Umgebung oder das Verhalten von Menschen zu verstehen.

Wissenschaftliche Beobachtung unterscheidet sich von Alltagsbeobachtung dadurch, dass sie systematisch geplant (also nicht dem Zufall überlassen) ist und einem bestimmten Forschungszweck dient. Die beobachteten Ereignisse werden dabei systematisch aufgezeichnet. Gegenstand der Beobachtung sind Handlungen und Verhaltensweisen.

5.3.1 Formen der Beobachtung

Es gibt verschiedene Beobachtungsformen, die man nach folgenden Kriterien unterscheiden kann:

- Wissen die beobachteten Personen, dass sie beobachtet werden?
  Von **offener Beobachtung** spricht man, wenn die Beobachteten wissen, dass sie beobachtet werden. Bei der **verdeckten Beobachtung** haben die Beobachteten keine Kenntnis davon.
- Beteiligt sich die Beobachterin an den Handlungen und Gesprächen der beobachteten Person oder nicht?
  Bei der **teilnehmenden Beobachtung** befindet sich die Forscherin selbst in der Situation, die sie beobachten möchte. Sie ist ein Teil davon und arbeitet mit den beteiligten Personen. Bei der **nicht teilnehmenden Beobachtung** hat die Forscherin nur die Rolle der Beobachterin inne und verfolgt die Ereignisse und Handlungen, ohne daran beteiligt zu sein.
- Wird mithilfe eines standardisierten Beobachtungsschemas beobachtet oder gibt es nur eine relativ grobe Anweisung, was beobachtet werden soll?
  Strukturierte Beobachtungen sind solche, denen ein Schema von Kategorien zugrunde liegt. Es wird gezielt beobachtet, was mit dem Schema erfasst werden kann (d. h. was darin enthalten ist). Diese Beobachtungen werden entweder durch Zeichen oder mithilfe von Beschreibungen im Schema festgehalten. Bei **unstrukturierten Beobachtungen** werden alle Ereignisse, Handlungen etc., die während der Beobachtung stattfinden, mittels Beschreibung festgehalten, ohne sich dabei an ein Schema zu halten.
- Findet die Beobachtung unter natürlichen oder unter „Laborbedingungen" statt?
  Feldbeobachtungen sind Beobachtungen in der natürlichen Umgebung der Beobachteten. **Laborbeobachtungen** finden im „Labor" statt, d. h. die beobachteten Situationen werden künstlich herbeigeführt und die Umgebung wird für die Beobachtung verändert.
- Beobachtet man sein eigenes Verhalten oder das einer anderen Person?
  Bei der **Fremdbeobachtung** beobachtet man fremdes, bei der **Selbstbeobachtung** eigenes Verhalten. Hier sind Beobachterin und Beobachtete identisch. *(vgl. Lamnek 2005, S. 565)*

> **Beispiel für eine standardisierte Beobachtung (quantitativ)**
>
> Christen et al. (2005) führten eine kontrollierte quantitative Beobachtungsstudie im stationären Bereich durch, deren Ziel es war, konventionelle und kinästhetische Pflege hinsichtlich ihrer Wirkung auf

die Bewegung und Körperorientiertheit der Gepflegten sowie hinsichtlich der Interaktionsfähigkeit mit den Pflegenden zu vergleichen. Die Beobachtungen wurden bei drei Pflegeinterventionen (Waschen, Umbetten und Mobilisieren) von einer erfahrenen Pflegenden, die nicht zum jeweiligen Pflegeteam gehörte, durchgeführt. Sie benutzte dazu eine Checkliste. Diese bestand aus den operationalisierten Kriterien eines Kinästhetikkonzeptes.

Beispiel für eine teilnehmende Beobachtung

Bräutigam et al. (2005) gingen der Frage der Versorgungskontinuität durch Pflegeüberleitung nach. Sie führten qualitative teilnehmende Beobachtungen durch. Die Beobachterinnen waren also Teil der beobachteten Situation, wenn auch mit tendenziell passivem Partizipationsgrad. Das heißt, sie reagierten zwar auf Ansprache der Beobachteten, um ihr im Einzelfall auch beispielsweise einen Gegenstand zu reichen, jedoch übernahmen sie im Geschehen keine aktive Rolle. Aufzeichnungen über die beobachtete Situation machten sie mittels eines halb strukturierten Erhebungsinstruments (Beobachtungsleitfaden), das sich an den drei Stufen des Interaktionsprozesses orientierte (Bedarfserhebung, Aushandlung und Intervention).

Eine Beobachtung kann mit oder ohne den Einsatz von **Medien** (z. B. Videogeräten) erfolgen. Der Einsatz einer Videokamera hat den Vorteil, dass die beobachtete Situation festgehalten wird. So kann sie wiederholt betrachtet werden. Das erleichtert die systematische Erfassung und vollständige Beschreibung der Szene und beugt Verfälschungen vor.

In der **quantitativen Forschung** ist die Beobachtung standardisiert, strukturiert, idealerweise verdeckt und nicht teilnehmend. Damit soll größtmögliche Objektivität gewährleistet werden.

Ziel der quantitativen Beobachtung ist es, Handlungen oder Verhaltensdimensionen auf ihr Vorkommen und ihre Häufigkeit hin zu erforschen. Dazu wird theoriegeleitet ein Kategorienschema erarbeitet, das die wichtigsten Verhaltensdimensionen enthält. Zu ihrer Aufzeichnung werden Zeichensysteme verwendet. Quantitative Beobachtung können sowohl als Labor- als auch als Feldbeobachtungen angelegt werden. Meist handelt es sich um Fremdbeobachtungen, in seltenen Fällen kommen Selbstbeobachtungen vor.

Die klassische **qualitative Beobachtung** ist die teilnehmende, unstrukturierte Feldbeobachtung. Dadurch soll möglichst große Offenheit und Nähe zum Gegenstand gewährleistet werden. Ziele der qualitativen Beobachtung sind die Beschreibung eines Handlungsfeldes sowie die Beschreibung der dort agierenden Personen und ihrer Interaktionen.

Durch eine Teilnahme an der Situation kann die Forscherin den beobachteten Personen so nahe wie möglich kommen – sie kann die Innenperspektive einer Situation erfassen. Weil kein vorgegebenes Schema verwendet wird, kann man in Bezug auf das, was man beobachtet, offen sein. Man kann jedoch auch bei qualitativen Beobachtungen halb standardisiert vorgehen. (Ähnlich wie bei einem halb standardisierten Interview wird auch hier ein Leitfaden mit den wichtigsten Bereichen der Beobachtung entwickelt; vgl. Mayring 2002, S. 81.)

5.3.2 Bestandteile einer Beobachtung

Die Grundfrage bei einer Beobachtung ist: „Wo möchte ich was wann und wie lange beobachten?" Es geht also um die Festlegung des Beobachtungsfeldes, der Beobachtungseinheiten und der Beobachtungskriterien oder -dimensionen.

Das Beobachtungsfeld

Das Beobachtungsfeld ist der **räumliche und soziale Bereich**, in dem beobachtet werden soll. Um sich für ein bestimmtes Beobachtungsfeld zu entscheiden, muss man Informationen darüber haben, wo und wann ein bestimmtes Verhalten auftreten kann. Im Vorfeld einer Beobachtung muss die Forscherin nähere Angaben zum Feld und zu den darin agierenden Personen sammeln. Je eingegrenzter ein Beobachtungsfeld ist (also ein bestimmtes Territorium oder eine Lokalität), desto einfacher wird sich der Ablauf gestalten. Schwierig wird es immer dann, wenn Verhalten ohne räumliche oder zeitliche Bezugsordnung untersucht werden soll (vgl. Atteslander 2000).

Eine vollständige Beschreibung des Beobachtungsfeldes ist für jede Forschung notwendig. In der qualitativen Feldforschung ist sie jedoch besonders wichtig, da Interpretationen nur im Kontext gegeben werden können.

Beobachtungseinheiten

„Die Beobachtungseinheiten bezeichnen denjenigen Teilbereich sozialen Geschehens, der konkreter Bestandteil der Beobachtung sein soll. Es geht dabei um die Frage ‚Wer und was wird wann beobachtet?'"

(Atteslander 2000, S. 84)

Man unterscheidet **Zeiteinheiten** (z. B.: die Beobachtung findet von 10.00 bis 12.00 Uhr statt) und **Ereignis-** oder **Handlungseinheiten** (z. B. Körperpflege). Bei quantitativen Untersuchungen bemüht man sich um eher kleine Beobachtungseinheiten; meistens werden Zeiteinheiten verwendet. Qualitative Untersuchungen hingegen besitzen (weil sie die Interaktionen möglichst ganzheitlich erfassen wollen) umfassendere Beobachtungseinheiten und ziehen meist keine zeitlichen Schranken zur Abgrenzung heran, sondern Situationen.

Beobachtungskriterien oder -dimensionen

Die Beobachtungsdimensionen werden mithilfe der Frage „Was will ich beobachten?" ermittelt. Bei standardisierten (strukturierten) Beobachtungen werden zunächst **Kategorien** entwickelt, die die Beobachtung leiten sollen. Ein Kategorienschema kann auf zwei Wegen entwickelt werden: entweder aus der Theorie heraus (deduktiv) oder aufgrund von zuvor durchgeführten, unsystematischen Feldbeobachtungen (induktiv).

Für die Entwicklung des Kategorienschemas für eine strukturierte, quantitative Beobachtung gilt dasselbe wie für die Entwicklung eines Fragebogens: Die Variablen der Forschungsfrage oder Hypothese müssen zunächst konzeptionell definiert werden (Was kennzeichnet das Verhalten, das ich beobachten möchte?). Dann werden sie so weit operationalisiert, dass man Indikatoren findet, mit deren Hilfe das zu beobachtende Verhalten „gemessen" werden kann (siehe Kap. 5.1.1). Die Indikatoren müssen inhaltlich so formuliert werden, dass die Beobachtungen eindeutig zugeordnet werden können.

Ein Kategoriensystem für quantitative Beobachtungen sollte folgenden Anforderungen genügen:

- **Eindimensionalität** der Messung (die Kategorien müssen inhaltlich eindeutig sein);
- **Ausschließlichkeit** der Kategorien (jedes beobachtete Verhalten darf nur einer einzigen Kategorie zugeordnet werden können);
- **Vollständigkeit** (das Kategorienschema muss erschöpfend sein, sodass alle möglichen zum Forschungsgegenstand gehörenden Beobachtungen erfasst werden können).

Für die Beobachtung als Methode der qualitativen Forschung kann man unter Umständen halb standardisierte Beobachtungsschemata verwenden, die ähnlich wie ein Interviewleitfaden die wichtigsten Beobachtungsdimensionen beinhalten.

Dem Prinzip der Offenheit in der qualitativen Beobachtung trägt man vor allem dann Rechnung, wenn man kein vorgegebenes Schema verwendet. Man kann also in Bezug auf das, was man beobachtet, offen sein.
Man kann drei Phasen des offenen teilnehmenden Beobachtens unterscheiden:

1. die **deskriptive Beobachtung** (dient zur Orientierung im Untersuchungsfeld und liefert umfangreiche, aber noch wenig spezifische Beschreibungen. Man möchte damit das Feld möglichst vollständig erfassen)
2. die **fokussierte Beobachtung** (hier kann sich die Beobachtung auf konkrete Fragestellungen und Prozesse verengen. Diese können durch die erste Phase identifiziert werden)
3. die **selektive Beobachtung** (hier geht es darum, gezielt Belege und Beispiele für die im zweiten Schritt gefundenen Typen, Prozesse etc. zu finden) *(Flick 2005, S. 207)*

Wenn man – gerade in der ersten Phase – völlig frei und ohne vorgegebenes Schema in die Beobachtung geht, kann man folgende Fragen als Orientierung verwenden, um zu einer sogenannten deskriptiven Feldbeschreibung kommen:

- Fragen nach dem Wer (Wie viele Personen gehören zum Umfeld oder nehmen an den Aktivitäten teil? Wer sind sie und welche Rollen nehmen sie ein? Welches sind die Gemeinsamkeiten dieser Personen?)
- Fragen nach dem Was (Was geschieht gerade innerhalb des Beobachtungsbereiches? Welche Handlungsweisen und Verhaltensregeln gibt es? Gibt es einen erkennbaren Ablauf von Tätigkeiten und Verhaltensweisen?)
- Fragen nach dem Wo (Wo finden die Interaktionen statt?)
- Fragen nach dem Wann (Wann finden Gespräche, Interaktionen, Handlungen statt? Wann beginnen sie, wann enden sie? Sind sie immer wiederkehrend oder einmalig?)
- Fragen nach dem Wie (Wie ist die Handlung organisiert? Wie kommunizieren die Beteiligten? Wie laufen die Handlung, die Kommunikation, der Prozess ab?)
- Fragen nach dem Warum (Warum erfolgt diese Aktivität und warum erfolgt sie in dieser Weise? Was geschah nicht und warum? Warum verhalten sich die Angehörigen eines Umfeldes in einer bestimmten Art und Weise? Warum gibt es unterschiedliche Verhaltensweisen?)

(vgl. Holloway/Wheeler 1997, S. 78 f.; Polit et al. 2004, S. 276 f.)

5.3.3 Die agierenden Personen

In jeder Beobachtungssituation agieren zwei Personen(-gruppen): die Beobachterinnen und die Beobachteten. Die **Beobachterrolle** wird in erster Linie festgelegt durch den Grad der Teilnahme am Geschehen. Quantitativ orientierte Forschungen betonen den Aspekt der *forschenden Beobachtung*, der mit einem geringen Grad an Partizipation verbunden ist. Qualitative Forschungen hingegen betonen die *Teilnehmerrolle*. Durch eine Teilnahme an der Situation kann die Forscherin den beobachteten Personen so nahe wie möglich kommen – sie kann die Innenperspektive einer Situation erfassen. Aber auch im Rahmen der qualitativen Forschung kann der Grad der Teilnahme abgestuft betrachtet werden. Flick beruft sich auf die Typologie von Gold (1958), wenn er von vier Typen spricht:

1. die vollständige Teilnehmerin
2. die Teilnehmerin als Beobachter
3. die Beobachterin als Teilnehmerin und
4. die vollständige Beobachterin *(vgl. Flick 2005, S. 201)*

Die Typen 1–3 kann man alle unter „teilnehmerde Beobachtung" reihen – die Zuhilfenahme der Typologie ist aber sehr nützlich, um die eigene Rolle im Feld für sich zu klären.

Genauso wie beim Interview muss man zunächst überlegen, wer die Rolle der Beobachterin einnehmen kann. Die Bekanntheit einer Person im Feld kann Vorteile mit sich bringen (z. B. bringt man ihr eventuell weniger Misstrauen entgegen und sie erhält leichter Zugang zum Feld). Der Nachteil einer zu großen Vertrautheit mit dem Handlungsfeld und den darin agierenden Personen liegt in einer eingeschränkten oder verzerrten Wahrnehmung. Aber auch die (z. B. berufliche) Funktion der Beobachterin – vor allem wenn sie sich den beobachteten Personen gegenüber in einer Machtposition befindet –, das Geschlecht, das Alter oder die Hautfarbe können sich negativ oder positiv auf die Beobachtung auswirken. Man muss daher im Vorfeld gut überlegen, wer geeignet ist, die Beobachtung durchzuführen.

Die Frage, wer beobachtet werden soll, wird teilweise schon durch die Abgrenzung des Beobachtungsfeldes und der Beobachtungseinheiten beantwortet. Die Rolle der Beobachteten als Element der Beobachtung hängt davon ab, ob eine Beobachtung verdeckt oder offen durchgeführt wird.

5.3.4 Möglichkeiten und Grenzen der Beobachtung als Forschungsmethode

Die Beobachtung ist eine wichtige Methode, um direkt etwas über soziales Verhalten zu erfahren – im Gegensatz zur Befragung, mit der man das Verhalten der Menschen nicht direkt untersuchen kann, sondern nur indirekt, indem man sie darüber sprechen lässt. Aber auch um gewisse soziale Situationen und Kulturen auf ihre speziellen Strukturen und Gegebenheiten zu analysieren, ist die Beobachtung eine zentrale Methode.

Durch teilnehmende Beobachtung kann man
- Prozesse und Struktur eines sozialen Settings verstehen;
- explizite und verborgene Formen von Wissen und Praktiken untersuchen;
- unmittelbare Effekte von Ereignissen verstehen;
- Einblick ins Alltagsleben von Menschen gewinnen;
- viel lernen, da es eine induktive Form der Wissensaneignung ist.

Die Herausforderung der qualitativen Feldbeobachtung liegt jedoch zum einen darin, dass die Beobachterin die Beobachtung nicht nur durchführt, sondern zugleich auch das Messinstrument ist. Welche Daten erfasst und aufgezeichnet werden, hängt davon ab, was sie wahrnimmt. Die Wahrnehmung kann jedoch auf verschiedene Weisen beeinflusst werden: Wenn man z. B. mit einer Situation vertraut ist, nimmt die Zuverlässigkeit der Beobachtung ab, z. B. indem sie selektiv wird. Das bedeutet, dass man nur bestimmte Dinge registriert, andere aber übersieht. Es ist auch schwierig, Beobachtungen neutral (objektiv) wiederzugeben, ohne sie gleich zu interpretieren. Die von Altrichter und Posch entwickelte „Leiter des Schließens" ist ein Hilfsmittel, mit dem man aufgezeichnete Beobachtungen reflektieren und feststellen kann, auf welcher Stufe der Interpretation man sich befindet. Die Leiter des Schließens kann auch als Instrument zur Schulung von Beobachterinnen eingesetzt werden.

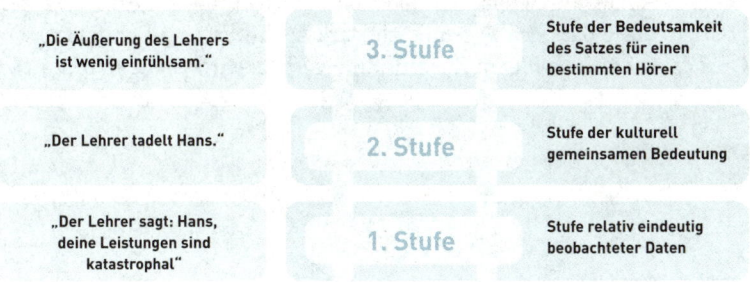

Abbildung 32: Leiter des Schließens zur Überprüfung des Sicherheitsgrades von Beobachtungen (Altrichter/Posch 1998, S. 100)

Es wird immer wieder diskutiert, inwieweit Informationen über die Beobachtung das Verhalten der Teilnehmerinnen an sich bereits beeinflussen. Schon das Wissen darum, dass man beobachtet wird, kann die Situation verfälschen. Einige Autorinnen weisen darauf hin, dass das Verhalten der Beobachteten nur in der Anfangsphase stark beeinflusst werde; die Beobachterin würde nach relativ kurzer Zeit „vergessen". Die Beeinflussung der Situation durch die Beobachterin – vor allem bei offenen Formen der Beobachtung – ist somit ein weiterer kritischer Punkt, den man in der Diskussion um die Beobachtung als Möglichkeit, tatsächliches Verhalten zu erforschen, nicht ausschließen darf.

Weiß die betreffende Person, dass sie beobachtet wird, so stellt sich die Frage, inwieweit diese Tatsache bereits auf ihr Verhalten einwirkt. Je kleiner die Beobachtungseinheit und je spezifischer die Handlungen, die man beobachtet (z. B. die Händehygiene beim Vorbereiten von Infusionen), desto mehr wird sich das Verhalten der Beobachteten verändern und damit verzerren. Je größer und je zahlreicher die Beobachtungseinheiten sind und je unspezifischer der Beobachtungsgegenstand ist (z. B. die Interaktion mit der Patientin), desto weniger wird es zu gravierenden Verhaltensänderungen kommen. Auch in der teilnehmenden Beobachtung, wo man als Beobachterin „Teil des Feldes" ist, kann man sicher nicht davon ausgehen, dass die Beobachterin als neue Person im Feld die Situation nicht beeinflusst. Das bedeutet, dass jede Art der offenen Beobachtung das Feld und die agierenden Personen verändert. Das heißt jedoch nicht, dass die Beobachtung als Forschungsmethode wertlos wäre. Die unausweichlichen Veränderungen, die durch die Beobachtung hervorgerufen werden, sind zum einen eine Frage des Ausmaßes und zum anderen ein Phänomen, das in der qualitativen Forschung Bestandteil der Forschungslogik und der Erkenntnisweise ist und als solches miteinbezogen werden muss.

Eine Beobachtung – in erster Linie die verdeckte Beobachtung – wirft auch **ethische Fragen** auf. Es ist eine sehr heikle Frage, ob, wie und in welchem Ausmaß die Beteiligten über die Beobachtung informiert werden können, ohne dass das Ergebnis zu stark beeinflusst und ohne dass der Grundsatz der freiwilligen Zustimmung verletzt wird (siehe Kap. 2.4.1).

5.4 Inhalts- und Dokumentenanalysen

Die Inhaltsanalyse ist eine Technik, die ursprünglich aus der Kommunikationswissenschaft stammt. Ihr Ziel ist die systematische Bearbeitung von Kommunikation.

Streng genommen sind die Inhalts- und die Dokumentenanalyse Methoden zur *Auswertung* von Daten. Handelt es sich um eine Dokumentenanalyse, kann man sie aber auch zu den Methoden der Daten*erhebung* zählen. Ob eine Inhalts- oder eine Dokumentenanalyse vorliegt, ist letztlich abhängig von der Art der Dokumente. Es können akzidentale und systematische Dokumente analysiert werden.

Akzidentale Dokumente sind Dokumente, die unabhängig von der Dokumentenanalyse entstanden sind. Das sind z. B. Bücher, Filme, Tagebücher, Briefe, aber auch eine Pflegedokumentation u. Ä. In diesem Fall spricht man von einer Dokumentenanalyse und zählt sie zu den Methoden der Datenerhebung.

Systematische Dokumente sind Dokumente, die eigens für die Forschung (bzw. für die Analyse) produziert wurden (z. B. Tonbandaufnahmen von Interviews). In diesem Fall spricht man von einer Inhaltsanalyse, die eine reine Methode der Auswertung von Daten ist.

Gegenstand der Inhalts- und Dokumentenanalyse ist Kommunikation, die in irgendeiner Form gespeichert ist: z. B. Tonbandaufnahmen, Texte, Akten, Briefe, Dokumente, Tagebücher, Protokolle, Bilder, Filme, Videos, u. Ä. Analysiert wird also nicht die Handlung selbst, sondern ihre konservierte Form.

Inhalts- und Dokumentenanalysen können sowohl quantitativ als auch qualitativ sein. *Quantitative* Analysen gehen Fragen nach der Häufigkeit bestimmter Elemente in einem „Dokument" nach. Sie sind theoriegeleitet und standardisiert, d. h. es wird vorab bestimmt, wonach ein Dokument abgesucht wird. Meistens handelt es sich dabei um akzidentale Dokumente; man spricht daher von Dokumentenanalysen. Bei **qualitativen** Analysen hingegen geht es um das „Was", um den Inhalt eines Dokuments, nicht um das Feststellen von Häufigkeiten. Zur Analyse werden keine standardisierten Instrumente verwendet und das Vorgehen ist – gemäß den Grundprinzipien qualitativer Forschung – offen oder höchstens halb standardisiert. Man spricht in diesem Zusammenhang eher von Inhaltsanalysen.

5.4.1 Die Dokumentenanalyse

Im folgenden Abschnitt wird auf die Analyse akzidentaler Dokumente (Dokumentenanalyse) näher eingegangen. Die Methode der Inhaltsanalyse als Auswertungstechnik wird in Kap. 6.2 vorgestellt.

Bei einer Dokumentenanalyse wird Material analysiert, das von der Forscherin *nicht* eigens für die Forschung geschaffen wurde. Für die Pflegeforschung sind hier vor allem Pflegedokumentationen interessant, aber auch Lehrbücher, Tagebücher von Patientinnen, historische Dokumente, Schulprospekte, Fachzeitschriften oder Druckwerke wie Tageszeitungen, Wochenschriften und Ähnliches. Dokumentenanalysen können sowohl *qualitativ* als auch *quantitativ* (standardisiert) erfolgen.

> **Beispiel für eine quantitative Dokumentenanalyse**
>
> Krause (2005) untersuchte die Folgen von Stürzen bei geriatrischen Krankenhauspatientinnen. Ziel der Untersuchung war die Beschreibung von Verletzungen nach Sturzereignissen, die Lokalisation von Verletzungen und die Auswirkung auf die stationäre Verweildauer. Der Autor verwendete dazu die Daten der standardisierten Sturzprotokolle für alle Sturzereignisse einer geriatrischen Klinik. Der Untersuchungszeitraum betrug ein Jahr.

> **Beispiel für eine qualitative Dokumentenanalyse**
>
> Burgstaller-Brendt (2011) untersuchte, wie die Krankheit Demenz im Bilderbuch dargestellt und auf welche Art die Krankheit thematisiert wird. Sie analysierte dazu Bilderbücher, die das Thema Demenzerkrankung zum Inhalt hatten, die diese Erkrankung in der Erfahrungswelt des Kindes darstellten und für Kinder ab dem dritten Lebensjahr konzipiert waren. Sie wählte – gemäß der Fragestellung (die auf eine beschreibende Analyse abzielte) – den qualitativen Forschungsansatz und ging dabei nach dem Modell der inhaltlich strukturierenden Inhaltsanalyse vor.

Bei einer Dokumentenanalyse in der quantitativen Forschung geht man systematisch in mehreren Schritten vor. Zuerst wird bestimmt, welche Dokumente für die Forschungsfrage von Bedeutung sind, d. h. man bestimmt die Stichprobe (dabei gelten grundsätzlich die Verfahren der Stichprobengewinnung in der quantitativen Forschung; siehe Kap. 8.2.2). Man kann die Stichprobe anhand des für die Fragestellung relevanten Zeitraums abgrenzen (z. B. Werbematerial für Krankenpflegeschulen in den Jahren 1938–1945, wenn man daran interessiert ist, zu erfahren, wie in der Zeit des Nationalsozialismus für die Pflege geworben wurde), anhand des räumlichen Bezugs (z. B. Österreich und Deutschland) oder auch anhand der Mediengattung (der Begriff Werbematerial ist umfassend, aber noch unspezifisch; Werbeprospekte grenzen die Auswahl bereits ein). Das Auswahlkriterium für Dokumente kann aber auch ein inhaltliches sein (z. B. alle Werbungen, in denen explizit Männer angesprochen werden; vgl. Rössler 2005, S. 50–68).

Danach werden Analyseeinheiten, Analysedimensionen und Analysekategorien festgelegt. Anhand dieser Kriterien werden die Dokumente systematisch untersucht.

Die *Analyseeinheit* bestimmt die Aufteilung des gesamten Materials. Sie kann formal festgelegt werden (z. B. jedes Wort, jeder abgeschlossene Satz, jeder Quadratzentimeter eines Bildes, bestimmte Zeitabschnitte bei Videos oder abgeschlossene Artikel), kann aber auch interpretativ bestimmt sein (spezifische Themen, bestimmte Wertungen etc.; z. B. alle Artikel der Zeitschrift „Pflege" oder jeder in der Zeitschrift „Pflege" publizierte Forschungsartikel).

Jede Analyseeinheit muss gleich behandelt, d. h. mit dem gleichen Instrumentarium abgesucht werden. Man kann eine oder mehrere Fragen an die Analyseeinheiten richten (man sagt: jede Einheit kann nach mehreren Dimensionen untersucht werden). Diese verschiedenen Fragestellungen nennt man *Analysedimensionen*. Welche Analysedimensionen ausgewählt werden, das richtet sich nach den Forschungsfragen, mit denen man in die Untersuchung geht. Jede Analyseeinheit muss auf alle gewählten Dimensionen abgefragt werden.

Innerhalb jeder Dimension kann es nun eine Anzahl von *Kategorien* (Analysekategorien) geben, die konkret beschreiben, wonach man sucht. Das Kategorienschema muss nicht alle Inhalte erfassen, die im Text auftreten, es soll aber alle Dimensionen erfassen, die von Bedeutung sind. Es gibt unterschiedliche Kategorien:

- formale Kategorien (zur Erhebung formaler Kriterien zur Beschreibung des Gegenstandes)
- inhaltliche Kategorien (die vom Erkenntnisinteresse abhängigen Bedeutungskategorien)
- wertende Kategorien (zur Festlegung der Ausprägung inhaltlicher Kategorien, z. B.: negative Berichterstattung – neutrale Berichterstattung – positive Berichterstattung)

(vgl. Rössler 2005, S. 87–103; Lamnek 2005, S. 497)

> **Beispiel**
>
> | Frage | Welche Forschungsarbeiten werden in deutschsprachigen wissenschaftlichen Pflegezeitschriften veröffentlicht? |
> |---|---|
> | Grundgesamtheit | Zeitschrift „Pflege" |
> | (Stichprobe, Material) | (von Beginn bis einschließlich 2006) |
> | Analyseeinheit | jeder Artikel, der eine Forschungsarbeit zum Inhalt hat |
> | Analysedimensionen | Forschungsansatz – Designs – Methoden – Gebiete |
> | Analysekategorien | • qualitative Ansätze – quantitative Ansätze
• nicht experimentelle Designs – experimentelle Designs
• schriftliche Befragung – Interview – Beobachtung – Dokumentenanalyse – biophysikalische Messung
• Pflegepraxis – Management – Beruf – Ausbildung |

Führt man eine Dokumentanalyse durch, so ist es ratsam, ein Kodebuch anzulegen. Dieses dient dazu, den Vorgang der Zuordnung (Was gehört in welche Kategorie?) transparent und nachvollziehbar zu machen. Das Kodebuch (siehe Abb. 33) besteht aus

1. dem definitorischen Rahmen (hier werden die wichtigsten Begriffe aus den Forschungsfragen, die Auswahleinheit und die Analyseinhalte definiert sowie die genaue Vorgehensweise beschrieben)
2. dem Kategoriensystem (dieses spezifiziert, nach welchen Kriterien die relevanten Kodiereinheiten gemessen werden, z. B.: Was fällt alles unter experimentelle Designs?)
3. einem Anhang (darin befindet sich das Hilfsmaterial, z. B. eine tabellarische Übersicht über die Kategorien oder ein Muster-Kodebogen)

Dieses systematisierte und stark strukturierte Vorgehen folgt der Logik des quantitativen Denkens, entspricht aber nicht den Anforderungen qualitativer Forschung. Für **qualitative Analysen** bedient man sich eher einer offenen Vorgangsweise. Dies betrifft schon die Bestimmung der Stichprobe, die hier nach anderen Kriterien erfolgt und im Laufe der Datensammlung auch verändert und angepasst werden kann (vgl. Kap. 8.4.3), und auch das weitere Vorgehen, denn es werden z. B. die Analysedimensionen und Analysekategorien nicht vorab festgelegt, sondern aus dem Material heraus entwickelt. Man geht bei der qualitativen Analyse von Dokumenten in der gleichen Weise vor wie bei allen inhaltsanalytischen Verfahren zur Auswertung systematischer Dokumente (vgl. Kap. 6.2).

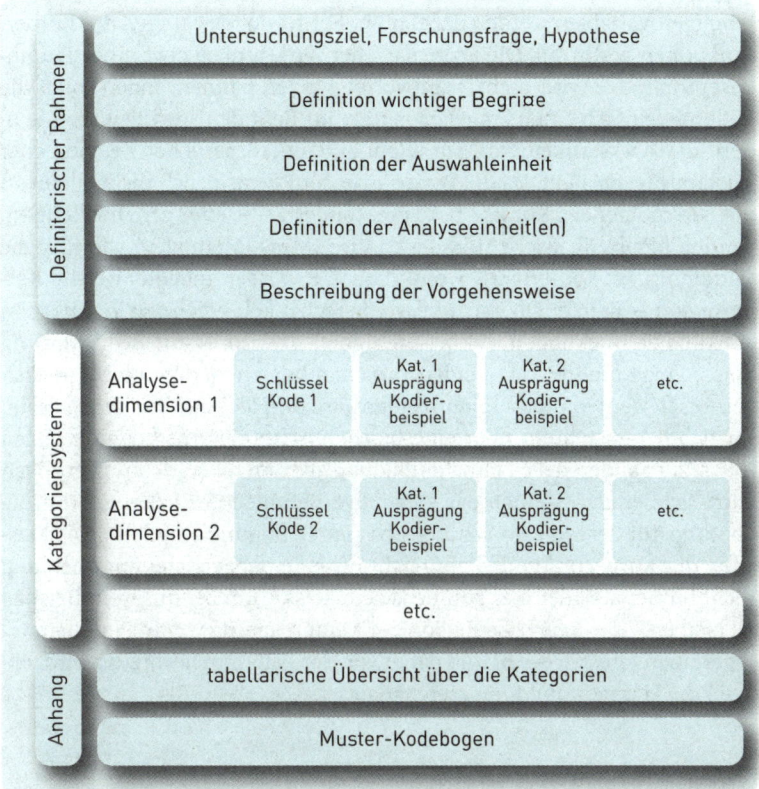

Abbildung 33: Aufbau eines Kodebuches, nach Rössler 2005, S. 88

5.5 Biophysikalische Messungen

Im pflegerischen Alltag werden viele Daten verwendet, die mithilfe von physikalischen Messgeräten (z. B. Thermometer, Waage oder Blutdruckmessgerät), bildgebenden Verfahren (z. B. Röntgen), chemischen (z. B. Durchführen einer Blutsenkung) oder mikrobiologischen Verfahren (z. B. Anlegen von Kulturen) gewonnen wurden. Sie geben Auskunft über körperliche Funktionen, Erkrankungen etc. und bilden daher eine wichtige Grundlage für pflegerische Entscheidungen.

Auch in der Pflegeforschung bedient man sich biophysikalischer Messmethoden, um Daten zu gewinnen, die für die Beantwortung der Forschungsfragen wichtig sind. Gerade bei experimenteller Forschung, bei Fragen nach Ursache-Wirkungs-Beziehungen oder bei der Überprüfung der Effektivität von Pflegehandlungen sind diese Daten wichtig. Die abhängigen Variablen werden dabei oft in Form von Messungen der Körperfunktionen bestimmt. Die Frage nach der Wirksamkeit etwa einer Thromboseprophylaxe wird nicht beantwortet werden können, indem man die Patientin einfach einen Fragebogen über ihr Befinden ausfüllen lässt, sondern die Wirksamkeit wird vor allem anhand körperlicher Zeichen oder Zustände festgestellt. Da die Perspektive der Pflege jedoch nicht allein auf die Funktionen des Körpers bezogen, sondern eine eher ganzheitliche ist, werden biophysikalische und deskriptive (Mess-)Methoden, wie z. B. die Befragung, oft kombiniert. Wenn man z. B. wissen möchte, welche Körperregion – Bauch, Oberarm oder Oberschenkel – sich zur Applikation subkutaner Injektionen am besten eignet, so wird es zur Beantwortung dieser Frage mehrere abhängige Variablen brauchen, die unterschiedlich gemessen werden müssen. Zum einen wird dies die Antithombinzeit sein, für deren Feststellung man eine biochemische Messmethode einsetzen muss, zum anderen die Hämatombildung, die durch Beobachtung ermittelt wird. Schließlich ist auch das subjektive Befinden der Patientin von Bedeutung, für dessen Erforschung sich eine Befragung empfiehlt. Die Messung der Körperreaktion allein reicht für eine pflegerische Entscheidung nicht immer aus, denn es könnte ja sein, dass – um bei unserem Beispiel zu bleiben – der Bauch als Region zur Verabreichung von Injektionen weniger unangenehm erlebt und daher von der Patientin bevorzugt wird, obwohl die Hämatombildung hier stärker ist.

> **Beispiel**
>
> Kugler (2004) untersuchte, ob es einen Zusammenhang zwischen der Non-Compliance bezüglich Diät und Flüssigkeitsbeschränkung und dem funktionalen Gesundheitsverhalten erwachsener Dialysepatientinnen gibt. Die Variable Non-Compliance wurde zum einen anhand von drei biochemischen Reaktionen gemessen (Kalium, Phosphat und Eiweiß im Serum), die als stabile Parameter zur Messung der Compliance bei Dialysepatientinnen gelten. Da Non-Compliance jedoch ein komplexes Konstrukt ist, das sich nicht nur durch diese drei Parameter abbilden lässt, wurden zusätzlich Fragebögen zur Messung der Non-Compliance sowie der Einhaltung von Diät und Flüssigkeitsbeschränkung eingesetzt.

Grundsätzlich kann man zwischen In-vivo- und In-vitro-Messgrößen unterschieden. **In-vivo-Messgrößen** lassen sich unmittelbar am Menschen gewinnen (z. B. Blutdruck). Sie werden mit unterschiedlichen Messgeräten gewonnen, die dank des technischen Fortschritts immer präziser werden, und stehen mittlerweile zur Messung vieler Körperfunktionen zur Verfügung. **In-vitro-Messgrößen** werden durch biophysiologisches Material gewonnen, das dem Menschen entnommen und analysiert wird (der Nachweis von Eiweiß im Harn oder die Blutfettwerte sind ein Beispiel dafür; vgl. Polit et al. 2004, S. 283 f.). Manche dieser Analysen können die Pflegenden selbst durchführen (z. B. einen Blutzuckertest), viele Analysen werden jedoch im Labor von eigenen Spezialistinnen durchgeführt.

Biophysikalische Messungen lassen sich jedoch – anders als die Befragung oder die Beobachtung – nicht als einheitliche Technik beschreiben, denn es gibt die unterschiedlichsten Methoden und vielfältige, spezielle Geräte zur Messung körperlicher Funktionen. Einige von ihnen werden in der Pflege tagtäglich eingesetzt und können daher auch in der Pflegeforschung von den Forscherinnen selbst verwendet werden, andere sind hoch komplex und nur von Spezialistinnen in entsprechend ausgerüsteten Laboratorien zu bedienen. Gerade auf dem Gebiet der Messung körperlicher Funktionen oder Reaktionen müssen Pflegeforscherinnen daher auf die Expertise anderer Berufsgruppen zurückgreifen, um die gewünschten Daten erheben oder analysieren zu können.

Biophysikalische Messungen haben den Vorteil, dass sie relativ genau und präzise sind. Sie sind objektiv, valide (ein Blutzuckertest wird immer den Blutzuckergehalt angeben und nicht etwa die Blutsenkung) und besitzen – bei richtiger Handhabung – einen hohen Grad an Reliabilität. Es handelt sich jedoch oft um sehr aufwändige und kostspielige Methoden; darüber hinaus kann man die Wirksamkeit von Pflegemethoden oft nicht oder nicht ausschließlich über Veränderungen im Körper, also über biophysikalische Messgrößen, feststellen. Außerdem ist gerade bei In-vitro-Messungen der ethische Aspekt zu beachten, denn die Entnahme von Untersuchungsmaterial stellt immer einen Eingriff in den Körper eines anderen Menschen dar und ist oft mit Unannehmlichkeiten für die Patientinnen verbunden.

5.6 Exkurs: Quantitative Messinstrumente und ihre wissenschaftliche „Güte"

In einer quantitativen Studie kommen Daten immer durch irgendeine Form der Messung zu Stande. Die Kontrolle der Messung und die Vermeidung von Messfehlern (siehe Kap. 3.2.4) sind wichtige Voraussetzungen für korrekte Ergebnisse. Je größer die Kontrolle, desto vertrauenswürdiger sind die Ergebnisse. Die Aussagekraft einer Untersuchung ist also nicht nur von der richtigen Fragestellung, dem dazu passenden Design und der

Art der Datenerhebung abhängig, sondern in großem Ausmaß auch vom Messinstrument und der Art, wie es erstellt wurde. Für die Bestimmung der Güte von Messinstrumenten sind Validität und Reliabilität von großer Bedeutung (siehe Kap. 3.2.5), aber auch Spezifität und Sensitivität – ursprünglich Kriterien, die im Rahmen medizinischer Studien große Bedeutung haben – gewinnen für Messinstrumente in der Pflegeforschung vermehrt an Bedeutung

5.6.1 Validität

Die Validität eines Instruments bezeichnet das Ausmaß, in dem ein Messinstrument das misst, was es messen soll (bzw. was es zu messen vorgibt). Validität ist nicht etwas, von dem man sagen kann, dass es vorhanden sei oder nicht. Eher kann man über ihr Ausmaß sprechen. Die Messung der Validität eines Instruments kann deshalb nur im Vergleich zu einem anderen Maßstab beurteilt werden. Daher gibt es unterschiedliche Arten der Validität, die gekennzeichnet werden müssen, und nicht „die" Validität an sich. Man unterscheidet Augenscheinvalidität, Inhaltsvalidität, Kriteriumsvalidität und Konstruktvalidität.

Unter **Augenscheinvalidität** (oder Face Validity) versteht man, wie der Name schon sagt, die – seitens einer oder mehrerer Expertinnen durchgeführte – kritische Beurteilung eines Instruments auf dessen wahrscheinliche Gültigkeit. Diese Art der „Validitätsprüfung" ist die einfachste, aber auch diejenige, welche als besonders kritisch anzusehen ist. Sie alleine kann keine Aussage über die Gültigkeit eines Instruments machen.

Inhaltsvalidität bedeutet, dass möglichst alle (inhaltlichen) Dimensionen berücksichtigt werden sollen, die gemessen werden. Die zentrale Frage dabei ist, *wie repräsentativ die Fragen in diesem Test für die Gesamtheit aller Fragen, die zu diesem Thema gestellt werden könnten, sind* (Polit et al. 2004, S. 299). Das wiederum hängt davon ab, wie gut die Begriffe, die in den Forschungsfragen enthalten sind, operationalisiert wurden. *„Eine ‚gültige' Messung kann nur dann erfolgen, wenn jeder Aspekt des theoretischen Begriffs in der Operationalisierung berücksichtigt wurde"* (Schnell et al. 1993, S. 163).

Beinhaltet z. B. der Begriff „professionelle Beziehung" mehrere Dimensionen (z. B. wertschätzen, unterstützen, einbeziehen, informieren, Fachkompetenz; vgl. Hulskers 1999; siehe auch Kap. 5.1.1) und hat man gleichzeitig einen Fragebogen, dessen Items (Fragen) sich nur auf die Dimension „informieren" beziehen, so hat dieser Fragebogen keine inhaltliche Gültigkeit, um die „professionelle Beziehung" zu messen.

Die Inhaltsvalidität lässt sich nicht durch einen Wert ausdrücken. Man kann sie nur durch die Sorgfalt der Operationalisierung, z. B. durch Belege aus der aktuellen Literatur, und durch Prüfung von Expertinnen argumentieren.

Die **Kriteriumsvalidität** bezieht sich auf den Zusammenhang zwischen den empirischen Ergebnissen, die das Messinstrument gebracht hat, und anderen Ergebnissen zum selben Phänomen, die für eine andere Forschungsarbeit gemacht wurden. Die gefundenen Ergebnisse (Kriterien) werden also mit Daten verglichen, die mit anderen Tests oder Methoden (d. h. extern) erhoben wurden. *„Die Kriteriumsvalidität ist definiert als Korrelation zwischen den Testwerten und den Kriteriumswerten einer Stichprobe"* (Bortz/Döring 2002, S. 200). Die Schwierigkeit liegt natürlich darin, ein anderes, angemessenes Kriterium zum Vergleich zu finden.

Eine Form der Kriteriumsvalidität ist die **Übereinstimmungsvalidität**. Diese bezieht sich auf den Vergleich mit einer anderen Variable, die auf eine andere Art erfasst wurde. So könnte z. B. die Validität einer Schmerzskala getestet werden, indem man die Probandinnen veranlasst, ihren Schmerz zugleich auch auf anderen, bereits getesteten und validen Skalen einzuschätzen, und dann prüft, inwieweit es Übereinstimmungen mit der zu testenden Schmerzskala gibt.

Die **prognostische Validität** hingegen ist eine andere Form der Kriteriumsvalidität. Hier bemisst sich die Validität daran, ob der Testwert das spätere Verhalten voraussagt. Zum Beispiel hätte ein Eingangstestverfahren zur Aufnahme in die Pflegeausbildung dann eine hohe prognostische Validität, wenn die aufgenommenen Teilnehmerinnen die Ausbildung tatsächlich abschließen würden und im Beruf erfolgreich wären.

Wenn es um die generelle Abwesenheit von „Gesundheit" oder „Krankheit" (oder um ein pflegespezifisches Problem, wie z. B. einen Dekubitus) geht, so sollten die Spezifität und Sensitivität des Instruments getestet werden.

„Unter Sensitivität eines diagnostischen Tests versteht man die Fähigkeit, wirklich ‚Kranke' als ‚krank' zu erkennen" (Mayer/Brandenburg/Panfil, 2007, S. 112). Die **Sensitivität** eines Tests gibt daher den Anteil (oder Prozentsatz) jener Personen an, an denen durch einen positiven Testbefund ein Gesundheitsproblem festgestellt wird, und zwar bezogen auf die Gesamtheit aller Personen, die dieses Gesundheitsproblem aufweisen. Die Sensitivität stellt also die Wahrscheinlichkeit dar, dass ein Gesundheitsproblem anhand eines positiven Testbefundes als vorhanden erkannt wird.

„Die Spezifität bezeichnet die Fähigkeit, wirklich ‚Gesunde' als ‚gesund' zu identifizieren" (Mayer/Brandenburg/Panfil 2007, S. 112). Die **Spezifität** eines Tests gibt also den Anteil jener Personen an, an denen durch einen negativen Testbefund das Nichtvorhandensein eines Gesundheitsproblems festgestellt wird, bezogen auf die Gesamtheit aller Personen, die dieses Gesundheitsproblem nicht aufweisen. Sie repräsentiert die Wahrscheinlichkeit, mit der das Nichtvorhandensein eines Gesundheitsproblems anhand eines negativen Testbefundes tatsächlich erkannt wird.

> **Beispiel:**
> Halek/Mayer (2002) überprüften die originale und die erweiterte Norton-Skala für die Population der Altenheimbewohnerinnen auf ihre prädiktive Validität sowie auf Unterschiede zwischen den beiden Skalen. Sie kamen aufgrund von Messungen zu drei Zeitpunkten hinsichtlich Vorhersagewahrscheinlichkeit zu folgenden Schlussfolgerungen:
> 1. Beide Skalen können Bewohnerinnen mit Dekubitalgeschwüren erkennen und das Dekubitusrisiko eine Woche in Voraus einschätzen (Sensitivitätswerte 91-95% = gute Vorhersagequalität);
> 2. Beide Skalen neigen zur Überschätzung des Risikos, d.h. sind weniger gut imstande, dekubitusfreie Bewohnerinnen zu finden. Viele von ihnen wurden als gefährdet eingestuft (Spezifität = gering);
> 3. Aus den Ergebnissen kann man jedoch auch schließen, dass die originale Norton-Skala nicht gefährdete Bewohnerinnen noch besser identifizieren kann als die erweiterte Version (Spezifität = etwas besser).

Konstruktvalidität ist der Grad, mit dem ein Messinstrument ein theoretisches Konstrukt oder ein Merkmal erfassen kann. Man überprüft, ob die Messindikatoren so gewählt wurden, dass sie ein bestimmtes Konstrukt abdecken. Je abstrakter die Begriffe, desto schwieriger die Bestimmung des verwendeten Konstrukts. Die „Compliance" einer Patientin zu messen, ist bezüglich der Erstellung eines validen theoretischen Konstrukts z.B. eine schwierigere Aufgabe als die Messung der Beweglichkeit eines Gelenks.

Ein möglicher Ansatz, die Konstruktvalidität zu testen, ist die „**Technik bekannter Gruppen**" (known groups technique): Kennt man zwei Gruppen, von denen man erwartet, dass sie sich bei der Messung mit dem verwendeten Messinstrument unterscheiden, so wird überprüft, ob dies tatsächlich zutrifft. Pflegende, die gerontopsychologisch weitergebildet sind, müssten z. B. auf einem Instrument, das die Einstellungen gegenüber Demenzkranken misst, andere Werte aufweisen als Ausbildungsanfängerinnen.

Eine häufig verwendete Methode zur Testung der Konstruktvalidität ist die **Faktorenanalyse**. Damit stellt man fest, ob die Dimensionen, die dem Konstrukt theoretisch zugeordnet sind, auch empirisch ermittelt werden können. Dies ist ein Verfahren, mit dem man Gruppen von untereinander zusammenhängenden Items identifiziert. Man kann mithilfe der Faktorenanalyse bestimmen, bis zu welchem Grad sich die einzelnen Items auf einer Skala deutlich um eine oder mehrere Dimensionen gruppieren. Items, die die gleiche Dimension messen (z. B. die Compliance), müssen auf dem gleichen Faktor „laden". Weiters wird angezeigt, ob man mit dem Instrument ein oder mehrere Konstrukte misst (vgl. LoBiondo-Wood/Haber 2005, S. 508).

5.6.2 Reliabilität

Die Zuverlässigkeit (Reliabilität) eines Instruments ist ebenfalls ein wichtiger Wert zur Beurteilung quantitativer Messinstrumente. Sie bezieht sich auf die **Stabilität** der Messwerte. Stabilität bedeutet das Ausmaß, in dem die Werte bei wiederholten Messungen mit demselben Instrument voneinander abweichen. Je weniger Abweichungen sich bei wiederholten Messungen zeigen, desto höher ist die Reliabilität. Ein reliables Instrument zeichnet sich durch drei Hauptmerkmale aus:

1. Äquivalenz
2. Beständigkeit oder Stabilität
3. Homogenität oder interne Konsistenz

Die **Äquivalenz** steht für die Zuverlässigkeit, mit der das Instrument bei mehreren Bewertungspersonen (z. B. Beobachterinnen oder Befragerinnen) funktioniert. Bei der Testung dieses Kriteriums führen zwei oder mehr Personen das gleiche Interview durch; die Resultate werden auf Übereinstimmung geprüft. Das Ausmaß dieser Art von Fehler lässt sich anhand der sogenannten *Interrater-Reliabilität* beurteilen.

> **Beispiel**
>
> Ute Ganz (2004) hat die Interrater-Reliabilität der Nortonskala zur Ermittlung des Dekubitusrisikos überprüft. Bei 98 Bewohnerinnen in einem bundesdeutschen Altenheim nahmen jeweils zwölf Paare von Einschätzerinnen an einem bestimmten Stichtag unabhängige Einschätzungen vor. Als Instrument wurde die deutschsprachige, originale und erweiterte Form der Nortonskala eingesetzt. Die Einschlusskriterien für die Einschätzerinnen bestanden darin, dass sie in den Gebrauch des Instruments eingewiesen und mit der Pflegesituation der Bewohnerinnen vertraut waren.
>
> Die Übereinstimmungen der Itemscores zwischen den unabhängigen Einschätzerinnen wurden zuerst in Prozent errechnet, danach erfolgte die Berechnung von Cohen's Kappa als Übereinstimmungsmaß.

Beständigkeit (Stabilität) zeigt ein Instrument, wenn bei seinem wiederholten Einsatz immer wieder die gleichen Ergebnisse erzielt werden (im Vordergrund steht dabei, dass das Instrument über längere Zeit hinweg ein Konzept konstant messen soll). Eine Methode, die Beständigkeit festzustellen, ist z. B. die Test-Retest-Methode, d. h. die Wiederholung des Tests zu einem anderen Zeitpunkt bei konstanten Bedingungen (= *Intrarater-Reliabilität*).

> **Beispiel**
>
> Peter Tackenberg hat die Test-Retest-Reliabilität des „Wittener Aktivitätenkatalogs der Selbstpflege bei venös bedingten offenen Beinen" überprüft. Er ging der Frage nach, wie stabil die Selbsteinschätzung der Selbstpflegeaktivitäten mit dem WAS-VOB 0.2 bei einem Ulcus cruris venosum über zwei Erhebungspunkte im Abstand von vier Wochen ist. Dazu wurde eine korrelationale Längsschnittstudie (siehe Kap. 4.1.1 und 4.1.2) durchgeführt. Die Untersuchungsteilnehmerinnen wurden durch Pressemitteilungen rekrutiert (Gelegenheitsstichprobe), die Einschlusskritieren bestanden in einem seit mindestens einem Jahr bestehenden Ulcus cruris venosum und dem Verständnis der deutschen Sprache. Die Test-Retest-Reliabilität wurde mittels Kendalls Tau berechnet.

Homogenität oder interne Konsistenz schließlich steht für die innere Konsistenz der Items einer Skala. Das bedeutet, dass die Items aufeinander abgestimmt und eindimensional sein müssen, d. h. sie müssen alle das gleiche Konzept oder Merkmal messen.

Zur Messung von Äquivalenz, Beständigkeit und Homogenität werden verschiedene statistische Tests eingesetzt. Die Reliabilität insgesamt wird in einem Wert ausgedrückt, dem sogenannten **Reliabilitätskoeffizienten**. Er drückt die Beziehung zweier Messwerte aus, die sich auf dieselbe Sache beziehen. Dieser Wert liegt zwischen 0 und 1. Je näher er bei 1 liegt, desto reliabler ist das Instrument. Werte über 0,7 beurteilt man als ausreichend, um das Instrument als reliabel einzustufen (vgl. Polit et al. 2004, S. 298).

Zwischen Validität und Reliabilität besteht ein direkter Zusammenhang: Ein Instrument ist nur so valide, wie es reliabel ist. Ohne Zuverlässigkeit und Stabilität kann es nie das messen, was es messen soll. Dagegen sagt eine gute Reliabilität noch nichts über die Validität aus. Ein Instrument kann immer wieder die gleichen Ergebnisse bringen, also eine hohe Reliabilität erlangen, aber z. B. nicht, wie beabsichtigt, Angst messen, sondern nur Depressivität. Damit ist es zwar reliabel, aber nicht valide.

5.7 Literatur zur Vertiefung des Lernstoffs

> Waltz Carolyn Feher/Strickland Ora Lea/Lenz Elisabeth R.(2005): Measurement in Nursing and Health Research. Springer, New York (448 Seiten)

Das Buch ist ein umfassendes Werk über Messen und Messmethoden in der Pflegeforschung. Neben den prinzipiellen Fragen zur Messung (in Teil 1) sind die Kapitel des dritten Teils über die Methoden und Instrumente zur Datenerhebung sehr informativ.

Porst Rolf (2009): Fragebogen. Ein Arbeitsbuch. VS Verlag für Sozialwissenschaften, Wiesbaden (190 Seiten)

Dieses Buch zeichnet sich durch seinen Praxisbezug aus. Der Autor erklärt die wichtigen methodischen Aspekte eine Fragebogens (Arten von Fragen, Skalen, Formulierung von Fragen, Gestaltung von Titelseiten und Layout von Fragebögen) in gut verständlichen Worten. Einprägsame Beispiele illustrieren den Text.

Mummendy Hans Dieter/Grau Ina (2008): Die Fragebogen-Methode. 5. Aufl., Hogrefe, Göttingen (222 Seiten)

In diesem Buch werden ebenfalls die einzelnen Schritte der Fragebogenkonstruktion detailliert dargestellt und anhand eines ausführlichen Beispiels veranschaulicht. Kap. 7 und 8 beschäftigen sich dazu auch noch ausführlich mit Antworttendenzen in Fragebögen, und in Kap. 9 gibt es eine interessante Auseinandersetzung mit Methoden der Kontrolle sozialer Erwünschtheit.

Lamnek Siegfried: Qualitative Sozialforschung. Lehrbuch. 4. Aufl., Beltz, Weinheim 2005 (808 Seiten)

Lamnek bietet die umfassendste Abhandlung zum Thema Interview. Besonders interessant sind der Vergleich quantitativer und qualitativer Interviews (S. 330–346) und die ausführliche Beschreibung der verschiedenen Formen des qualitativen Interviews (S. 356–383).

Helfferich Cornelia (2005): Die Qualität qualitativer Daten. Manual für die Durchführung qualitativer Interviews. VS Verlag für Sozialwissenschaften, Wiesbaden (193 Seiten)

Wenn Sie an der Durchführung von qualitativen Interviews interessiert sind, so bietet das Buch eine sehr gute Basis. Es vertieft unter anderem das Thema der Interviewführung und des Erstellens von Leitfäden. Das Manual „will den praktischen Nöten derjenigen abhelfen, die qualitative Einzelinterviews durchführen wollen". Das Buch enthält neben gut verständlichem theoretischem Wissen und anschaulichen Beispielen auch praktische Übungen.

Gläser Jochen/Laudel Grit (2004): Experteninterviews und qualitative Inhaltsanalyse. UTB, Stuttgart (340 Seiten)

Neben methodologischen Grundlagen, die in Kap. 1 diskutiert werden, bietet das Buch in Kap. 3 und 4 eine ausführliche Auseinandersetzung mit dem Experteninterview als Methode. Dabei wird der Bogen von den dafür spezifischen Forschungsfragen über den Leitfaden und die „Kunst des Fragens" bis hin zur praktischen Umsetzung gespannt.

Krueger Richard A./Casey Mary Anne (2009): Focus Groups. A Practical Guide for Applied Research. Sage, Los Angeles (219 Seiten)

Dieses Buch ist ein sehr praktikabler Leitfaden zur Durchführung von Focus Groups. Beginnend bei theoretischen und methodischen Fragen zur Methode führt das Buch durch die verschiedenen Schritte der Anwendung von Focus Groups.

Greve Werner/Wentura Dirk: Wissenschaftliche Beobachtung. Eine Einführung. Beltz, Weinheim 1997 (182 Seiten)

Diese Publikation bietet eine Auseinandersetzung mit den Stärken, Schwächen und methodischen Grundlagen wissenschaftlicher Beobachtung aus der Perspektive der psychologischen Forschung. Dieses Buch bezieht sich auf die quantitative Forschung.

Lueger Manfred: Grundlagen qualitativer Feldforschung. UTB, Stuttgart 2000 (267 Seiten)

Das Buch beinhaltet eine umfassende Auseinandersetzung mit der Beobachtung als Methode klassischer qualitativer Forschung.

Rössler Patrik: Inhaltsanalyse. UVK, Konstanz 2005 (300 Seiten)

Dieses Buch ist ein Basislehrbuch, das sich ausschließlich und daher sehr ausführlich mit dem Thema der standardisierten Inhaltsanalyse beschäftigt. Inhaltlich reicht es von den Fragestellungen für standardisierte Inhaltsanalysen über die Bildung einer Stichprobe, die Bildung von Kategorien und die Erhebung bis zur Qualitätskontrolle. Es ist in einem angenehmen Stil geschrieben und durch gute Didaktisierung mit vielen Beispielen sehr gut verständlich. Obwohl es ein Lehrbuch für die Medien- und Kommunikationswissenschaft ist, bildet es eine sehr gute Basis für die pflegewissenschaftlichen Dokumentenanalysen.

Burns Nancy/Grove Susan K.: The Practice of Nursing Research. Conduct, Critique and Utilisation. 5. Aufl., Elsevier, St. Louis 2005 (780 Seiten)

Das Kapitel Physiological Measurement (S. 387–393) bietet einen kompakten Einblick in verschiedene physiologische Messstrategien in der Pflege und ihre Auswahl.

6 Methoden der Datenauswertung im Überblick

Wie aus dem letzten Kapitel ersichtlich geworden ist, gibt es in der Forschung unterschiedliche Methoden und Techniken, Daten zu erheben. Damit ist aber nur der erste Schritt getan, denn das erhobene Material muss einer sorgfältigen Auswertung unterzogen werden, um zu sinnvollen wissenschaftlichen Aussagen zu gelangen.

Die Methoden zur Auswertung von Datenmaterial sind vielfältig und umfassend. Da es sich bei diesem Buch um ein Basiswerk handelt, in dem Grundlagenwissen vermittelt werden soll, wird in diesem Kapitel nur ein erster Einblick in die Auswertungsverfahren gegeben.

6.1 Die Datenanalyse in der quantitativen Forschung

Zur Analyse quantitativer Daten werden statistische Verfahren eingesetzt, um die Daten zu strukturieren und Erkenntnisse aus ihnen zu gewinnen. Das Sammeln von Daten und einige einfache Auswertungsschritte können relativ rasch erlernt werden. Eine detaillierte Aufbereitung von Daten und tiefergehende Analysen setzen allerdings umfangreiche Statistikkenntnisse voraus, über die nicht jede „forschende" Pflegende zu verfügen braucht. Pflegende, die Forschungsergebnisse in erster Linie in der Praxis anwenden wollen, sollten jedoch trotzdem über die wichtigsten statistischen Grundbegriffe Bescheid wissen, um zu verstehen, welche Aussagekraft statistische Testergebnisse haben. Ohne dieses Basiswissen ist es schwierig, quantitative Forschungsberichte zu lesen und kritisch zu betrachten.

Expertinnen, die eigenständig Studien durchführen und Forschungsprojekte leiten, müssen über fundierte Statistikkenntnisse verfügen – einerseits, um die jeweils passenden Verfahren richtig anzuwenden, und andererseits, um die daraus gewonnenen Ergebnisse richtig zu interpretieren. Die auf dem Markt befindlichen, leicht zu bedienenden Statistikprogramme (z. B. PASW/SPSS für Windows) verleiten Laien dazu, Analysen durchzuführen, die nicht zulässig bzw. unsinnig sind und daher auch unsinnige Testwerte liefern, die wiederum zu falschen Interpretationen führen. Forschenden Pflegenden in der Praxis sowie auch spezialisierten Forscherinnen, die auf diesem Gebiet keine Expertinnen sind, sei daher dringend empfohlen, mit Statistik-Expertinnen Rücksprache zu halten – insbesondere bevor sie damit beginnen, Daten zu sammeln. Denn: Was falsch oder ungeeignet erhoben wurde, bringt selbst bei der besten Auswertung nur falsche oder ungeeignete Ergebnisse. Die quantitative Forschung beginnt daher stets mit der Operationalisierung – also: dem Messbarmachen von theoretischen Konstrukten. Dieser Schritt muss gemeinsam mit den Expertinnen der jeweiligen Forschungsfrage sowie der jeweiligen Methode erfolgen. Die statistische Auswertung selbst kann an die Statistikerinnen ausgelagert werden.

Im Folgenden wird nur ein kurzer Überblick über gebräuchliche statistische Verfahren gegeben. Die weiterführende Literatur dieses Kapitels enthält Angaben zur Vertiefung oder zum Nachlesen.

Die quantitative Datenanalyse ist immer in den Prozess quantitativer Forschung eingebettet. Ihr geht 1. die Operationalisierung der Messdimensionen, gegebenenfalls 2. die Entwicklung eines Messinstruments und 3. die Datenerhebung voraus.

Mit der Datenaufbereitung begibt man sich in den Analyseprozess, der dann aus der deskriptiven und induktiven Auswertung besteht.

6.1.1 Aufbereiten der Datenbestände

Quantitative Daten bestehen aus Zahlen, die in eine Datenmatrix übertragen werden. Dabei wird jeder möglichen Ausprägung einer Variablen ein Zahlenkode zugeordnet. Wenn beispielsweise eine Studie durchgeführt wird, wo das Geschlecht der untersuchten Personen von Bedeutung ist, so wird den möglichen Ausprägungen der Variable „Geschlecht" für „weiblich" beispielsweise der Kode 1 und für „männlich" der Kode 2 zugeordnet. Alle erhobenen Daten müssen auf diese Weise Variable für Variable nach einem Kodeplan kodiert werden, sodass jeder Messung eine Zahl zugeordnet werden kann. Unter Hinzunahme der Variable „Alter in Jahren" sieht eine Datenmatrix z. B. so aus:

Laufnummer	Geschlecht	Alter in Jahren
1	2	68
2	1	87
3	1	74

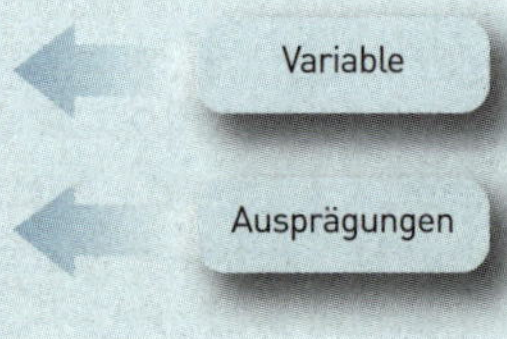

Abbildung 34: Datenmatrix

In den Zeilen dieser Matrix finden sich die untersuchten Personen („Fälle"), die immer eine Identifikationsnummer brauchen, und in den Spalten finden sich die einzelnen Messungen oder Merkmale. Nachdem die Daten auf diese Weise kodiert und fehlende Eintragungen kontrolliert wurden, kann die Auswertung beginnen.

6.1.2 Exkurs: Skalen- oder Messniveaus

Wie aus dem obigen Beispiel anhand von Geschlecht und Alter ersichtlich wird, besitzen die einzelnen Merkmale/Messungen/Variablen unterschiedliche Skalen. So hat beispielsweise die Variable „Geschlecht" lediglich zwei Ausprägungen, wobei die Kodes 1 und 2 beliebig zugeordnet werden können. Die Variable „Alter in Jahren" ist aber durch eine Messeinheit (nämlich Jahre) festgelegt und hat daher auch mehr Ausprägungen.

Je nach Skalenniveau besitzt eine Variable also einen bestimmten Informationsgehalt. Die Unterscheidung der Variablen nach Skalenniveau ist essenziell für die Auswahl der Auswertungsverfahren. Man unterscheidet zwei verschiedene Arten des Messens und vier Skalenniveaus:

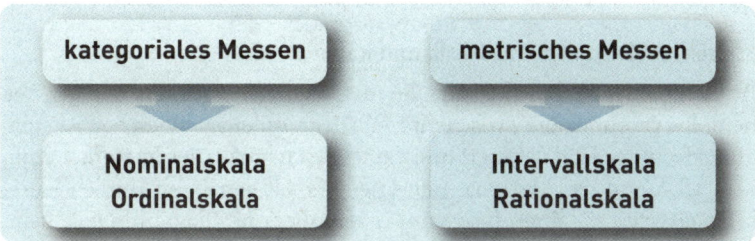

Abbildung 35: Die vier Skalenniveaus

Kategoriale Skalen: Nominal- und Ordinalskala

Bei der **Nominalskala** handelt es sich um das Zutreffen bezeichneter Eigenschaften, die sich zwar gegenseitig ausschließen, für die sich aber keine Rangordnung aufstellen lässt. Typische Beispiele für nominalskalierte Variablen sind Geschlecht, Familienstand, Religionszugehörigkeit etc. Bei der Variable Familienstand trifft jeweils nur eine der (beispielsweise) vier Eigenschaften „ledig", „verheiratet", „geschieden" oder „verwitwet" zu. Alle vier Eigenschaften (oder Kategorien) schließen einander aus, und es gibt kein Mehr oder Weniger des Merkmals „Familienstand". Das Unterscheidungskriterium heißt hier „gleich" oder „nicht gleich". Wichtig ist, dass sich die Kategorien inhaltlich nicht überschneiden und dass jede untersuchte Person einer Kategorie zugeordnet werden kann.

Die Nominalskala ist dazu geeignet, Gruppenunterschiede zu untersuchen. Eine zulässige Aussage auf nominalem Datenniveau lautet: „Frau X ist verwitwet, Herr Y ist nicht verwitwet, er ist ledig."

Die **Ordinalskala** wird verwendet, wenn die Ausprägungen eines Merkmals eine relative Reihenfolge darstellen. Wird beispielsweise die Zufriedenheit mit der aktuellen persönlichen Lebensqualität mithilfe der Kategorien 1 = „sehr zufrieden", 2 = „eher zufrieden", 3 = „weder zufrieden noch unzufrieden", 4 = „eher unzufrieden" und 5 = „sehr unzufrieden" erhoben, so gibt es hier ein Mehr oder Weniger; die Abstände zwischen den verschiedenen Ausprägungen sind aber nicht definiert und daher auch nicht zwangsläufig gleich groß. Das Unterscheidungskriterium heißt in diesem Fall „kleiner" oder „größer". Man kann also „mehr" oder „weniger" des Merkmals „Zufriedenheit mit der Lebensqualität" besitzen. Auch subjektive Häufigkeitsangaben („Wie oft leiden Sie unter Sodbrennen?" Oft – manchmal – selten – nie) werden meist auf ordinalem Datenniveau gemessen.

Eine zulässige Aussage auf ordinalem Datenniveau lautet etwa: „Frau X ist mit ihrer Lebensqualität eher zufrieden, Herr Y ist damit sehr zufrieden, er ist demnach zufriedener als Frau X, oder: Seine Zufriedenheit ist höher als jene von Frau X."

Metrische Skalen: Intervallskala und Rationalskala

Bei den metrischen Skalen sind die Ausprägungen ebenfalls in einer Reihenfolge geordnet, die Zwischenräume (Intervalle) zwischen den Ausprägungen sind jedoch definiert und damit gleich groß. Dies ist immer dann der Fall, wenn das Merkmal mit einer Einheit gemessen werden kann, beispielsweise in Jahren (wie beim Lebensalter), in Kilogramm (wie beim Körpergewicht) oder in Euro (wie beim Einkommen). Bei all diesen klar definierten Messeinheiten gibt es einen sogenannten **absoluten Nullpunkt**. Das bedeutet, dass die Skala der Messeinheit theoretisch bei Null beginnt – was meist aber nicht der Fall ist, denn selten werden Personen untersucht, die 0 Jahre alt sind oder 0 Kilogramm wiegen. Hat eine Skala einen theoretisch möglichen absoluten Nullpunkt, so handelt es sich um eine **Rationalskala**. Jemand kann doppelt so alt sein oder halb so viel verdienen wie ein anderer – aber nur, weil wir bestimmen können, wo das Alter und das Einkommen „anfangen".

Sehr häufig allerdings haben wir es mit intervallskalierten Messungen zu tun, wo kein absoluter (oder „natürlicher") Nullpunkt definierbar ist, wie etwa bei Skalen zur Messung des IQ oder anderer Messdimensionen – etwa eine Schmerzskala mit 1 bis 10 Ausprägungen (wo jeweils die Endpunkte verbal benannt werden, beispielsweise 1 = „keine Schmerzen" bis 10 = „stärkste vorstellbare Schmerzen").

Bei einer derartigen **Intervallskala** gehen wir also davon aus, dass die Abstände zwischen den Ausprägungen/Punkten gleich groß sind, können aber nicht exakt definieren, wo „Intelligenz" oder „Schmerz" beginnen. Die Messeinheit sind in diesem Fall „Punkte" einer zumeist standardisierten (erprobten) Skala. Bei der Anwendung statistischer Verfahren ist die Unterscheidung zwischen Intervall- und Rationalskala unerheblich; beide werden als metrische Skalen behandelt.

Eine zulässige Aussage auf intervallskaliertem Datenniveau lautet: „Frau X leidet unter Schmerzen mit einer Intensität von 8, Herr Y mit einer Intensität von 6. Der Schmerz von Frau X ist damit um 2 Punkte intensiver als jener von Herrn Y."

Eine zulässige Aussage auf rationalem Datenniveau lautet: „Frau X ist 54 Jahre alt, Herr Y ist 27 Jahre alt. Herr Y ist um 27 Jahre jünger als Frau X, und diese ist doppelt so alt wie Herr Y."

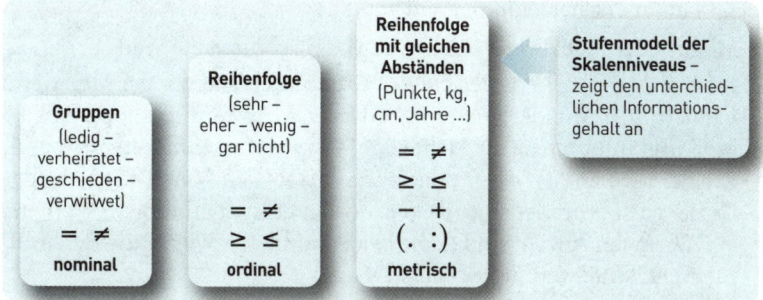

Abbildung 36: Stufenmodell der Skalenniveaus

6.1.3 Deskriptive Statistik

Mithilfe der deskriptiven Statistik werden die Daten nach unterschiedlichen Merkmalen beschrieben. Die Beschreibung der Daten kann mithilfe von Häufigkeitsangaben, Lage- und Streuungsmaßen sowie Zusammenhängen zwischen Merkmalen (Korrelationen) erfolgen.

Häufigkeitsangaben

Häufigkeitsangaben sind die einfachste Möglichkeit, Daten zu beschreiben. Dargestellt wird das Vorkommen der Ausprägungen in absoluten oder relativen Häufigkeitsangaben. Die folgende Stichprobe besteht beispielsweise mehrheitlich (zu 67 %) aus Frauen und zu knapp einem Drittel (30 %) aus Männern. Drei Befragte haben nicht geantwortet.

	absolute Häufigkeit	relative Häufigkeit	Prozent
weiblich	82	0,672	67,20 %
männlich	37	0,303	30,30 %
keine Angabe	3	0,025	2,50 %
Gesamt	122	1	100 %

82 von insgesamt 122 Personen sind 67 % der Stichprobe

Abbildung 37: Häufigkeitsangaben

Prozentangaben sollten nur dann interpretiert werden, wenn die Stichprobengröße (n) zumindest 35 Personen umfasst. Denn: Eine von insgesamt fünf Personen entspricht genauso 20 % wie 200 von 1000 Personen. Doch eine Stichprobe bestehend aus 1000 Personen liefert zuverlässigere Ergebnisse als eine Stichprobe bestehend aus fünf Personen.

Lagemaße

Lagemaße geben an, wo sich der Gipfel einer Häufigkeitsverteilung befindet. Man unterscheidet (unter anderem):

- **Modus** oder Modalwert (= der häufigste vorkommende Wert)
- **Median** (= jener Wert, der die der Größe nach geordneten Messwerte halbiert, d. h. mindestens die Hälfte der Messwerte ist höchstens so groß und mindestens die Hälfte der Messwerte ist mindestens so groß wie der Median. Bei einer ungeraden Anzahl von Messwerten, die der Größe nach geordnet sind, ist der Median genau der mittlere Wert, bei einer geraden Anzahl sind es die beiden mittleren Werte bzw. der arithmetische Mittelwert dieser beiden Werte)
- **arithmetischer Mittelwert** (= die Summe der Messwerte geteilt durch deren Anzahl)

> **Beispiel**
>
> Eine praktische Ärztin wurde letzten Montag von insgesamt 13 Patientinnen aufgesucht. Davon hat sie sieben Patientinnen kein Medikament verschrieben, drei Patientinnen eines, zwei Patientinnen vier und einer Patientin neun Medikamente. Die folgende Liste veranschaulicht dies:
>
> | Pat. Nr. | Anzahl verschr. Medikamente |
> |---|---|
> | 1 | 0 |
> | 2 | 0 |
> | 3 | 0 |
> | 4 | 0 |
> | 5 | 0 |
> | 6 | 0 |
> | 7 | 0 |
>
> Der Hälfte der Patientinnen (hier sogar etwas über 50 %) wurden keine Medikamente verschrieben
> → **Median = 0**
>
> | Pat. Nr. | Anzahl verschr. Medikamente |
> |---|---|
> | 8 | 1 |
> | 9 | 1 |
> | 10 | 1 |
> | 11 | 4 |
> | 12 | 4 |
> | 13 | 9 |
> | | 20 |
>
> Insgesamt wurden 20 Medikamente verschrieben (1 + 1 + 1 + 4 + 4 + 9), das sind durchschnittlich 1,5 Medikamente pro Patientin
> → **Mittelwert = 20/13 = 1,5**

Für die Bestimmung des **Medians** muss zumindest ein *ordinales Datenniveau* vorliegen, denn: Wenn die Ausprägungen der Variable in keine Reihenfolge gebracht werden können, ergibt der Median keinen Sinn. Zur Berechnung des **Mittelwerts** muss ein *metrisches Datenniveau* vorliegen, denn: Ohne eine sinnvolle Messeinheit, die gleiche Abstände definiert, ist die Interpretation eines durchschnittlichen Wertes nicht sinnvoll. In der Praxis wird der Mittelwert oft auch bei Ordinalskalen verwendet. Hier herrscht meist großzügige Akzeptanz, doch bei weniger als fünf Ausprägungen einer Skala sollte diese Großzügigkeit enden.

Lagemaße geben einen groben Überblick über die Verteilung eines Merkmals. Es besteht jedoch die Gefahr, die Ergebnisse zu verzerren. So sagt beispielsweise der obige Mittelwert von 1,5 verschriebenen Medikamenten nichts darüber aus, dass mehr als der Hälfte der Stichprobe gar kein Medikament verschrieben wurde. Der Mittelwert ist daher nur bei annähernd symmetrischen Verteilungen ein guter Repräsentant für den Gipfel einer Verteilung, weil er sehr sensibel gegenüber „Ausnahmefällen" ist. (Wäre Patientin Nr. 13 – sie ist ein „Ausnahmefall" – erst am Dienstag gekommen, hätte der Mittelwert gleich nur noch 0,8 Medikamente betragen [11/13].)

Der Median hingegen ist relativ robust: Nachdem er sich lediglich an der erreichten kumulativen Häufigkeit von 50 % orientiert, ist er auch für schiefe Verteilungen (wo viele Ausprägungen am einen bzw. anderen Ende der Skala liegen) gut geeignet. (Wäre unsere „Ausnahmepatientin" Nr. 13 erst am Dienstag gekommen – der Median wäre gleich 0 geblieben.)

Exkurs: Denken Sie an das in den Medien häufig strapazierte „Durchschnittseinkommen": Die Einkommensverteilung ist immer schief, und zwar mit dem Gipfel auf der linken Seite, d. h. viele Personen haben wenig vom Merkmal „Einkommen"; es gibt aber etliche „Ausreißer", also einzelne Personen, deren Einkommen weit über dem Durchschnitt liegt. Der Mittelwert der Einkommensverteilung liegt daher meist deutlich über dem Median, und damit entsteht der verzerrte Eindruck eines höheren Einkommens in der betreffenden Bevölkerungsgruppe.

Die folgende Darstellung zeigt ein Balkendiagramm des erhobenen Merkmals „aktuelle persönliche Lebensqualität". Die Befragten wurden gebeten, diese auf einer Skala von 1 („sehr schlecht") bis 6 („sehr gut") einzustufen. Auf der x-Achse sind diese Ausprägungen aufgetragen, und die y-Achse veranschaulicht deren Häufigkeit in Prozent. Die Verteilung ist „relativ" symmetrisch – d. h. der Gipfel befindet sich einigermaßen in der Mitte der Skala, weshalb auch der Mittelwert (2,9) und der Median (3) sehr nahe beieinander liegen. Bei schieferen Verteilungen (siehe obiges Beispiel) liegen Mittelwert und Median weiter auseinander.

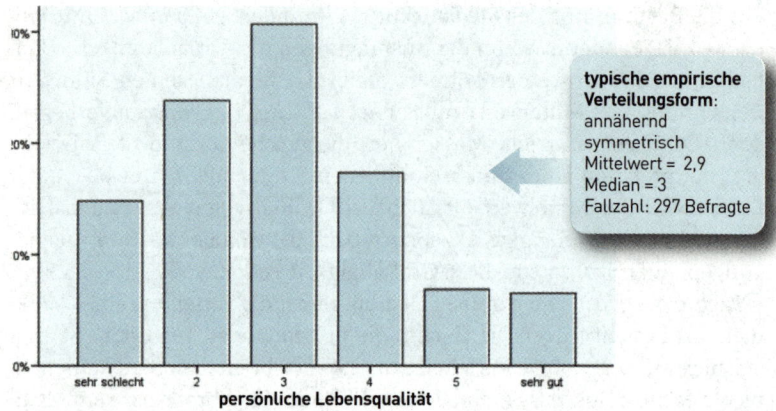

Abbildung 38: Verteilungsform

Streuungsmaße

Streuungsmaße geben Aufschluss über die Verteilung der Ausprägungen eines Merkmals.

Das einfachste Streuungsmaß ist die Spannweite. Sie gibt den Wertebereich an, in dem sich die Ausprägungen befinden. Im obigen Beispiel mit den Medikamenten beträgt die Spannweite neun Medikamente.

Das wichtigste Streuungsmaß ist die Standardabweichung. Sie gibt die durchschnittliche Abweichung um den Mittelwert an, jenen Bereich also, wo die meisten Ausprägungen zu finden sind. Dadurch wird ersichtlich, wie weit die Werte vom Mittelwert (arithmetisches Mittel) abweichen. Aus diesem Grund wird die Standardabweichung immer zusammen mit dem Mittelwert angegeben und kann daher auch nur bei metrischem Datenniveau berechnet werden. Ihre Abkürzung lautet s oder SD (= Standard Deviation).

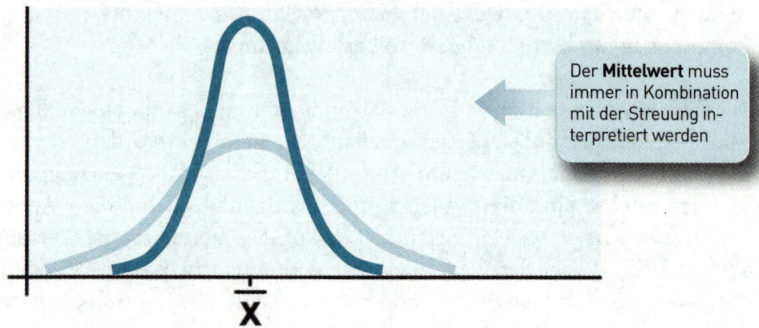

Abbildung 39: Gleicher Mittelwert – unterschiedliche Streuung

> **Beispiel**
>
> Bei einem Mathematiktest sind 100 Punkte zu erreichen. Die durchschnittliche Punkteanzahl aller ausgewerteten Tests beträgt 73 (= Mittelwert), die Standardabweichung 12,1. Wenn wir davon ausgehen können, dass in etwa gleich viele Testergebnisse über bzw. unter dem Durchschnitt liegen (also die Verteilung annähernd symmetrisch ist), dann befinden sich rund zwei Drittel aller Ergebnisse im Intervall zwischen 60,9 und 85,1 und Punkten (60,9 = Mittelwert minus Standardabweichung, 85,1 = Mittelwert plus Standardabweichung).
>
> Vorstellbar wäre nun, dass die Verteilung der Testergebnisse aus einer Subgruppe A (FH Bioinformatik, 1. Semester) eine sehr viel geringere Streuung besitzt als jene der Subgruppe B (FH Gesundheits- und Krankenpflege, 1. Semester). Nehmen wir an, beide Gruppen erreichen einen Mittelwert von 73 Punkten, aber die Gruppe aus der Bioinformatik erreicht eine Standardabweichung von 5 Punkten (Grafik S. 242 dunkle Kurve) und die Gruppe der Pflege erreicht eine Standardabweichung von 20 Punkten (Grafik helle Kurve). Die inhaltliche Erklärung dieses Unterschiedes besteht darin, dass in der Gruppe der Bioinformatik alle Studierenden ein sehr ähnliches durchschnittliches Verständnis von Mathematik besitzen, da ihr Fachgebiet Mathematik beinhaltet. In der Gruppe der Pflege jedoch sind zwar auch die meisten mathematisch durchschnittlich begabt, einige aber sehr wenig und andere wiederum sehr viel, wodurch es zu einer hohen Streuung kommt. Das mathematische Verständnis ist kaum ein Kriterium für die Wahl des Studiums der Pflege.

Tabelle 10: Übersicht über die gängigsten Lage- und Streuungsmaße und deren Anwendung

Messniveau	Eigenschaft	Kennzahl	Beschreibung
Nominal	Gleich/ungl.	Lage: **Modus**	Häufigster vorkommender Wert
Ordinal	Größer/kleiner	Lage: **Median und Quartile**	Teilen Verteilung in Hälfte/Viertel
		Steuerung: **Quartilabst.**	Abstände zwischen den Quartilen
Metrisch	Gleiche Abstände (+/−)	Lage: **Mittelwert**	Durchschnitt
		Steuerung: **Standardabweichung**	Durchschnittliche Abweichung durch den Mittelwert
		Steuerung: **Spannweite**	Breite der Verteilung (Abstand zw. kleinstem und größtem Wert)

Korrelation

Korrelationen geben an, wie stark zwei Merkmale/Variablen miteinander zusammenhängen. Wird beispielsweise in einem Krankenhaus die Arbeitszufriedenheit des Pflegepersonals in den Teilaspekten „Teamarbeit", „Arbeitszeit", „Verhältnis zu Vorgesetzten" erhoben, so kann mithilfe von Korrelationen berechnet werden, welcher dieser drei Aspekte am stärksten an die Arbeitszufriedenheit insgesamt gekoppelt ist. Antworten auf derartige Fragestellungen sind gerade dann von besonderer Wichtigkeit, wenn es darum geht, Veränderungen bzw. Verbesserungen durch Maßnahmen zu erzielen. Diese Maßnahmen werden durch Evaluationen begleitend untersucht, um deren Eignung bzw. deren Erfolg zu überprüfen.

Der **Korrelationskoeffizient** gibt die Stärke eines Zusammenhangs zweier Merkmale an. Passend zu jedem Datenniveau werden unterschiedliche Koeffizienten berechnet. Es gibt viele verschiedene Koeffizienten. Am wichtigsten sind der *Spearman-Korrelationskoeffizient* (rho) für ordinale Daten und der *Pearson-Korrelationskoeffizient* (r) für metrische Daten. Für nominale Daten werden Zusammenhänge mittels Kreuztabellen berechnet, hier kann unter anderem *Cramer's* (V) berechnet werden.

Die genannten Korrelationskoeffizienten haben einen normierten Wertebereich zwischen –1 und +1. Je näher der Koeffizient bei Null liegt, desto schwächer ist der Zusammenhang.

- Bei einer Korrelation von 0 besteht gar *kein Zusammenhang* zwischen den beiden Variablen.
- Ein starker *positiver Zusammenhang* liegt nahe bei +1 und bedeutet, dass ein hoher Wert der einen Variable mit einem hohen Wert der anderen Variable einhergeht. Zum Beispiel: *Je höher* die Zufriedenheit der Mitarbeiterinnen mit der Arbeitszeit ist, *desto höher* ist auch deren Arbeitszufriedenheit insgesamt und umgekehrt.
- Ein starker *negativer Zusammenhang* liegt nahe bei –1 und bedeutet, dass ein hoher Wert der einen Variable mit einem niedrigen Wert der anderen Variable einhergeht. Zum Beispiel: *Je höher* die Zufriedenheit der Mitarbeiterinnen mit der Arbeitszeit, *desto niedriger* ist deren Lebensalter und umgekehrt.

Der Zusammenhang ist umso stärker, je näher der Korrelationskoeffizient bei +1 bzw. –1 liegt. Eine Korrelation von r = 0,74 ist demnach stärker als eine von r = 0,3.

Die folgende Darstellung heißt **Streudiagramm** und veranschaulicht den Zusammenhang zwischen den metrischen Variablen Einkommen (Y-Achse) und Lebensalter (X-Achse). Untersucht wird, ob ein linearer Zusammenhang besteht, also ob mit dem Alter das Einkommen steigt. Die Form des Punkteschwarms lässt erahnen, dass dies messbar ist.

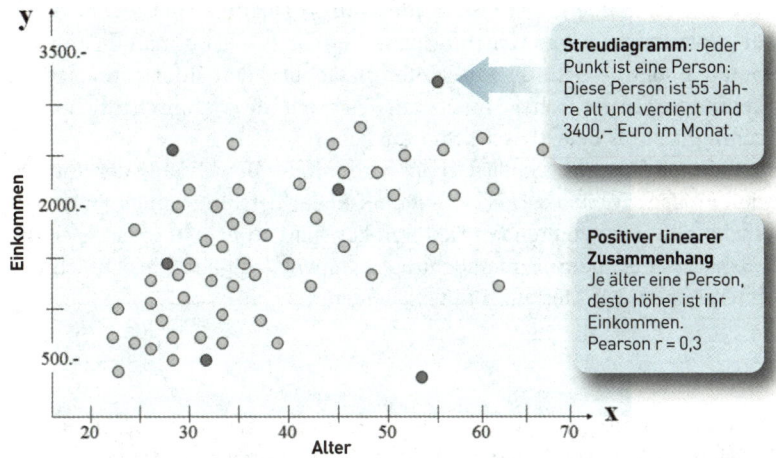

Abbildung 40: Streudiagramm mit positivem linearem Zusammenhang

Beispiel

Schopp et al. schreiben in ihrem Bericht zur Arbeit über Autonomie, Privatheit und die Umsetzung des Prinzips der „informierten" Zustimmung:

„[...] Zwischen dem Alter des Teilnehmers und dem Erhalt von Informationen wurde eine negative Korrelation festgestellt (r = − 0,27, p = 0,009). [...] Zwischen dem Hilfsbedarf des Teilnehmers und Entscheidungsmöglichkeiten wurde eine negative Korrelation festgestellt (r = − 0,31, p = 0,003)." (Schopp et al. 2001, S. 33)

Das bedeutet, je älter die Patientinnen waren, desto weniger Information erhielten sie, und je hilfsbedürftiger sie waren, desto weniger Entscheidungsmöglichkeiten hatten sie. Der p-Wert gibt Auskunft über die Signifikanz der Korrelation – dazu später.

Es ist wichtig, an dieser Stelle zu betonen, dass die Stärke einer Korrelation per se noch nichts mit deren **Ursache** zu tun hat. Das bedeutet (um beim obigen Beispiel zu bleiben): Man kann zwar behaupten, dass mit zunehmendem Alter weniger Information gegeben wird; dass dies aber aufgrund des höheren Alters so ist, darf keinesfalls behauptet werden. Ein hoher Korrelationskoeffizient kann also niemals einen ursächlichen Zusammenhang beweisen.

Hinter dem Merkmal „Alter" könnte also ein weiteres, entscheidenderes Merkmal stehen, das die Weitergabe von Information an die betreffenden

Personen behindert. Beim Betrachten von „Ausnahmefällen" – Personen, die trotz hohen Alters viel Information erhalten – kann man theoretisch herausfinden, welche Eigenschaften ursächlich den Informationserhalt behindern. In vielfacher Hinsicht erweist sich die wissenschaftliche Forschung also als detektivische Spurensuche.

Bei *experimentellen Studiendesigns* wird mit der Berechnung der Korrelation prospektiv ein *ursächlicher Zusammenhang* behauptet, indem man versucht, alle intervenierenden Faktoren konstant zu halten, sodass sich die „Experimente" oder „Untersuchungsgruppen" lediglich hinsichtlich des interessierenden Merkmals unterscheiden.

> **Beispiel**
>
> Um beim obigen Beispiel zu bleiben, könnte das Alter das interessierende Merkmal sein, und die Untersuchungsgruppen könnten aus einer Gruppe von jüngeren und einer Gruppe von älteren Personen bestehen, die sich hinsichtlich ihrer Hilfsbedürftigkeit – und anderer als entscheidend eingestufter Eigenschaften – *nicht* unterscheiden. Bei einem solchen Design könnte der Zusammenhang mit dem Alter als Scheinkorrelation entlarvt werden, nämlich dann, wenn die jüngeren Personen bei gleichen Bedingungen unter der gleichen Behinderung des Informationserhalts leiden.

Dabei wird deutlich, dass neben methodischen Überlegungen ethische Grundsätze innerhalb pflegewissenschaftlicher Forschung einen hohen Stellenwert besitzen.

6.1.4 Schließende (induktive) Statistik

Normalverteilung und Zufall

Die schließende Statistik beruht auf den Grundprinzipien der Wahrscheinlichkeitstheorie. Diese ist, wie auch die Statistik, ein Teil der Mathematik, genauer der Stochastik, die sich mit der Beschreibung zufälliger Ereignisse beschäftigt. Mithilfe der Stochastik kann berechnet werden, in welchem Ausmaß ein Ergebnis, das aus der Stichprobe gewonnen wurde, durch Zufall zustande gekommen ist. Vereinfacht gesagt: Der Zufall ist berechenbar, die „Wirklichkeit" nicht – daher vergleichen wir die „Wirklichkeit" (das, was wir in unserer Stichprobe empirisch messen können) mit dem berechneten, theoretischen Zufall und können so entscheiden, ob unser Ergebnis eher für den Zufall oder eher für eine Gesetzmäßigkeit (einen Zusammenhang) spricht. Auf den ersten Blick mag es verwundern, dass der Zufall berechenbar ist. Nichts anderes aber veranschaulicht die (Gauß'sche) Normalverteilung: Sie ist ein erster Schritt zur Berechnung des Zufalls.

> **Beispiel: Würfelexperiment**
>
> Die Wahrscheinlichkeit, mit einem Würfel bei einem einzigen Wurf beispielsweise eine Eins zu würfeln, beträgt 1:6, weil ein Würfel sechs Flächen hat. Wenn Sie sechsmal würfeln, müssten Sie also – laut Zufallsberechnung – genau eine 1 (1:6) gewürfelt haben. Die erwartete Anzahl der Einsen wäre also bei sechsmal würfeln 1. Selbstverständlich ist es aber auch möglich, keine oder zwei – oder sogar sechs! – Einsen zu würfeln, doch ist dies weniger wahrscheinlich. Für zufällige Ereignisse ist eine Schwankungsbreite berechenbar, in der ein erwartetes Ergebnis mit hoher Wahrscheinlichkeit eintritt. Wenn Sie 60-mal würfeln, dann würfeln Sie erwartungsgemäß 10 Einsen, und wenn Sie 600-mal würfeln, dann würfeln Sie erwartungsgemäß 100 Einsen. Die reale Annäherung an den erwarteten Wert wird umso *sicherer*, je öfter Sie würfeln.

Die folgende Grafik zeigt die Normalverteilung des oben beschriebenen Beispiels des Würfelexperiments am Beispiel von 378 Experimenten mit jeweils 60 Würfen.

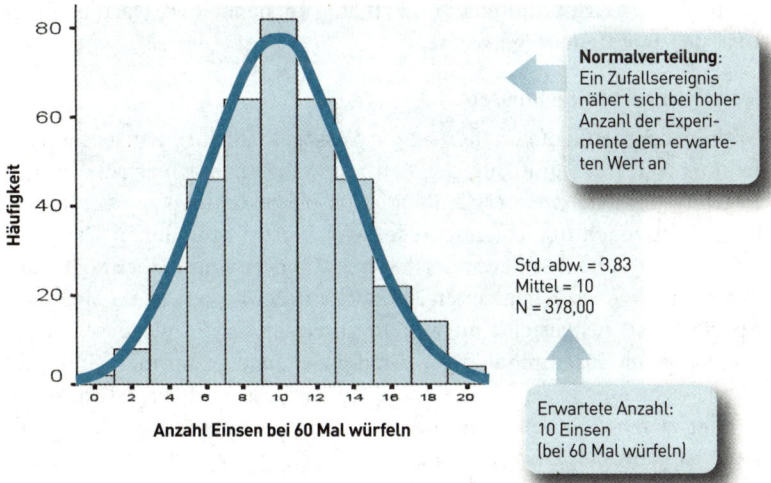

Abbildung 41: Normalverteilung

Eine Verteilung, die diesem Zufallsprinzip entspricht, nennt man **Normalverteilung**. Die Normalverteilung ist die Wahrscheinlichkeitsverteilung eines zufälligen Ereignisses – z. B. die Anzahl der gewürfelten Einsen oder (vereinfacht gesagt) die *Wahrscheinlichkeit eines Stichprobenergebnisses unter der Voraussetzung des Zufalls*. Das Prinzip der Normalverteilung ist somit der Ausgangspunkt für jede Signifikanztestung oder die Bestimmung der Schwankungsbreiten eines Messwertes aus der Stichprobe.

Bei der theoretischen Normalverteilung, welche die typische Glockenform besitzt, sind **Schwankungsbreiten** (Intervallkriterien) exakt bestimmbar: Zwischen 6 und 14 Einsen erhält man bei zwei Drittel aller Experimente, und zwischen 2 und 18 Einsen erhält man bei 95 % aller Experimente (siehe obige Darstellung). Bei dieser Serie von fiktiven Würfelexperimenten ist es also äußerst unwahrscheinlich, dass man weniger als 2 oder mehr als 18 Einsen würfelt (nur bei 5 % aller Experimente wird dies erwartet).

In der Forschung versucht man auf verschiedene Weise, Zufälligkeit zu minimieren. Eine Möglichkeit ist, eine große Stichprobe (d. h. viele Versuchspersonen) heranzuziehen. Ein gemessenes Ergebnis, das für wenige Personen gilt, ist zufallsanfälliger als ein eines, das für viele Personen gilt. Forschungsdesigns mit hoher Kontrolle (z. B. Experimente) bieten ebenfalls die Möglichkeit, Zufälligkeiten zu minimieren. Trotz all dieser Maßnahmen kann der Zufall jedoch nicht völlig ausgeschaltet werden. Um in der Forschung eine Hypothese prüfen zu können (z. B.: „Ist die Schmerzreduktion auf die Wirkung der Behandlung zurückzuführen?"), muss man aber entscheiden können, ob der Unterschied zwischen verschiedenen Datenreihen (z. B. den Datenreihen vor und nach der Anwendung einer Behandlungstechnik) bedeutsam und nicht rein zufällig entstanden ist. Dazu benötigt man den Begriff der **Signifikanz**.

Signifikanz von Ergebnissen

Mithilfe der Signifikanz stellt man die Aussagekraft einer statistischen Erhebung fest. Die Signifikanz zeigt an, wie wahrscheinlich es ist, dass das Ergebnis der Untersuchung zufällig zustande gekommen ist. Werden bei einer Untersuchung Unterschiede zwischen verschiedenen Gruppen (z. B. die gefühlte Schmerzintensität bei Männern und Frauen) oder Zusammenhänge zwischen unterschiedlichen Merkmalen (z. B. Alter und Sportlichkeit) festgestellt, muss man zunächst fragen, ob diese Unterschiede (oder Zusammenhänge) zufällig zustande gekommen sind oder nicht – genauer gesagt: wie hoch die Wahrscheinlichkeit ist, dass sie zufällig zustande gekommen sind. Ist ein Ergebnis der Stichprobe signifikant, so geht man davon aus, dass es nicht zufällig und daher verallgemeinerbar ist, also auch in der Grundgesamtheit gilt.

Die Signifikanz wird mit „p" angegeben (p = probability = Wahrscheinlichkeit). Was als bedeutsamer (signifikanter) Unterschied bzw. Zusammenhang im wissenschaftlichen Sinn gelten darf, wird nach einer internationalen Vereinbarung mit einer Grenze von 5 % (p ≤ 0,05) Zufallswahrscheinlichkeit (= Signifikanz) festgelegt. Das bedeutet: Die Wahrscheinlichkeit, dass das gemessene Ergebnis einer Erhebung auf Zufall beruht, darf maximal 5 % betragen, damit es als signifikant gelten kann. Von einem hoch signifikanten Ergebnis spricht man dann, wenn diese Wahrscheinlichkeit maximal 1 % beträgt (p ≤ 0,01).

Bei der Berechnung der Signifikanz ist die **Stichprobengröße** von entscheidender Bedeutung. Je größer die Stichprobe, desto kleinere gemessene Effekte gelten bereits als signifikant. Daher ist zu beachten, dass die Signifikanz allein nicht der „Wahrheit letzter Schluss" ist; vielmehr obliegt es stets der Forscherin, zu entscheiden, welches Ergebnis – signifikant oder nicht – für die Beantwortung der Fragestellung bedeutsam ist.

Die 5 %-Grenze bei der Signifikanztestung wird auch **Irrtumswahrscheinlichkeit** genannt. Diese Bezeichnung impliziert, dass Irrtümer passieren können (es gibt keine hundertprozentige Sicherheit, auch nicht in der wissenschaftlichen Forschung). Bei einer Irrtumswahrscheinlichkeit von unter 5 % ist es aber sehr unwahrscheinlich, dass es sich beim gemessenen Ergebnis um Zufall handelt, und daher ist der Irrtum, fälschlicherweise eine Gesetzmäßigkeit anzunehmen, sehr klein, nämlich kleiner als 5 %.

Wenn eine Gesetzmäßigkeit behauptet wird, die es in Wirklichkeit gar nicht gibt, so begeht die Forscherin einen **Alpha-Fehler** (oder Typ-I-Fehler oder Fehler erster Ordnung). Wenn die Forscherin hingegen eine Gesetzmäßigkeit als nicht signifikant einstuft, obwohl der gemessene Effekt in Wirklichkeit tatsächlich vorhanden ist, so macht sie einen **Beta-Fehler** (oder Typ-II-Fehler oder Fehler zweiter Ordnung). Da wir im Allgemeinen nichts über die Effekte in der Wirklichkeit wissen (etwas über diese herauszufinden, versuchen wir ja gerade durch unsere Studien), ist der Beta-Fehler auch nicht exakt zu berechnen.

Testauswahl

Es gibt zahlreiche Tests zur Prüfung von Zusammenhängen oder Unterschieden zwischen den Datenreihen der gemessenen Merkmale. Wichtige Kriterien für die richtige Auswahl der passenden Tests sind das Datenniveau und ob eine Variable empirisch normalverteilt ist.

- Wenn nominales oder ordinales Datenniveau vorliegt bzw. eine metrische Variable nicht normalverteilt (oder zumindest nicht annähernd symmetrisch verteilt) ist, dann werden **nicht parametrische Tests** angewandt.

- Wenn metrisches Datenniveau vorliegt und die zu testende(n) Variable(n) annähernd normalverteilt ist (sind) (sodass die Berechnung des Mittelwerts sinnvoll ist), dann werden **parametrische Tests** angewandt.

Weiters wird zwischen bivariaten und multivariaten Verfahren unterschieden. Im **bivariaten** Fall steht lediglich die Beziehung zwischen zwei Merkmalen im Mittelpunkt, im **multivariaten** Fall wird der Einfluss mehrerer Variablen in das Analyseverfahren einbezogen.

Auch das Studiendesign bestimmt das Testverfahren: Bestimmte Verfahren eignen sich für Gruppenvergleiche, andere wiederum für Vorher-nachher-Messungen bei derselben Gruppe. Man spricht dann im ersten Fall von Tests für unabhängige Stichproben und im zweiten Fall von Tests für abhängige Stichproben (vgl. Domholdt 2000, S.303 ff.).

In der folgenden Übersicht sind beispielhaft einige Tests dargestellt. Detaillierte Übersichten kann man nachlesen bei Polit et al. 2004, S. 342; Domholdt 2000, S. 306; Burns/Grove 2005, S. 400. Die genaue Anwendung der Tests und die Interpretation der Testergebnisse zu erklären, würde den Rahmen des vorliegenden Kapitels sprengen.

Tabelle 11: Nicht parametrische und parametrische Tests

Nicht parametrische Tests			
Test	Prüfmaß	Datenqualität	Fragestellung
Chi-Quadrat	χ^2	Nominal, ordinal (Kreuztabellen)	Misst die Abweichung tatsächlicher und erwarteter Häufigkeiten
Mann-Withney-U-Test	z	**Ordinal oder metrisch und nicht normalverteilt**	Misst die Differenz von mittleren Rängen
Wilcoxon-Test (für abhängige Stichproben)	z		Misst die Differenz von verbundenen Rängen
Parametrische Tests			
t-Test für unabhängige Stichproben	t	**Metrisch und normalverteilt**	Misst die Abweichung tatsächlicher und erwarteter Häufigkeiten
t-Test für abhängige Stichproben	t		Misst die durchschnittliche Differenz von zwei gepaarten Mittelwerten
Varianzanalyse	F	Gruppenvariable: nominal, ordinal Test-Variable: metrisch und normalverteilt	Misst das Verhältnis der erklärten Varianz zur Fehlervarianz (= Varianz der Mittelwerte zwischen den Gruppen und Varianz um den Mittelwert innerhalb der Gruppen)

> **Beispiel**
> Busch et al. 2006 machen in ihrer Untersuchung der Gesundheitsverträglichkeit von Arbeitszeitmodellen transparent, für welche Hypothese welcher Test verwendet wurde. Die Auswahl erfolgte nach den besprochenen Kriterien.

Beispiel für die Auswahl von Tests nach dem Skalenniveau

Variable	Messniveau	Testverfahren
1. Trägerschaft	Nominal	Chi-Quadrat
2. Reorganisationsmaßnahmen		
3. Interdisziplinäre Nutzung		
4. Anstellung im Jahresarbeitszeitmodell möglich		
5. Koppelung der Arbeitszeit an eine Schichtgruppe		
6. Koppelung der Arbeitszeit an ein Pflegesystem		
1. Wie werden Dienstpläne geschrieben?	Ordinal	U-Test
2. Weiterbildung der Dienstplanverantwortlichen		
1. Anzahl der Betten des Spitals	Metrisch	t-Test für unabhängige Stichproben
2. Anzahl der Betten der Intensivpflegestation		
3. Anzahl der Mitarbeiterinnen		
4. Anzahl der Mitarbeiter		
5. Anzahl der ausländischen Mitarbeiterinnen		

nach Busch et al. 2006, S. 102

In einem Forschungsbericht wird der Berechnungswert des Tests (das Prüfmaß) angegeben und festgehalten, wie groß die Wahrscheinlichkeit (p-Wert) ist, dass dieser Berechnungswert auf Zufall beruht. Anhand des folgenden Auszugs aus einer Untersuchung soll dies veranschaulicht werden. Es geht um den Vergleich von pränatalen und demografischen Faktoren in ländlichen und urbanen Stichproben:

Tabelle 12: Pränatale und demografische Faktoren in ländlichen und urbanen Stichproben (nach Form Alexy B. et al. (1997), zit. nach Burns/Grove 1999, S. 317; Übersetzung H. M.)

	Ländlich (n = 364)		Urban (n = 415)			
Variable	M	SD	M	SD	t	p
Alter der Mutter	22,03	4,88	23,61	5,33	18,08	< 0,001
Schwangerschaftswochen bei der ersten Visite	17,55	8,09	20,13	7,57	20,80	< 0,001
Schwangerschaftswochen bei der Geburt	39,06	2,05	39,37	1,84	14,65	< 0,03
Pränatale Visiten insgesamt	18,34	4,30	18,86	3,33	13,56	< 0,06

In dem oben gezeigten Ausschnitt einer Tabelle sind die Mittelwerte (M) und Standardabweichungen (SD) angegeben, ebenso wie die Information, inwieweit es einen signifikanten Unterschied der Merkmale zwischen den beiden Gruppen gibt.

Dazu sind der Berechnungswert des Tests (Prüfmaß des t-Test = **t**) und der **p-Wert**, d. h. die Wahrscheinlichkeit, mit der das Ergebnis zufällig entstanden ist, angeführt. Rechnet man den p-Wert in Prozent um, so wird ersichtlich, dass der Unterschied bei den ersten beiden Variablen unter der 1 %- und bei der dritten Variable unter der 5 %-Grenze liegt.

Der Unterschied ist also – wenn man von einem Signifikanzniveau von 5 % ausgeht – bei den ersten drei Variablen signifikant. Bei der vierten Variable zeigt sich hingegen kein signifikanter Unterschied, da der p-Wert (knapp, aber doch) über der 5 %-Marke liegt. In diesem Fall ist die Wahrscheinlichkeit, dass der Unterschied rein zufällig entstanden ist, größer als 5 %.

Eines dieser Ergebnisse könnte wie folgt beschrieben werden: „Die durchschnittliche Anzahl der Schwangerschaftswochen bei der Geburt liegt in der ländlichen wie in der urbanen Stichprobe bei rund 39 Wochen. In der urbanen Stichprobe ist dieser Mittelwert geringfügig höher (39,37 versus 39,06) – ein geringer Unterschied, der jedoch bei der der vorliegenden Fallzahl bereits signifikant ist. Die „urbanen" Mütter gebären demnach durchschnittlich etwas später als die ländlichen „Mütter". Die Wahrscheinlichkeit, dass diese Gesetzmäßigkeit irrtümlicherweise behauptet wird, liegt bei 3 %."

6.2 Die Datenanalyse in der qualitativen Forschung

Für die Forscherin ist die qualitative Untersuchung ein Prozess, der sich entwickelt. Hier ergänzen sich zwei Vorgänge, die sicherstellen, dass die qualitative Arbeit zuverlässig und aussagekräftig wird: die Sammlung ausreichender und angemessener Daten und die Kreativität bei ihrer Analyse.

Die Möglichkeiten, qualitatives Datenmaterial auszuwerten, sind so vielfältig wie die Möglichkeiten, es zu erheben. Die Art und Weise der Auswertung hängt mit den angewandten Erhebungsmethoden und der Zielsetzung der Untersuchung eng zusammen. Man bemüht sich stets, der jeweiligen Studie eine Auswertungsmethode „auf den Leib zu schneidern", die dem Thema und der Erhebungsmethode gerecht wird. Im folgenden Kapitel werden daher nicht spezielle Methoden, sondern allgemeine Grundlagen der qualitativen Datenauswertung vorgestellt.

6.2.1 Aufbereiten der Datenbestände

Der erste Schritt bei der Analyse qualitativer Daten ist die Aufbereitung. Falls im Zuge der Datenerhebung Kommunikation stattgefunden hat (was meistens der Fall ist), muss diese für fast alle qualitativen Auswertungsmethoden verschriftlicht werden. Den Vorgang der Verschriftlichung – beispielsweise von Interviews – nennt man **Transkription**. Für eine qualitative Analyse ist die wörtliche Transkription unbedingt notwendig; sie ist die Basis für eine ausführliche interpretative Auswertung.

Die Transkription ist ein aufwändiger, zeitraubender und schwieriger Prozess (für eine Stunde Interview muss man mindestens fünf Stunden Transkriptionszeit rechnen). Manche Forscherinnen lassen dies deswegen von Assistentinnen oder Sekretärinnen durchführen. Das Transkribieren von Interviews z. B. bietet jedoch eine gute Möglichkeit, mit den Inhalten vertraut zu werden. Da dies die weitere Bearbeitung erleichtert, empfiehlt es sich, die Transkription selber und, wenn möglich, bald nach der Datenerhebung durchzuführen.

Man kann drei Grundformen der Transkription unterscheiden:

1. Die **phonetische Umschrift**: Dabei werden lautliche Äußerungen phonetisch dargestellt, z. B. [ge:n] für gehen. Diese Form der Transkription ist notwendig, wenn man Sprachanalysen durchführen möchte.
2. Die **literarische Umschrift**: Hier werden der gesprochene Dialekt oder die von der Schriftsprache abweichenden Äußerungen im hierzulande gebräuchlichen Alphabet wiedergegeben, z. B.: „I woa feu in da Schui". Mit dieser Form der Transkription bleibt die Charakteristik der sprachlichen Äußerung erhalten, sie ist jedoch oft schwer zu lesen.

3. Die **Übertragung in normales Schriftdeutsch**: Die dazu verwendete Standardorthografie orientiert sich an den Normen der geschriebenen Sprache (der Dialekt wird „bereinigt"), z. B.: „Ich war faul in der Schule". Die Übertragung in die Schriftsprache macht das Transkribieren und das anschließende Lesen und Bearbeiten der Interviews leichter, es werden dabei jedoch die Besonderheiten der gesprochenen Sprache vernachlässigt. Diese Form verwendet man vor allem dann, wenn es um eine rein inhaltliche Analyse geht, bei der sprachliche Aspekte keine Rolle spielen.

Ein Transkript – auch wenn es wörtlich ist – stellt aber immer nur eine unvollständige Wiedergabe der Wirklichkeit dar. Auf dem Weg von der realen Situation zum Transkript gehen viele Informationen verloren. Allein durch den Tonbandmitschnitt sind alle nicht lautlichen Äußerungen wie Mimik, Gestik und Stimmungen oder durch die Umgebung bedingte Einflüsse nicht mehr wahrnehmbar. Durch die Transkription erfolgt aber noch eine weitere Informationsreduktion. Viele Aspekte des sprachlichen Ausdrucks lassen sich nicht in eine befriedigende schriftliche Form bringen. Um dieses Problem etwas abzumildern, erstellt man sogenannte **kommentierte Transkripte**. Dabei werden mithilfe von Sonderzeichen Auffälligkeiten der Sprache (wie bestimmte Intonationen, Pausen oder Betonungen) ebenso wie nicht sprachliche Äußerungen (wie Lachen u. Ä.) im Wortprotokoll vermerkt. Kallmeyer und Schütze haben dazu ein System erarbeitet, das häufig verwendet wird. Da diese zusätzliche Information aber zulasten der Lesbarkeit des Transkripts geht, muss man eine Entscheidung treffen, wie umfassend diese Form der Kommentierung eingesetzt werden soll. Daher sollte man zu Beginn der Transkription festlegen, welche Sonderzeichen man verwenden möchte. Es sollten nur diejenigen Merkmale des Gesprächs kommentiert werden, die zu seiner Analyse notwendig sind. Die folgenden Zeichen bilden eine Auswahl der wichtigsten Sonderzeichen aus dem System von Kallmeyer und Schütze (1976, zit. nach Mayring 2002, S. 92):

(,)	= kurzes Absetzen einer Äußerung
...	= mittlere Pause
(Pause)	= lange Pause
(?)	= Frageintonation
unterstreichen	= auffällige, starke Betonung (wird unterstrichen)
(wird es?)	= vermuteter Wortlaut
(..), (...)	= Unverständliches

Verstehende, zustimmende Kommentare der Interviewerin wie „Mhm" oder „Ja", die zwischen oder während des Sprechens der Interviewpartnerin geäußert werden, können eventuell weggelassen werden, sollten sie die Lesbarkeit des Textes zu sehr belasten, und keine inhaltliche Bedeutung haben.

Beachten sollte man beim Erstellen von Transkripten auch Folgendes:
- Interviews nummerieren und Interviewerin und Befragte kodieren (z. B. I1, I2 und B1, B2, B3, B4);
- die Äußerungen von Interviewerin und Befragter durch Kursivschreibung oder farbliche Kennzeichnungen voneinander abheben;
- beim Schreiben am PC die Zeilen durchgängig nummerieren (bestimmte Sequenzen können dann schneller gefunden werden);
- beim Formatieren rechts einen breiten Rand lassen (mind. 5 cm), damit man bei der weiteren Bearbeitung Platz für Notizen und Randbemerkungen hat;
- beim Transkribieren immer auf die Wahrung der Anonymität achten (z. B. genannte Personen oder Orte abkürzen bzw. verkoden).

Beispiel

```
1   I1:  ... also du kennst sie schon ein bisserl (,) Kannst du mir ein
2        bisserl die Situation schildern (,) warum diese Patientin zum
3        Arzt gegangen ist (,) also ihre Situation (,) die sie bewogen
4        hat zum Arzt und dann ins Krankenhaus zu gehen
5   B1:  (Pause) (lacht) Schweigen (lacht) ahmmm (Pause)
6   I1:  Lass dir ruhig Zeit ...
7   B1:  ... die sie bewogen hat (,) na ja weil sie eine Schwäche verspürt
8        hat vor allem beim Gehen (,) weil sie sehr unsicher war und
9        weil sie eigentlich selbstständig lebt (,) soviel ich weiß zwar
10       mit der Familie im selben Haus (,) sich aber selbstständig
11       versorgt (,) und ich glaub diese (Versorgung?) hat nicht ganz
12       hingehaut ... (lacht)
13  I1:  Mhm (,) mhm ...
14  B1:  Aber ich glaube hauptsächlich vom Gehen ...
15  I1:  Aha (,) da ist sie dann zum Arzt und der hat sie dann ...
16  B1:  Den (,) den Verlauf das muss ich sagen (..), (...) den weiß ich
17       nicht ... das weiß ich jetzt im Moment nicht
```

Es gibt viele verschiedene Transkriptionsprogramme, um das Verschriftlichen von Gesprochenem zu erleichtern. Keines dieser Programme übernimmt jedoch das Transkribieren; es ist lediglich eine Erleichterung!

> **Beispiel für ein Transkriptionsprogramm**
>
> Ein weit verbreitetes Programm ist die Freeware F4. Diese gibt es in verschiedenen Versionen, die von Audio- bis hin zu Videodateien alles erkennen. Je nach Bedarf kann die benötigte Version im Internet heruntergeladen werden.
>
> Transkriptionsprogramme wie F4 funktionieren prinzipiell nur mit digitalen Audio-/Videodateien. Voraussetzung für die Benützung dieser Programme ist daher ein digitales Aufnahmegerät. Die aufgenommene Datei kann mit F4 ebenso wie mit einem anderen Audioplayer abgespielt werden. Der Vorteil dabei ist jedoch, dass sich gleichzeitig ein Fenster für die Transkription öffnet. Je nach Wunsch kann die Audiodatei bis auf 50 % der Originalgeschwindigkeit verlangsamt werden.
>
> Mit der Taste F4 kann die Audiodatei abgespielt bzw. kann pausiert werden. Wenn die Audiodatei nach einer Pause wieder mit F4 gestartet wird, beginnt sie an einer Stelle die je nach Wunsch und Version bis zu einer Minute vor dem Pausieren liegt. Auf diese Weise kann man noch einmal mitlesen, ob alles richtig verstanden wurde. Mit den Tasten F3 bzw. F5 kann man in diesem eingestellten Intervall jederzeit nach vorne bzw. nach hinten springen werden. Abgespeichert wird die Transkription bei jedem neuen Absatz mit Zeilennummerierung und zusätzlich mit Zeitangaben, die sich an der Audiodatei orientieren.
>
> Nach vollständiger Beendigung der Transkription kann die Datei mit einem Textverarbeitungsprogramm (Word) geöffnet und bearbeitet werden.

6.2.2 Auswertung der Daten

Das Auswerten qualitativer Daten ist kein pragmatischer Prozess, wie dies bei einer statistischen Analyse der Fall ist, sondern ein kreativer. Die Forscherin muss sich immer auf eine Art „Dialog" mit dem Datenmaterial einlassen. Das Verstehen der Inhalte und der Zusammenhänge entsteht durch ein „Kommunizieren" mit dem Text; es ist ein aktiver und schöpferischer Prozess.

Für qualitative Auswertungsverfahren existieren keine fixen Standards, wie sie z. B. in Form von mathematischen Verfahren für die Auswertung quantitativer Daten zur Verfügung stehen. Man muss – im Geiste der Offenheit und mit Rücksicht auf die Tatsache, dass bei qualitativer Forschung nicht die Theorie, sondern das Datenmaterial den Prozess bestimmt

– diejenigen Auswertungsverfahren anwenden, mit denen man die Forschungsfrage am besten beantworten kann. Es gibt natürlich auch für die qualitative Forschung eine Reihe von Auswertungsverfahren, die im Rahmen bestimmter qualitativer Methoden entwickelt wurden und in der Literatur beschrieben sind (z. B. phänomenologische Analysen, hermeneutische Analyseverfahren, Verfahren der Diskursanalyse etc.). Doch ob man sich bei der Analyse nun an eine der beschriebenen Vorgehensweisen hält, diese in abgewandelter Form übernimmt oder eine eigene Art der Analyse kreiert – man muss dieses Verfahren systematisch und konsequent anwenden. Die **Systematik der Datenanalyse** sollte bei jedem qualitativen Forschungsprojekt sorgfältig beschrieben werden (weil es eben keine Standards gibt), um den Gütekriterien Nachvollziehbarkeit und Regelgeleitetheit (siehe Kap. 3.2.3) gerecht zu werden.

Betrachtet man die verschiedenen Ansätze oder Verfahren zur Auswertung qualitativer Daten, so lassen sich im Groben zwei verschiedene Richtungen unterscheiden: die interpretativ-explikativen Verfahren und die interpretativ-reduktiven Verfahren.

Interpretativ-explikative Verfahren sind deutende Verfahren. Man geht dabei in die Tiefe und begibt sich auf die Suche nach verborgenen Strukturen und Bedeutungen, die zwar vorhanden, aber auf den ersten Blick nicht sichtbar sind. Beispiele für interpretativ-explikative Verfahren sind:

- textanalytische Verfahren wie Feinstrukturanalyse oder Systemanalyse (vgl. Froschauer/Lueger 2003, S. 111 ff.)
- objektive Hermeneutik (vgl. Allert 2002)

Die **interpretativ-reduktiven Verfahren** hingegen sind deskriptiv. Hier bleibt man bei der offen zutage liegenden, sichtbaren Bedeutung, also nur bei dem, was tatsächlich gesagt bzw. niedergeschrieben wurde. Der Text wird reduziert, umschrieben und in Kategorien zusammengefasst, die dann miteinander verknüpft und interpretiert werden (vgl. Lamnek 1995, Band 2, S. 107 ff.) Beispiele für interpretativ-reduktive Verfahren sind:

- Inhaltsanalyse nach Mayring (vgl. Mayring 2003)
- Grounded Theory (vgl. Strauss/Corbin 1996)
- zirkuläre Dekonstruktion (vgl. Jaeggi et al. 1998)

Nachfolgend werden nur die Grundzüge interpretativ-reduktiver Verfahren exemplarisch näher vorgestellt.

Wie bereits erwähnt, gibt es verschiedene Arten interpretativ-reduktiver Verfahren. Einige zentrale Aspekte finden sich aber bei allen reduktiven Analyseverfahren wieder. Diese sind *Kodierung, Kategorisierung und Synthetisierung.* Pragmatisch gesehen kann man das prinzipielle Vorgehen bei reduktiven Analysen (unabhängig von der einzelnen Methode) folgendermaßen beschreiben:

- **Schritt 1: Vertrautmachen mit dem Material, Erkennen inhaltlich wichtiger Stellen**
  Nach mehrmaligem Durchlesen der Transkripte (= der niedergeschriebenen Interviews) ist man in der Lage, die für die Beantwortung der Forschungsfrage wichtigen Worte und Redewendungen bzw. Informationen zu erkennen. Man markiert dann diese inhaltstragenden Stellen (bzw. streicht die unwichtigen Abschnitte).

- **Schritt 2: Verkodung und Bildung von Kategorien**
  Die inhaltstragenden Stellen werden verkodet, d. h. man versucht Überbegriffe zu finden, die die Bedeutung der Inhalte wiedergeben. Sie werden auch als Kategorien bezeichnet. Zu Beginn des Prozesses versucht man allgemein gehaltene, große Kategorien zu formulieren.

Beispiel für das Bilden von Kodes und Kategorien

Interviewpassage	Kode	Kategorie
„[…] also das war irgendwie beruhigend dass ich einfach weiß die haben das unter Kontrolle und sobald sich irgendwas verschlechtert können sie ihr irgendwas geben dass es sich vielleicht wieder bessern wird."	• Beruhigt sein • Unter Kontrolle haben • Irgendwas geben können	Sicherheit

Nimmt der Umfang des Materials zu, werden die Kategorien ausdifferenziert, d. h. ihrerseits in kleinere Kategorien aufgeteilt (= Bildung von Unterkategorien). Sollten die Kategorien zu klein und zu differenziert ausfallen, muss man sie wiederum zusammenfassen.

- **Schritt 3: Synthese aller Interviews in ein Kategorienschema**
  Nachdem das Datenmaterial einzeln verkodet wurde, legt man im nächsten Schritt die verkodeten Einzelinterviews zusammen. Man entwickelt also ein Kategoriensystem, in dem sich das gesamte Material findet.

- **Schritt 4: Herstellen von Zusammenhängen**
  Das Herstellen von Zusammenhängen zwischen den einzelnen Kategorien ist der letzte Schritt in den reduktiven Datenauswertungsprozessen. Hier kann es nützlich sein, eine Matrix zu entwickeln, um die Beziehungen zwischen den Kategorien zu veranschaulichen. Derartige Beziehungen herzustellen ist wichtig für die Interpretation der Daten und für die Bildung von Theorien.

Morse (1998) beschreibt drei grundsätzliche Möglichkeiten oder Wege, um im Rahmen reduktiver Verfahren Kategorien zu bilden:
1. Analyse nach Fragen
2. Inhaltsanalyse
3. thematische Analyse

Ad 1: Analyse nach Fragen

Dieser Weg eignet sich zur Auswertung von thematisch eng geführten halb strukturierten Leitfadeninterviews. Diese Interviews setzen sich bereits aus konkreten Themen zusammen, die, in Fragen umgesetzt, mit allen Interviewpartnerinnen in ähnlicher Form behandelt werden (siehe Kap. 5.2.2.2). Daher geben diese Schwerpunkte bereits die Hauptkategorien der Auswertung vor. Der Text wird nach diesen Kategorien abgesucht, die dabei differenziert oder gegebenenfalls durch neue Kategorien ergänzt werden. Das Vorgehen sieht folgendermaßen aus:
- Hauptkategorien aus den thematischen Feldern bilden;
- Interviews durchlesen, um mit dem Material vertraut zu werden;
- den Hauptkategorien Aussagen aus dem Text zuordnen und kennzeichnen;
- Fundstellen extrahieren (Übertragen in ein Raster), stichwortartig oder als Paraphrase;
- evtl. das Kategoriensystem erweitern (Bildung von Unterkategorien).

Jedes Interview wird nach diesem System bearbeitet. Bei der Zusammenfügung wird Bedeutungsgleiches zusammengefasst, das Kategoriensystem wird ausdifferenziert (es werden Unterkategorien gebildet) und man versucht, Beziehungen zwischen den Kategorien herzustellen, d. h. eine Matrix zu entwickeln. Vor allem beim Ausdifferenzieren und Herstellen von Verknüpfungen beginnt der interpretative Prozess.

Je genauer und durchdachter der Interviewleitfaden ist (d. h. je genauer sich die Themenbereiche darin widerspiegeln), desto einfacher ist die Kategorienerstellung. Je genauer und durchdachter die Kategorien sind, desto einfacher ist die Auswertung. Um auch im Falle von Leitfadeninterviews dem Prinzip der Offenheit gerecht zu werden, muss man sich die Möglichkeit offen lassen, das Kategoriensystem, d. h. die Oberbegriffe gegebenenfalls auch zu revidieren und im Laufe der Auswertung umzuarbeiten.

> **Beispiel: Interviewausschnitt (S. 51)**
>
> 7 B1: ... die sie bewogen hat (,) na ja weil sie eine Schwäche verspürt
> 8 hat vor allem beim Gehen (,) weil sie sehr unsicher war und
> 9 weil sie eigentlich selbstständig lebt (,) soviel ich weiß zwar
> 10 mit der Familie im selben Haus (,) sich aber selbstständig
> 11 versorgt (,) und ich glaub diese (Versorgung?) hat nicht ganz
> 12 hingehaut ... (lacht)
>
> | Auswertung nach Fragen | | |
> |---|---|---|
> | Kategorie | Paraphrase | Fundstelle |
> | Gründe für den Spitalseintritt | • hat eine Schwäche beim Gehen verspürt
• war unsicher
• konnte sich nicht mehr (wie bisher) selbstständig versorgen | Interview 1, Zeile 7–12 (1/7–12) |
>
> In weiterer Folge werden alle Aussagen, die die Befragte zum Thema „Gründe für den Spitalseintritt der Patientin" gemacht hat, in ähnlicher Weise eingetragen. Inhaltsgleiches wird zusammengefasst; danach versucht man Unterkategorien (z. B. mangelnde Selbstversorgung oder akutes Krankheitsgeschehen) zu bilden. Die Fundstellen aus den anderen Interviews zu diesem Thema werden hier zugeordnet, die Unterkategorien gegebenenfalls ergänzt.

Ad 2: Inhaltsanalyse

Diese Vorgangsweise ist stärker induktiv als die Analyse nach Fragen. Man orientiert sich nicht an vorab definierten Kategorien, sondern bildet diese aus dem Material. Die Richtung wird dabei nur von den Forschungsfragen vorgegeben. Dieses Vorgehen eignet sich gut für Material, das in sehr offenen Erhebungsverfahren produziert wurde (z. B. offene Interviews). Das Vorgehen sieht folgendermaßen aus:

- Interview durchlesen, um mit dem Material vertraut zu werden;
- inhaltstragende Stellen identifizieren;
- zusammenhängende, inhaltstragende Aussagen paraphrasieren;
- Primärkategorien aus den Paraphrasen bilden;
- fusionieren (= Inhaltsgleiches streichen) oder Primärkategorien ausdifferenzieren;
- das Kategorienschema durch die Bearbeitung der restlichen Interviews ergänzen.

Durch das Bearbeiten aller Interviews und das Zusammenführen aller Kategorien wird das Kategorienschema ergänzt, aber auch ausdifferenziert oder umgestellt. Das Suchen nach Verbindungen zwischen den Kategorien und das Erstellen einer Matrix ist, ebenso wie bei der oben genannten Technik, auch hier der letzte Schritt.

Eine sehr bekannte inhaltsanalytische Methode ist die **Inhaltsanalyse nach Mayring** (vgl. Mayring 2003).

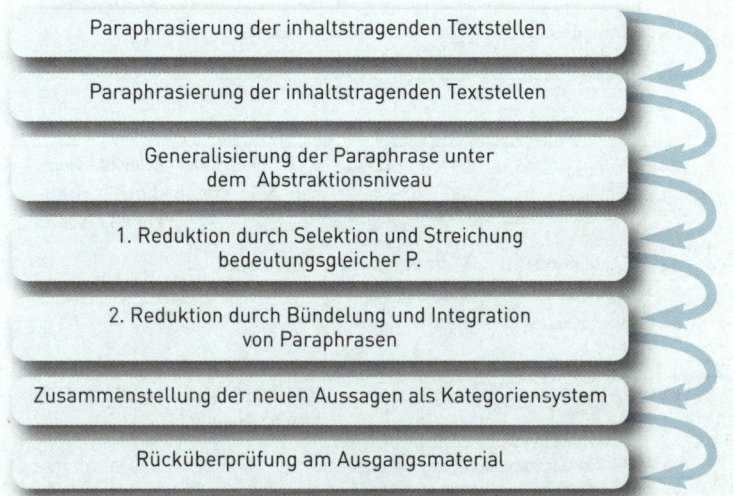

Abbildung 42: Das Ablaufmodell der zusammenfassenden Inhaltsanalyse nach Mayring (vgl. Mayring 2003, S. 60)

Beispiel

Kummer hat die Interviews für ihre Arbeit zum Thema „Belastungserleben und -bewältigung pflegender Angehöriger von Parkinson-Kranken" mit der Methode der zusammenfassenden Inhaltsanalyse nach Mayring bearbeitet.

Auszug aus der Auswertung nach Mayring (2003):

IP[1]	Zeile	1 Paraphrase	Generalisierung	Kategorie	Überkategorie
2	17	PA[2] zieht sich zurück	PA zieht sich zurück	K19: PA zieht sich zurück/ distanziert sich	Raum für sich selbst schaffen

[1] IP = Interviewperson/Nummer, [2] PA = Pflegender Angehöriger   *Fortsetzung auf S. 258*

IP[1]	Zeile	Paraphrase	Generalisierung	Kategorie	Überkategorie
2	18	Rückzug ist PA ein großes Anliegen	PA zieht sich zurück	K19: PA zieht sich zurück/distanziert sich	Raum für sich selbst schaffen
2	23	PA denkt sich, dass er auch nur ein Mensch ist	PA ist auch nur ein Mensch	K20: PA ist auch nur ein Mensch	sich selbst Menschlichkeit zugestehen
2	24	PA könnte sich mit Situation abfinden, kann es aber nicht	PA ist auch nur ein Mensch		
2	44	PA hat Enkelkinder	PA hat Enkelkinder	K21: Enkelkinder sind Ablenkung	Erleichterung durch soziales Umfeld
2	44	PA ist durch Enkelkinder zwangsläufig abgelenkt	PA ist durch Enkelkinder abgelenkt		
2	56	PA hat Bedienerin	PA hat Haushaltshilfe	K22: Haushaltshilfe/Gartenhilfe	praktische Hilfe zu Hause
2	56	PA hat Gärtner	PA hat Gartenhilfe		
2	84	PA platzt der Kragen	PA wird manchmal wütend	K23: PA lässt Dampf gegenüber Angehörigen ab	Emotionen ausleben
2	84	PA sagt Angehörigem, dass sie nicht weiß, wie lange sie das noch aushält	PA teilt Angehörigem seine Wut mit		
2	93	PA versucht, Kinder nicht damit zu belasten	PA will Kinder nicht belasten	K24: PA will Hilfe von Familie nicht in Anspruch nehmen, weil - PA Familie nicht belasten möchte - PA sich Möglichkeit noch aufheben möchte	Erleichterung durch soziales Umfeld

IP[1]	Zeile	Paraphrase	Generalisierung	Kategorie	Überkategorie
2	100	PA war zwei Mal auf Kur	PA macht Kur	K25: PA gönnt sich Kur	auf sich selbst achten
2	104	PA wird nächstes Jahr wieder auf Kur fahren	PA macht Kur		
2	118	PA denkt sich, dass es ja noch Ärgeres gäbe	Es gibt Schlimmeres	K26: Es gibt Schlimmeres - Krankheit könnte schlimmer oder bereits länger andauernd sein - Kind könnte krank sein	Relativieren
2	119	PA denkt sich, dass es halt einmal so ist	PA muss es hinnehmen	K27: Man muss es akzeptieren	Akzeptanz
2	125	PA ist dankbar, dass es ihm selbst gut geht	PA ist dankbar für andere Dinge	K28: Dankbarkeit für anderes - eigener Gesundheitszustand noch gut - finanzielle Sicherheit - schönes Zuhause	Verlagerung von Werten
2	126	PA ist dankbar, dass er schönes Zuhause hat	PA ist dankbar für andere Dinge		
2	126	PA ist dankbar, dass sie sich mehr oder minder alles leisten könnte	PA ist dankbar für andere Dinge		
2	127	PA könnte sich Hilfe leisten, wenn er wollte	PA ist dankbar für andere Dinge		
2	129	Kinder haben für PA Priorität	Kinder haben für IP Priorität	K26: Es gibt Schlimmeres - Krankheit könnte schlimmer sein - Kind könnte krank sein	Relativieren
2	129	PA findet es wichtiger, dass Kinder gesund sind	Hauptsache ist, Kinder sind gesund		
2	130	PA fände es schlimmer, wenn Kind krank wäre	Erkrankung eines Kindes wäre schlimmer		

IP[1]	Zeile	1 Paraphrasen	Generalisierungen	Kategorien	Überkategorien
2	132	Unfall des Sohnes war schlimmer als die Erkrankung des Angehörigen			
2	133	PA relativiert	PA relativiert		
2	136	PA denkt sich, dass es schlimmer sein könnte	Es gibt Schlimmeres		

Ad 3: Thematische Analyse

Auch diese Methode ist induktiv. Es geht dabei wie bei der Inhaltsanalyse um die Suche von Themen, die für ein Interview oder für eine Gruppe von Interviews charakteristisch sind. Das Besondere dabei ist, dass man versucht, jedes Interview zunächst als Einzelfall darzustellen. Dies kann auch anhand eines thematischen Verlaufs geschehen. Grundsätzlich kann man dies folgendermaßen beschreiben:

- Entfernen nebensächlicher Passagen, prägnante Textteile herausnehmen – es entsteht dadurch ein gekürzter, verdichteter Text.
- Dieser Text wird (unter Berücksichtigung der Gesamtheit) zu einer ersten Charakterisierung des Interviews zusammengefasst und als Einzelfalldarstellung aufgezeichnet (Beschreibung des Falles unter Verwendung wörtlicher Passagen).
- Zuletzt wird eine Generalisierung vorgenommen (Betrachtung aller Einzelfalldarstellungen; das Herausarbeiten der Gemeinsamkeiten und Differenzen ergibt die mögliche Grundtendenz der theoretischen Aussage).

Mit diesem Verfahren werden die Texte weniger analysiert als zusammengefasst, um sich einen Überblick zu verschaffen. Froschauer/Lueger beschreiben weiters ein Kodierverfahren, das die Themenanalyse etwas genauer macht. Dieses Kodierverfahren kann z. B. als Ergänzung zur Textreduktion (siehe oben) verwendet werden. Man geht dabei folgendermaßen vor:

- Themenkodierung: Kodieren der Textpassagen nach den in ihnen enthaltenen zentralen Aussagen (man bildet Themenkategorien);
- Analyse der Themenkategorien nach Subkategorien;

- Strukturierung der Themenkategorien (man verbindet die Themenkategorien nach ihrer Bedeutung im Text bzw. für die Forschungsfrage);
- Verknüpfung der Themenkategorien mit Subkategorien;
- Interpretation des hierarchischen Kategoriensystems;
- vergleichende Analyse der verschiedenen Texte.

(vgl. Froschauer/Lueger 2003, S. 158–165)

Beim Bilden von Kategorien – egal welches Verfahren man anwendet – muss man darauf achten, dass diese

1. alle auf demselben Abstraktionsniveau gebildet sind und dass
2. das Abstraktionsniveau im Zusammenhang mit der Beantwortung der Forschungsfrage steht.

Nicht nur im Rahmen der Grounded Theory, sondern im Rahmen jeder qualitativen Inhaltsanalyse sollte man als letzten Schritt die Kategorien auf ihr Verhältnis zueinander analysieren. Nicht immer stehen sie „linear" untereinander. Manche bedingen einander, bilden die Kontexte der jeweils anderen, beeinflussen diese etc.

Breuer (2011) geht in ihrer Studie der Frage nach einer möglichen Rollenverschiebung von Breast Cancer Survivors nach. Um diese Frage zu beantworten, genügt es nicht, lineare Kategorien zu bilden, sondern man muss aus den Interviews diesen möglichen Prozess herausfiltern. Breuer hat zuerst alle Daten in Anlehnung an Mayring ausgewertet und dann speziell jene Kategorien, die auf eine mögliche Rollenverschiebung und eine Bedeutungsveränderung hinweisen, auf ihren Zusammenhang analysiert.

Beispiel

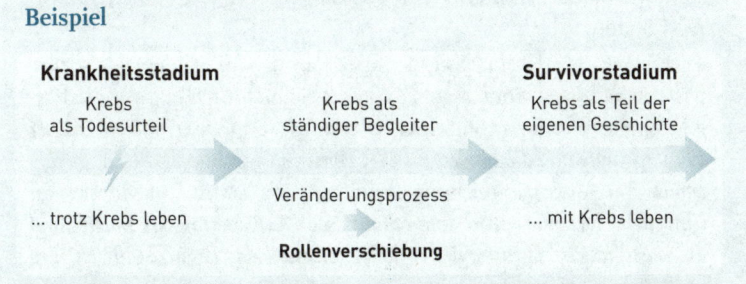

Aus dem Kampf gegen Krebs und aus dem Leben trotz Krebs entwickelt sich das Leben mit Krebs. Durch diese Bedeutungsveränderung erfahren die betroffenen Frauen vor allem eine Rollenverschiebung: die Statusänderung von der kranken Patientin zur „gesunden Krebskranken".

(Breuer 2011, S. 69)

Unabhängig von der Art des Auswertungsverfahrens ist eine abschließende Kontrolle wichtig. Gerade bei reduktiven Vorgangsweisen besteht die Gefahr, sich durch die Reduktion vom Wesentlichen des Gesagten zu entfernen. Es sollte immer kontrolliert werden, ob sich die Interviews im reduzierten Material noch spiegeln. Im Sinne einer Validierung der Auswertung kann es durchaus förderlich sein, einige oder alle Interviews von einer anderen Forscherin (z. B. einer weiteren Mitarbeiterin des Teams) gegenkodieren zu lassen. Diesem Gedanken entspricht auch das Gütekriterium der kommunikativen Validierung (siehe Kap. 3.2.3).

Zur Unterstützung der Auswertung qualitativer Daten wurden spezielle Computerprogramme entwickelt, z. B. AtlasTi oder MaxQda. Diese Software dient in erster Linie zur Verwaltung der Daten (dies ist bei einer größeren Anzahl von Interviews durchaus von Vorteil) und zur übersichtlichen Aufbereitung. Das kann den Analyseprozess durchaus sehr erleichtern, nicht nur durch das schnellere Auffinden von Textstellen, sondern auch durch das logische Visualisieren. Keines der Programme übernimmt jedoch den eigentlichen Analyseprozess – das kreative Arbeiten mit den Textstellen, das Auffinden von Konzepten, das Herstellen von Zusammenhängen und das Bezeichnen derselben. Es ist daher falsch, in diesem Zusammenhang von Softwareprogrammen zu „Auswertung" qualitativer Daten oder gar von „Auswertungsprogrammen" zu sprechen – es handelt sich vielmehr um eine Art der computerunterstützen Auswertung.

6.3 Literatur zur Vertiefung des Lernstoffs

Diaz-Bone Rainer: Statistik für Soziologen. UVK, Konstanz 2006 (283 Seiten)

Dies ist ein Basislehrbuch für Statistik, das sich an Studierende sozialwissenschaftlicher Studiengänge wendet und dadurch gut auf die Pflegeforschung übertragbar ist. Da der Autor auf die Darlegung mathematischer Hintergründe und die Herleitung von Formeln verzichtet, ist es sehr gut geeignet, um Anwenderinnen die Grundlagen der Statistik ausführlich zu vermitteln. Die gute optische und didaktische Aufbereitung des Buches und die verständliche Sprache des Autors erleichtern das Lesen. Hilfreich sind auch die im Anhang befindlichen Kurzporträts statistischer Verfahren.

Untersteiner Hubert: Biostatistik. Datenauswertung mit Excel und SPSS für Naturwissenschafter und Mediziner. Facultas, Wien 2005 (212 Seiten)

Mithilfe dieses Buches kann man die Datenausarbeitung und -auswertung mit den Programmen Excel und SPSS für Windows lernen. Die theoretischen Grundlagen der wissenschaftlichen Statistik werden dabei ebenfalls erklärt. Die Beispiele, die zur Veranschaulichung herangezogen werden, stammen aus verschiedenen naturwissenschaftlichen Fachdisziplinen.

Schweitz Herbert/Mayr Werner/Prenner Monika/Samac Klaus/Strassegger-Einfalt Renate (Hg.): Einführung in das quantitativ orientierte Forschen und erste Analysen mit SPSS. Facultas, Wien 2008 (168 Seiten)

Dieses Manual ist ein sehr stark anwendungsbezogenes Einsteigerlehrwerk. Elementare Begriffe der Statistik werden hier anhand einfacher Beispiele gut erklärt und in einen Anwendungsbezug gebracht. In die Analyse ausgewählter Daten mit SPSS wird mit zahlreichen Screenshots eingeführt.

Krämer Walter: Statistik verstehen. Eine Gebrauchsanweisung. Piper, München 2001 (229 Seiten)

Anhand von Beispielen aus dem täglichen Leben ermöglicht dieses Buch einen leichten Einstieg in die deskriptive angewandte Statistik. Es ist daher sehr nützlich für Personen, die eine Beschäftigung mit Statistik als zu kompliziert fürchten.

Mayring Philipp: Qualitative Inhaltsanalyse. Grundlagen und Techniken. 8. Auflage, UTB, Stuttgart 2003 (135 Seiten)

Dies ist ein sehr ausführliches Werk, das sich mit der speziellen Technik der Inhaltsanalyse nach Mayring zur Auswertung qualitativer Daten beschäftigt. Jeder Schritt wird genau beschrieben und anhand von bearbeiteten Interviewtexten veranschaulicht.

Jaeggi Eva/Faas Angelika/Mruck Katja: Denkverbote gibt es nicht! Vorschlag zur interpretativen Auswertung kommunikativ gewonnener Daten. 2., überarbeitete Fassung, Forschungsbericht aus der Abteilung Psychologie im Institut für Sozialwissenschaften der Technischen Universität Berlin, Nr. 2/1998 (33 Seiten)

Die Autorinnen stellen eine Möglichkeit der interpretativ-reduktiven Datenauswertung vor, die aufgrund ihrer relativ einfachen Handhabung für Studentinnen, die eine qualitative Forschungsarbeit als Abschussarbeit wählen, gut geeignet ist. Anhand von zwei Interviews, die im Anhang abgedruckt sind, wird die Vorgehensweise gut nachvollziehbar geschildert.

Durchführung und Anwendung von Forschung

7 Exkurs: Literaturrecherche

Wenn es um die Durchführung und Anwendung von Forschungsergebnissen geht, so ist eine gute Literaturrecherche notwendig. Daher wurde dieses Kapitel den beiden folgenden Kapiteln, die den Forschungsprozess und die Anwendung von Forschungsergebnissen behandeln, vorangestellt. Es bietet einen kurzen Einblick in den Prozess der Literatursuche. Vertiefung und Anleitung bietet die am Kapitelende angeführte Publikation „Literaturrecherche für Gesundheitsberufe".

7.1 Grundlagen

Für die Anwendung von Forschungsergebnissen ist die Literatursuche die Basis, auf der man aufbaut. Man verfolgt damit das Ziel, den aktuellen Stand der Forschung zu einem bestimmten Thema zu erfassen; erst dann können weitere Schritte zur Anwendung in der Praxis geplant werden. Aber auch für die Durchführung einer Forschungsarbeit ist die Suche nach geeigneter Literatur ein wichtiger Schritt im Forschungsprozess (vgl. Kap. 8.8.3).

Im Rahmen einer Forschungsarbeit lauten die Ziele der Literaturrecherche u. a.:

- einen Überblick über das bestehende Wissen in Bezug auf das zu erforschende Thema zu gewinnen;
- das eigene Thema abzugrenzen;
- den theoretischen Rahmen für die Forschungsarbeit zu entwickeln;
- valide und reliable Messinstrumente zu finden.

Für eine Literaturrecherche sind gewisse Voraussetzungen notwendig, damit sie überhaupt sinnvoll und zielführend durchgeführt werden kann. Diese sind:

1. Informationskompetenz

„Informationskompetenz ist die Fähigkeit, Informationsbedarf zu erkennen, Informationen zu ermitteln, zu bewerten und effektiv zu nutzen" (Normdaten, Schlagwort 4614795-0). Neben Kursen zur Informationsbeschaffung oder Literaturrecherche sind viel Erfahrung und Übung nötig, um Informationskompetenz zu erlangen.

2. Zugang zu Bibliotheken, Datenbanken und dem Internet

Um auf der Basis wissenschaftlicher Erkenntnisse arbeiten zu können, bedarf es gut ausgestatteter Bibliotheken mit gesundheitsspezifischem Schwerpunkt. Im Pflegebereich gestaltet sich die Literaturbeschaffung oft schwierig. Im deutschsprachigen Raum (und gerade in Österreich) mangelt es häufig an gut ausgestatteten Pflegebibliotheken. Literaturdatenbanken für Pflege wie **CINAHL** (= **C**umulative **I**ndex to **N**ursing and **A**llied **H**ealth **L**iterature) oder CareLit sind nur an wenigen Bibliotheken allgemein verfügbar. Neuerdings kann in Bibliotheken aber eine steigende Anzahl elektronischer Fachzeitschriften für Pflege eingesehen werden. Ein Teil der Mängel bei der gesundheits- oder pflegespezifischen Literatursuche und -beschaffung kann heute auch durch das Internet ausgeglichen werden. Literaturdatenbanken können über das Internet meist gegen Entgelt durchsucht und Dokumente online gekauft oder entlehnt werden.

3. Zeit

Literatur- und auch Informationssuche sind Prozesse, die nicht nach der ersten intensiven Recherche innerhalb weniger Tage abgeschlossen sind, sondern dauernd unsere Aufmerksamkeit erfordern. Wenn Sie sich einen Überblick über die gesuchte Literatur verschafft und in die Thematik eingelesen haben, werden Sie immer wieder auf neue Literaturzitate und Begriffe treffen, nach denen es sich zu suchen lohnt. In manchen Phasen werden Sie intensiv und aktiv an der Suche arbeiten. In den passiven Phasen der Literatursuche bedarf es einer gewissen Offenheit und Neugier – dann werden Ihnen viele Informationen „zufliegen", auf die Sie in der aktiven Phase nicht gestoßen sind.

Natürlich gibt es auch Probleme, die schnell bearbeitet werden müssen; Ergebnisse einer Informationssuche müssen oft innerhalb von einigen Stunden vorliegen. Das funktioniert gut in Bereichen, über die man sich schon eine fundierte Meinung gebildet hat. Manchmal muss man sich aber eingestehen, dass die so rasch gebildete Meinung nur ein vorläufiger Standpunkt sein kann.

4. Offenheit und kritisches Denken

Auch Offenheit ist notwendig, um zu einer ausgewogenen Meinung zu gelangen. Oft suchen wir nach Literatur, um unsere Meinung bestätigt zu finden, und übersehen Literaturstellen, die entgegengesetzte Meinungen vertreten. Dadurch gehen wichtige Aspekte verloren, schriftliche Arbeiten werden unausgewogen, und in Diskussionen fehlt es an schlüssiger Argumentation. Das kritische Hinterfragen des eigenen Interesses, der eigenen Perspektive, der eigenen Erfahrungen und der dadurch (möglicherweise) entstandenen Vorurteile ist ebenso wichtig wie der kritische Blick auf die persönlichen Interessen, Standpunkte, Vorurteile etc. der Autorinnen.

5. Geld

Informationen kosten auch Geld. Wer eine gute, kostenlos benützbare Bibliothek zur Verfügung hat, ist sich dessen kaum bewusst. Wer Literatur jedoch direkt über einen Verlag beziehen bzw. Dokumente kaufen muss oder kostenpflichtige Literaturdatenbanken benutzt, weiß um diese Kosten. Führt man eine umfassende Recherche durch und sammelt dafür alle wichtigen Dokumente für die Fragestellung, wird man für sie, auch wenn die Bibliotheksbenützung vielleicht kostenlos ist, auch einiges an Geld aufbringen müssen. Viele Datenbanken sind kostenpflichtig und relativ teuer. Weiters müssen in der Regel einzelne Artikel von anderen Bibliotheken bestellt werden, und auch Kopierkosten sind einzuberechnen.

Unter Literatur wird jeder auf der Basis eines (Schrift-)Zeichensystems festgehaltene und lesbare Text verstanden. Die verschiedenen Typen von Publikationen können nach Publikationsform und Publikationsart unterschieden werden. Die **Publikationsform** ist charakterisiert durch den Informationsträger, auf dem sich die jeweilige Information befindet (z. B. Bücher, Zeitschriften, Internet, CD-Rom). Die **Publikationsart** hingegen bestimmt sich durch die Art der Darstellung und durch die Inhalte (z. B. Nachschlagewerke, Lehrbücher, Monografien, wissenschaftliche Fachartikel, Editorials, Kommentare usw.).

Innerhalb der wissenschaftlichen Fachliteratur unterscheidet man aber auch noch **konzeptbezogene Literatur**, deren Thema die Theorie ist, und datenbezogene Literatur, d. h. Forschungsliteratur. Bei **datenbezogener Literatur** wiederum unterscheidet man primäre und sekundäre Literatur. Unter **Primärliteratur** versteht man Forschungsarbeiten, die von den Verfasserinnen (Forscherinnen) selbst publiziert wurden (Originalstudien). In der **Sekundärliteratur** werden verschiedene Arbeiten (d. h. Primärliteratur) zu einem Thema verarbeitet und diskutiert (dazu gehören z. B. Lehr- und Fachbücher, Reviews oder Metaanalysen bzw. Metasynthesen; siehe dazu Kap. 9.3.1).

7.2 Die Literaturrecherche

Die Literaturrecherche selbst ist mehr als eine ungezielte Suche nach Informationen im Internet, mehr als das Aufsuchen einer Fachbuchhandlung oder Bibliothek. Es handelt sich dabei vielmehr um einen Prozess, der grob in drei Phasen eingeteilt werden kann:

1. **Bestimmung des Untersuchungsgegenstandes** (Phase 1)
2. **Recherche** (Phase 2)
3. **Bewertung, Lektüre und Kritik** (Phase 3)

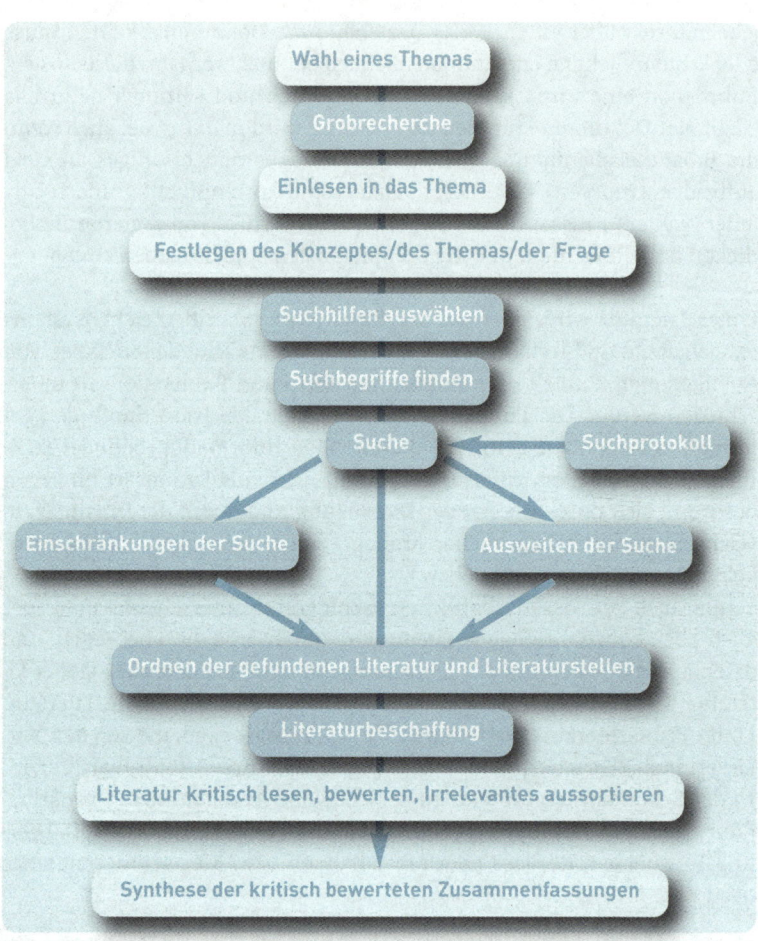

Abbildung 43: Suchprozess (Kleibel/Mayer 2011, S. 26)

7.2.1 Bestimmung des Untersuchungsgegenstandes (Phase 1)

Bevor man eine Literaturrecherche beginnt, sollte man wissen, wonach man suchen will. Je genauer man sich darüber im Klaren ist, umso erfolgreicher ist die Recherche. Daher muss man noch vor der eigentlichen Recherche das **Thema** wählen und die **Fragestellung** zumindest ungefähr festlegen. Je nachdem, welchem Zweck die Literaturrecherche dient, hat man zu Beginn noch vage oder schon sehr präzise Vorstellungen. Ist es ein konkretes klinisches Problem, das gelöst oder erforscht werden soll, so ist die Vorstellung von den Variablen oder Begriffen, nach denen man suchen muss, meist sehr genau.

> **Beispiel**
>
> Man möchte eine Forschungsarbeit zum Thema „Wirkung von Aromaölen auf Angst und Schmerz" durchführen. Daraus ergeben sich verschiedene Fragen, die die Literatursuche leiten:
> a) Was sind Aromaöle und wie werden sie eingesetzt?
> b) Welche Arten von Aromaölen wirken prinzipiell angst- und schmerzlösend?
> c) Gibt es Forschungsarbeiten, die die Wirkung von Aromaölen auf Angst oder Schmerz untersuchen?
> d) Welche theoretischen Überlegungen und Konzepte zu den Begriffen Angst und Schmerz gibt es?
> e) Gibt es reliable und valide Instrumente zur Messung von Angst und Schmerz?

Wenn man nur eine sehr grobe Vorstellung vom Thema oder der Forschungsfrage hat, muss das Thema präzisiert, d. h. eine konkrete Fragestellung gefunden werden, die dann in die für die Recherche notwendigen Suchbegriffe zerlegt werden kann.

> **Beispiel**
>
> Man weiß nur, dass man sich mit dem Thema „Angehörige in der Altenpflege" beschäftigen will, hat aber noch keine konkrete Forschungsfrage formuliert. – Hier sind die Überlegungen zum Thema noch nicht so weit gediehen, dass man eine gezielte Recherche durchführen könnte.

Um die Frage zu konkretisieren, sollte man eine **grobe Literaturrecherche** durchführen. Während dieser ersten Suche nach Literatur und beim ersten Einlesen stößt man immer wieder auf Begriffe, die den Inhalt des Themas repräsentieren. Es empfiehlt sich, diese Wörter und Begriffe strukturiert zu sammeln. Sie werden später in einer systematischen Suche als Suchbegriffe gebraucht. Nach dieser Grobrecherche sollte die konkrete Fragestellung festgelegt werden.

Das sogenannte PICO(oder übersetzt auch PIKE)-Schema wird meist in der Literatur zum Thema Evidence-based Nursing angeführt. Es soll **eine Hilfestellung zur präzisen Formulierung** von Fragestellungen geben, die sich auf klinische Interventionen und deren Wirkungsweisen fokussieren. Die Abkürzung steht für:

P = population (client population of interest)
I = intervention (treatment, exposure to disease, risk behaviour, prognostic variable)
C = comparison (which may include an alternate or standard therapy, absence of risk or prognostic factor or alternate prognostic variable)
O = outcome (of interest) *(vgl. Levin 2006, S. 30 f.)*

P steht hier für Population, d. h. für die Zielgruppe, die Sie im Rahmen Ihrer klinischen Fragestellung interessiert (z. B. Frauen, die an Brustkrebs erkrankt sind).

I steht für Intervention im weitesten Sinne, also für die Variable, deren Wirkung Sie interessiert. Dies kann eine Behandlung, jegliche Art der pflegerischen Intervention (vom Wickel bis zur Beratung), aber auch eine bestimmte Krankheitsexposition oder ein Risikoverhalten (z. B. Rauchen) sein. In der Sprache der Forschung nennt man dies die unabhängige Variable.

C steht für Vergleich, d. h. für diejenige Variable, mit der Sie die Wirkung Ihrer unabhängigen Variable vergleichen wollen (in der Sprache der Forschung nennt man jene die abhängige Variable). Dies kann eine andere Therapie oder Intervention sein (z. B. wenn Sie wissen wollen, ob Kryotherapie mit gefrorenem Salbeitee besser auf chemotherapieinduzierte Mukositis wirkt als Kryotherapie mit „normalem" Eis) oder die Standardtherapie (d. h. Sie vergleichen die abhängige Variable mit der „normalen" Behandlung, die Sie immer ausführen) oder auch die Abwesenheit eines Risikoverhaltens (z. B. Nichtrauchen).

O steht für die Wirkung, die Sie interessiert (z. B. Mukositis) bzw. von der Sie wissen wollen, ob sie sich durch die Intervention oder z. B. das Verhalten einer Person verändert.

Wie schon zuvor erwähnt, ist das PICO-Schema für klinische Fragestellungen vor allem für Recherchen im Zusammenhang mit EBN (siehe Kap. 9) von Bedeutung. Um allen Komponenten gerecht zu werden, d. h. eine vernünftige und auch theoretisch sinnvolle Fragestellung nach dem PICO-Schema zu formulieren, muss man bereits viel über das Forschungsthema wissen und es gut spezifizieren können.

7.2.2 Recherche (Phase 2)

Die zweite Phase umfasst die eigentliche Recherche. Ziel dieser Phase ist es, mit geeigneten Suchhilfen und den passenden Suchbegriffen zu brauchbaren Literaturzitaten zu kommen. Das Ordnen der Literaturzitate und die Beschaffung der Literatur schließen diese Phase ab.

Die Wahl der **Suchhilfe**, der erste Schritt, richtet sich nach dem Vorhaben der Suche und dem Thema. Unter Suchhilfen versteht man „Instrumente", mit denen man zu den gewünschten Literaturangaben kommt. Darunter fallen u. a.:

- die Freihandaufstellung einer Bibliothek
- Bibliothekskataloge (hier haben Online-Kataloge die früheren Zettelkataloge oft schon abgelöst; eine Aufstellung der wichtigsten Bibliothekskataloge für die Pflege befindet sich im Anhang auf S. 376)
- Datenbanken (Fachdatenbanken, Masterthesen- und Dissertationsdatenbanken; eine Aufstellung der wichtigsten Datenbanken für die Pflege befindet sich im Anhang auf S. 378)
- Suchmaschinen im Internet
- Informationsvermittlungsstellen

Ein Überblick über wichtige Suchhilfen befindet sich im Anhang.

Weitere Möglichkeiten, wie die Sichtung von Literaturangaben in Fachpublikationen und Expertenbefragungen, können zwar nicht für eine gezielte Suche benutzt werden, bringen aber manchmal wichtige oder ergänzende Hinweise und sollten deshalb ebenfalls verwendet werden.

Die Auswahl der Suchbegriffe

In einem zweiten Schritt gilt es, die richtigen **Suchbegriffe** zu finden. Suchbegriffe sind Worte, die den gewünschten Inhalt repräsentieren und mit deren Hilfe man zu den entsprechenden Literaturzitaten kommt. Man findet sie, indem man die Frage oder das Thema in einzelne Komponenten zerlegt, denen man Begriffe zuordnet. Für eine Suche in Datenbanken muss man meist (auch) die englische Bezeichnung dieser Begriffe verwenden. Außerdem müssen zu den Begriffen weitere Bezeichnungen, d. h. Synonyme gesucht werden, auch in den verschiedenen Flexionsformen.

> **Beispiel**
>
> Suche nach geeigneten Begriffen zum Thema „Belastung und Unterstützung von Angehörigen bei der Pflege von Demenzkranken"
>
> | deutsch | englisch |
> |---|---|
> | Komponente „Angehörige" | |
> | Angehörige(r)(n) | relatives |
> | pflegende Angehörige, pflegender Angehöriger, pflegenden Angehörigen | caregiver(s), carer(s), family care-giving, family caregiving, caregiving relative(s) |

Familie	family, family member(s)
Tochter	daughter, daughters
Partner, Ehepartner	spouse(s)
Mann, Männer	male, man, men
Frau(en)	woman, women, caregiving wives
Kinder	children
Komponente „Demenz"	
Demenz, Demente(r), Demenzkranke(r), demenzkrank	dementia, dementias, demented
Alzheimer	Alzheimer disease
Verwirrtheit	confusion
Desorientiert(e)(r), Desorientiertheit, Desorientierung	desoriented
Komponente „Belastung"	
Erfahrung, erfahren	experience
Überanstrengung	strain
Belastung	burden
Beziehung	relationship
Stress	stress, distress
Schlaf, Schlafstörung(en)	sleep disorder(s)
Burn-out, Burn-out-Syndrom	burnout
Bewältigung, Coping	coping
Gesundheit	health, health problems
Komponente „Unterstützung"	
Unterstützung	(social) support
Hilfe	training
Schulung	exercise

Neben der Sammlung von inhaltlichen Begriffen und Komponenten ist auch zu klären, in welchem formalen Rahmen die Arbeit stehen soll. Bei einer wissenschaftlichen Literaturarbeit müssen dazu **Ein- und Ausschlusskriterien** definiert werden.

> **Beispiel für Ein- und Ausschlusskriterien (bezogen auf das Thema: „Belastung und Unterstützung von Angehörigen bei der Pflege von Demenzkranken"**
>
> **Einschlusskriterien:**
> Variablen, Phänomene: Belastungen
> Bevölkerungsgruppe: Pflegende Angehörige von Demenzkranken
> Setting: zu Hause
> Publikationsart: qualitative und quantitative Forschungsstudien (wir nehmen an, dass mögliche Belastungen sowohl in qualitativen als auch in quantitativen Studien beschrieben werden), systematische Reviews, Metasynthesen
> Zeitraum: 2005 bis heute (Sie begründen dies mit dem Hinweis, dass 2005 eine qualitativ hochwertige systematische Review zu diesem Thema publiziert wurde, die den Zeitraum davor abdeckt)
> Sprache: Deutsch, Englisch
> Kulturraum: westliche Industriestaaten
>
> **Ausschlusskriterien:**
> Bevölkerungsgruppe: Angehörige, die nicht in die Pflege von Demenzkranken involviert sind
> Setting: Heim, Krankenhaus
> Publikationsart: nicht wissenschaftliche Literatur
>
> In den Ausschlusskriterien werden nur diejenigen Bereiche beschrieben, die bei den Einschlusskriterien nicht ohnehin eindeutig festgestellt wurden.

Die **Suche** selbst wird mittels Suchhilfen und gewählten Suchbegriffen durchgeführt. Die Suchstrategie hängt von der Art der Suchhilfe ab. Vor allem die Bedienung von Fachdatenbanken ist anfangs nicht einfach; es bedarf dazu einiger Kenntnisse und Erfahrung, um zu befriedigenden Suchergebnissen zu kommen. Expertinnen wie Bibliothekarinnen oder rechercheerfahrene Wissenschafterinnen können bei der Suchstrategie Hilfestellung geben.

Je nach Datenbank kann man sich verschiedener Suchstrategien bedienen, die die Recherche erleichtern, präzisieren oder umfassender gestalten (z. B. durch die Benutzung verschiedener Aufgabenfelder, die Verknüpfung von Begriffen oder den Ein- und Ausschluss verschiedener Kriterien).

Die **Schnellsuche** ist ein erster möglicher Schritt. Sie dient dazu, rasch etwas über ein Thema zu erfahren. Beim Öffnen der Datenbank erscheint ein Suchformular mit mindestens einer Eingabezeile. Man kann nun aus der Begriffssammlung Wörter auswählen und eingeben, z. B. „Angehörige", „pflegende Angehörige", „Familie" für eine Komponente, „Demenz" und den Unterbegriff „Alzheimer" für die zweite Komponente.

Die Suche kann durch Trunkierungen oder Maskierungen spezifiziert werden. Unter **Trunkierung** versteht man die Verwendung eines Symbols direkt im Anschluss an einen abgekürzten Suchbegriff. Damit wird das Wortende bei einer Suchanfrage offen und im Ergebnis der Suchbegriff mit verschiedenen Wortenden zugelassen. Mögliche Trunkierungszeichen sind „*" oder „?". Für Buchstaben, die innerhalb eines Wortes unklar sind, kann in einigen Datenbanken eine Maskierung verwendet werden. Als Zeichen sind das Fragezeichen (?) oder die Raute (#) verbreitet; das jeweilige Zeichen ist dem Hilfetext der Datenbank zu entnehmen.

Man kann Suchbegriffe auch mit **Operatoren** verknüpfen. Die sogenannten Bool'schen Operatoren stammen aus der mathematischen Logik und verknüpfen bei Datenbankrecherchen verschiedene Suchbegriffe logisch miteinander. Dadurch werden bestimmte Dokumente in die Suche einbezogen oder ausgeschlossen. Die Verbindung von zwei Suchbegriffen mit dem Operator „UND" sucht nach Dokumenten, die beide Suchbegriffe enthalten. Der Operator „ODER" sucht nach Dokumenten, die entweder den einen oder den anderen oder beide Begriffe enthalten. „NOT" schließt Dokumente mit einem bestimmten Suchbegriff aus.

Man kann aber auch eine Phrasensuche, eine Feldsuche oder eine Suche nach Schlagworten durchführen. Bei der **Phrasensuche** werden die eingegebenen Worte in der angeführten Reihenfolge gesucht. Die **Feldsuche** ist eine Suche in einzelnen Feldern, wie z. B. in den Feldern „Autor" oder „Titel". Schlagworte sind Begriffe, die zentrale Aspekte eines Textes beschreiben. Fachexpertinnen begutachten das in der Datenbank gespeicherte Dokument und weisen ihm ein **Schlagwort** zu, das möglichst treffend seinen Inhalt beschreibt. Das Schlagwort kann nicht willkürlich gewählt werden, sondern stammt aus einem standardisierten Schlagwortverzeichnis (einem sogenannten Index oder Thesaurus).

Je nach Erfolg wird die Recherche nun ausgeweitet oder eingegrenzt. Dieser Teil des Suchprozesses funktioniert wie ein kleiner Regelkreis: Ist man bei der ersten Recherche noch nicht erfolgreich, geht man wieder einen Schritt zurück, wählt neue Suchbegriffe oder andere Verknüpfungen und startet die Suche aufs Neue. Ein **Suchprotokoll**, das unbedingt geführt werden sollte, dient zur Dokumentation dieser Prozesse und hilft, den Faden nicht zu verlieren und die Suche auch später noch nachvollziehen zu können.

Die gefundenen Literaturzitate werden dann in eine Ordnung gebracht, damit man sich einen Überblick verschaffen und überprüfen kann, ob es noch Lücken in der Recherche gibt. Ordnen kann man nach inhaltlichen Kriterien, nach Autorinnen, Land, Erscheinungsjahr etc.

Schließlich muss man sich die gewünschte Literatur auch beschaffen. Selbst im Internetzeitalter ist nicht jede Publikation im Volltext zum Herunterladen verfügbar und muss daher über andere Wege besorgt werden. Literatur, die in keiner Bibliothek vorhanden oder im Buchhandel nicht erhältlich ist, bekommt man über sogenannte Literaturdienste wie z. B. Subito (http://www.subito-doc.de).

Nach einem ersten Querlesen wird noch einmal aussortiert. Zu guter Letzt werden diejenigen Quellen ausgewählt, die man für die eigene Arbeit oder das jeweilige Anliegen braucht.

Literatur soll aber nicht nur gelesen werden, man sollte auch jederzeit Zugriff auf die Informationen aus dieser Literatur haben. Es ist daher ratsam, sich ein „Gedächtnis" zu organisieren, um die gelesenen Texte wiederzufinden, sich auf einen Blick an ihren Inhalt zu erinnern oder wichtige Stellen und Zitate rasch nachzuschlagen. Solch ein Gedächtnis kann man mithilfe von Karteikarten verfertigen. Auf ihnen hält man die wichtigsten Inhalte in Stichworten fest und ordnet sie nach Themen. Ein solches Karteikartensystem kann auch durch ein geeignetes Computerprogramm ersetzt werden.

7.2.3 Bewertung, Lektüre, Kritik (Phase 3)

In der dritten Phase erfolgen die Bewertung der Literatur, das kritische Lesen und die Synthese des gefundenen Wissens. Sie hat mit der Suche nicht mehr direkt zu tun, schließt den Rechercheprozess jedoch ab.

Literatur, die für den theoretischen Rahmen von Bedeutung ist, sollte nicht nur gelesen, sondern auch kurz zusammengefasst werden, damit sie beim Erstellen der Forschungsarbeit in geeigneter Form (nämlich schriftlich) vorliegt. Die Zusammenfassung von Studien sollte folgende Punkte beinhalten:

- Ziele, Forschungsfragen und Hypothesen
- Methoden und Vorgangsweise bei der Datenerhebung
- Methoden der Datenauswertung
- die wichtigsten Ergebnisse

Forschungsarbeiten sollten für die weitere Verwendung nicht nur zusammengefasst, sondern auch **kritisch bewertet** werden, damit es möglich ist, zu beurteilen, ob (und inwiefern) man ihnen Glauben schenken kann. Kritisch bewertet werden der „weitere" Kontext der Literatur (Verlag, Herausgeberin bzw. Website-Anbieterin, Qualitätskontrolle, Zielgruppe), der "engere" Kontext (Autorin, Aktualität, verwendete Quellen und der Umgang mit ihnen) und die Qualität des Inhalts (siehe Kap. 9.3).

Im letzten Schritt wird die gefundene Information synthetisiert. Unter Synthese versteht man das Zusammenführen verschiedener Konzepte, Theorien, Aussagen oder Forschungsergebnisse zum Thema. Diese Synthese, die Zusammenschau aller Zusammenfassungen, ergibt den theoretischen Rahmen für die Studie.

7.3 Literatur zur Vertiefung des Lernstoffs

Kleibel Veronika/Mayer Hanna: Literaturrecherche für Gesundheitsberufe. 2. Auflage, facultas.wuv, Wien 2011 (184 Seiten)

Dieses Manual bietet eine kompakte Einführung in die Literatur- und Informationssuche, speziell für Pflegende. Im ersten Teil lernt man die Schritte der Literatursuche, diverse Suchhilfen und Suchstrategien kennen, im zweiten Teil wird anhand praktischer Beispiele die Suche in Fachdatenbanken entwickelt. Der dritte Teil behandelt Qualitäts- und Beurteilungskriterien von Literatur und gesundheitsbezogenen Websites. Darüber hinaus enthält die Publikation viele anschauliche Beispiele, ein Glossar (!) und eine Übersicht über die gängigsten Bibliotheken und Datenbanken.

LoBiondo-Wood Geri/Haber Judith: Pflegeforschung. Methoden, Bewertung, Anwendung. Urban & Fischer, München 2005 (811 Seiten), Kap. 4 (S. 121–190)

Die Autorinnen widmen dem Thema Literaturrecherche ein sehr ausführliches Kapitel in ihrem Lehrbuch. Vor allem die Perspektive der Forschungsanwenderin wird hier behandelt. Auch die Durchführung einer Computerrecherche wird gut und ausführlich erklärt, ebenso wie die Kriterien für eine kritische Bewertung derselben.

Panfil Eva Maria (Hg.): Einführung in das wissenschaftliche Arbeiten. Ein Lehr- und Arbeitsbuch für Pflegende. Huber, Bern 2011 (435 Seiten)

Bezüglich der Literaturrecherche ist der Beitrag von Simon Michael „Dazu gibt es nichts!? Die Kunst der Literaturrecherche" (S. 161–199) äußerst lesenswert, da hier ein guter und kompakter Einblick in die Literaturrecherche im Rahmen wissenschaftlicher Arbeiten gegeben wird. Dazu gibt es gute Übersichten zu aktuellen Internetadressen und anschauliche Beispiele.

8 Der Forschungsprozess

Eine Forschungsarbeit folgt einem logischen Ablauf, den man als Forschungsprozess bezeichnet. Er besteht aus verschiedenen Schritten, die in Form und Anzahl unterschiedlich dargestellt werden können: geradlinig (linear) oder als Regelkreis, in mehr oder weniger Abschnitten, je nachdem, wie detailliert man den Forschungsprozess aufgliedert. Bei quantitativen Forschungsarbeiten geht man zum Teil anders vor als bei qualitativen; daher unterscheiden sich die Schritte manchmal voneinander. Das Grundprinzip bleibt jedoch immer gleich.

Im folgenden Kapitel werden die einzelnen Schritte des Forschungsprozesses zuerst allgemein beschrieben, wobei auf Unterschiede zwischen qualitativem und quantitativem Vorgehen hingewiesen wird. In einem eigenen Kapitel am Ende werden der quantitative und der qualitative Prozess einander noch einmal gegenübergestellt, damit die Unterschiede deutlich werden.

8.1 Die Ausgangslage – wie Forschung beginnt

Forschungen entstehen nicht im luftleeren Raum. Forschungsfragen leiten sich von einem bestimmten Erkenntnisinteresse, das man an einem Thema hat, ab. Der Anstoß, sich für ein Thema zu interessieren, also ein „Erkenntnisinteresse" zu entwickeln, kann ganz unterschiedlicher Natur sein.

Wichtige Ausgangspunkte gesundheitswissenschaftlicher Forschung sind: eigene Betroffenheit, berufliche Erfahrungen, Literatur (Theorie) oder ein Auftrag.

Persönliche Betroffenheit ist – wenn auch für die Wissenschaft nicht unbedingt typisch und ideal – gerade bei gesundheits- und krankheitsbezogenen Themen immer wieder Ausgangspunkt für Forschung. Es sind dies Themen, mit denen man selbst konfrontiert wurde, entweder durch die eigene Lebensgeschichte oder durch Erfahrungen aus dem Freundes- und Bekanntenkreis. Fragen danach, wie gewisse Situationen bewältigt werden, wie andere damit umgehen, was eine Erkrankung für das Leben bedeutet u. Ä. bilden oft den Ausgangspunkt für eine wissenschaftliche Auseinandersetzung.

> **Beispiel**
> In Ihrer Umgebung lernen Sie eine Familie kennen, in der das 10-jährige Kind für die an multipler Sklerose erkrankte Mutter wesentliche Pflegeaufgaben übernimmt und sich auch um die Geschwister und um den Haushalt kümmert. Beeindruckt und betroffen von die-

> ser Situation, möchten Sie nun wissen, wie Kinder grundsätzlich in solchen Situation agieren, was sie belastet und wie sie professionell unterstützt werden könnten.

Die (eigene) **berufliche Erfahrung** ist eine häufige Ausgangslage für Forschung im Gesundheitswesen. In der alltäglichen Arbeit wird man immer wieder mit Problemen konfrontiert, für die man keine Lösung hat, oder man hinterfragt „althergebrachte" Techniken, Umgangsweisen oder Praktiken kritisch. Man stellt sich Fragen wie: „Warum wird etwas so gemacht und nicht anders?" – „Wie ist die Wirkung von ... und welche Ergebnisse auf die Patientin zeigt dies?" – „Warum reagieren die Patientinnen immer so oder so?"

> **Beispiel**
> Sie sind aufgrund Ihrer Erfahrungen davon überzeugt, dass die Anwendung bestimmter Aromaöle auf einer postoperativen Überwachungsstation eine entspannende Wirkung auf die Patientinnen hat. Die Fragen, die sich für Sie stellen, sind, ob sich Ihr persönlicher „Eindruck" auch empirisch nachweisen und verallgemeinern lässt, ob die Wirkung wirklich allein auf das Aromaöl zurückzuführen ist, ob es bei allen Patientinnen wirkt etc.

Für Wissenschafterinnen ist der erste Ausgangspunkt für eine Forschungsidee oft eine Frage, die sich aus dem **Studium der Literatur** entwickelt. Wenn man sich theoretisch mit einem Thema auseinandersetzt, entstehen ebenso Fragen, die nicht ausreichend geklärt oder widersprüchlich sind, denen man nachgehen will und die man in der Praxis überprüfen oder vertiefen möchte. Oft entstehen neue Forschungsideen auch beim Lesen anderer Forschungsarbeiten (denn jede Forschungsarbeit wirft in der Regel mehr Fragen auf, als sie beantwortet).

> **Beispiel**
> In der Literatur wird immer wieder darauf hingewiesen, dass Krebs mittlerweile zu den chronischen Krankheiten zählt. In aktuellen Studien zum Erleben der Krebserkrankung finden Sie auf der einen Seite Aussagen, die diese These stützen, andererseits aber auch viele

> Hinweise, die dem widersprechen. Zentrale Theorien zur chronischen Krankheit weisen ebenfalls Anteile auf, die sich rein theoretisch auf krebskranke Menschen übertragen lassen. Der Frage, ob und inwiefern Krebs als chronische Erkrankung verstanden werden kann und ob und inwiefern diese zentralen Theorien wirklich übertragbar sind, wollen Sie nun mit einer Forschungsarbeit nachgehen.

Als Wissenschafterin bekommt man aber auch oft den **Auftrag**, ein Thema zu erforschen. Dabei ist es weniger das eigene Erkenntnisinteresse als vielmehr ein Problem oder eine Frage, mit dem bzw. mit der der Auftraggeber konfrontiert ist. Dieser beauftragt ein wissenschaftliches Institut, eine Forschungsgruppe oder eine einzelne Wissenschafterin damit, diese Frage für ihn zu bearbeiten. Auftraggeber sind meist private oder öffentliche Geldgeber. Dies können Ministerien oder Länder, aber auch wohlfahrtsstaatliche Organisationen sein. Häufig wird ein Forschungsthema öffentlich ausgeschrieben; für seine Durchführung bewerben sich dann meist verschiedene Forschungsgemeinschaften.

> **Beispiel**
>
> In einem Bundesland erhält jeder pflegebedürftige Mensch, der Pflegegeld bezieht, einen „Scheck", der bei Inanspruchnahme mit ausführlichen pflegerischen Beratungsleistungen seitens der professionellen Pflege verbunden ist. Erste Erfahrungen zeigen, dass nur wenige Personen die Beratung in Anspruch nehmen. Der Auftraggeber will wissen, welche Gründe diese geringe Inanspruchnahme hat und beauftragt ein Forschungsinstitut, sich der Sache anzunehmen.

Der Forschung geht also immer eine Idee, ein theoretisches oder beruflich oder persönlich erlebtes praktisches Problem voraus. Ob es zu einer Forschungsfrage wird, die für den Bereich der Pflege- und Gesundheitswissenschaften, in dem man verortet ist, relevant ist, muss erst geprüft werden. Aus der Sicht der Pflege soll z. B. das beforschte Thema in erster Linie „pflegerelevant" sein, d. h. Grundlagen- oder Anwendungswissen bereitstellen, um die Pflege weiterzuentwickeln und deren Qualität voranzutreiben.

8.2 Die Phasen des Forschungsprozesses im Überblick

Jede Forschung orientiert sich in ihrer Durchführung an einer strukturierten Abfolge von Entscheidungen und Handlungen, dem Forschungsprozess. Der Forschungsprozess dient dazu, ein Forschungsproblem überhaupt erst erforschbar zu machen und den Forschungsablauf zu systematisieren. Der Forschungsprozess ist in gewisser Weise ein Problemlösungsprozess – also die Art und Weise, wie man mit einem Forschungsproblem umgeht – und dem Pflegeprozess, bezogen auf Pflegeprobleme, nicht unähnlich.

Der Ablauf einer Forschungsarbeit kann in mehrere Phasen eingeteilt werden und gliedert sich in

- das **„Erforschbar-Machen"** von **Fragestellungen** (dazu gehören das Analysieren der Ausgangslage, das Formulieren des Forschungsziels und der Forschungsfragen sowie das Operationalisieren von Begriffen)   ⎫
- die Bearbeitung der dafür notwendigen **Fachliteratur**   ⎭ = Planungsphase
- das Erstellen eines **Untersuchungsplans**   = Vorbereitungsphase
- die **Datenerhebung**   = Durchführungsphase
- die **Datenauswertung**   = Auswertungsphase
- die **Datenverbreitung**   = Publikationsphase

Theoretische oder konzeptionelle Phase

In der ersten Phase wird ein bestimmtes Forschungsproblem erst „erforschbar" gemacht. Dazu gehören die Klärung der Ausgangslage, die Formulierung von Forschungsfragen und die Klärung bzw. Operationalisierung von Begrifflichkeiten sowie die Bearbeitung der dafür notwendigen Fachliteratur.

Planungs- oder Vorbereitungsphase

Hier erfolgt die Erstellung eines Untersuchungsplans. In dieser Phase überlegt sich die Forscherin,

- wie (mit welchen Forschungsmethoden),
- an welchen und an wie vielen Untersuchungsteilnehmerinnen (Bestimmung der Stichprobe),

- womit (mit welchen finanziellen und personellen Ressourcen),
- an welchem Ort und wie lange

die Forschung durchgeführt werden soll. In dieser Phase werden aber auch forschungsethische Überlegungen angestellt, also welche Auswirkungen die Forschung für die beforschte Person haben und wie man sie vor Schaden durch die Forschung schützen kann. Weiters werden in dieser Phase noch formelle Bedingungen der Forschung geklärt, beispielsweise die Erlaubnis, in einer bestimmten Organisation überhaupt forschen zu dürfen.

Durchführungsphase

Diese Phase ist das eigentliche „Tun" in der Forschung. Die Forscherin geht ins Forschungsfeld und erhebt die dafür notwendigen Daten.

Auswertungs- oder Analysephase

Wie der Name schon verrät, werden in dieser Phase die erhobenen Daten ausgewertet, in der quantitativen Forschung meist mithilfe verschiedener statistischer Testverfahren.

Disseminationsphase

In dieser Phase werden der gesamte Forschungsverlauf und die Ergebnisse verschriftlicht und in einem Bericht zusammengefasst. Häufig erfolgt die Verbreitung der Ergebnisse dann in Fachzeitschriften, Büchern oder auf Kongressen.

Die beschriebenen Phasen verlaufen nicht immer – so wie hier beschrieben – linear. Sie können, abhängig davon, welche Forschungsmethodologie zum Einsatz kommt (qualitative oder quantitative Forschung), auch abweichen. Der Forschungsprozess im Rahmen der qualitativen Forschung ist flexibler und weniger standardisiert. So wird in der qualitativen Forschung häufig zwischen Erhebung und Auswertung hin und her gewechselt; es kann auch sein, dass aufgrund der Ergebnisse eine vom Forschungsplan abweichende Untersuchungspopulation beforscht werden muss.

8.3 Theoretische oder konzeptionelle Phase

Am Beginn einer Forschungsarbeit steht immer der Wunsch, etwas zu wissen oder zu erkennen. Es besteht also irgendein inhaltliches Erkenntnisinteresse. Dieses Erkenntnisinteresse kann sich folgendermaßen ausdrücken:

- Es gibt ein Problem, das gelöst werden soll. (Man hat z. B. festgestellt, dass die Drop-out-Rate in Krankenpflegeschulen hoch ist. Nun möchte

man wissen, was die Ursache dafür ist, möchte Lösungen entwickeln und ihre Effizienz überprüfen.)
- Man möchte über einen bestimmten Sachverhalt (oder über ein bestimmtes Verhalten, über Gefühle, Empfindungen, Motivationen etc.) mehr wissen. (Man möchte z. B. wissen, was Lebensqualität für Patientinnen mit Krebserkrankungen im Terminalstadium bedeutet.)
- Man ist überzeugt davon, dass eine Maßnahme besser ist als eine andere und möchte das wissenschaftlich nachweisen. (Man will z. B. überprüfen, ob der Einsatz bestimmter Aromaöle auf der Wachstation eine entspannende Wirkung auf die Patientinnen ausübt.)

Das Erkenntnisinteresse kann unterschiedliche Ausgangspunkte (siehe Kap. 8.1) haben. Sich darüber klar zu werden und diese darzulegen, ist der erste Schritt in dieser Phase: Man beschreibt die **Ausgangslage**.

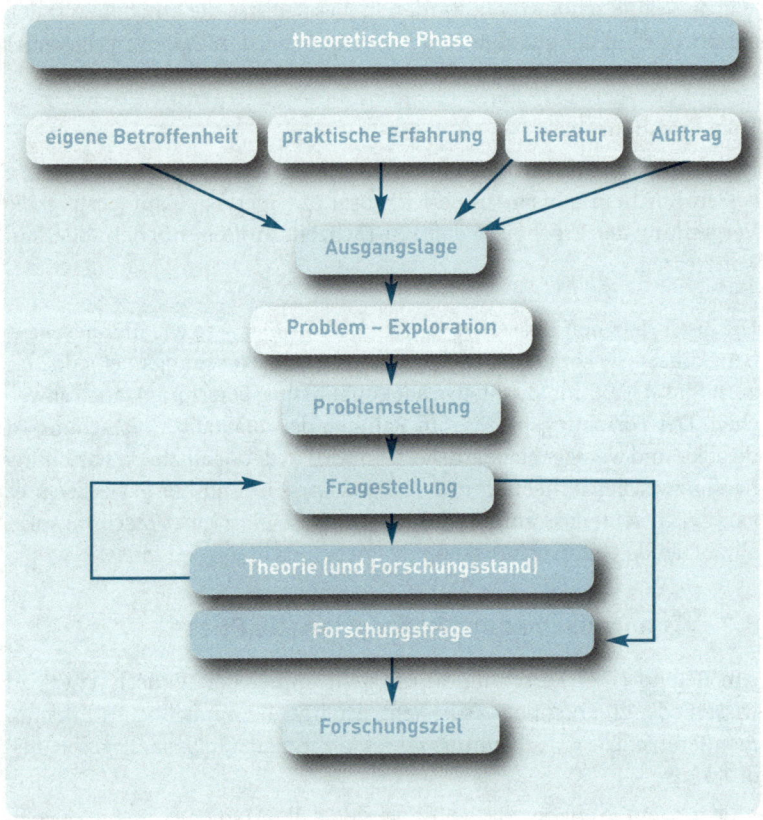

Abbildung 44: Theoretische Phase

8.3.1 Explikation der Problemstellung

Dieses Erkenntnisinteresse muss nun genau erfasst (präzisiert) werden, damit man weiß, was man erforschen möchte und welchen Weg man dazu einschlagen muss. Um eine Forschungsfrage zu entwickeln, die genau das trifft, was man wissen möchte (und die auch erforschbar ist!), muss man einen Schritt zurückgehen und in Anbetracht der Ausgangslage genau analysieren, was das eigentliche „Problem" ist, was seinen Kern ausmacht. Man überlegt z. B., warum man an diesem Thema interessiert ist, was einen bewegt, was der Anstoß für das Interesse an diesem Thema war. Tut man dies nicht, läuft man Gefahr, sein eigentliches Interesse im Zuge einer „schönen" Frageformulierung zu verlieren und dann gar nicht das zu erforschen, was man ursprünglich wissen wollte.

Aus dieser genauen Analyse ergibt sich die Formulierung der konkreten Problemstellung. Oft wird nämlich erst bei der Darstellung der Ausgangslage und der Analyse des Problems klar, wie vielschichtig dieses ist und wie viele Fragen sich darum herum ranken.

Aus der Problembeschreibung lassen sich schließlich die Forschungsfragen ableiten.

8.3.2 Forschungsfragen entwickeln

Die Fragestellung ist ein entscheidender Faktor für das Gelingen oder Scheitern einer Untersuchung. Aber auch für die Leserin einer Forschungsarbeit ist es wichtig, die genaue Frage zu kennen, sonst ist es nicht möglich, das Ergebnis der Forschungsarbeit richtig zu verstehen und zu interpretieren.

Eine Forschungsfrage ist die ausdrückliche Frage nach einem bestimmten Problem bzw. nach bestimmten Aspekten eines Problems, die man mittels eines systematischen wissenschaftlichen Prozesses untersuchen und analysieren möchte. Man kann mit einer Frage das Auslangen finden, es ist aber genauso korrekt, mehrere Forschungsfragen zu einem Problem zu formulieren.

Die Forschungsfrage/-n ist/sind das „Herzstück" jeder wissenschaftlichen Arbeit. Sie bestimmt/bestimmen den weiteren Weg der ganzen Arbeit: die Wahl von Forschungsansatz, Design und Methoden, die Vorgangsweise bei der Datenerhebung und bei der Auswertung der Daten.

Wissenschaftliche Fragestellungen und Forschungsfragen grenzen sich von „Alltagsfragen" oder anderen Fragestellungen dadurch ab, dass sie einen wissenschaftlichen Erkenntniswert haben und einen gewissen Grad an Komplexität aufweisen müssen. Alltagsfragen wie „Wo soll ich die Stiefmütterchen pflanzen?" sind keine Forschungsfragen, aber auch Fragen wie „Was essen Kinder am liebsten zu Mittag?" oder „Wo essen alten Menschen am liebsten?" oder „Wie lang ist die durchschnittliche Aufenthaltsdauer der Patientinnen im Krankenhaus A" sind noch zu einfach, um als wissenschaftliche Forschungsfrage gelten zu können. Forschungsfragen schließen immer an irgendeinen Erkenntnisaspekt der Wissenschaft an. Sie sind theoretische Fragen, deren Beantwortung (neben der konkreten Lösung eines praktischen Problems) einen Beitrag zur Entwicklung des Gegenstandsbereichs an sich darstellen muss.

Forschungsfragen sollten außerdem „relevant" für den Gegenstandsbereich sein, d. h. die Fragen sollten einen gesellschaftlichen und (pflege-) praktischen/-wissenschaftlichen Nutzen aufweisen. Die Relevanz kann sich z. B. begründen lassen durch die

- Häufigkeit eines Problems: Wie viele Menschen leiden oder versterben an einer bestimmten Krankheit oder Beeinträchtigung (z. B. Morbidität, Mortalität)?
- Kosten: Welche Kosten sind mit einem bestimmten Zustand verbunden (z. B. Therapiekosten, Spitalsaufenthalte, Wiedereinweisungen etc.)?
- Konsequenzen für die Betroffenen (z. B. vermehrte Pflegeabhängigkeit, Schmerzen, Immobilität)?

Selbstverständlich muss eine gute Forschungsfrage auch „erforschbar" sein, d. h. sie muss im Rahmen der Untersuchung, unter den gegebenen Umständen und mit den vorhandenen Mitteln beantwortet werden können.

Forschungsfragen **quantitativer** Arbeiten sollten weiters

- begrenzt sein (auf einen kontrollierbaren Bereich),
- präzise sein (es sollte klar sein, welche Variablen untersucht werden) und
- operationalisierbare Begriffe enthalten (das bedeutet, dass alle Variablen, die man in der Untersuchung erfassen möchte, genau definiert werden müssen, damit sie – z. B. in einem Fragebogen – umgesetzt werden können bzw. damit die richtige physikalische Messmethode gewählt wird).

> **Beispiele für Forschungsfragen in quantitativen Forschungsarbeiten**
>
> Thema 1: „Die Erfassung des Pflegeaufwandes bei Patientinnen mit der medizinischen Diagnose Myokardinfarkt"
>
> - Welcher Pflegeaufwand und welche Aufenthaltsdauer zeigen sich bei Patientinnen mit der medizinischen Diagnose Myokardinfarkt und wie groß sind hierbei die Streuungen?
> - Gibt es Zusammenhänge der Variablen Geschlecht, Alter und Nebendiagnosen mit dem Pflegeaufwand und der Aufenthaltsdauer?

> - Gibt es typische Verläufe im Pflegeaufwand bei Patientinnen mit der medizinischen Diagnose Myokardinfarkt?
>
> *(Eberl et al. 2005, S. 365)*

Forschungsfragen in **qualitativen** Arbeiten hingegen können offener gehalten werden. Sind sie zu eng formuliert, blockiert man die Entdeckung von Neuem, und die in der qualitativen Forschung notwendige Offenheit beim Herangehen an ein Thema würde dadurch zu sehr eingeschränkt. Außerdem möchte man ja vom subjektiven Erleben ausgehen und induktiv arbeiten. Man muss jedoch auch in der qualitativen Forschung darauf achten, dass die Forschungsfragen nicht zu groß und breit gehalten sind, da sie sonst zu wenig Orientierung bei der Planung und Umsetzung der Studie bieten. Auch in der qualitativen Forschung werden Forschungsfragen so früh wie möglich im Forschungsprozess formuliert, jedoch können sie – anders als bei quantitativen Studien – im Laufe des Projekts immer wieder konkretisiert, fokussiert, weiter eingegrenzt oder revidiert werden (vgl. Flick 2004, S. 258 f.).

> **Beispiele für Forschungsfragen in qualitativen Forschungsarbeiten**
>
> Thema: „Selbst- und Lebensgestaltung von Breast Cancer Survivors unter besonderer Berücksichtigung der Rollenverschiebung"
>
> - Wie wird das Leben von Breast Cancer Survivors nach wie vor durch Krebs beeinflusst? Wie gehen die Frauen mit dieser Beeinflussung um?
> - Erleben sich diese Frauen als chronisch krank?
> - Inwieweit kann aus Sicht von Breast Cancer Survivors Krebs als chronische Krankheit angesehen werden?
>
> *(Breuer 2011, S. 45)*

Oft können Forschungsfragen in dieser Phase erst vorläufig entwickelt werden; sie sind oft noch unpräzise, da man unter Umständen noch zu wenig über den Gegenstandsbereich selbst weiß. Um Forschungsfragen gut entwickeln und fundieren zu können, wird der nächste Schritt im Forschungsprozess eingeleitet.

8.3.3 Literaturrecherche und theoretischer Rahmen

Bei der Suche nach geeigneten Forschungsfragen und bei ihrer Formulierung, Eingrenzung und Operationalisierung ist die Lektüre von Fachliteratur notwendig und hilfreich. Die Bearbeitung der Literatur ist unumgänglicher Bestandteil einer Forschungsarbeit. Man erarbeitet sich damit die theoretischen Grundlagen, auf denen die Arbeit aufbaut.

Ein Zweck des Literaturstudiums ist es, bereits existierende Forschungsarbeiten zum gewählten Thema zu finden. Das ist wichtig, um sich einen Überblick zu verschaffen, welche Fragen rund um das Thema bereits beantwortet sind (denn das Rad neu zu erfinden, ist ein überflüssiges Unterfangen). Für den Fall, dass zum betreffenden Thema bereits gearbeitet wurde, sollte man an das bereits Erforschte sinnvoll anknüpfen. Außerdem kann das Lesen von Fachliteratur wichtig sein, um Ideen zu finden, das Thema abzugrenzen oder die Forschungsfrage(n) zu präzisieren.

In der **quantitativen Forschung** ist die Bearbeitung entsprechender Fachliteratur für die Definition von Begriffen (Variablen) und ihre Operationalisierung unumgänglich. Durch das Aufarbeiten der Literatur soll außerdem der theoretische Rahmen einer quantitativen Arbeit festgelegt werden. Er bildet das Fundament, die Basis für jede Forschungsarbeit und bestimmt sowohl das Vorgehen innerhalb der Untersuchung als auch die Ergebnisinterpretation.

Das Festlegen eines **theoretischen Rahmens** ist Teil des quantitativen Forschungsprozesses und soll laut Bartholomeyczik (1996) im Einzelnen Folgendes leisten:

- Innerhalb des theoretischen Rahmens werden wichtige Erkenntnisse aus den bereits vorhandenen einschlägigen Forschungsarbeiten gesammelt;
- der theoretische Rahmen soll die Forschungsfrage und ihre Beantwortung in einen übergreifenden theoretischen Ansatz einbinden;
- er soll die Operationalisierung der Forschungsfrage leiten und bestimmt die Methode, die angewendet werden darf;
- er muss den Rahmen für die Interpretation der Ergebnisse stellen;
- er dient der Erörterung, ob und inwiefern die Ergebnisse verallgemeinert werden können.

In diesem Zusammenhang stellt sich die Frage, ob dieser Schritt für quantitative und qualitative Forschung gleichermaßen gilt. Grundsätzlich widerspricht die intensive Beschäftigung mit Theorien, Forschungsarbeiten und anderer Literatur dem Grundgedanken **qualitativer Forschung**, die „Offenheit" in der Herangehensweise fordert, und man könnte die Meinung vertreten, dass diese Offenheit dadurch eingeschränkt wird. Andererseits ist die Auseinandersetzung mit Literatur und vor allem mit dem aktuellen Forschungsstand auch zu Beginn einer qualitativen Arbeit notwendig, da man nur so einen Einblick in den aktuellen Wissensstand rund um ein Thema bekommt. Den Prinzipien qualitativer Forschung muss das nicht unbedingt widersprechen. Wichtig ist, dass man sich zwar einen Ein- und Überblick verschafft, der die Fragestellung durchaus noch beeinflussen oder die Ausrichtung der Studie ändern kann, dann aber offen auf den Untersuchungsgegenstand zugeht.

Die Festlegung eines theoretischen Rahmens im Sinne einer inhaltlichen Prädeterminierung ist in der qualitativen Forschung daher nicht Ziel des Literaturstudiums, denn dies würde ja nicht dem induktiven, sondern dem deduktiven Vorgehen entsprechen.

Spätestens bei der Interpretation der Ergebnisse jedoch ist es notwendig, einen Bezug zum aktuellen Stand der theoretischen Diskussion zum Thema herzustellen und die neuen Erkenntnisse aus der eigenen Forschung damit zu verknüpfen (Holloway/Wheeler 1997). Es gibt daher auch im Rahmen qualitativer Forschung eine Auseinandersetzung mit der aktuellen wissenschaftlichen Literatur, jedoch erfolgt diese kontinuierlich und gewinnt – anders als bei der quantitativen Forschung – erst am Ende der Untersuchung ihre volle Bedeutung.

8.3.4 Konkretisieren der Forschungsfrage(n) und Ziele; Aufstellen von Hypothesen

Das Konkretisieren der Forschungsfrage ist in erster Linie in der quantitativen Forschung wichtig, denn obwohl man auch in der qualitativen Forschung – angeregt durch das Literaturstudium – die Forschungsfrage konkretisieren oder den Fokus anders setzen kann, treffen die weiteren hier beschriebenen Schritte nicht darauf zu.

In der **quantitativen Forschung** können die Forschungsfragen erst im Anschluss an das Literaturstudium konkretisiert und definitiv festgelegt werden. Im Zuge dessen werden die Begriffe oder Variablen, die in den Fragen vorkommen, geklärt und definiert: Werden in der Forschungsfrage z. B. die Begriffe „Angehörige", „Selbstbestimmung", „therapeutische Maßnahme" oder auch „Verbesserung", „Linderung" usw. verwendet, so muss man erklären, was man darunter versteht, d. h. man muss die theoretische Bedeutung der Begriffe oder der Variablen beschreiben. Man spricht dabei von konzeptioneller Definition.

Erst wenn dies geschehen ist, erfolgt die operationale Definition. Dabei bestimmt man – ausgehend von der konzeptionellen Definition – die Verfahrensweisen oder Handlungen, mit deren Hilfe man die Variable erfassen kann.

> **Beispiel**
>
> Will man den Einfluss eines Schulungsprogramms auf das Copingverhalten von Diabetikerinnen erforschen, so muss man zunächst die Variable „Copingverhalten" theoretisch beschreiben. Die Frage lautet: Was bedeutet der Begriff? Dies ist die konzeptionelle Definition. Daran schließt die Überlegung an, wie man das Copingverhalten erforschen (messen) kann; dies ist die operationale Definition.

Bei quantitativen Untersuchungen ist dies der Zeitpunkt, um – gemäß dem deduktiven Ansatz – Hypothesen aufzustellen (siehe auch Kap. 3.1.1.1). Hypothesen sind wissenschaftliche Vermutungen, d. h. theoretisch begründete Aussagen über die Beziehung zwischen zwei oder mehreren Variable Eine Hypothese wandelt ein Forschungsproblem oder eine Forschungsfrage in eine Feststellung um, die das erwartete Ergebnis voraussagt (prognostiziert).

> **Beispiel**
>
> Forschungsproblem: „Patientinnen mit Fluro-Uracil-Therapie leiden unter Mukositis."
>   Forschungsfrage: „Hilft Kryotherapie bei Fluro-Uracil-Therapie, Mukositis zu mildern oder zu verhindern?"
>   Hypothese: „Patientinnen mit Fluro-Uracil-Therapie, die Kryotherapie erhalten, weisen einen signifikant niedrigeren Grad an Mukositis auf als solche, die keine Kryotherapie erhalten."

Eine Hypothese ist durch folgende Merkmale gekennzeichnet:
1. Sie stellt eine Beziehung zwischen den Variablen dar;
2. sie ist überprüfbar;
3. sie ist theoretisch fundiert.

Ad 1: Sie stellt eine Beziehung zwischen den Variablen dar

Eine Hypothese beschreibt immer die Beziehung zwischen mindestens zwei Merkmalen (Variablen), die untersucht werden sollen. Es handelt sich dabei um die Beziehung zwischen der unabhängigen und der abhängigen Variable. Wenn die Hypothese eine Beziehung postuliert (z. B.: „… es besteht ein Unterschied zwischen …"), spricht man von einer ungerichteten Hypothese. Ist auch die Richtung der (prognostischen) Beziehung in dieser Aussage enthalten, spricht man von einer gerichteten Hypothese. Diese Richtung kann mit den Worten „kleiner als", „größer als", „mehr", „weniger" etc. ausgedrückt werden.

Eine Hypothese kann die Beziehung zwischen zwei Variablen (einer abhängigen und einer unabhängigen) überprüfen; hier spricht man von einer einfachen Hypothese. Wird der Zusammenhang mehrerer Variablem überprüft, handelt es sich um eine komplexe Hypothese.

Ad 2: Überprüfbarkeit

Jede Hypothese muss so formuliert sein, dass sie im Rahmen der angestrebten Forschungsarbeit überprüfbar ist. Überprüfbarkeit heißt, dass die Faktoren, die man untersuchen muss, durch Beobachtung, Bewertung, Messung etc. auch tatsächlich festgestellt werden können. Dazu gehört auch, dass die Variablen, die man untersuchen will, isoliert werden können, d. h. dass man nur diese Variablen (gesondert von anderen Einflussfaktoren) messen oder manipulieren kann.

Ad 3: Theoretische Fundierung

Die Beziehung zwischen unabhängigen und abhängigen Variablen muss auf einer logischen und theoretisch begründeten (theoretisch fundierten) Basis beruhen. Diese wissenschaftliche Basis wird im theoretischen Bezugsrahmen aufgearbeitet.

Eine gute, wissenschaftlich korrekte Hypothese enthält immer folgende Elemente:
- die Variablen (Welche Variablen werden untersucht?)
- das vorausgesagte Ergebnis (Was sollen die Variablen bewirken?)
- die Population (Für welche Gruppe wird das Ergebnis prognostiziert?)

Das Erstellen von Hypothesen zu Beginn des Forschungsprozesses ist kennzeichnend für das deduktive Vorgehen. Daher werden nur in quantitativen, nie aber in qualitativen Untersuchungen zu Beginn Hypothesen erstellt und überprüft. Das Überprüfen von Hypothesen ist außerdem charakteristisch für experimentelle Methoden und für jene nicht experimentellen Designs, bei denen es um die Untersuchung von Ursache-Wirkungs-Zusammenhängen geht. Eine Hypothese wird also überall dort aufgestellt, wo eine Beziehung zwischen den abhängigen und den unabhängigen Variablen untersucht wird. Bei rein deskriptiven quantitativen Studien hingegen begnügt man sich häufig nur mit einer Forschungsfrage.

Bei **qualitativen Studien** (induktives Vorgehen!) werden vorab keine Hypothesen formuliert. Dies würde dem Prinzip der Offenheit und dem induktiven

Vorgehen widersprechen (siehe Kap. 3.2.1). In dieser Phase könnte es jedoch auch hier (nach der Auseinandersetzung mit dem aktuellen Forschungsstand) zu einer Reformulierung der Forschungsfragen kommen.

8.4 Design- oder Planungsphase

Hat man das Literaturstudium beendet, den theoretischen Hintergrund des Themas erarbeitet und konnte man die Forschungsfrage konkretisieren, so steht dem Forschen – so sollte man meinen – nichts mehr im Weg. Dies ist jedoch nicht so einfach, denn jede Forschungsarbeit gehört sorgfältig geplant und jeder Schritt überlegt. Diese Phase des Forschungsprozesses nennt man auch Vorbereitungs- oder Planungsphase.

Das Festlegen der Vorgangsweise, also das Erstellen eines Untersuchungsplans, ist ein wichtiger Schritt, ehe die Datenerhebung vorbereitet wird. Hier müssen wichtige Einzelheiten, die das weitere Vorgehen bestimmen, überlegt und geplant werden. Ein Untersuchungsplan berücksichtigt folgende Punkte:

1. Untersuchungsdesign/Wahl der Methode
2. Bestimmung der Stichprobe
3. ethische Aspekte
4. finanzielle und personelle Ressourcen
5. Erlangen von Erlaubnissen

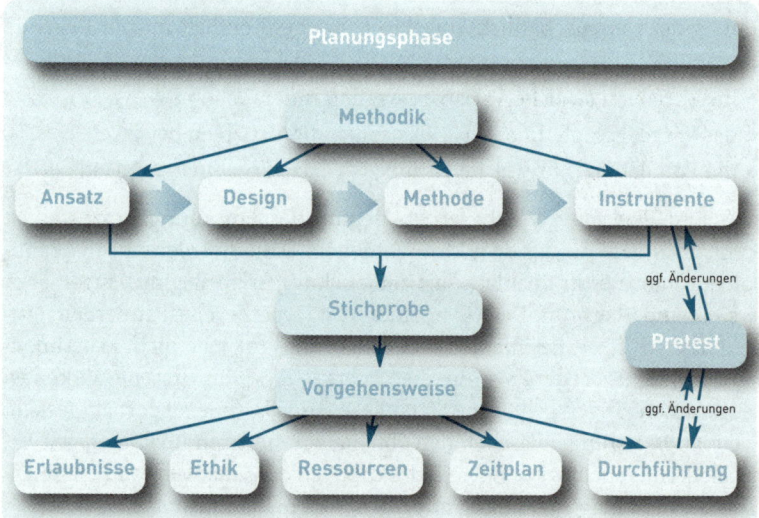

Abbildung 45: Design- oder Planungsphase

8.4.1 Festlegen von Ansatz, Design und Methode

Spätestens wenn die Forschungsfrage feststeht, wird ersichtlich, ob man dem qualitativen oder dem quantitativen **Forschungsansatz** folgt. Dies ist der erste entscheidende Punkt in dieser Phase. Danach erfolgt die Wahl des Forschungsdesigns und der Methode.

Das Design (die Anordnung, der Aufbau), das hier als Erstes festgelegt wird, ist den konkreten Erhebungsmethoden übergeordnet (weil es bestimmt, wie diese angeordnet und verwendet werden). Leitend sind dabei die Fragestellungen und das Ziel der Forschungsarbeit. Bei qualitativen Untersuchungen gehen die Überlegungen eher dahin, ob eine bestimmte Richtung (z. B. die Ethnografie) eingeschlagen wird. Bei quantitativen Untersuchungen gibt es eine sehr große Palette an Designs. Neben den deskriptiven und korrelativen Designs stehen die experimentellen Designs (mit all ihren Variationen) zur Verfügung (siehe Kap. 4.3.2). Ein Entscheidungspfad, wie in Kap. 4 S. 132 beschrieben, kann dabei helfen, das richtige Design zu finden. Überlegungen zur internen und externen Validität eines Designs (siehe Kap. 4.2) beeinflussen die Entscheidung ebenso wie die Frage nach der Machbarkeit. Beispielsweise können – aus organisatorischen oder ethischen Gründen – Fragen nach Ursache-Wirkungs-Zusammenhängen nicht immer experimentell beforscht werden. Oft muss man auf quasi-experimentelle oder sogar auf nicht experimentelle (korrelative) Designs zurückgreifen.

Nachdem geklärt wurde, wie die Studie aufgebaut sein soll, stellt sich die Frage nach den Methoden bzw. Techniken, mit deren Hilfe man an die Daten kommt: Die Erhebungsmethoden in der Forschung sind je nach Wissenschaftsverständnis und Gegenstandsbereich sehr unterschiedlich. In den Naturwissenschaften bedient man sich klassischer physikalischer oder biophysiologischer Messmethoden. In den Human- und Sozialwissenschaften haben diese zwar auch Bedeutung, jedoch treten hier – da es sich meist um die Erhebung sozialer Daten handelt – andere Methoden in den Vordergrund, etwa die Befragung, die Beobachtung und die Inhalts- oder Dokumentenanalyse. Dies gilt auch für die Gesundheits- und Pflegeforschung; für die Messung mancher Variablen jedoch (wie Temperatur, Blutdruck o. Ä.) werden auch biophysikalische Methoden eingesetzt.

Auch die Wahl der „richtigen" Methode ist in erster Linie von der/den Forschungsfrage/n abhängig. Sie steht jedoch auch immer im Zusammenhang mit dem Forschungsansatz, dem Design oder der Richtung der Forschung (siehe Kap. 5).

8.4.2 Entwickeln und Testen von Instrumenten

Das Erarbeiten eines Erhebungsinstruments (Fragebögen, Interviewleitfäden, Beobachtungsleitfäden, Mess-Skalen etc. (siehe Kap. 5) ist – vor allem in der quantitativen Forschung – sehr zeitaufwändig. Die Leserin des fertigen Forschungsberichts hingegen wird nur mit dem Endprodukt, dem fertigen Instrument oder sogar nur mit Teilen davon konfrontiert.

Die Inhalte des Instruments werden wiederum von der Forschungsfrage bestimmt. Für viele zu messende Konstrukte (z. B. Schmerz, Fatigue, Lebensqualität, Caring-Verhalten, Bedürfnisse von Angehörigen etc.) gibt es bereits bestehende Instrumente. Diese müssen aber sorgfältig geprüft werden – zum einen darauf, ob sie sich für das eigene Forschungsvorhaben eignen, und zum anderen darauf, ob sie wissenschaftlich „gute" Instrumente sind. Kriterien dafür sind:

- Welches Konstrukt misst das Instrument?
- Was misst das Instrument genau (z. B. „Caring-Verhalten" oder „Caring-Bedürfnisse" oder das Auftreten von Schmerz und/oder seine Intensität)?
- Wie wurde es entwickelt und wie sind seine psychometrischen Eigenschaften (Validität und Reliabilität; siehe Kap. 5.6)?
- Wann und wo wurde es entwickelt? Entspricht es aufgrund des „Alters" noch dem Stand der Wissenschaft? Kann es in einen anderen kulturellen Kontext übertragen werden?
- In welchem Kontext (für welche Zielgruppe) wurde es entwickelt? (Ein Instrument, das dafür konzipiert wurde, Lebensqualität allgemein zu messen, muss noch lange nicht gleichermaßen dafür geeignet sein, Lebensqualität von chronisch kranken Menschen zu messen.)

Manchmal muss das Instrument aus einer anderen Sprache übersetzt werden. Dies ist ebenfalls ein komplexer und langwieriger Vorgang. Weiters muss geklärt werden, bei wem die Rechte für das Instrument liegen, wie diese erworben werden können und was die Verwendung gegebenenfalls kostet.

Wurde das Erhebungsinstrument erarbeitet, sollte ein Vortest (Prätest, engl. Pretest) durchgeführt werden. Er dient zur formalen und inhaltlichen Überprüfung des Forschungsinstruments, aber auch der Umgang mit dem Instrument kann zu diesem Zeitpunkt bereits geübt und seine Handhabbarkeit überprüft werden. Bei einem Fragebogen z. B. ist es wichtig, zu testen, ob die Fragen von den Probandinnen verstanden werden (sind sie unmissverständlich, können sie beantwortet werden etc.) und ob der Fragebogen leicht auszufüllen ist (sind die Anweisungen verständlich, ist die Zeit, die man zum Ausfüllen braucht, nicht zu lang etc.).

Auch bei Interviews kann sich ein Probelauf als sinnvoll erweisen. Hier geht es in erster Linie darum, ob die Interviewerin fähig ist, das Interview in entsprechender Weise zu führen, und ob die Fragen, so wie sie gestellt werden, die Inhalte hervorbringen, die berührt werden sollen. Bei Beobachtungen kann man mithilfe eines Vortests überprüfen, ob der Beobachtungsleitfaden tauglich und leicht zu handhaben ist, ob das Kategoriensystem erschöpfend ist und ob die ausgewählte Beobachtungssituation sich eignet, um die Forschungsfrage zu beantworten. Aufgrund der Erfahrungen im Vortest kann das Erhebungsinstrument verändert oder der Versuchsplan verbessert werden. Normalerweise werden Daten, die im Vortest erhoben werden, nicht in das Ergebnis miteinbezogen.

Ein Vortest reicht jedoch nicht aus, um ein Instrument auf seine wissenschaftliche Güte zu überprüfen. Die Prüfung der Reliabilität und Validität von Messinstrumenten stellt einen eigenen Schritt, oft sogar eine eigene Studie dar.

8.4.3 Bestimmung der Stichprobe

Ein weiterer Schritt beim Festlegen der Vorgangsweise ist die Überlegung, wer untersucht werden soll, d. h. die Bestimmung der Stichprobe. Es gibt verschiedene Verfahren zur Gewinnung von Stichproben. Dabei muss zwischen quantitativen und qualitativen Studien jedoch deutlich unterschieden werden.

Ein weiterer Schritt beim Festlegen der Vorgangsweise ist die Überlegung, wer untersucht werden soll, d. h. die Bestimmung der Stichprobe. Dabei muss ebenfalls zwischen quantitativen und qualitativen Studien unterschieden werden.

Stichprobenbildung in der quantitativen Forschung

Handelt es sich um eine Stichprobengewinnung innerhalb quantitativer Untersuchungen, so sind die Begriffe Population, Stichprobe und Repräsentativität von Bedeutung.

Mit **Population** oder Grundgesamtheit wird die Gesamtheit aller Personen (oder Dinge, z. B. Zeitschriften) bezeichnet, die ein bestimmtes Merkmal aufweisen (z. B. „alle diplomierten Pflegepersonen Österreichs" oder „alle an Diabetes erkrankten Personen in Hessen"). Um die Population zu begrenzen, werden Auswahlkriterien definiert, d. h. man legt fest, welche Merkmale eine Person (oder ein Phänomen) besitzen muss, um zur Population zu gehören. Da man in der Praxis nicht jedes Element (z. B. jede Pflegeperson oder jede Diabetikerin) einer Population untersuchen kann, untersucht man nur einen Teil davon, die sogenannte Stichprobe.

Stichproben können nach unterschiedlichen Gesichtspunkten ausgewählt (gezogen) werden. In der quantitativen Forschung strebt man eine möglichst repräsentative Stichprobe an. Das bedeutet, dass das Ergebnis, das mithilfe der Stichprobe gewonnen wurde, auf die Population übertragen werden kann. **Repräsentativität** bezeichnet das Ausmaß, in dem die Stichprobe der Grundgesamtheit (Population) ähnlich ist. Manche Stichprobenpläne (z. B. Zufallsstichproben) führen mit geringerer Wahrscheinlichkeit als andere (z. B. Nicht-Zufallsstichproben) zu verzerrten Stichproben; eine hundertprozentige Repräsentativität oder eine Garantie dafür gibt es jedoch nie (vgl. Polit et al. 2004, S. 234).

Grundsätzlich unterscheidet man zwei Arten von Stichprobenziehung: die *Zufallsauswahl* (Wahrscheinlichkeitserhebung) und die *Nicht-Zufallsauswahl*. Repräsentativ im strengen Sinn sind nur Stichproben, die nach dem Zufallsprinzip gebildet wurden.

Man kann nun verschiedene Verfahren einsetzen, um **Zufallsstichproben** zu gewinnen. Das Hauptmerkmal von Zufallserhebungen ist die Auswahl nach dem Zufallsprinzip, d. h. man geht immer davon aus, dass jedes Element einer Population die gleiche Chance hat, in die Stichprobe aufgenommen zu werden. Es gibt

- **einfache Zufallserhebungen**: Hier wird zuerst der Stichprobenrahmen festgelegt. Dies ist die sogenannte Liste der Populationselemente, z. B. das Telefonbuch. Die Population bilden dann alle Österreicherinnen (oder Deutschen oder Schweizerinnen etc.), die einen Telefonanschluss angemeldet haben und deren Nummer eingetragen ist. Die Liste wird durchnummeriert, und die Stichprobenelemente werden mithilfe einer Tabelle mit Zufallszahlen oder mittels PC bestimmt. Auch hier hat man keine Sicherheit, dass die Stichprobe wirklich repräsentativ ist; man geht jedoch davon aus, dass Unterschiede rein zufallsabhängig sind. Je größer die Stichprobe, desto unwahrscheinlicher sind größere Abweichungen.
- **geschichtete Zufallserhebungen**: Hier wird die Gesamtpopulation zuerst geschichtet – z. B. nach der prozentuellen Verteilung von Männern und Frauen –, dann wird aus jeder Schichtung eine Zufallsstichprobe gezogen.
- **systematisch gebildete Stichproben**: Dabei handelt es sich um eine Auswahl der Teilnehmerinnen nach ganz bestimmten Regeln, z. B. jede zehnte registrierte Pflegeperson. Wenn man den Ansprüchen einer Zufallsstichprobe genügen möchte, muss man zuerst das Intervall der Stichprobenziehung definieren. Dieses ist die Größe der Population dividiert durch die Größe der gewünschten Stichprobe. Zum Beispiel: Die Population besteht aus 500 Personen, die Stichprobe soll aus 50 bestehen. Hier ist das Stichprobenziehungsintervall 10, d. h. jeder zehnte Fall wird in die Stichprobe aufgenommen. Danach werden wiederum die

Populationselemente nummeriert, und mittels einer Tabelle mit Zufallszahlen wird der erste Fall bestimmt. Wenn die Zufallszahl z. B. 73, die nächste 83, wieder die nächste 93 beträgt, kommen alle Personen mit den entsprechenden Nummern (73, 83, 93 etc.) in die Stichprobe

(vgl. Haber 2005, S. 338 f.)

Bei der sogenannten **Nicht-Zufallsstichprobe** (oder auch gesteuerten Erhebung) sind die Regeln weniger streng als bei der Wahrscheinlichkeitserhebung. Hier geht man nicht mehr von der gesamten Population aus. Deshalb ist die gesteuerte Erhebung auch weniger genau und weniger repräsentativ. Sie ist jedoch leichter durchzuführen und in der Praxis das häufigste Verfahren. Unter die Nicht-Zufallsverfahren fallen

- **Gelegenheitserhebung**: Hier wählt man diejenigen Personen aus, die für diese Studie am leichtesten zugänglich sind (z. B. die nächsten 100 Patientinnen, die mit der Diagnose Brustkrebs auf die chirurgische Abteilung kommen). Dies ist eine in der Pflegeforschung sehr gebräuchliche Art, um Stichproben zu gewinnen. Sie hat den Vorteil, dass sie leicht zu handhaben ist – auch dann, wenn man keine Kenntnisse über die Grundgesamtheit besitzt. Der Nachteil ist, dass die Wahrscheinlichkeit von Verzerrungen größer und somit das Ausmaß der Repräsentativität geringer ist.
- **Quotenerhebung**: Hier geht man vor wie bei einer geschichteten Stichprobe, nur dass dann aus den einzelnen Schichten keine Zufallsstichprobe, sondern eine Gelegenheitsstichprobe gezogen wird. Da man Kenntnisse über die Population miteinbezieht, ist dies eine gute Möglichkeit, um die Repräsentativität von Nicht-Zufallsstichproben zu erhöhen.
- **gezielte Erhebung**: Bei der gezielten Erhebung werden Versuchspersonen ausgewählt, die typisch für eine bestimmte Population sind oder eine ungewöhnliche Gruppe repräsentieren. Dabei setzt man Kenntnisse über die Population ein, um mithilfe genauer Auswahlkriterien typische Elemente der Population zu gewinnen. Je heterogener eine Population ist, desto größer ist bei diesem Vorgehen natürlich die Gefahr der Verfälschung (vgl. Haber 2005, S. 388 ff.).

Bezüglich der Größe einer Stichprobe gibt es keine fixen Regeln. Die Frage, wie groß eine Stichprobe denn sein müsse, um aussagekräftig zu sein, ist nicht leicht zu beantworten, denn dies ist von vielen Faktoren abhängig. Die wichtigsten sind:

1. der Studientyp
2. die Anzahl der Variablen
3. die Genauigkeit/Sensitivität (Empfindlichkeit) des Messinstruments

4. die Sensitivität (Empfindlichkeit) der statistischen Tests
5. die Effektgröße (Wirkungsgröße)
6. die finanziellen Kosten

Ad 1: Der Studientyp

Die Frage nach der „richtigen" Größe der Stichprobe stellt sich hauptsächlich dort, wo es um Effektivitätsmessungen und Gruppenvergleiche geht, d. h. vor allem bei experimentellen und hypothesenprüfenden Studien. Bei rein deskriptiven Untersuchungen ist die Frage nicht in diesem Ausmaß von Bedeutung.

Ad 2: Die Anzahl der Variablen

Je mehr Variablen erhoben und einander gegenübergestellt werden, desto größer muss der Umfang der Stichprobe sein.

Ad 3: Die Genauigkeit/Sensitivität (Empfindlichkeit) des Messinstruments

Je genauer das Messinstrument ist, desto kleiner kann die Stichprobe sein (Unterschiede treten bei der Messung mit einem sehr genauen Instrument, wie z. B. einem Thermometer, schneller zutage als bei der Messung mit einem Fragebogen).

Ad 4: Die Sensitivität (Empfindlichkeit) des statistischen Tests

Statistische Tests mit geringer Sensitivität brauchen größere Stichproben, um statistisch signifikante Ergebnisse zu zeigen, d. h. um sichtbar zu machen, dass Unterschiede oder Zusammenhänge zwischen Merkmalen vorhanden sind.

Ad 5: Die Effektgröße (Wirkungsgröße)

Je größer der Effekt ist, desto deutlicher zeigt er sich bereits bei kleinen Stichproben.

(vgl. Burns/Grove 2005, S. 291 ff.; Haber 2004, S. 403 ff.)

Prinzipiell könnte man sagen: Je größer die Stichprobe ist, desto höher ist die Wahrscheinlichkeit, dass sie ein Abbild der Gesamtpopulation darstellt; deshalb sollte man sich bemühen, die größtmögliche Stichprobe zu bekommen (vgl. Polit et al. 2004, S. 242 f.; Haber 2004, S. 404). Diese an sich logische Überlegung ist zwar für die Praxis ein sehr guter Leitgedanke, rein statistisch betrachtet aber nicht ganz haltbar. Sofern die Grundgesamtheit nicht sehr klein ist, spielt sie bei der Bestimmung der Stichprobengröße keine so bedeutende Rolle. Die Größe der Stichprobe, die notwendig ist, um für eine bestimmte Population aussagekräftige Ergebnisse zu erzielen, steigt nämlich nicht linear zur Größe der Grundgesamtheit (vgl. Atteslander 2000, S. 300). Domholdt (2000) stellt fest, dass für experimentelle Forschung eine Gruppengröße von mindestens 30 Probandinnen als Minimum notwendig ist, um valide Aussagen über eine größere Population zu machen und um den Anforderungen diverser statistischer Tests zu genügen (vgl. Domholdt 2000, S. 109).

Für Experimente bzw. Effektivitätsnachweise setzt sich immer mehr die Methode der **Power-Analyse** durch, um die Stichprobengröße zu bestimmen oder zu kontrollieren. Man geht dabei von dem Grundsatz aus, dass die Studie so umfangreich sein sollte, dass eine große Wahrscheinlichkeit besteht, statistisch signifikante Wirkungen zu erkennen, wenn es sie gibt. Auf diese Weise möchte man sich dessen versichern, dass kein Nutzen der überprüften Interventionen existiert, den die Studie – z. B. aufgrund einer zu kleinen Stichprobe – nicht aufdeckt (vgl. Greenhalgh 2000, S. 86). Eine Stichprobe sollte eine Power von 80 – 90 % haben, damit dies ausgeschlossen werden kann.

> **Beispiel**
>
> „Gemäß Rücksprache mit dem Biostatischen Institut der Universität Zürich ist für den Wirkungsnachweis der Hypothese, die Sturzrate um 30 % zu reduzieren, eine Stichprobengröße von 101 Patienten pro Gruppe bei 80 % Macht [= Power; H. M.] und 5 % Signifikanzniveau nötig." *(Schwendimann 1999, S. 11)*

Doch gleich welchen Weg zur Gewinnung der Stichprobe man schließlich wählt und gleich, wie groß diese letztendlich ist – wichtig ist, dass in der Forschungsarbeit selbst die Stichprobe (der Weg ihrer Gewinnung, die Größe, eventuelle Berechnungen dazu, die Zusammensetzung etc.) genau beschrieben wird. Nur dann können die Leserinnen einschätzen, ob die Ergebnisse verallgemeinert werden können bzw. ob man sie auf das eigene Umfeld umlegen kann. Denn: Verallgemeinerbarkeit hat nicht nur mit der Repräsentativität der Stichprobe zu tun.

Stichprobenbildung in der qualitativen Forschung

In qualitativen Untersuchungen geht es um die Erforschung der persönlichen (subjektiven) Wirklichkeit der Befragten mit dem Ziel, Theorien aufzustellen. Daher sind hier Begriffe wie Verallgemeinerbarkeit oder gar Repräsentativität fehl am Platz. Sinn und Zweck der qualitativen Forschung ist es nicht, die Häufigkeit gewisser Handlungen zu bestimmen, sondern typische Handlungen herauszufiltern, die in einer bestimmten Situation stattfinden. Dafür sucht die Forscherin nach ihrem Wissensstand und ihren Erkenntnissen typische Fälle für die Befragung aus. Die Auswahl der Probandinnen in der qualitativen Forschung muss sowohl nützlich als auch angemessen sein. **Nützlichkeit** bedeutet, dass man es sich wegen der geringen Größe der Stichproben nicht erlauben kann, alles dem Zufall zu überlassen. Man muss sich daher vorher überlegen, welche Teilnehmerinnen die gewünschten Informationen liefern können. **Angemessenheit** heißt, dass die gesammelten Informationen so umfangreich sein sollen, dass man das zu erforschende Phänomen umfassend und detailliert beschreiben kann (vgl. Morse/Field 1998, S. 76).

Die Stichprobenbildung in der qualitativen Forschung ist **zweckgebunden**, d. h. die Auswahl der Teilnehmerinnen ist von bestimmten Kriterien abhängig: Es handelt sich um Personen, die ein ähnliches Erlebnis hatten (z. B. Frauen nach einer Brustoperation), aus einem bestimmten Umfeld stammen (z. B. Therapeutinnen eines Rehabilitationszentrums für querschnittgelähmte Jugendliche) oder einer gemeinsamen Kultur angehören (z. B. bolivianische Migrantinnen) u. Ä. Man kann auswählen:

- Extremfälle
- Regelfälle
- Einzelfälle

Diese Art der Stichprobengewinnung ist am ehesten mit der gezielten Erhebung zu vergleichen; sie wird auch **kriterienbezogen** genannt. Oft geht man bei qualitativen Studien im **Schneeballverfahren** vor, d. h. man beginnt mit ein paar Forschungsteilnehmerinnen, zu denen man leichten Zugang hat. Über diese kann man andere geeignete Probandinnen finden (z. B. kennen Menschen, die ein Kind mit Down-Syndrom haben, oft andere Familien, die in einer ähnlichen Situation sind, und können für die Forscherin Kontakt zu ihnen herstellen).

Anders als in der quantitativen Forschung ist bei qualitativen Studien auch die Strategie der Stichprobengewinnung vorab nicht genau festgelegt, sondern stellt einen Prozess dar, der sich im Laufe der Forschung und der Erkenntnisse, die daraus gewonnen wurden, verändern kann. Man kann z. B. zuerst nach Regelfällen suchen, die gewonnenen Daten auswerten und dann erkennen, wo sich noch offene Fragen auftun, wo es Lücken oder Ungereimtheiten im Konzept gibt, auf welche Weise man noch in die Tiefe gehen muss. Je nachdem kann sich dann die Strategie der Stichprobenauswahl ändern (z. B. sucht man dann nach Extremfällen).

Eine besondere Art der Stichprobengewinnung ist das sogenannte **theoretical sampling**. Dies ist ein typisches Vorgehen bei der Grounded Theory (vgl. Kap. 3.3.2). Es bedeutet, dass die Ergebnisse der Auswertung der ersten Interviews die theoretische Information liefern, die die weitere Auswahl der Teilnehmerinnen beeinflusst.

> **Beispiel für das theoretische Sampling**
>
> In das Konzept des theoretischen Samplings gibt Wilfried Schnepp in seiner Untersuchung darüber, wie russlanddeutsche Spätaussiedlerinnen die Pflege von Angehörigen erleben und gestalten und von welchen Faktoren dies beeinflusst wird, einen guten Einblick (Schnepp 2002). Um über das Phänomen in möglichst breiter und auch dichter Form etwas aussagen zu können, achtete der Forscher von vornherein darauf, dass bei der Auswahl der Untersuchungsteilnehmerinnen ebenfalls diese Breite und Dichte berücksichtigt wurde. So wurde nach Personen unterschiedlichen Lebensalters, verschiedener familiärer Rolle und unterschiedlichen Geschlechts gesucht. Das allein ist jedoch noch kein spezifisches Merkmal des theoretischen Samplings. Der Forscher legte deshalb in seiner Arbeit verschiedene Strategien des Samplings offen: Durch die ersten Interviews wurde deutlich, dass die interviewten Personen ein großes Bedürfnis hatten, **zusammen zu sein** (Kategorie). Um das Zusammensein besser zu verstehen, wurde deshalb auch nach Gelegenheiten gesucht, wo die Personen nicht die Möglichkeit hatten, zusammen zu sein, beispielsweise aufgrund von Immigration. Ein anderes interessantes Beispiel ist das Erarbeiten der Kategorie „**es tun müssen**" als Motivation, die Pflege für ein Familienmitglied zu übernehmen. Um mehr über dieses **Müssen** zu erfahren, stellte sich der Forscher die Frage, was passiert, wenn eine Person nicht diesem Müssen entspricht, was dem vorausgeht und welche Konsequenzen einem möglichen „**nicht müssen**" folgen. Darauf folgt in nachvollziehbarer Weise, dass „**nicht müssen**" das Abgeben des zu Pflegenden in ein Pflegeheim bedeutet (so wie bei den Deutschen auch). Aber eine Suche nach russlanddeutschen Menschen in Pflegeheimen verlief nahezu erfolglos. So konnte herausgearbeitet werden, dass das „**Müssen**" mehr als eine Reaktion auf allgemeine soziale Bedingungen ist, weil es keine russlanddeutschen Spätaussiedler, die sich selber als solche bezeichnen, in Pflegeheimen gibt (Schnepp 2002).

Was die Stichprobengröße betrifft, so kann man sagen, dass die qualitative Forschung im Allgemeinen mit kleinen Stichproben arbeitet, die eingehend studiert werden. Es gibt keine Richtlinien für die Größe einer Stichprobe. Manche Studien beschäftigen sich mit sechs Probandinnen, manche mit

20 oder 40, manche – im Falle der Einzelfallstudie – nur mit einer einzigen. Die sogenannte **Datensättigung** ist ein Leitprinzip, das in Bezug auf den Umfang von Stichproben in der qualitativen Forschung Orientierung gibt. Man spricht von Datensättigung, wenn durch weitere Datenerhebungen keine neuen Informationen mehr gewonnen werden können.

8.4.4 Festlegung der konkreten Umsetzung/Vorgehensweise

Der nächste Schritt ist weniger ein forschungsmethodischer als ein organisatorischer. Die einzelnen Punkte sind Bestandteile des Projektmanagements und bei jedem beliebigen Projekt zu beachten, daher auch bei Forschungsprojekten.

Durchführung

Zu wissen, welche Methoden man anwenden möchte, welche Instrumente dazu eingesetzt werden und wer in die Stichprobe aufgenommen werden soll, ist eines; das Ganze in die Praxis umzusetzen, ein anderes. Daher steht nun die Überlegung der konkreten Umsetzung an. Je nach Forschungsprojekt sind viele Detailfragen zu klären, z. B.:

- Welche beteiligten Personen, Organisationen etc. muss ich informieren und zu welchem Zeitpunkt muss ich das tun?
- Wie soll diese Information ablaufen?
- Wie und zu welchem Zeitpunkt werden die Forschungsteilnehmerinnen informiert?
- Wann und von wem werden die Fragebögen ausgeteilt? Wie wird der Rücklauf organisiert?
- Wie organisiere ich die Kontaktaufnahme mit den Interviewpartnerinnen? Wo sollen die Interviews stattfinden?
- Wie wird die Beobachtung genau durchgeführt? (Wo soll sich die Beobachterin aufhalten? Ist es dabei möglich, jene Handlungen zu beobachten, die von Interesse sind?)

Es kann auch notwendig sein, eine Art „Vortest" über Handlungsabläufe durchzuführen.

Die Klärung der Details der Durchführung schließt an die nächsten Punkte an, nämlich an die Planung von Zeit, Ressourcen, an die Schaffung der Zugänge zum Forschungsfeld, die Diskussion ethischer Probleme und an die Schaffung von Maßnahmen zu ihrer Prävention.

Formale Belange: Ressourcen, Zeitplanung und Erlaubnisse

Jede Forschungsarbeit kostet Zeit und Geld. Daher ist es bereits im Stadium der Planung wichtig, sich Gedanken über mögliche Kosten und den zeitlichen und personellen Aufwand zu machen. Kosten können durch Material (z. B. Papier, Kopien, Briefmarken, Anschaffung von Geräten oder Computerprogrammen etc.) oder Personal (eigene Arbeitsstunden, Beratung durch Expertinnen, Arbeitsstunden von Hilfskräften, z. B. für Schreibarbeiten oder Administratives etc.) entstehen. Der personelle Aufwand hängt davon ab, wer an dem Forschungsprojekt mitarbeitet bzw. in irgendeiner Form beteiligt ist und wie viel Zeit diese Personen investieren müssen. Dabei kann es sich um eine aktive Mitarbeit bei der ganzen Untersuchung handeln oder auch nur um teilweise Mithilfe – z. B. bei der Datensammlung, beim Austeilen von Fragebögen, beim Führen von Aufzeichnungen oder Protokollen sowie bei der Durchführung bestimmter pflegerischer Interventionen, die Teil der Forschungsarbeit sein können.

Beispiel Arbeits- und Ressourcenplan

Personaleinsatz	
Jahr 1	Jahr 2

• Projektleiterin
• Projektkoordinatorin
• Expertinnen
• PostDoc (25 % Anteil Jahresarbeit)
• Doktorandin 1
  (50 % Anteil Jahresarbeit)
• Doktorandin 2
  (25 % Anteil Jahresarbeit)
• Biometrikerin (30 Stunden)
	• Projektleiterin
	• Projektkoordinatorin
	• Expertinnen
	• PostDoc (25 % Anteil Jahresarbeit)
	• Doktorandin 1
	  (25 % Anteil Jahresarbeit)
	• Doktorandin 2
	  (50 % Anteil Jahresarbeit)
	• Biometrikerin (70 Stunden)

Übersicht Ressourcenplan, Jahr 1

1	2	3	4	5	6	7	8	9	10	11	12
Vorbereitung und Feldzugang		Phase 1: Qualitative Interviews + Analyse				Phase 2: Wahl d. Messinstruments + Anpassung und Ergänzung			Phase 3: Quantitative Erhebung		
Projektleiterin und Projektkoordinatorin											
Doktorandin 1											
Post Doc						Doktorandin 2					
Doktorandin 1											
Expertinnen											
						Biometikerin					

Übersicht Ressourcenplan, Jahr 2

13	14	15	16	17	18	19	20	21	10	11	12
				9(12)						3	

Phase 3: Quantitative Erhebung — Bericht + Präsentation

Auswertung und Analyse

Projektleiter und Projektkoordinatorin

DoktorandIn 1 — PostDoc

DoktorandIn 2

DoktorandIn 1

ExpertInnen

Biometiker

Beispiel Kostenplan

Personalkosten

Stelle	Zeitraum	Stunden pro Woche	Gesamtbetrag (€)
Projektleiterin	24 Monate	5	intern
Projektkoordinatorin	24 Monate	5	intern
Post Doc	12 Monate	10	28.055
Doktorandin	18 Monate	20	24.600
Doktorandin	18 Monate	20	24.600
Biometikerin	(100 Stunden)		3.500
Gesamt			**100.755**

Sachkosten

Art	Betrag in €
ethisches Gutachten	500
Lizenzen Instrumente	2000
Materialkosten quantitative Befragung	5000
Literatur	1000
Dissemination (Präsentationen, Publikationen)	24.600
Gesamt	**11.500**

Projektkosten gesamt	
Personalkosten	100.755
Materialkosten	5000
Sonstiges	6500
Gesamt	112.255

Auch das Erstellen eines groben Zeitplans ist wichtig, und zwar um
1. das Ausmaß der Forschungsarbeit ungefähr abschätzen zu können und
2. sich selbst Grenzen zu stecken und sich nicht im Forschungsprozess zu verlieren.

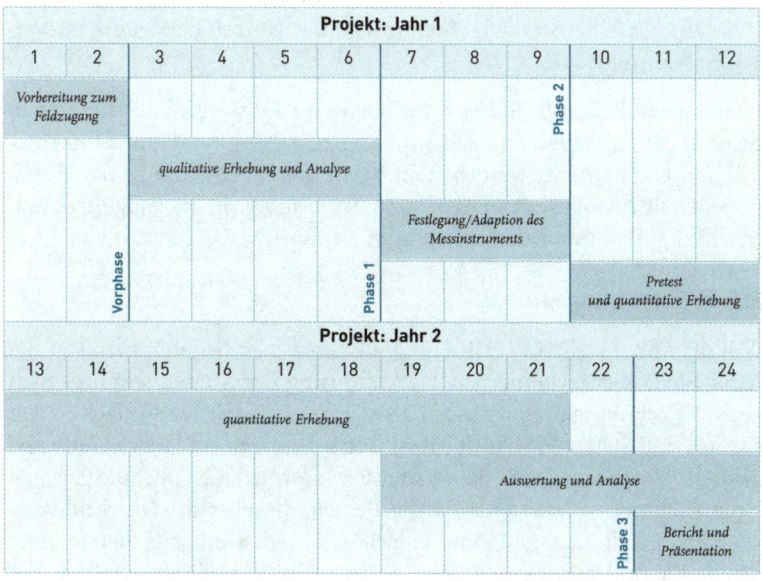

Abbildung 46: Beispiel für einen Zeitplan

Bevor man ein Forschungsprojekt in der Praxis starten darf, muss man von den offiziell zuständigen Stellen im Krankenhaus oder auf der Gesundheitsbehörde eine Erlaubnis einholen. Diese Erlaubnis sollte in schriftlicher Form vorliegen. Um sie von den offiziellen Stellen zu bekommen, muss man in den meisten Fällen einen Forschungsantrag einreichen.

Manchmal ist auch das Gutachten einer Ethikkommission notwendig, um die Erlaubnis zur Durchführung einer Studie zu erhalten.

Berücksichtigung ethischer Belange

Spätestens an diesem Punkt des Forschungsprozesses ist es notwendig, sich mit den ethischen Fragestellungen der geplanten Untersuchung auseinanderzusetzen. Dabei stehen drei Fragen im Mittelpunkt, die sich an den grundlegenden Elementen des Persönlichkeitsschutzes orientieren (siehe Kap. 2.4.1):

- Ist es möglich, eine aufgeklärte und freiwillige Zustimmung von den Untersuchungsteilnehmerinnen zu bekommen? Wann, wie und worüber genau werden sie informiert?
- Wie kann die Anonymität gewährleistet werden?
- Welche Risiken bestehen für die Teilnehmerinnen, körperlichen oder emotionalen Schaden zu erleiden, wie hoch sind sie und wie können sie ausgeschaltet werden? Wie groß ist der Nutzen der Studie im Vergleich zum Risiko?

In manchen Fällen (z. B. bei Experimenten oder wenn die Patientinnen nicht in der Lage sind, ihre Zustimmung zu geben) muss eine Ethikkommission eingeschaltet werden. Erst wenn die Untersuchung als ethisch unbedenklich eingestuft werden kann, ist es möglich, die endgültige Entscheidung über ihre Durchführung zu treffen.

8.4.5 Forschungsantrag

Will man finanzielle Unterstützung lukrieren oder benötigt man von höherer Stelle die Erlaubnis zur Durchführung der Studie, so muss man einen Forschungsantrag verfassen. Die Länge eines solchen Antrags beträgt eine bis fünf Seiten. Er sollte nicht zu lang sein, damit er ohne viel Aufwand gelesen werden kann, aber die wichtigsten Informationen über die geplante Untersuchung enthalten, damit die Person, die über die Durchführung oder finanzielle Unterstützung entscheidet, sich ein ausreichendes Bild machen kann und über eine gute Entscheidungsgrundlage verfügt. Ein Forschungsantrag enthält folgende Punkte:

- Titel der Studie
- Name und Titel der Forscherinnen
- Vorgesetzte der Antragstellerinnen/Arbeitsstelle
- Gründe für die Durchführung der Studie
- Darstellung des Problems/der Ausgangslage
- Absicht und Ziele der Studie – Forschungsfragen

- kurze Übersicht über die einschlägige Literatur
- Vorgangsweise bei der Datenerhebung, Stichprobe
- Methoden der Datenanalyse
- ethische Überlegungen
- Veröffentlichung (Bei wem liegen die Rechte?)
- geschätzte Kosten
- Zeitplan
- evtl. Lebenslauf der Forscherinnen

Wichtig bei der Erstellung eines Antrags ist: Er soll so formuliert sein, dass das beurteilende Gremium davon überzeugt wird, dass die Studie
- etwas Neues bringt,
- etwas Interessantes, Spannendes behandelt,
- notwendig ist und
- mit den dafür vorgesehen Methoden bearbeitet werden kann.

8.5 Durchführungsphase: die Datenerhebung

Ist der Vortest abgeschlossen, alle Abläufe geklärt, die Studie organisatorisch vorbereitet, so können die Daten erhoben werden. Im Fachjargon sagt man dazu „Feldarbeit" oder „Feldphase" oder „man geht ins Forschungsfeld". Die Datenerhebung kann unterschiedliche Ausmaße an Zeit in Anspruch nehmen – Wochen bis Jahre. Das ist etwas, das man beim Lesen eines Forschungsartikels nicht erfährt – man sollte diesen interessanten, aber auch oft sehr mühsamen Teil der Forschung jedoch nicht unterschätzen.

8.6 Die Auswertungs- oder Analysephase

Einer der letzten Schritte des Forschungsprozesses ist die **Analyse der Ergebnisse**. Dazu ist sowohl in der quantitativen als auch in der qualitativen Forschung ein hohes Maß an kritischem Denken und Kreativität nötig. Nach der Analyse werden Zusammenhänge zwischen den nummerischen Ergebnissen oder den qualitativen Kategorien und dem theoretischen Rahmen, der Literatur, der Methodik, den Hypothesen und der Problemdarstellung hergestellt.

Ergebnisse, Interpretationen, Schlussfolgerungen und Empfehlungen für die Praxis und für zukünftige Forschungsarbeiten werden in einer Studie als Befunde bezeichnet. Diese werden meist in zwei größeren Abschnitten dargestellt: in der Ergebnisdarstellung und der Ergebnisdiskussion. Die Ergebnisdarstellung beschäftigt sich mit den konkreten Ergebnissen der Studie. Man versucht, die Daten so darzustellen, wie sie sich aufgrund der Auswertung präsentieren. Eine gute Ergebnisdarstellung ist systematisch, logisch, nicht länger als nötig und geht auf alle analysierten Daten ein. Ihr Fokus ist auf die Beantwortung der Forschungsfrage gerichtet. Die Ergebnisdiskussion hingegen hat das Ziel, die Resultate zu interpretieren, d. h. ihre Bedeutung darzulegen und ihnen einen Sinn zu geben. Bevor man aber dazu kommt, gilt es, die Daten aufzubereiten und auszuwerten.

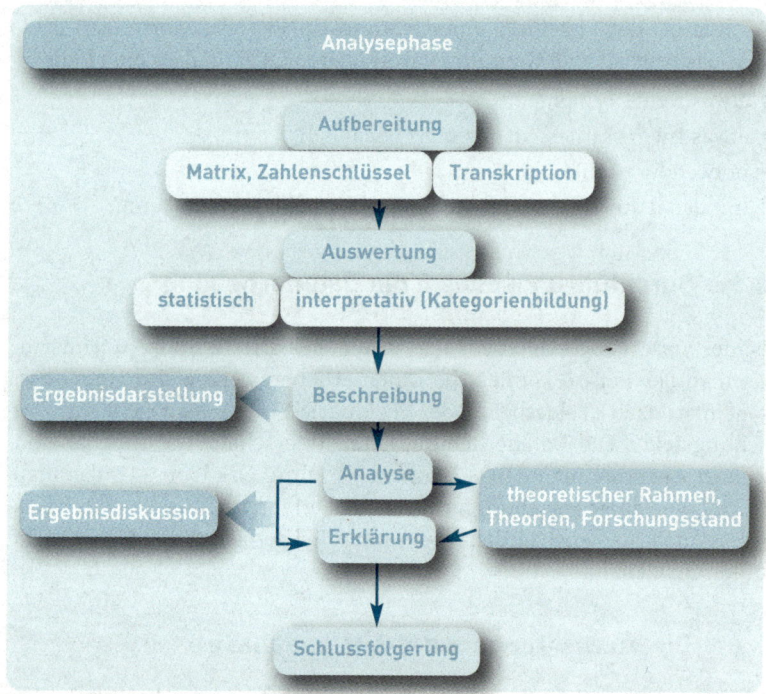

Abbildung 47: Analyse- oder Auswertungsphase

8.6.1 Auswertung

Hat man die Daten erhoben, so müssen sie zuerst aufbereitet werden. Im Fall der quantitativen Forschung werden z. B. die Antworten der Fragebögen in Zahlenkodes umgesetzt und mithilfe spezieller Statistikprogramme Berechnungen unterzogen, um zu Ergebnissen zu kommen (siehe Kap. 6.1). Das Datenmaterial der qualitativen Forschung muss ebenfalls aufbereitet werden. Tonbandaufnahmen von Interviews werden z. B. wörtlich niedergeschrieben (transkribiert). Danach werden die Texte ebenfalls eigenen qualitativen Auswertungsverfahren unterzogen (siehe Kap. 6.2).

8.6.2 Ergebnisdarstellung

Das ausgewertete Zahlenmaterial bzw. die gebildeten Kategorien werden nun im nächsten Schritt lesbar aufbereitet. Das heißt, man muss sie in eine logische Reihenfolge bringen und in ihrer Vielfalt so darstellen, dass man einen guten Einblick in alle gewonnenen Ergebnisse bekommt. Hier unterscheiden sich bei quantitativer und qualitativer Forschung die Möglichkeiten und Formen der Darstellung.

Darstellung quantitativer Ergebnisse

Quantitative Ergebnisse werden in Form von Daten oder Zahlen dargestellt, die mithilfe deskriptiver oder analytischer Statistik gewonnen wurden. Bei der Darstellung quantitativer Daten muss man um höchste Objektivität bemüht sein. Interpretationen (die Teil der Ergebnisdiskussion sind) müssen deutlich von der Darstellung der Ergebnisse getrennt werden.

Häufig wird zuerst die Grundauszählung (Häufigkeitsverteilungen, Mittelwerte, Streuungsmaße) dargestellt. Daran anschließend werden Zusammenhänge zwischen verschiedenen Variablen oder Unterschiede zwischen verschiedenen Gruppen (z. B. zwischen Männern und Frauen oder verschiedenen Altersgruppen) beschrieben. Es gibt dafür jedoch keine einheitliche Regel. Wichtig ist, dass man bei der Darstellung logisch vorgeht und dass diese Logik für die Leserin verständlich ist. Man muss in der Ergebnisdarstellung auch auf die Forschungsfragen und die Hypothesen Bezug nehmen, die zu Beginn einer Untersuchung aufgestellt wurden. Hypothesen werden dann anhand der Ergebnisse entweder verifiziert (bestätigt) oder falsifiziert (nicht bestätigt).

Quantitative Daten können **verbal beschrieben** werden, so wie es im folgenden Beispiel dargestellt ist. Hier geht es um eine Untersuchung über die bewegungsbezogene Selbstpflege bei Menschen mit einem Ulcus cruris venosum:

> **Beispiel**
>
> „Für die einzelnen Tätigkeiten konnten zum Teil erhebliche Selbstpflegedefizite festgestellt werden. Nur 59,6 % der Befragten gehen täglich mehr als eine halbe Stunde spazieren, 40,7 % legen ihre Beine so hoch, dass die Füße höher als das Herz liegen, und 56 % schlafen mit erhöhtem Fußteil. […] Befragte, die akut an einem Ulcus

cruris venosum leiden, führen eine schlechtere Selbstpflege hinsichtlich der Bewegung durch als Befragte mit geschlossener Wunde. [...] Patienten mit einem akut offenen Bein sitzen häufiger ($p < 0{,}01$), schlafen seltener mit erhöhtem Fußteil ($p < 0{,}05$), beugen und strecken weniger oft gezielt die Füße und Zehen ($p < 0{,}01$) und gehen weniger häufig täglich eine halbe Stunde spazieren ($p < 0{,}01$).

(Panfil 2004, S. 44f.)

Wenn quantitative Ergebnisse ausschließlich verbal beschrieben werden, verliert man beim Lesen umfangreicher Studien leicht den Überblick. Daher werden solche Ergebnisse häufig in Tabellen und Diagrammen dargestellt, um einen besseren Überblick über die Zahlen zu bekommen.

Eine **Tabelle** ist eine kurze, übersichtliche Darstellung und Ergänzung zum Text. Titel und Überschriften müssen dabei präzise formuliert und alle dargestellten Werte dementsprechend gekennzeichnet sein.

Folgendes Beispiel ist aus einer Studie zum Thema „angehörigenfreundliche Intensivstation" übernommen (Mayer et al. 2010). Im Zuge dieser Studie wurden die Angehörigen zu ihren Bedürfnissen und zum Grad ihrer Erfüllung befragt. Das Beispiel zeigt eine Tabelle der durchschnittlichen Differenz der Bewertung von Erfüllung und Wichtigkeit.

Differenzen zwischen Erfüllung und Wichtigkeit
Mittelwerte auf der „feinen" Skalierung von −100 bis +100

	Mittelwert	Standardabweichung
Differenz: Unterstützung sein	−12,13	15,963
Differenz: Besuchsregelung	−10,39	20,086
Differenz: Kommunikation	−9,54	15,771
Differenz: Wissen	−7,58	14,163
Differenz: Unterstützung erfahren	−4,47	17,626
Differenz: Empathie	−2,69	10,184

Abbildung 48: Beispiel für eine Tabelle (Mayer et al. 2010, S. 93)

Grafiken oder **Diagramme** können ebenfalls in den Text eingefügt werden, um Zahlen anschaulicher darzustellen. Hier gilt im Großen und Ganzen dasselbe wie für eine Tabelle: Eine Grafik soll dazu beitragen, große Zahlenmengen übersichtlich darzustellen und das Erfassen und Lesen zu erleichtern. Grafiken und Diagramme werden im fortlaufenden Text beschrieben oder kommentiert. Die drei einfachsten Diagrammarten sind:

- Balken- oder Säulendiagramm
- Kreis- oder Sektorendiagramm
- Kurvendiagramm

Das **Balken-** oder **Säulendiagramm** ist am besten dazu geeignet, Ergebnisse mit einer Rangfolge darzustellen (z. B. sehr zufrieden – eher zufrieden – eher nicht zufrieden – nicht zufrieden) oder Gruppen zu vergleichen (z. B. die verschiedenen Arten der schulischen Vorbildung), da die Unterschiede in den Anteilen sehr gut und deutlich betont werden. Mayer et al. (2010) verwenden ein Balkendiagramm um einen Überblick über die Bewertung der Dimension „Unterstützung sein" insgesamt sowie auf der Ebene der einzelnen zu dieser Dimension gehörenden Items zu geben.

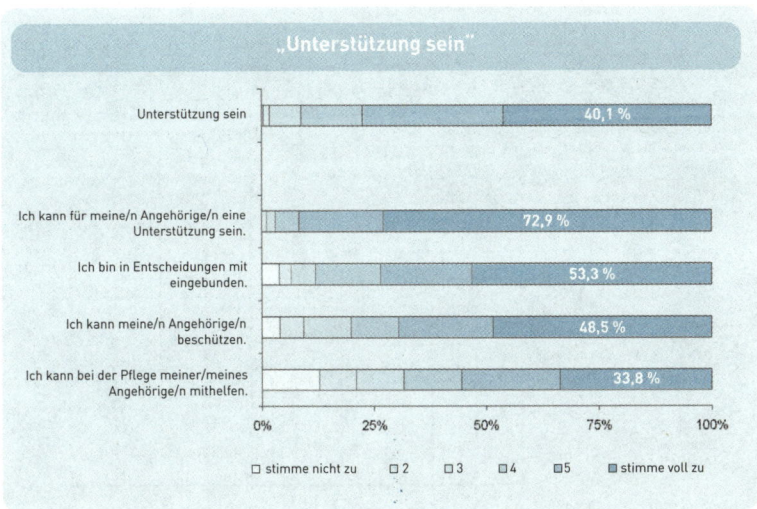

Abbildung 49: Beispiel für ein Balkendiagramm (Mayer et al. 2010, S. 26)

Kreis- oder **Sektorendiagramme** sind besonders geeignet für die Darstellung von Informationen, die sofort Aufmerksamkeit erregen sollen. Sie sind nützlich, um Prozentdarstellungen ohne Rangordnung, aber mit nur wenigen Ausprägungen zu veranschaulichen (zu viele Sektoren lassen schnell die Übersicht verlieren). Im folgenden Beispiel werden die verschiedenen Tumorlokalisationen sowohl bei Männern als auch bei Frauen als Sektorendiagramm dargestellt.

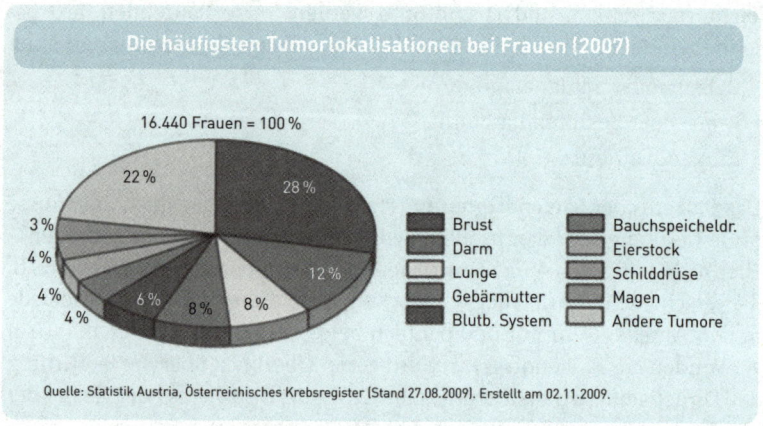

Abbildung 50: Beispiel für ein Kreisdiagramm

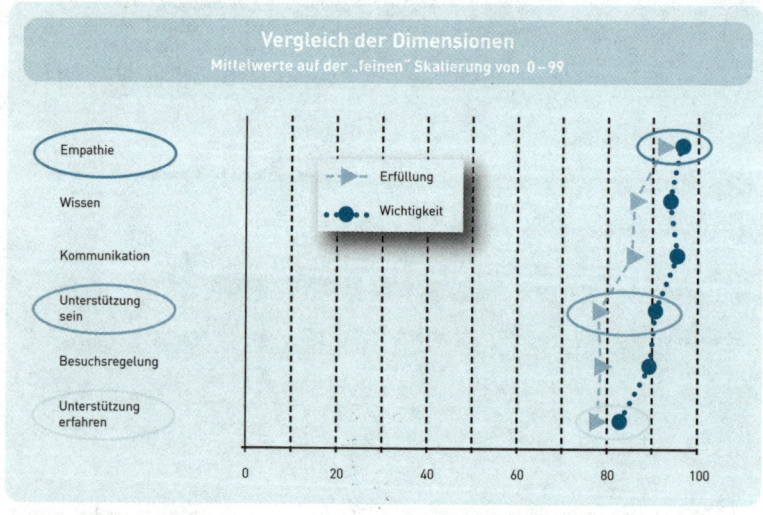

Abbildung 51: Beispiel für ein Kurvendiagramm (Mayer et al. 2010, S. 93f.)

Kurvendiagramme eignen sich für die Zusammenfassung von Durchschnittswerten und für die Darstellung von Verläufen und Trends. Auch ein Vergleich mehrerer Gruppen lässt sich mit ihnen gut zur Geltung bringen. In unserem Beispiel (wiederum aus der Studie von Mayer et al. 2010) werden die beiden Messdimensionen „Erfüllung der Bedürfnisse" und „Wichtigkeit der Bedürfnisse" auf der Ebene der Kategorien (Indizes) als Kurvendiagramm dargestellt. Auf einen Blick können die Unterschiede zwischen den beiden Messdimensionen, aber auch zwischen den einzelnen Indizes festgestellt werden.

Eine andere, komplexere, aber in Forschungsberichten immer beliebter werdende Form der Darstellung quantitativer Daten sind **Boxplots**. In einem Boxplot können intervallskalierte Daten anhand mehrerer Kennwerte dargestellt werden (z. B. der größte und kleinste Wert, Ausreißer, das arithmetische Mittel, der Median, die mittleren 50 %). Man erhält dadurch auf einen Blick eine Übersicht über mehrere Lageparameter in einer Grafik (vgl. Panfil 2004, S. 20–22). Die Box (Schachtel) grenzt den Hälftespielraum ein, die Ausläufer (Whiskers = Schnurrhaare) erstrecken sich vom kleinsten bis zum größten Messwert (vgl. Untersteiner 2005, S. 36). Peters vergleicht in folgender Grafik die Häufigkeit von Desaturationen bei Frühgeborenen in verschiedenen Liegepositionen.

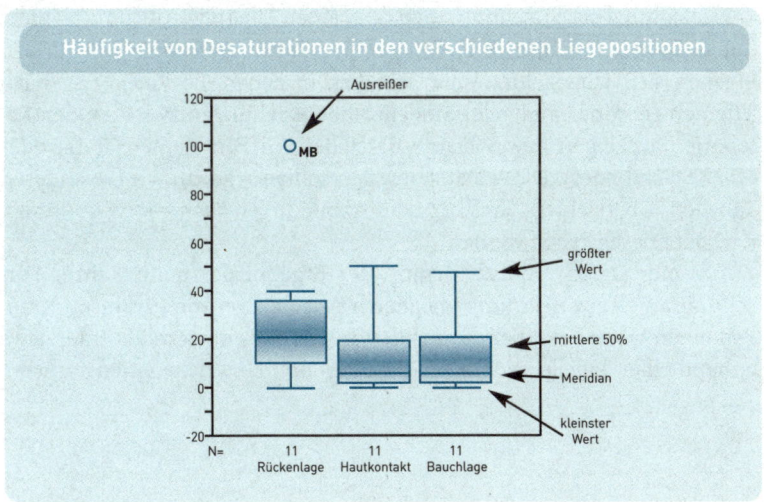

Abbildung 52: Beispiel für ein Box- und Whisker-Plot (Peters 2004, S. 99)

Tabellen und Grafiken dienen aber nicht nur der Auflockerung und besseren Übersichtlichkeit des Textes. Sie bieten vor allem die Möglichkeit, eine Fülle von Daten in komprimierter Form darzustellen, während im Text (aus Platzgründen) oft nicht alle Daten beschrieben, sondern nur wichtige Ergebnisse herausgegriffen werden können.

Darstellung qualitativer Ergebnisse

Die Präsentation qualitativer Daten unterscheidet sich erheblich von der Präsentation quantitativer Daten. Zum einen sind qualitative Daten oft auf sehr vielfältigen (von Projekt zu Projekt unterschiedlichen) Wegen entstanden und zum anderen liegen sie in einer gänzlich anderen Form vor. Das heißt, man hat in der Regel völlig anderes Material: keine Zahlen, sondern verbale Daten – Kategorien, Beschreibungen, Falldarstellungen, Zitate etc. Die Entscheidung darüber, wie die Ergebnisse qualitativer Forschung präsentiert werden, hängt vom Erkenntnisinteresse der Forscherin, von der Art des Materials und von der Art der Auswertung ab.

Ergebnisse qualitativer Studien werden **verbal** beschrieben. Die Gliederung des Textes orientiert sich an der Logik, die durch die Forschungsfrage(n), das Datenmaterial und die Art der Auswertung vorgegeben ist. Meistens wird der Text anhand des zuvor entwickelten Kategoriensystems gegliedert. Die Darstellung qualitativer Daten sollte daher dem Gegenstand angemessen und möglichst vielfältig sein, um das Verstehen zu erleichtern.

Zu Beginn der Darstellung sollte man einen Überblick über die gebildeten Kategorien und ihre Verbindungen und Zusammenhänge geben. Dazu eigenen sich **Übersichten** oder **Tabellen**, in denen die Kategorien nach Themen geordnet sind, oder **Modelle**, die Beziehungen zwischen den Kategorien aufzeigen bzw. Abläufe darstellen (in Form einer Grafik oder eines Schaubildes). Diese Darstellungen sollten – genau wie die anderen Tabellen, Übersichten, Grafiken oder Abbildungen auch – kurz kommentiert oder beschrieben werden.

Kummer (2007) gibt zu Beginn der Ergebnisdarstellung ihrer Forschungsarbeit zur Belastung pflegender Angehöriger von Parkinson-Kranken einen Überblick über die aus den Interviews entwickelten Interviews anhand einer Tabelle, indem sie die Über- und Unterkategorien auflistet.

PROBLEME AKTIV LÖSEN

- praktische Hilfe zu Hause
- Planung weiteren Vorgehens
- Entlastungsmöglichkeiten im Alltag
- Absicherung durch Wissen
- Vorsorge für den Angehörigen

FÜR SICH SELBST SORGEN

- auf sich selbst achten
- Raum für sich selbst schaffen
- Emotionen ausleben
- Medikamentöse Hilfe

HALT SUCHEN

- religiöser Halt
- Erleichterung durch soziales Umfeld
- in Netzwerke eingliedern

KONTROLLE ÜBER BELASTUNGSEMPFINDEN BEWAHREN

- Haltung bewahren
- relativieren
- Zuversicht/Optimismus
- Verlagerung von Werten
- sich selbst Menschlichkeit zugestehen
- Akzeptanz
- Wegschieben der Realität

NORMALITÄT SCHAFFEN/ERHALTEN

- sich von der Krankheit nicht beeinflussen lassen
- Kein unnötiges Zerreden/Hadern
- Aktiv sein
- Offenheit

NORMALITÄT SCHAFFEN/ERHALTEN

- Sich von der Krankheit nicht beeinflussen lassen
- Kein unnötiges Zerreden/Hadern
- Aktiv sein
- Offenheit

Abbildung 53 : Beispiel für eine tabellarische Auflistung von Kategorien (Kummer 2007, S. 92 f.)

Lilgenau (2010), deren Untersuchung sich mit der Perspektive hörbeeinträchtigter Menschen im Krankenhaus beschäftigt, gibt zu Beginn ihrer Ergebnisdarstellung eine grafische Darstellung der Hauptkategorien und ihrer Verbindungen zueinander mittels einer Grafik.

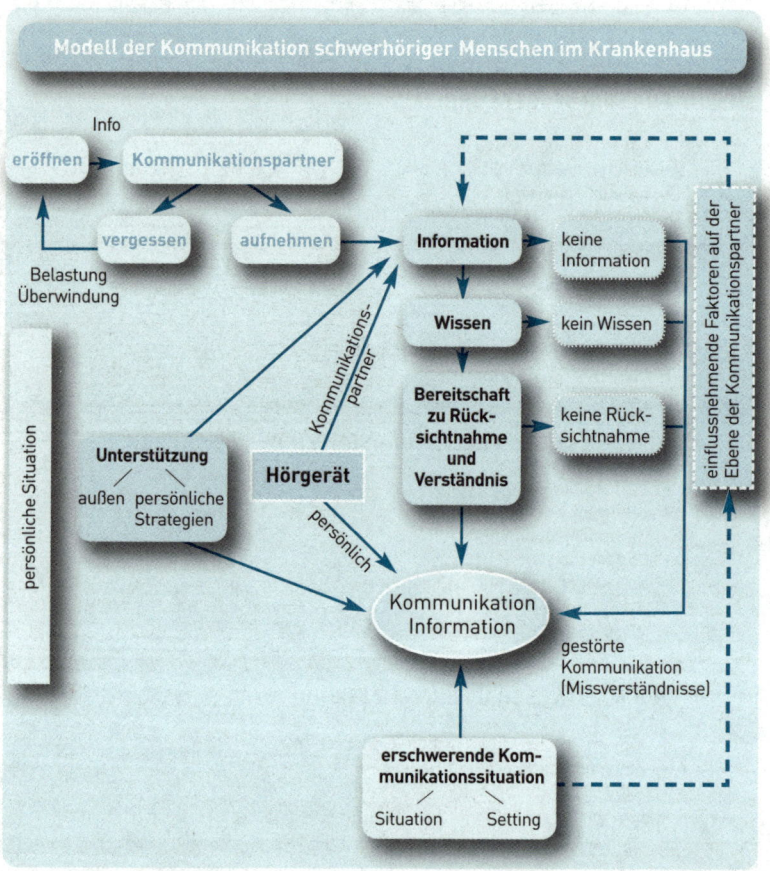

Abbildung 54: Beispiel für die grafische Darstellung von Kategorien (Lilgenau 2010, S. 99)

Grafiken oder Modelle zur Präsentation qualitativer Daten erklären sich selten von selbst; sie können erst durch eine Beschreibung der Inhalte und Beziehungen der Daten zueinander verstanden werden. Sie erleichtern dann aber – gerade wenn es viele Kategorien gibt – den Überblick.

Im weiteren Verlauf wird jede Kategorie inhaltlich beschrieben. Ergebnisdarstellung und Diskussion fließen bei qualitativen Arbeiten manchmal ineinander und sind hier nicht so exakt zu trennen wie bei der Darstellung quantitativer Ergebnisse.

Zur Verdeutlichung einer Aussage, zur Veranschaulichung einer Kategorie oder einfach nur zur Auflockerung werden oft **Originalzitate** aus Interviews oder aus Beobachtungsprotokollen in den Text eingebaut. Bei der Verwendung von Originalzitaten ist es wichtig, darauf zu achten, dass die Anonymität der Probandinnen (oder der Personen, die in den Zitaten vorkommen) gewahrt bleibt. Wenn es verschiedene Personen gibt und man kennzeichnen möchte, wer was gesagt hat, kann man Pseudonyme verwenden. Dazu ordnet man z. B. den Interviewpartnerinnen fiktive (erfundene) Namen oder Initialen zu und kennzeichnet die Zitate damit.

Als Beispiel für die verbale Beschreibung qualitativer Ergebnisse soll hier ein kurzer Ausschnitt der Studie von Johanna Breuer dargestellt werden. Die Studie beschäftigt sich mit der Selbst- und Lebensgestaltung von Breast Cancer Survivors und mit der Frage, inwieweit aus der Sicht von Breast Cancer Survivors Krebs als chronische Krankheit angesehen werden kann. Es handelt sich hier um den Beginn der Beschreibung der Kategorie „Diagnose Krebs als Eintritt in eine neue Realität".

> **Beispiel**
>
> Die Diagnose Krebs bedeutet für die betroffenen Frauen einen plötzlichen Bruch mit ihrem bisherigen Leben. Die interviewten Frauen berichten über den unglaublichen Schock und den Schrecken, den sie durch die Diagnosemitteilung erfahren. Vor allem die Gewissheit, nun selbst betroffen zu sein, ist für viele Frauen schwer zu fassen: „,... es ist so ein Gefühl ein bisschen ... wie im Film also man steht so neben sich und schaut sich zu von außen [...] es hat so was ganz Unwirkliches an sich ... das passiert einem selbst nicht ... das passiert anderen Leuten und da ist man dann erschüttert und so ... aber bei einem selbst ... das ist ganz komisch gewesen ...' (IP 3/50–55)"
>
> Durch die Unerwartetheit und das plötzliche Konfrontiertsein mit der Krankheit fällt es den Frauen schwer, sich mit der Gewissheit auseinanderzusetzen, an Krebs erkrankt zu sein. Sie befinden sich in einer Ausnahmesituation, müssen sich jedoch zeitgleich mit der Rettung des eigenen Lebens und der Möglichkeit des Sterbens befassen: „,... dass man Dinge entscheiden muss die man einfach nicht entscheiden kann ... und gleichzeitig soll man auch rational überlegen ...' (IP 1/391)" (Breuer 2010, S. 62f.)

8.6.3 Ergebnisdiskussion

Die Daten (Resultate), die in Form von Zahlen, Beschreibungen oder Kategorien vorliegen, werden bei der Interpretation und Diskussion erst „zum Leben erweckt". Interpretation und Diskussion gehen oft ineinander über; manchmal werden diese Begriffe auch synonym verwendet.

Bei der **Interpretation** der Ergebnisse beschäftigt man sich mit der Bedeutung der Resultate. Im Falle von quantitativen Studien wird daher den Zahlen, bei qualitativen Studien den Konzepten oder Kategorien Bedeutung zugeordnet.

Wenn man die Resultate interpretiert, fragt man: „Was heißt das?" Man setzt sich also mit den gewonnenen Daten auseinander, indem man sie wieder in Zusammenhang mit der Fragestellung bringt. Man kann sich z. B. fragen, warum gerade diese und jene Belastungsfaktoren so deutlich aufgetreten sind, warum sich Männer von Frauen in diesem und jenem Punkt unterscheiden, es jedoch keine Unterschiede zwischen den Altersgruppen gibt. Zur **Diskussion** der Ergebnisse greift man auf die Problemstellung, die Forschungsfrage und den theoretischen Rahmen zurück. Dadurch schafft man Verbindungen zu allen anderen Teilen der Studie und bindet die neuen Erkenntnisse in das bestehende Wissen ein.

Bei der quantitativen Forschung muss man die Interpretation der Daten streng von der Darstellung trennen. Bei der qualitativen Forschung ist dies oft nicht möglich oder sinnvoll, da der Interpretationsprozess bereits bei der Auswertung der Daten begonnen hat. Man musste ja schon die inhaltstragenden Stellen identifizieren und sie verschiedenen Kategorien zuordnen, d. h. man musste bereits interpretieren. Trotzdem versucht man in qualitativen Forschungsberichten, die Ergebnisse auf zwei Ebenen zu präsentieren: erstens auf der Ebene der Darstellung der gefundenen Kategorien, Konzepte, Typisierungen, Verläufe etc. und zweitens auf der Ebene der Diskussion dieses aus den Daten entwickelten Materials.

Bei der Interpretation oder Diskussion von quantitativen Studien werden Zahlen interpretiert, bei der Interpretation von qualitativen Studien Konzepte und Kategorien. Dies ist die Auseinandersetzung mit den gesammelten Daten in Bezug auf die **Fragestellung**. Zur Interpretation zieht man die Theorie heran, um die Ergebnisse in das bestehende Wissen einzubetten.

Als Beispiel für die Ergebnisdiskussion wird noch einmal ein Ausschnitt aus der Studie von Johanna Breuer dargestellt:

> **Beispiel**
>
> „Ein weiteres Charakteristikum für Krebs als eine chronische Krankheit, das sich aus den Ergebnissen ergibt, ist die Präsenz der Krank-

> heitsspuren und das Vorhandensein der Erinnerungen an die Krankheitsphase. Für Breast Cancer Survivors ist die Erkrankung zwar nicht die zurzeit vorherrschende Realität, aber die Spuren der Krankheit und die Erinnerungen prägen das alltägliche Leben massiv. Durch diese Verhaftung in der Erkrankung hat es durchaus den Anschein, als ob mit einer Krebserkrankung eine chronische Krankheit vorliegt. Auch in der Literatur wird dieses Thema diskutiert und es scheint, als würde sich diese Annahme bestätigen (Foster et al. 2009)." *(Breuer 2010, S. 115)*

Es ist durchaus auch sinnvoll, am Ende einer Studie nicht nur die Ergebnisse, sondern auch die gewählten Methoden zu diskutieren. Man stellt sich selbst dabei die kritische Frage, inwieweit den Gütekriterien Rechnung getragen werden konnte. Zum Beispiel: War das Instrument reliabel und valide? War das Vorgehen insgesamt geeignet, die Fragen zu beantworten? Mit diesem Vorgehen zeigt man also auf, wo die Schwächen einer Studie liegen. „Es macht nichts, wenn eine Studie misslingt, solange man das Misslingen bemerkt und diskutiert. Misserfolge sind ein Teil der Wissenschaft, aber man muss auch mit Misserfolgen wissenschaftlich, d. h. sachlich umgehen" (Käppeli 1985, S. 3).

Die Kritik an den Methoden oder an der Studie selbst wird oft in einem eigenen Kapitel „Kritik an der Studie" oder „Kritische Auseinandersetzung" oder einfach nur „Kritik" dargestellt.

8.6.4 Schlussfolgerungen

Am Ende des Forschungsprozesses steht die Überlegung im Mittelpunkt, was die Ergebnisse für die Praxis bedeuten, welche Empfehlungen für die Pflegepraxis gegeben werden können und wie dieses Wissen am besten in die Praxis zu integrieren ist. Diese Schlussfolgerungen sind ein wichtiger Brückenschlag zur Pflegepraxis. Sie bilden den ersten Schritt zur Umsetzung der Ergebnisse und zur Erweiterung des praktischen Pflegewissens.

Die Empfehlungen können unterschiedlich aussehen, können konkret oder abstrakter sein, je nachdem, ob es sich um eine quantitative oder um eine qualitative Studie handelt.

Die Art der Empfehlungen und die Möglichkeit, überhaupt Empfehlungen zu geben, variiert auch je nach Thema und Forschungsansatz. Am Ende quantitativer (vor allem experimenteller) Studien können oft konkrete Schlussfolgerungen gezogen werden. Qualitative Ergebnisse haben eine andere Art der Verwertbarkeit. Hier geht es weniger um konkrete Handlungsanweisungen, sondern um Anregungen zur Integration des erweiterten pflegerischen Wissens in die Praxis oder um Anstöße zur Konzept- oder Theorieentwicklung. Vergegenwärtigt man sich noch einmal die unterschiedlichen Ziele, die die beiden Forschungsansätze verfolgen, so ist es auch einsichtig, ja logisch, dass die Schlussfolgerungen ganz unterschiedlicher Art sein müssen.

In manchen Studien werden auch **Empfehlungen für weitere Forschungsarbeiten** gegeben, denn eine Studie wirft erfahrungsgemäß mehr Fragen auf, als sie beantwortet. Zegelin gibt am Ende ihrer Arbeit, die sich mit dem Prozess des Bettlägerigwerdens beschäftigte, folgende Empfehlungen ab:

> **Beispiel**
>
> „In der wissenschaftlichen Bearbeitung sind zahlreiche Folgestudien denkbar, zunächst sind Replikationen wünschenswert. Ergebnisse können für einzelne PatientInnengruppen, z. B.: Schlaganfallkranke, spezifiziert werden; außerdem könnte die Sichtweise aller Beteiligten [...] erhoben werden. Durch Längsschnittstudien lassen sich die Verläufe zeitnah aufzeichnen. Die Transfersituationen sollten näher untersucht werden. [...] Schließlich sollte ein differenziertes Einschätzungs- und Interventionsverfahren entwickelt werden, um der drohenden Ortsfixierung vorzubeugen." *(Zegelin 2005, S. 288)*

Hier schließt sich auch der „Kreis" des Forschungsprozesses, denn jede neue Frage, die aus einer Erkenntnis entsteht, kann den Forschungsprozess wieder von vorne beginnen lassen.

Gerade in Wissenschaftsbereichen wie jenem der Pflegewissenschaft, die auch als Praxiswissenschaften bezeichnet werden können, steht nicht nur die Frage nach der „Wahrheit" des Wissensgewinns per se im Vordergrund, sondern auch die Frage danach, was zu tun ist (Handlung). Insofern haben die Schlussfolgerungen, die aus einer Forschungsarbeit, einem Ergebnis gezogen werden, für diese Wissenschaften mehr Bedeutung.

8.7 Disseminations- oder Verbreitungsphase

Der Forschungsprozess an sich ist zwar mit der Interpretation der Ergebnisse zu Ende, jedoch ohne die Ergebnisse der „Allgemeinheit" zugänglich zu machen, hat Forschung wenig Sinn. In der letzten Phase geht es daher noch um die Datenverbreitung. Forschung und Forschungsergebnisse sollten auch eine Wirkung nach außen haben, den wissenschaftlichen Diskurs fördern, Anwendung finden und zur Lösung eines Problems beitragen. Dazu muss die Forschungsarbeit veröffentlicht, d. h. Personen zugänglich gemacht werden, die die Erkenntnisse nutzen können. Die Veröffentlichung kann mündlich in Form einer Präsentation und/oder schriftlich stattfinden. Durch die schriftliche Veröffentlichung wird das Wissen jedoch großflächiger verbreitet und als bestehendes Gut ständig abrufbar gehalten. Es gibt verschiedene Möglichkeiten der mündlichen Verbreitung und vor allem der Publikation (siehe Abb. 55).

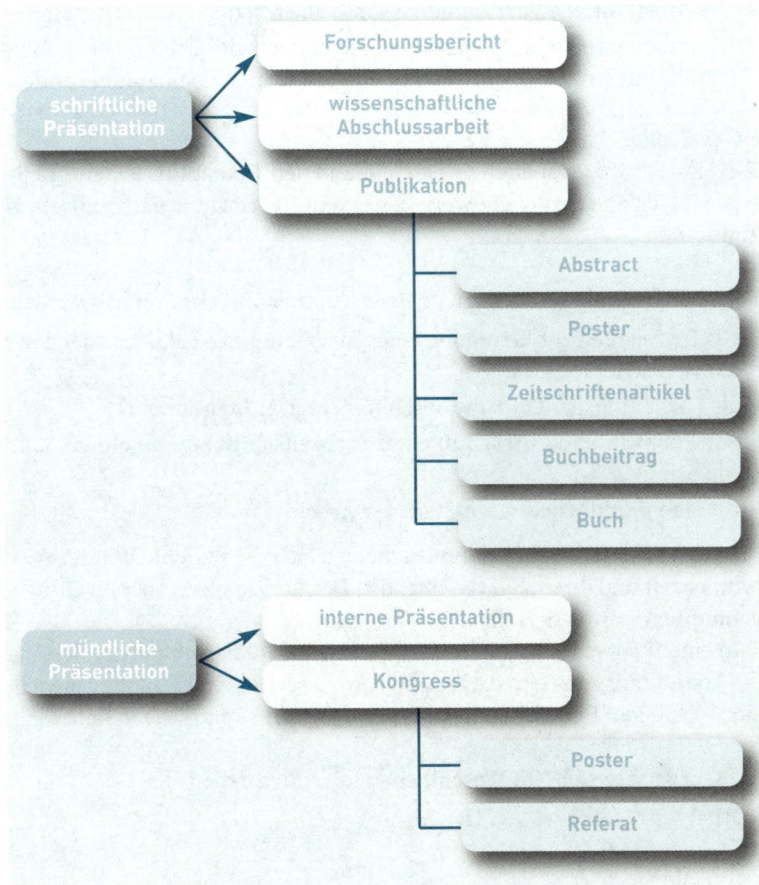

Abbildung 55: Wege der Verbreitung von Forschungsergebnissen

8.7.1 Verfassen von Forschungsberichten

Ein Forschungsbericht ist eine wissenschaftliche Publikation. Daher muss sie sowohl den formalen als auch den inhaltlichen Ansprüchen, die an eine wissenschaftliche Arbeit gestellt werden, genügen. Nach Eco ist eine wissenschaftliche Arbeit folgendermaßen gekennzeichnet:

- Die Arbeit behandelt einen Gegenstand, der so genau umrissen ist, dass er auch für Dritte erkennbar ist.
- Die Arbeit/Untersuchung muss über den Gegenstand Dinge sagen, die noch nicht gesagt wurden (d. h. es muss neues Wissen entstehen).
- Die Arbeit muss auch für andere von Nutzen sein.
- Die Arbeit muss jene Angaben enthalten, die es der Öffentlichkeit möglich machen, die Ergebnisse oder aufgestellten Thesen zu überprüfen.

(vgl. Eco 2005, S. 39)

Ziel des Forschungsberichtes ist es, die neuen Erkenntnisse der Öffentlichkeit zugänglich und die Wege des Erkenntnisgewinns nachvollziehbar zu machen.

Forschungsberichte können zu unterschiedlichen Zwecken verfasst werden:
- Als Einzelarbeit zur Erlangung eines Ausbildungsabschlusses oder eines akademischen Grades;
- als Forschungsbericht zum Abschluss einer Auftragsarbeit;
- zur Publikation der Arbeit in einer Fachzeitschrift oder in einem Sammelband;
- für eine mündliche Präsentation der Arbeit.

Je nach Verwendungszweck unterscheiden sich die Berichte in ihrer Ausführlichkeit und ihrem Stil voneinander. Der Aufbau bleibt aber im Grunde genommen immer derselbe.

In einem Forschungsbericht wird die eigene Studie anhand der Schritte des Forschungsprozesses dargestellt. Formal besteht ein Forschungsbericht aus drei Teilen: Einleitung, theoretischer Teil und empirischer Teil.

Die Gliederung sieht im Wesentlichen folgendermaßen aus:
1. **Titel**
2. **Zusammenfassung**
3. **Inhaltsverzeichnis**
4. **Einleitung**
   - Hintergrund, Ausgangslage, Begründung der Studie
   - Problemdarstellung

- Ziel(e) der Studie
- Forschungsfragen (Hypothesen)
5. **Theoretischer Teil**
6. **Empirischer Teil**
    - methodisches Vorgehen
        –> evtl. wissenschaftstheoretischer Ansatz
        –> Methode der Datenerhebung
        –> Vorgangsweise der Datenerhebung
        –> Methode der Datenauswertung (Datenanalyse)
    - ethische Überlegungen
    - Ergebnisse
        –> Ergebnisdarstellung und Diskussion
    - Schlussfolgerungen/Empfehlungen
    - evtl. Kritik und Grenzen der Untersuchung
7. **Literaturverzeichnis**
8. **Anhang**

Ad 1: Titel

Der Titel stellt den ersten unmittelbaren Kontakt zwischen Leserin und Studie her und ist daher sehr wichtig. Ein guter Titel ist knapp und aussagekräftig und erfüllt folgende Funktionen:

- Er spiegelt den Inhalt der Arbeit wider;
- der Inhalt der Arbeit ist auf ersten Blick erfassbar;
- er macht neugierig auf die Arbeit.

Der Titel kann aus einem Haupttitel und einem Untertitel bestehen. Bei qualitativen Studien wird gern ein kurzes Interviewzitat als Titel genommen. Dies sollte aber nur dann geschehen, wenn es ein wirklich gutes, kurzes Zitat gibt, das ein Bild vom Inhalt der Studie vermittelt. Ein sachlicher Untertitel zur Erklärung, worum es überhaupt geht, ist dann jedoch unbedingt notwendig.

> **Beispiele für unterschiedliche Arten von Titel**
>
> - Hörbeeinträchtigung im Krankenhaus. Die Perspektive Betroffener (Lilgenau 2010)
> - „Den eigenen Beitrag leisten". Krankheitsbewältigung von Angehörigen auf der Intensivstation (Nagl-Cupal 2011)

- „Das Leben mit einem ständigen Begleiter ..." Eine qualitative Untersuchung zur Selbst- und Lebensgestaltung von Breast Cancer Survivors (Breuer 2011)
- Auswirkungen eines präoperativen Bewegungsschulungsprogramms nach dem für kinästhetische Mobilisation aufgebauten Viv-Arte-Lernmodell auf Mobilität, Schmerzen und postoperativer Verweildauer bei Patienten mit elektiver medianer Laparotomie. Eine prospektive, randomisierte und kontrollierte Pilotstudie (Hasenritter et al. 2009)

Ad 2: Zusammenfassung

Eine kurze Zusammenfassung kann (muss aber nicht immer) dem gesamten Bericht vorangestellt werden. Sie sollte nicht länger sein als eine halbe DIN-A4-Seite und ein kurzes Bild von den Zielen, den Methoden und den Hauptaussagen liefern.

Ad 3: Inhaltsverzeichnis

Das Inhaltsverzeichnis ist die Auflistung aller Kapitelüberschriften unter Angabe der entsprechenden Seitennummern. Eine übersichtliche Gliederung enthält idealerweise nicht mehr als drei Ebenen von Überschriften (z. B.: 4.2.3) und sollte vier Gliederungsebenen nicht überschreiten.

Ad 4: Einleitung

In der Einleitung wird die Leserin über die Hintergründe, den Kontext und die Beweggründe der Forschungsarbeit aufgeklärt. Einer kurzen Erklärung des persönlichen Zugangs zum Thema folgt die Beschreibung der Ausgangslage bzw. die Problemanalyse. Danach werden die Ziele der Arbeit und die Forschungsfragen, gegebenenfalls auch die Hypothesen beschrieben. (Manche Autorinnen bevorzugen es, die Forschungsfragen und/oder Hypothesen erst am Beginn des empirischen Abschnitts vorzustellen – auch dies ist eine Möglichkeit.) Eine gute Einleitung ist so aufgebaut, dass die Ziele der Untersuchung und die daraus abgeleitete Forschungsarbeit die logische Konsequenz der Problemdarstellung bilden.

Ad 5: Theoretischer Teil

Der theoretische Teil stimmt die Leserin auf die Thematik der Studie ein. Hier beschreibt man den theoretischen Rahmen, auf dem die Studie aufbaut, und stellt die Forschungsergebnisse dar, die aus anderen Studien zu diesem Thema vorliegen. Dabei werden die Studien nicht nur als Kurzzitate mit Autorinnen und Jahreszahl erwähnt, sondern es werden auch die Art der Studie und die wichtigsten Erkenntnisse in ein paar Sätzen zusammengefasst. Innerhalb des theoretischen Teils ist es wichtig, die einzelnen Kapitel so zu ordnen, dass ein roter Faden erkennbar wird. Die verschiedenen Abschnitte sollen nicht nur aneinandergereiht sein, sondern in einem logischen Zusammenhang zueinander stehen.

Ad 6: Empirischer Teil

Der empirische Teil enthält die Studie im engeren Sinn. Hier geht es zum einen darum, die Methodik darzustellen, zum anderen sollen die Ergebnisse der Studie präsentiert und diskutiert werden.

- **Methodisches Vorgehen**: Im ersten Abschnitt wird das methodische Vorgehen erklärt, das sich in verschiedene Bereiche unterteilen lässt:
  - –> **Wissenschaftstheoretische Grundlagen**: Hier beschreibt man z. B. bei qualitativen Arbeiten die Grundprinzipien der qualitativen Forschung, der Phänomenologie, der Grounded Theory etc., auf denen die eigenen Arbeit aufbaut. Weiters kann man sich in diesem Abschnitt mit den Gütekriterien auseinandersetzen – z. B. wie diese bei der eigenen Arbeit eingehalten bzw. überprüft wurden.
  - –> **Methode der Datenerhebung**: Hier werden das Forschungsdesign und die gewählten Methoden beschrieben.
  - –> **Vorgangsweise der Datenerhebung**: Zum einen enthält dieser Abschnitt die Beschreibung der Stichprobe – die Personen, die ausgewählt wurden, der Weg der Stichprobengewinnung, die Größe der Stichprobe (gegebenenfalls mit einem Hinweis auf ihre Repräsentativität und Zusammensetzung). Zum anderen erfolgt hier die Beschreibung der Vorgangsweise bei der Datenerhebung – z. B. wo, in welchem Zeitraum und welche Tätigkeiten beobachtet wurden.
  - –> **Methode der Datenauswertung**: Dazu gehören das Vorstellen der verwendeten statistischen Testverfahren oder – bei qualitativen Studien – die Beschreibung der Vorgangsweise bei der Datenanalyse bzw. ein entsprechender Verweis auf ein bereits beschriebenes Vorgehen (z. B. Vorgehen nach den Schritten der zusammenfassenden Inhaltsanalyse nach Mayring 2003).

  Das methodische Vorgehen sollte so beschrieben sein, dass die gesamte Forschungsarbeit für die Leserin nachvollziehbar und überprüfbar wird.
- **Ethische Überlegungen**: Vor der Präsentation der Ergebnisse werden die ethischen Überlegungen beschrieben, und die Arbeit wird anhand der forschungsethischen Grundsätze (siehe Kap. 2.3) diskutiert. Hier soll auf etwaige ethische Probleme der Untersuchung und ihre Lösung eingegangen werden.

- **Ergebnisdarstellung**: Die Ergebnisdarstellung beinhaltet das Kernstück des empirischen Teils. Alle gewonnenen Ergebnisse sollten hier angeführt werden; die Reihenfolge kann sich nach den Forschungsfragen oder Hypothesen richten bzw. thematisch gestaltet werden. Unterstützend zur Beschreibung der gewonnenen Daten können Tabellen oder Grafiken verwendet werden (siehe Kap. 8.6.2). Tabellen und Grafiken sollten aber nicht eine Wiederholung des Textes darstellen, sondern als Möglichkeit verwendet werden, den Text zu entlasten und zu ergänzen bzw. zu vervollständigen. Darstellung und Diskussion (bzw. Interpretation) der Daten sollten, wenn möglich, getrennt voneinander erfolgen. Die Diskussion kann abschnittsweise oder gesammelt am Ende der Präsentation aller Ergebnisse erfolgen. Ein roter Faden im Aufbau, eine logische Anordnung und entsprechende Zusammenhänge sind in diesem Kapitel ebenfalls von großer Wichtigkeit.
- **Kritik**: Als letzter Abschnitt des empirischen Teils kann (muss aber nicht zwingend) die kritische Diskussion der Untersuchung erfolgen. Sie dient dazu, die gesamte Studie kritisch zu betrachten und zu diskutieren. Probleme bei der Erhebung, beim Design, bei den Rahmenbedingungen etc. können hier dargelegt und eventuelle Vorschläge für ein besseres Vorgehen gemacht werden.

Ad 7: Literaturverzeichnis

Das Literaturverzeichnis steht am Ende der Arbeit. Es ist die alphabetische Liste aller zitierten bzw. der Arbeit zugrunde liegenden Werke.

Ad 8: Anhang

Ein Anhang enthält Kopien von verwendeten oder der Arbeit zugrunde liegenden bzw. beschriebenen Originaldokumenten wie z. B.:
- Forschungsinstrumente
- Dokumentationsblätter
- Informationsblätter
- historische Dokumente
- Originalauszüge von Gesetzestexten etc.

Im Anhang sind also all jene Dokumente enthalten, die den Text zu sehr belasten und seine Lektüre erschweren, aber für die Arbeit und das Verständnis derselben wichtig sind. Es können auch Originaldaten oder Originalinterviews, z. B. wörtliche Wiedergaben der Antworten auf offene Fragen etc., enthalten sein.

Eine weitere, häufig anzutreffende Variante der Gliederung eines Forschungsberichts ist folgende:
- Einleitung
- theoretischer Teil/Literaturüberblick
- Methoden
- Ergebnisse
- Diskussion und Zusammenfassung

Eine andere Möglichkeit stellt die **Integration des theoretischen Teils** in die Einleitung dar. Man kann dabei z. B. wichtige Begriffsdefinitionen und den aktuellen Stand der Forschung (d. h. eine kurze Zusammenfassung der Forschungsergebnisse zu dem entsprechenden Thema) abhandeln. Der theoretische Teil bekommt dadurch gegenüber der eigentlichen Forschungsarbeit etwas weniger Gewicht. Sehr zu empfehlen ist diese Vorgangsweise bei Berichten, die kurz sein sollen, bzw. bei Publikationen in Fachzeitschriften.

Grundsätzlich ist beim Verfassen eines Forschungsberichtes Folgendes zu beachten:

- **Sich kurz fassen!**
Ein Forschungsbericht ist kein literarisches Wunderwerk. Vor allem in der Einleitung und bei der Beschreibung der Methoden gilt: so viel Information wie nötig geben und sich dabei so kurz wie möglich halten.
- **Eine einfache und klare Sprache sprechen!**
Wissenschaftlichkeit zeichnet sich nicht durch möglichst lange Sätze und den Gebrauch vieler Fremdwörter und unverständlicher Phrasen aus. Einfache und klare Sätze sind Merkmal eines guten Forschungsberichts.
- **Vermeiden von subjektiven Statements!**
Ein wissenschaftlicher Bericht ist kein Erlebnisaufsatz. In erster Linie gilt es, Fakten aufzuzählen und zu beschreiben. Subjektive Kommentare sind in einem Forschungsbericht nach Möglichkeit zu vermeiden. Ausnahmen bilden die Schilderung des persönlichen Zugangs zum Thema am Beginn und ein Kommentar zur Arbeit am Ende des Forschungsberichts.
- **Achtung vor Langeweile!**
Wissenschaftlichkeit steht nicht im Widerspruch zu einem Schreibstil, der prägnant und interessant ist.
- **Korrekter Umgang mit den Gedanken anderer!**
Einwandfreies Zitieren (direkt oder indirekt) ist auch bei einem Forschungsbericht ein „Muss".

8.7.2 Mündliche Präsentationen von Forschungsergebnissen

Die Personen, denen die Forschungsarbeit als Erstes zugänglich gemacht werden soll, sind jene, die an der Untersuchung beteiligt waren, z. B. die Kolleginnen, die bei der Datensammlung mitgeholfen haben, oder all jene, bei denen die Datenerhebung durchgeführt wurde und die selbst Informantinnen waren. Die erste Präsentation der Ergebnisse und somit auch die erste Möglichkeit der Praktikerinnen, sich damit auseinanderzusetzen, erfolgt am besten in Form einer mündlichen Präsentation vor Ort. Denn es vergeht oft viel Zeit, bis ein schriftlicher Bericht aufliegt bzw. bis dieser in einer Fachzeitschrift publiziert wird.

Eine sehr effektive Möglichkeit, Forschungsergebnisse einer breiten Allgemeinheit zugänglich zu machen, ist die Präsentation von Forschungsarbeiten bei Kongressen in Form eines Referates.

Bei mündlichen Präsentationen liegt die Schwierigkeit darin, eine Fülle von Inhalten in kurzer Zeit unterzubringen. Je nach Publikum muss man überlegen, welche Schwerpunkte man setzt (Durchführung der Arbeit, Ergebnisse, Schlussfolgerungen, Theorien etc.). Ein Überblick über die Gesamtarbeit muss in jedem Fall gebracht werden. Die mündliche Präsentation von Forschungsarbeiten ist oft gar nicht so einfach, denn hier kommt es nicht nur darauf an, was präsentiert wird, sondern auch wie (mit einer schlechten Präsentation kann man die besten Forschungsergebnisse uninteressant machen). Drei Faktoren spielen bei der mündlichen Präsentation eine wichtige Rolle:

- der Inhalt (was präsentiert wird)
- die Darbietung (wie die Inhalte aufbereitet werden)
- die Person (wie die Stimme eingesetzt wird, auf welche Weise man spricht, wie man sich verhält etc.)

Eine ausführliche Behandlung des Themas im Rahmen dieses Buches würde zu weit führen; Sie finden jedoch am Ende des Kapitels Literatur, in der Sie dazu nachlesen können.

Auf fast allen (wissenschaftlichen) Kongressen gibt es die Möglichkeit, die Arbeit auch als Poster zu präsentieren. Dazu werden die wichtigsten Ergebnisse auf einem Poster dargestellt, der in einem dafür vorgesehenen Bereich des Tagungsortes angebracht wird. Meist haben die Autorinnen die Möglichkeit, in einer eigenen „Session" ein kurzes Statement zu ihrer Untersuchung abzugeben. Die Kongressbesucherinnen können die Poster jederzeit betrachten; die Forscherinnen stehen dann für Erklärungen und Diskussionen über ihre Studie zur Verfügung.

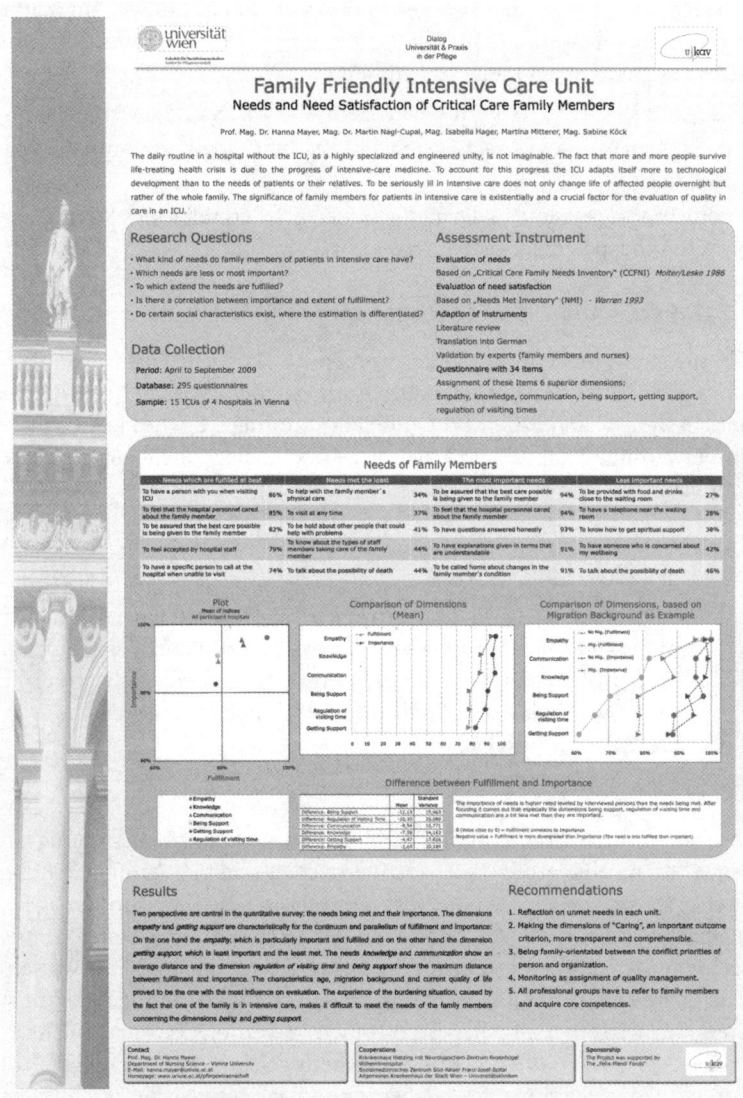

Abbildung 56: Beispiel Poster

Für die meisten wissenschaftlichen Kongresse muss man sich „bewerben". Es wird eine bestimmte Frist festgesetzt, innerhalb derer man eine Kurzfassung (ein Abstract) einreichen kann. Für diese Abstracts (ihren inhaltlichen Aufbau, die Zeichenanzahl etc.) gibt es seitens der Kongressverantwortlichen Vorgaben, die man genau beachten muss. Ein wissenschaftliches Komitee bewertet dann alle eingesandten Abstracts und trifft eine Auswahl. Diese hängt meist zusammen mit

- der Güte der Arbeit (sofern sie aus dem Abstract beurteilt werden kann)
- der Qualität des Abstracts (Sprache, Klarheit, Logik im Aufbau, Vollständigkeit)
- dem Thema (passend in die thematischen Schwerpunkte des Kongresses, Innovationspotenzial etc.)

8.7.3 Publikation von Forschungsergebnissen

Die meisten Forschungsarbeiten werden am Ende in Form eines Forschungsberichts verschriftlicht. Bei Auftragsarbeiten ist der schriftliche Bericht in fast allen Fällen Bestandteil des Auftrags. Er wird jedoch nicht immer veröffentlicht und ist daher nur einer kleinen Personengruppe zugänglich.

> **Beispiel (Forschungsbericht)**
>
> Mayer Hanna/Nagl-Cupal Martin/Hager Isabella/Puchebner Martina (2010): Angehörigenfreundliche Intensivstation. Bedürfnisse Angehöriger auf Intensivstationen – Ergebnisse einer Studie an vier Spitälern der Gemeinde Wien; Endbericht (http://pflegewissenschaft.univie.ac.at/institut/projekte/)

Fachzeitschriften sind ein gutes Publikationsmedium für Forschungsarbeiten, da sie eine große Leserschaft erreichen und die Veröffentlichung rascher vor sich geht als bei Büchern. Die meisten Fachzeitschriften haben eigene Regeln für die Veröffentlichung von Forschungsarbeiten, die je nach dem Anspruch der Zeitschrift strenger oder offener sind. Wissenschaftliche Zeitschriften (sogenannte Referee Journals) verfügen über ein Gremium wissenschaftlicher Expertinnen (Board of Consultants). Jeder Artikel, der zur Veröffentlichung in einem solchen Journal eingereicht wurde, wird von ein bis zwei Expertinnen nach festgelegten Richtlinien auf seinen wissenschaftlichen Anspruch geprüft und nur dann publiziert, wenn er dieser Prüfung standhält. Für jede Wissenschafterin ist es daher wichtig, in erster Linie in diesen Zeitschriften zu publizieren (wenn Sie nach den aktuellen Forschungsergebnissen suchen, greifen Sie daher zu diesen wissenschaftlichen Journalen).

> **Beispiel (Zeitschriftenartikel)**
>
> Hayder Daniela/Schnepp Wilfried (2010): Umgang mit Harninkontinenz – Ergebnisse einer qualitativen Studie mit Betroffenen und pflegenden Angehörigen. Pflege 23, Heft 3, S. 154–162

Das Problem bei der Publikation eines Artikels in einer Fachzeitschrift liegt darin, dass der Forschungsbericht auf wenige Seiten gekürzt und zusammengefasst werden muss – und zwar so, dass die Leserinnen genügend Informationen über die Ergebnisse, aber auch über den Hintergrund der Arbeit erhalten.

Eine Veröffentlichung in Form eines Buches ist die ausführlichste Form der Publikation einer Forschungsarbeit. Oft handelt es sich dabei um Dissertationen oder Habilitationsschriften.

> **Beispiel (Buch/Monografie)**
>
> Metzing Sabine (2007): Kinder und Jugendliche als pflegende Angehörige. Erleben und Gestalten familialer Pflege. Huber, Bern.

Kleinere Projekte, Artikel oder Studien werden oft in einem Sammelband veröffentlicht. Beiträge in Sammelbänden sind eine geeignete Möglichkeit, Forschungsarbeiten in Buchform zu verbreiten, ohne gleich ein eigenes Buch verfassen zu müssen. Auch für die Leserinnen sind solche Sammelbände sehr wertvoll, da sie mehrere Forschungsarbeiten zu einem Thema enthalten. Oft werden auch Referate oder Kongressbeiträge als Sammelbände herausgegeben.

> **Beispiel (Buch/Sammelband)**
>
> Mayer Hanna/Zellhofer Helga (Hg.): Krebs (ER)LEBEN. Eine pflegewissenschaftliche Perspektive, Facultas, Wien 2011.

8.8 Der Forschungsprozess: Unterschiede zwischen quantitativer und qualitativer Forschung

In folgender Abbildung ist noch einmal der gesamte Forschungsprozess mit seinen Phasen zusammengefasst.

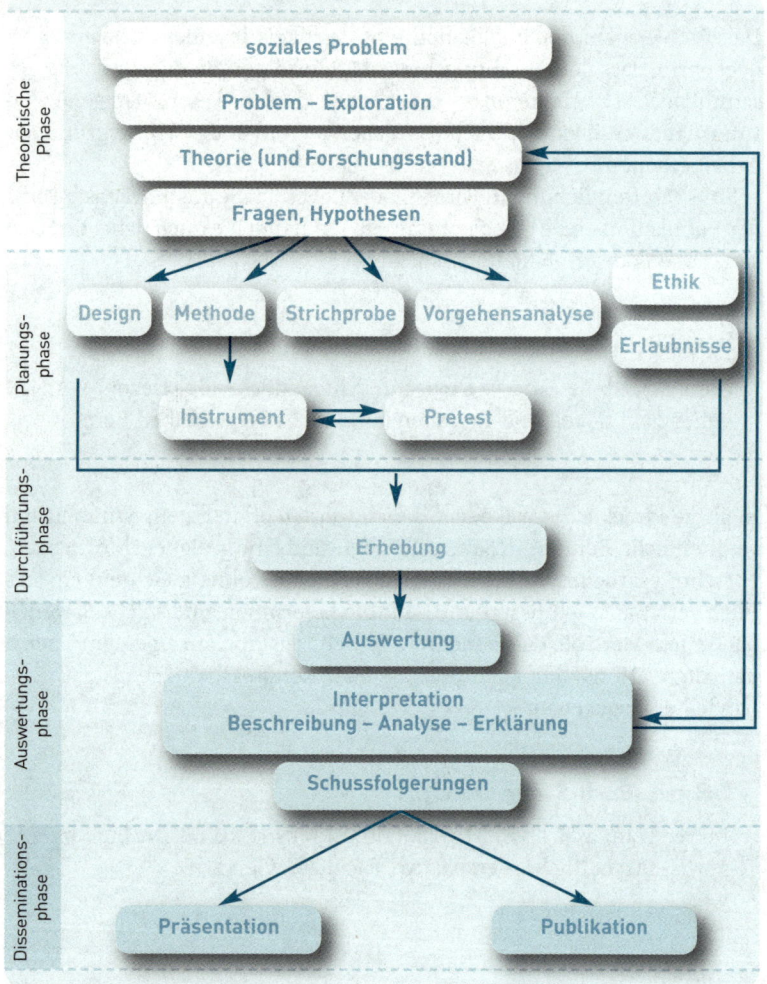

Abbildung 57: Forschungsprozess gesamt

Der Forschungsprozess: Unterschiede zwischen quantitativer und qualitativer Forschung

Der in in Abb. 57 dargestellte Ablauf des Forschungsprozesses kann grundsätzlich sowohl auf quantitative als auch auf qualitative Forschung angewendet werden.

Die **quantitative Forschung** folgt diesem recht „starren" Prozess eher, wobei man hier noch einige Merkmale genauer hervorheben kann, wie z. B. den Operationalisierungsprozess oder die Funktion von Designs und von Prüfkriterien.

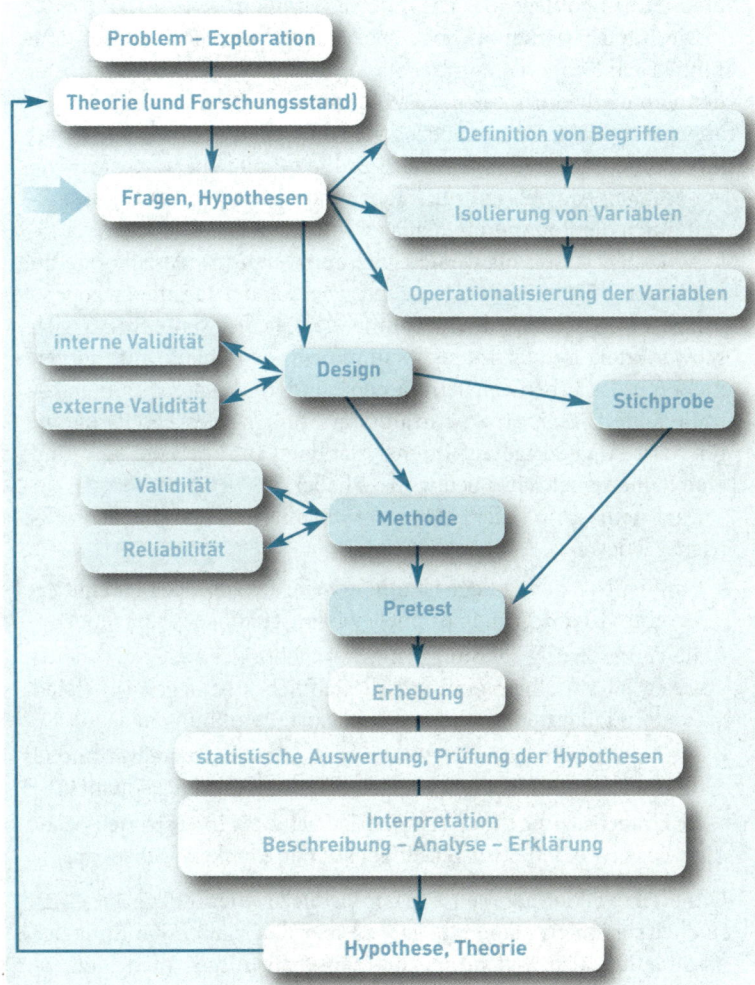

Abbildung 58: Der quantitative Forschungsprozess

Beispiel 1: Planung und Vorgehen bei einer quantitativen Studie

„Angehörigenfreundliche Intensivstation. Bedürfnisse Angehöriger auf Intensivstationen"

Ausgangslage und Problemstellung
Anstoß zu dieser Studie war zum einen die Auseinandersetzung mit Literatur zum Thema „famillienbezogene Pflege", zum anderen die Erfahrung Pflegender auf Intensivstationen.

Die Intensivstation als hoch spezialisierte und hoch technisierte Einheit wird eher als dem technologischen Fortschritt verpflichtet denn an die Bedürfnisse der Patientinnen oder deren Angehörigen angepasst erlebt. Familienbezogene Aktivitäten nehmen auf Intensivstationen generell eine untergeordnete Rolle ein, und nach wie vor erhalten Angehörige auf Intensivstationen wenig Aufmerksamkeit. Auch die Routinen in den sich immer mehr verdichtenden Tagesabläufen lassen oft wenig Spielraum, sich um Angehörige zu kümmern. Theoretische Konzepte wie das der familienbezogene Pflege stützen jedoch die Annahme, dass sich – wenn ein Mensch schwer krank auf der Intensivstation liegt – von heute auf morgen nicht nur das Leben der Betroffenen, sondern das der gesamten Familie ändert. Eine große Anzahl von Studien wies bereits darauf hin, dass Angehörige auf Intensivstationen sehr belastet sind und eine Reihe spezifischer Bedürfnisse haben.

Das Thema ist in vielerlei Hinsicht von pflegewissenschaftlichpraktischer Relevanz:

- Familienbezogene Pflege ist mittlerweile ein zentrales und gut erforschtes und begründetes pflegewissenschaftliches Konzept;
- die Verbesserung der Situation von Angehörigen im Gesundheitswesen ist ein allgemeines gesellschaftliches Anliegen (in vielen Ländern gibt es politische und legislative Bemühungen dazu);
- die Zufriedenheit der Angehörigen als „Kunden" (stellvertretend für die Patientin) ist ein wichtiges Kriterium der Pflegequalität;
- die Unterstützung durch Angehörige hat – das ist empirisch nachgewiesen – einen positiven Effekt auf den kranken Menschen.

Um effektive Maßnahmen zur familienbezogenen Pflege auf einer Intensivstation zu planen, bedarf es aber einer guten Kenntnis der Ist-Situation, also: Welche spezifischen Bedürfnisse haben Angehörige in den jeweiligen Settings? Wie sehr werden diese bereits erfüllt? Wo gibt es konkrete Ansatzpunkte für Veränderungen?

Fragestellung und Ziel
Ausgehend von dieser Ausgangslage wurden folgende Hauptforschungsfragen formuliert:

- Welche Bedürfnisse haben Angehörige von Intensivpatientinnen auf Wiener Intensivstationen?
- Welche Bedürfnisse sind für Angehörige am wenigsten und am meisten wichtig?
- In welchem Ausmaß werden diese Bedürfnisse befriedigt?
- Welchen Beitrag kann die Pflege leisten, um die Situation Angehöriger zu verbessern?
- Besteht ein Zusammenhang zwischen Wichtigkeit und Ausmaß der Befriedigung und wenn ja, wie lässt sich dieser beschreiben?
- Gibt es bestimmte soziale Merkmale, nach denen sich die Einschätzungen deutlich unterscheiden? (z. B. Alter, Grund der Aufnahme ...)

Das Ziel der Untersuchung waren die Erhebung von Bedürfnissen Angehöriger auf Intensivstationen, das Ausmaß, in dem diese Bedürfnisse erfüllt werden, sowie – damit einhergehend – das Schaffen einer Basis für konkrete Verbesserungen bzw. für die Planung der angehörigenbezogenen Interventionen auf den Intensivstationen.

Ansatz, Design, Methode und Instrument
Ausgehend von der Fragestellung und von der Tatsache, dass es bereits genügend theoretisches Material zu den Bedürfnissen von Angehörigen von Intensivpatientinnen gibt, wurde der quantitative Ansatz gewählt. Die Studie ist als deskriptive Querschnittstudie angelegt. Die Methode der Datenerhebung ist die standardisierte schriftliche Befragung. Da es bereits einige Instrumente zur Erfassung der Bedürfnisse von Angehörigen auf Intensivstationen gibt, wurde auf ein bestehendes Instrument zurückgegriffen. Ausgewählt wurde der standardisierte Selbstausfüller-Fragebogen „Critical Care Family Needs Inventory" (CCFNI), weil er weit verbreitet ist, in vielen Studien bereits erfolgreich eingesetzt wurde, ausreichend auf seine psychometrischen Eigenschaften getestet wurde, in deutscher Sprach vorliegt und weil es ein Instrument zur Messung der Erfüllung der Bedürfnisse gibt („Needs Met Inventory", NMI), das auf den Items des CCFNI beruht. Bei näherer Beschäftigung mit dem Instrument wurde aber deutlich, dass eine Adaptierung notwendig war. Diese Adaptierung erfolgte anhand folgender Schritte:

- Ausrichtung der Bedürfnisse auf pflegerische Handlungsfelder, da der CCFNI intedisziplinär angelegt ist;
- inhaltliche Adaptierung des Instrumentes und Reduktion der Items aufgrund aktueller, im CCFNI noch nicht berücksichtigter Forschungsergebnisse.

Danach wurde das überarbeitete Instrument durch Gruppendiskussionen mit Pflegenden und Angehörigen nochmals validiert. Dabei standen die Kriterien Handhabbarkeit (Länge), Verständlichkeit der Items sowie Akzeptanz (fragt das Instrument tatsächlich nach Dingen, die Angehörigen wichtig sind?) zur Diskussion. Abschließend erfolgte ein Pretest des adaptierten Instruments.

Planung der Vorgehensweise
Zur Realisierung des Projekts konnten die Pflegedienstleitungen von vier Spitälern der Gemeinde Wien gewonnen und eine Teilfinanzierung über den Felix-Mandl-Fonds akquiriert werden.

Stichprobe und Einschlusskriterien
In die Untersuchung eingeschlossen wurden grundsätzlich Mitglieder des engeren Familienkreises: Ehe- bzw. Lebenspartnerinnen, Kinder, Stiefkinder, Eltern und Geschwister. Es konnten also durchaus mehrere Familienmitglieder einer Patientin oder eines Patienten den Fragebogen ausfüllen. Folgende Einschlusskriterien wurden angewandt:
- Angehörige von erwachsenen Intensivpatientinnen der Projektabteilungen;
- Volljährigkeit;
- Ehepartnerin bzw. Lebenspartnerin (hetero-/homosexuell);
- erwachsene Kinder, Eltern, Geschwister, angeheiratete Familienmitglieder oder andere Personen, die als wesentliche Bezugspersonen der Patientinnen identifiziert wurden;
- die Fähigkeit, die deutsche Sprache zu lesen und zu verstehen;
- Aufenthalt der Patientin auf der Intensivstation von mindestens 72 Stunden[1];
- mindestens ein Besuch auf der Intensivstation.

Ausschlusskriterien waren die Ablehnung der Teilnahme bzw. keine ausreichenden Deutschkenntnisse, bereits befragte Angehörige sowie Angehörige von verstorbenen Patientinnen. Wenn Angehörige den

---

[1] Da sich das Forschungsinteresse nicht nur auf die zu erhebenden Bedürfnisse, sondern auch auf die Befriedigung der Bedürfnisse bezog, wurde der Erhebungszeitpunkt der einmaligen Befragung auf einen Zeitpunkt ab dem dritten stationären Tag festgelegt.

Fragebogen nicht selbst ausfüllen konnten, konnten sie eine Vertrauensperson (Familienmitglied, enge Freundin) bitten, beim Ausfüllen behilflich zu sein. War das nicht möglich oder nicht erwünscht, erfolgte keine Erhebung. In Form einer Gelegenheitsstichprobe sollten alle Angehörige in die Studie miteinbezogen werden, deren kranke Angehörige zum Zeitpunkt der Erhebung auf der Intensivstation behandelt bzw. betreut wurden und die nach den Ein- und Ausschlusskriterien als Untersuchungsteilnehmerinnen infrage kamen.

Formale Belange
Die Erlaubnis zur Durchführung der Untersuchung wurde in der Generaldirektion, Bereich Pflege, im Krankenanstaltenverbund eingeholt und unter Einbeziehung des Einverständnisses der Pflegedienstleitungen der beteiligten Krankenhäuser schriftlich gewährt. Der Forschungsantrag wurde bei der Ethikkommission der Gemeinde Wien eingereicht; es gab keinen Einspruch zur Durchführung der Studie von dieser Seite.

Finanziell unterstützt wurde die Studie durch den Felix-Mandl-Fonds der Gemeinde Wien.

Informationen und Vorgehensweise bei der Erhebung
In jenen Krankenhäusern, in denen die Befragung nicht auf allen vorhandenen Intensivstationen des Hauses durchgeführt wurde, wurden die teilnehmenden Intensivstationen in Absprache mit den Bereichsleitungen seitens der Pflegedienstleitung ausgewählt. Im Vorfeld der Erhebung wurden in jedem der vier teilnehmenden Krankenhäuser Informationsveranstaltungen durchgeführt, wo Ziel und Ablauf der Studie vorgestellt wurden. Pro teilnehmender Station wurde im Anschluss daran eine für die Erhebung verantwortliche Pflegeperson identifiziert, der die Fragebögen, die Sammelboxen für ausgefüllte Fragebögen und weiteres Informationsmaterial übergeben wurden. Alle den Einschlusskriterien entsprechenden Angehörigen wurden von einer für die Erhebung zuständigen Pflegeperson gebeten, den Fragebogen auszufüllen und ihn anschließend in eine der bereitgestellten Sammelboxen zu werfen.

Erhebung der Daten
Der Zeitraum der Datenerhebung wurde zunächst auf drei Monate festgelegt. Da der Rücklauf nach drei Monaten auf vielen Abteilungen zu gering war, um statistisch relevante Aussagen treffen zu können, wurde der Erhebungszeitraum um weitere drei Monate verlängert.

Analyse und Ergebnisdarstellung
Die Datenauswertung erfolgt mittels Methoden im Sinne der quantitativen Forschung, vorrangig der deskriptiven Statistik. Für die Errechnung möglicher Zusammenhänge ordinaler und metrischer Daten wurden Korrelationsanalysen angewendet. Eine Faktorenanalyse wurde zur Indexbildung und als Überprüfung der Konstruktvalidität durchgeführt.

Alle Ergebnisse sowie eine ausführliche Beschreibung der Hintergründe, der Vorgehensweise und des Instruments wurden verbal und anhand von Tabellen, Balken- und Kurvendiagrammen sowie Streudiagrammen in einem umfassenden Forschungsbericht dargestellt.

Dissemination
Die Ergebnisse wurden zuerst in einer Kurzpräsentation allen Pfleegdienstleitungen vorgestellt, danach fand eine große Präsentation für alle beteiligten Krankenhäuser statt. Stationsbezogene Detailergebnisse wurden auf besonderen Wunsch auf den beteiligten Intensivstationen zweier Krankenhäuser danach nochmals durchgeführt.

Weiters wurde die Studie auf zwei Kongressen (in Bremen und in Wien) im Rahmen eines Vortrages präsentiert, auf zwei weiteren Kongressen (Wien und Kopenhagen) als Poster.

Der gesamte Forschungsbericht ist auf der Homepage des Instituts für Pflegewissenschaft der Universität Wien veröffentlicht.

Der Prozess **qualitativer Forschung** ist in der Praxis jedoch eher zirkulär angelegt und weist einige Abweichungen vom „klassischen Prozess" auf. Diesen kann man grafisch auch folgendermaßen darstellen (diese Abbildung soll eher die Besonderheiten des Prozesses in der qualitativen Forschung ins Zentrum rücken und geht daher weniger auf Details, wie z. B. die einzelnen Schritte [Bestandteile] der Vorgehensweise bzw. der Planungsphase, ebenso wie auf den Punkt der Dissemination ein).

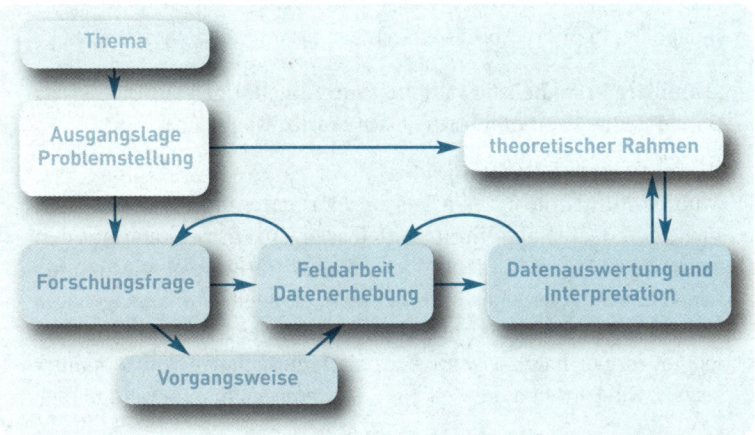

Abbildung 59: Der qualitative Forschungsprozess

Die wichtigsten Unterscheidungsmerkmale zum Prozess quantitativer Forschung sind:

Die Forschungsfragen sind in der qualitativen Forschung offen und allgemeiner gehalten. Man will sich bei der Datenerhebung nicht von theoretischen Konstrukten leiten lassen. Es wird daher kein theoretischer Rahmen zugrunde gelegt. Die Arbeit mit Fachliteratur lässt man aber trotzdem nicht ganz beiseite, ist es doch ganz zentral, zu sehen, welche Forschungsarbeiten es zu dem Thema bereits gegeben hat, welche Fragen bereits beantwortet wurden und an welche Erkenntnisse man gegebenenfalls anknüpfen kann. Eine Präzisierung der Begriffe, eine konzeptionelle Definition der Variablen und eine daraus resultierende Operationalisierung derselben erfolgen nicht.

Die Phasen der Datenerhebung und der Auswertung sind nicht strikt hintereinander geschaltet, sondern können einander abwechseln. Auch die Fragestellung kann noch im Zuge der ersten Erhebungen im Forschungsfeld ergänzt oder fokussiert werden, genauso wie die Auswahlkriterien der Teilnehmerinnen verändert oder spezifiziert werden können. Das Vorgehen ist also weniger linear, sondern prozesshafter. Es erfordert Offenheit und flexibilität; es werden immer wieder „Schleifen" gezogen, und es können die einzelnen Teile immer wieder den Anforderungen des Feldes oder des Phänomens, das es zu erforschen gilt, angepasst werden. Es ist aber keineswegs willkürlich, sondern wird immer von der Forschungsfrage bzw. dem „phanomenon of interest" und der besten Möglichkeit, diesem auf die Spur zu kommen, bestimmt.

> **Beispiel 2: Planung und Vorgehen bei einer qualitativen Studie**
>
> „Familiäre Krankheitsbewältigung von Angehörigen auf Intensivstationen". Eine Promotionsarbeit von Martin Nagl-Cupal
>
> *Ausgangslage und Problemstellung*
> Mit der Aufnahme eines Menschen auf der Intensivstation gehen nicht nur Bedürfnisse im unmittelbaren Zusammenhang mit dem stationären Aufenthalt einher (wie bereits im Beispiel zur quantitativen Forschung gezeigt wurde), sondern sie stellt Familienangehörige vor große Herausforderungen, wie sie mit der Situation umgehen. Es gibt vergleichsweise wenige Studien, die sich damit auseinandersetzen, wie Familien die Zeit auf der Intensivstation bewältigen.
>
> *Fragestellung und Ziel*
> Am Beginn der Untersuchung wurden zwei Forschungsfragen formuliert:
>
> - Welche Auswirkungen hat es auf die Familie, wenn eines ihrer Mitglieder auf der Intensivstation liegt?
> - Wie geht die Familie damit um, wenn ein Familienmitglied auf der Intensivstation liegt?
>
> *Weitere Forschungsfragen waren:*
> –> Welche Art von Hilfen leisten Familien auf der Intensivstation für ihr krankes Familienmitglied?
> –> Welche Art von Hilfen leisten Familienmitglieder füreinander?
> –> Wohin richten sich Hilfegesuche einzelner Familienmitglieder?
> –> Welchen Beitrag leistet die gesamte Familie zur Bewältigung der Situation auch unter der Berücksichtigung von kleinen Kindern?
> –> Wie verändert sich die Sichtweise der Personen über die Zeit?
>
> Mit der Untersuchung war das Ziel verbunden, einen Beitrag zur Vertiefung von Bewältigungshandeln Angehöriger auf der Intensivstation zu leisten und ihre Situation besser zu verstehen und gleichzeitig der praktischen Pflege einen Einblick in die Realität von Angehörigen auf der Intensivstation zu gewähren, anhand derer sie ihre Annahmen sowie ihr auf diese Gruppe bezogenes praktisches Handeln reflektieren können.
>
> *Methodische Vorgehensweise*
> Da es in der geplanten Forschung um Sinn- und Bedeutungsstrukturen sowie darum ging, wie diese in der sozialen Alltagswelt von

den Akteurinnen strukturiert werden, kam ein qualitativer Forschungsansatz zum Tragen. Da das Interesse der Forschung nicht nur auf das „Erleben" aus der subjektiven Sicht der befragten Personen gerichtet war, sondern darauf, wie sie die Situation bewältigen, kam die Methode der Grounded Theory zum Einsatz, deren Intention es ist, auf soziale Prozesse zu fokussieren. Bewältigungshandlungen sind Teil sozialer Prozesse, weil sie auf die Sache hin (Bewältigung) im Rahmen menschlicher Interaktion ausgeführt werden. Die Grounded Theory steht aber nicht nur für eine Form, mit Daten umzugehen und sie auszuwerten, sie ist auch, wie das Wort schon sagt, das Ergebnis der Auswertung, eine Art von Theorie über den Gegenstand, mit dem sie sich beschäftigt.

Datenerhebung
Ein Kernstück der qualitativen Forschung (im Gegensatz zur quantitativen Forschung) sind Offenheit und Flexibilität, die sich durch den gesamten Forschungsprozess ziehen. Dem wurde auch bei der Datenerhebung Rechnung getragen. Die zu interviewenden Personen wurden offen, auf die eigene Erzählung hin interviewt, ohne Leitfaden, dafür mit einigen „Leitfragen", die dann eingesetzt wurden, wenn es die Interviewsituation notwendig machte oder das Gespräch ins Stocken kam. Alle Interviews wurden auf Tonband aufgezeichnet, Wort für Wort transkribiert und mittels eines Programms zur Analyse qualitativer Daten analysiert bzw. interpretiert (die Analyse qualitativer Daten ist immer ein Interpretationsprozess, was wiederum große Herausforderungen an die Güte der Arbeit stellt).

Formale und ethische Belange
Da die Untersuchungspersonen zumeist über verschiedene Intensivstationen rekrutiert wurden, wurde im Vorfeld der Untersuchung in den Pflegedienstleitungen der Krankenhäuser um die Erlaubnis angefragt, auf den Abteilungen mit Pflegepersonen gemeinsam nach „geeigneten" Interviewpartnerinnen suchen zu dürfen. In diesem Auswahlproprozess war der Forscher sehr auf die Einschätzung der Pflegepersonen angewiesen.

Abgeleitet von den ethischen Prinzipien des Belmont Reports (The National Commission for the Protection of Human Subjects of Biomedical and Behavioral Research, 1979) wurden vor und während der Studie Maßnahmen zur Achtung der Person, Wohltätigkeit und Gerechtigkeit ergriffen. Der Studie ging weiters ein positives Votum der Ethikkommission der Universität Witten-Herdecke voraus.

Auswahl der Untersuchungspersonen
Offenheit als Grundprinzip zeigt sich in der qualitativen Forschung und in der Grounded Theory im Speziellen sehr stark im Rahmen der Auswahl der Untersuchungspersonen. Als „klassische" Einschlusskriterien, um an der Studie teilzunehmen, galten primär Freiwilligkeit und die Erfahrung, ein erwachsenes Familienmitglied auf der Intensivstation zu haben oder gehabt zu haben. Dabei wurde von einem sehr offenen Familienbegriff ausgegangen, wonach es entscheidend ist, wer von den Personen selber als zur Familie zugehörig bezeichnet wurde.

Die Auswahl der Untersuchungspersonen in dieser Studie erfolgte nicht auf der Basis dessen, welche „sozialen Merkmale" die Personen trugen, sondern ob ihre individuelle Perspektive dazu beitragen konnte, mehr über den Forschungsgegenstand zu erfahren. Einerseits wurden deshalb „Untersuchungsorte" ausgewählt, von denen man annehmen konnte, dass sich deren Unterschiedlichkeit auf die Variationen und Vielschichtigkeit der Ergebnisse auswirken würde (eine Art von „gezielter" Auswahl). Beispielsweise wurden Angehörige von ganz verschiedenen Intensivstationen in Tirol und in Wien befragt. Andererseits – und je länger die Untersuchung andauerte, desto mehr – wurde diese Art der Auswahl durch eine andere abgelöst, nämlich durch die des „theoretischen Samplings". Dabei suchte der Forscher nach Fällen bzw. Situationen, die aufgrund der bisherigen Erkenntnisse der Datenauswertung relevant sein konnten. Beispielsweise: In der Literatur wird beschrieben – und auch manche Interviews legten dies nahe –, dass sich Angehörige im Laufe der Zeit an die Intensivstation „gewöhnen". Sie verliert ihren Schrecken, weil die Angehörigen lernen, mit dem kranken Körper des Familienmitglieds, der fremden und bedrohlichen Umgebung umzugehen. Das heißt, es kommt zu einer „Normalisierung" der Situation. Um mehr über diesen Prozess der Normalisierung zu erfahren, wurden deshalb Interviewpersonen gesucht, deren Familienmitglied schon lange Zeit auf der Intensivstation lag. Es zeigte sich jedoch, dass unter der Bedingung eines langen Aufenthalts zwar eine gewisse Normalität eintrat, diese aber nicht echt war, weil sie dauernd im Widerstreit mit der ständigen Unsicherheit lag, was weniger vom momentanen Gesundheitszustand als eher von der dauernden und gelernten Angst vor Verschlechterung, die vor dem täglichen Besuch vorherrschte, abhing.

Das heißt, dass „klassische" Kriterien der Auswahl wie Alter, Beruf, Familienstand etc. keine Vorab-Rolle spielen, sondern nur dann von Bedeutung sind, wenn sie sich für die Ergebnisse der Untersuchung als relevant erweisen. In diesem Fall spielte aber auch das Alter eine Rolle, weil sich herausstellte, dass, wenn das kranke Familienmitglied auf der Intensivstation sehr alt war, dies eine besondere Herausforderungen für die gesamte Familie darstellte, besonders in Richtung der gesunden und zumeist auch alten (Ehe-)Partnerin. Welche Herausforderungen dies waren, wurde in weiteren Interviews mit zumeist erwachsenen Kindern von „alten" Intensivpatientinnen erarbeitet.

Insgesamt wurden so im Laufe der Zeit 22 Personen in 11 Familien interviewt.

Datenauswertung
Am Beispiel des theoretischen Samplings wird auch deutlich, dass der Forschungsprozess in der qualitativen Forschung nicht linear, sondern iterativ und zyklisch angelegt ist. Das heißt, Datenerhebung und Datenanalyse (Theorieentwicklung) wechseln einander stetig ab. Die Datenanalyse im Rahmen der qualitativen Forschung und hier im Speziellen der Grounded Theory ist ein mehrstufiges Verfahren. Im ersten Schritt wurde das Gesagte (die Interviews) gründlich analysiert, d. h. es wurden Schlüsselwörter zu Textstellen zugeordnet (Kodieren), abstraktere Überbegriffe (Kategorien) für das Gesagte herausgearbeitet, um so allmählich vom „konkreten" Wort hin zu theoretischen Dimensionen zu gelangen. Dieser Analyseprozess wird offenes Kodieren genannt. Beispielsweise: Für folgende Interviewpassage der Tochter eines Intensivpatienten wurden gleich mehrere „Kodes" vergeben: „Also irgendwie (,) er hat dann eh nicht wirklich was gesagt (,) aber so an der Mimik hat man das eigentlich schon erkannt dass er sehr besorgt ist aber das waren dann schon diese Tage wo wir selbst auch gesehen haben [...]" Kodes: Mimik interpretieren, Besorgnis an der Mimik erkennen, selber sehen.

Die entwickelten Kodes, welche für die Forschungsfrage bedeutsam sind, wurden weiterentwickelt, indem nach ihren Eigenschaften und Dimensionen gefragt wurde. So ist beim obigen Beispiel bald ersichtlich, dass ein wesentlicher Aspekt dessen, was Angehörige auf der Intensivstation tun, auf Informationen bezogen ist, die sie erhalten und die sie brauchen, um mit der Situation umzugehen. Durch Fragen wie „Was ist das?", „Was repräsentiert das?", „Worum geht es hier?", „Wer ist daran beteiligt?", „Wie?", „Wann?", „Wie lange?", „Warum?", „Wozu?" verdichteten sich die Kodes und es ließ sich mehr über das interessierende Phänomenen erfahren. Im Hinblick auf die wichtige Kategorie „Wissen-Müssen" lassen sich Fragen stellen wie: „Was müssen Angehörige wissen?", „Zu welchem Zweck müssen sie wissen?", „Wann und wie oft?", „Auf welche Art müssen Informationen gegeben werden?", Was, wenn die Art der Information nicht dem ‚Wissen-Müssen' entspricht?", „Müssen Angehörige immer alles wissen?", „Wo sind die Grenzen des ‚Wissen-Müssen'?" usw.

Wenn man einige relevante Phänomene identifiziert hatte, wurden in einem zweiten Analyseschritt (= axiales Kodieren) die Daten daraufhin untersucht, ob es sich dabei um eine Bedingung für das Zustandekommen eines Phänomens, um einen Kontext, in dem ein Phänomen eingebettet war, eine Handlungsstrategie, um mit dem Phänomen umzugehen oder es auszuführen, oder um eine Konsequenz handelte, die aufgrund des auf das Phänomen gerichteten Handelns entstand. Es wurde im Rahmen der Untersuchung die Rolle der Gesamtfamilie im Bewältigungsprozess untersucht. Dabei wurde deutlich, dass (unter dieser Bedingung) eine aus mehreren Personen bestehende Familie essenziell dazu beiträgt, die Zeit auf der Intensivstation erfolgreich zu meistern, weil Verantwortlichkeiten aufgeteilt werden (Strategie) und die Familienmitglieder ungefragt füreinander da sind (Strategie). Dies führt dazu, dass einzelne Personen weniger belastet sind (Konsequenz) und dass unabhängig von der Dauer des Aufenthalts (Kontext) – auch wenn dieser auf der Intensivstation lange währt (Kontext) – immer jemand bei dem kranken Familienmitglied sein kann (Konsequenz).

Der dritte Analyseschritt im Rahmen der Grounded Theory ist das sogenannte selektive Kodieren, bei dem es um die Auswahl einer sogenannten „Kernkategorie" geht – darum, welches Phänomen das gesamte Thema am besten repräsentiert; es wird nach dem „roten Faden" der Geschichte gesucht. Mit der zentralen Kategorie „den eigenen Beitrag leisten" beschreiben Angehörige das, was sie aus ihrer Sicht tun, wenn ein Familienmitglied auf der Intensivstation liegt. Sie tun ihr Möglichstes, um ihren Beitrag (der vielfältig und verschieden sein kann) zum Überleben und zum gesamten Genesungsprozess des kranken Familienmitglieds zu leisten. Diese Hilfe unterscheidet sich von professioneller Hilfe sowohl inhaltlich als auch deshalb, weil sie selbstverständlich und ungefragt erfolgt.

Auch im Rahmen dieser Studie wechselten sich Datenerhebung, Analyse und Sampling so lange ab, bis eine gewisse Datensättigung erreicht war, d. h. man konnte davon ausgehen, dass das zentrale Phänomen in seinen wesentlichen Aspekten erfasst worden war. Dies konnte in dieser Studie erreicht werden.

Dissemination
Die Studie war eine Promotionsarbeit und wurde als Monografie (hpsmedia-Verlag) veröffentlicht. Weiters wurden darüber zwei Artikel in Peer Review Journals veröffentlicht. Mündlich präsentiert wurde die Studie auf zwei internationalen (in Rejkavik/Island und in Kopenhagen/Dänemark) und zwei nationalen Kongressen.

Nachzulesen bei:
Nagl-Cupal Martin (2011): Den eigenen Beitrag leisten. Krankheitsbewältigung von Angehörigen auf der Intensivstation. Hungen: hpsmedia.

Nagl-Cupal Martin/Schnepp Wilfried (2011): Funktion und Gestaltung familiärer Hilfen im Angesicht existenzieller Erfahrungen von Angehörigen auf der Intensivstation. Pflegewissenschaft 13/5, S. 289–298.

8.9 Literatur zur Vertiefung des Lernstoffs

Burns Nancy/Grove Susan K.: Understandig Nursing Research. Saunders, Philadelphia 1999 (509 Seiten)
In dieser Publikation wird der Forschungsprozess in der quantitativen Forschung von dem Vorgehen in der qualitativen Forschung getrennt behandelt. Einen Überblick bekommt man in den Kap. 2, S. 29 ff. (quantitativer Forschungsprozess), und 11, S. 413 ff. (qualitativer Forschungsprozess). Da das Buch prinzipiell nach den Schritten des (quantitativen) Forschungsprozesses aufgebaut ist, ist eine Vertiefung zu den einzelnen Themen möglich.

LoBiondo-Wood Geri/Haber Judith: Pflegeforschung. Methoden, Bewertung, Anwendung. Urban & Fischer, München 2005 (811 Seiten)
Der Aufbau des Buches folgt – jeweils getrennt für quantitative und qualitative Forschung – der Logik des Forschungsprozesses und bietet dadurch weniger einen Überblick als vielmehr kapitelweise eine Vertiefung der einzelnen Themen (Schritte) des Forschungsprozesses.

Gerrish Kate/Lacey Anna (Hg.) (2010): The Research Process in Nursing. 6. Auflage, Wiley-Blackwell, Hoboken, NJ (548 Seiten)
Eine neue Publikation, die grundsätzlich nach den Phasen des Forschungsprozesses aufgebaut ist und seine Elemente in den Vordergrund

stellt, ohne zwischen quantitativer und qualitativer Forschung zu trennen. Ein sehr gutes Werk, wenn man einen umfassenden Einblick in die einzelnen Elemente bekommen möchte.

Panfil Eva Maria (Hg.) (2011): Einführung in das wissenschaftliche Arbeiten. Ein Lehr- und Arbeitsbuch für Pflegende. Huber, Bern (435 Seiten)

Eines der besten, umfassendsten und kurzweiligsten Bücher zu der Thematik. In Bezug auf das Schreiben und Präsentieren von Forschungsarbeiten sind besonders die Kap. 15, 16, 17 sowie 19, 20, 21 und 22 besonders lesenswert.

Karmasin Matthias/Ribing Rainer (2006): Die Gestaltung wissenschaftlicher Arbeiten. UTB, Stuttgart (140 Seiten)

Das Buch ist eine sehr gute, verständlich geschriebene Einführung in das Verfassen wissenschaftlicher Arbeiten. Besonders formale Aspekte, vor allem aber der Umgang mit Quellen (Zitation), werden hier ausführlich beschrieben.

Hall George M. (Hg.) (1998): Publish or Perish. Wie man einen wissenschaftlichen Beitrag schreibt, ohne die Leser zu langweilen oder die Daten zu verfälschen. Huber, Bern (167 Seiten)

Nach einem einführenden Kapitel in den grundsätzlichen Aufbau einer wissenschaftlichen Publikation werden in den folgenden Kapiteln deren einzelne Abschnitte genauer behandelt. Weitere Kapitel über Überschriften, Literaturangaben, Stil und bestimmte Sonderformen der Publikation (wie z. B. das Schreiben eines Abstracts, eines Übersichtsartikels oder eines Leserbriefes) bieten viel Informatives in gut verständlicher und übersichtlicher Form. Die Zielgruppe dieses Werkes sind zwar „wissenschaftlich arbeitende Mediziner und Naturwissenschafter"; der Band ist aber auch für Pflegewissenschafterinnen durchaus nützlich.

Kaplan Barry Jay: Öffentlich sprechen. Ein Leitfaden für Pflegende. Huber, Bern 2000 (148 Seiten)

In diesem Buch werden die wichtigsten Grundlagen für öffentliche Reden beschrieben. Von dem, was man im Vorfeld wissen sollte, über die Vorbereitung einer Rede und ihre Durchführung bis zur Verschriftlichung des Vortrags wird alles sehr verständlich und aus der Sicht von Pflegenden, die viel öffentlich sprechen, beschrieben. Auch andere mündliche Kommunikationsformen wie Podiumsdiskussionen, Diskussionsgruppen, Interviews und Telefonate werden angesprochen.

9 Anwendung von Forschungsergebnissen

Im vorangegangenen Kapitel wurde der Prozess beschrieben, der bei der Durchführung einer Forschungsarbeit durchlaufen wird. Dieses Kapitel schließt daran an, indem es die Frage in den Mittelpunkt stellt, wie die Erkenntnisse, die mittels Forschung gewonnen werden, nutzbar gemacht werden können. Eine Anleitung zum kritischen Bewerten von Forschungsarbeiten ergänzt die Auseinandersetzung mit dem Anwendungsprozess.

In diesem Kapitel wird der Schwerpunkt bewusst auf „Forschungsanwendung" gelegt – und nicht auf EBN (Evidence-based Nursing) –, da in diesem Buch eher die Forschungsevidenz im Zentrum steht. Außerdem bildet sie die Grundlage für das Konzept von EBN, dessen Spezifika in Kap. 9.4 aufgezeigt werden.

9.1 Forschungsanwendung als Grundlage einer forschungsbasierten Praxis

Wenn Pflegeforschung dazu beitragen soll, die Praxis weiterzuentwickeln und die Qualität des pflegerischen Handelns zu verbessern, kann dies nur geschehen, wenn die Ergebnisse von Forschungsarbeiten Einzug in die Praxis halten. Dies ist aber der Punkt, an dem nicht mehr in erster Linie die „Produzentinnen" der Forschungsergebnisse, nämlich die Forscherinnen, sondern auch die Praktikerinnen aktiv werden müssen. Seitens der Forscherinnen besteht die Verpflichtung, den Praktikerinnen ihre Forschungsergebnisse zugänglich zu machen, d. h. sie zu publizieren – und zwar in einer Art und Weise, die es auch Nicht-Wissenschafterinnen ermöglicht, die Ergebnisse zu verstehen. Die Praktikerinnen haben nun die Aufgabe, dieses Wissen in ihre tägliche Arbeit zu integrieren. Man kann in diesem Zusammenhang sogar von einer Verpflichtung gegenüber den Konsumentinnen (das sind in diesem Fall die Patientinnen) sprechen, ihr Tun und ihre pflegerischen Entscheidungen auf wissenschaftliche Erkenntnisse aufzubauen.

Es ist aber durchaus eine Fehlannahme, zu glauben, allein weil Forschungsarbeiten durchgeführt werden und Ergebnisse vorliegen, würden diese in die Praxis integriert und dort umgesetzt. Es ist im Gegenteil relativ schwierig, dies zu erreichen. Ob Forschungsergebnisse in die Praxis Eingang finden, kann jedoch nicht dem Zufall oder dem Engagement von Einzelpersonen überlassen werden. Um die Berücksichtigung von Forschungsergebnissen voranzutreiben, braucht man daher eine systematische Planung sowie Strategien.

9.2 Forschungsanwendung als Prozess

Burns und Grove bezeichnen Forschungsanwendung als Prozess der Verbreitung und des Gebrauchs von Wissen, das durch Forschung gewonnen wurde, um eine Neuerung oder Veränderung in der Praxis zu bewirken (vgl. Burns/Grove 2005, S. 506). Dieser Prozess beinhaltet, vereinfacht gesehen, drei Schwerpunkte, nämlich das **Lesen**, das **kritische Bewerten** des **Gelesenen** und das **Umsetzen** des neuen Wissens in die Pflegepraxis.

In der Praxis gestaltet sich dieser Prozess aber weitaus komplizierter. Verkürzt kann der Prozess der Forschungsanwendung in der Folge in fünf Phasen dargestellt werden (siehe Abb. 60).

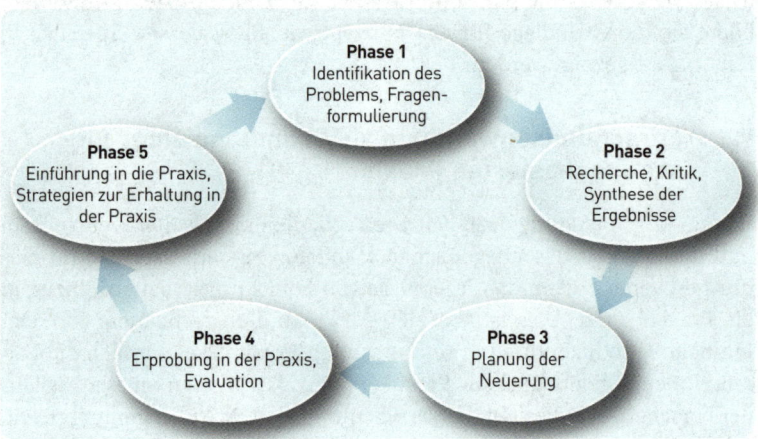

Abbildung 60: Der Prozess der Forschungsanwendung

Ausgangspunkt (**Phase 1**) kann nun ein **Problem** sein, das sich in der Praxis stellt und für das man eine Lösung sucht. Um bei der Suche nach geeigneten Forschungsarbeiten gezielt vorgehen zu können – bzw. um sich klar zu werden, was genau das Problem ist und was man wissen möchte –, muss man hier, genau wie beim Forschungsprozess, eine **Frage** formulieren. Manche Autorinnen bezeichnen diese Frage ebenfalls als „Forschungsfrage". Besser geeignet schient jedoch der Ausdruck „**klinische Frage**", weil dadurch die Frage, die im Rahmen eines praktischen Problems auftaucht, von der Frage, die am Beginn eines Forschungsprozesses steht, besser abgegrenzt wird. Wenn ein klinisches Problem oder eine Frage der Praxis Ausgangspunkt für den Forschungsanwendungsprozess ist, so bezeichnet man dies als „problemzentrierten" Auslöser. Der Prozess der Forschungsanwendung kann jedoch auch durch einen anderen Auslöser in

Gang gebracht werden, nämlich durch das Lesen von Fachliteratur, das die Pflegende auf interessante Forschungsarbeiten aufmerksam macht, deren Ergebnisse sie in die Praxis umsetzen will. Dieser Zugang stellt einen „wissenszentrierten" Auslöser dar.

In **Phase 2** erfolgt die **Recherche** der zu dem Problem oder der Frage vorliegenden Forschungsarbeiten (siehe Kap. 7). Diese müssen, ehe ihre Ergebnisse in die Praxis umgesetzt werden, einer kritischen Analyse unterzogen werden (siehe Kap. 9.3). Die Analyse bezieht sich in erster Linie auf die wissenschaftliche Qualität der Forschungsarbeiten. Neben der wissenschaftlichen Qualität einer Studie ist jedoch auch ihre klinische Relevanz von Bedeutung. Diese kann man anhand folgender Fragen beurteilen:

- Welches Problem wird untersucht? Ist es ein Problem, das Sie aus der Praxis kennen?
- Kann Ihnen die Forschung bei einer der folgenden Entscheidungen helfen:
  -> Bestimmung geeigneter Beobachtungen, um gewisse Patientenprobleme zu erkennen oder zu entkräften;
  -> Bestimmung des Ausmaßes, in dem die Patientin gefährdet ist, gewisse Probleme oder Komplikationen zu bekommen;
  -> Bestimmung der Maßnahmen, die mit der größten Wahrscheinlichkeit das gewünschte Resultat bringen oder die Möglichkeit von Komplikationen reduzieren.
- Wurde bei der Untersuchung eine bestimmte Intervention erprobt? Kann diese eventuell in der Praxis genutzt werden?
- Kamen im Rahmen der Forschung bestimmte Instrumente zum Einsatz? Können diese im klinischen Alltag von Nutzen sein?
- Untermauert die Untersuchung eine Theorie, die sich für die Anleitung in der Praxis eignet?

(vgl. Tanner 1987, zit. nach Kirkevold 2002, S. 123 ff.)

Findet man mehrere Forschungsarbeiten zu dem interessierenden Thema, so müssen die Ergebnisse zusammengefasst (synthetisiert) werden.

Phase 3 ist die **Planungsphase**. Sie beginnt mit der Ermittlung des Implementationspotenzials der Studienergebnisse. Dieses bezieht sich u. a. auf:

- die Übertragbarkeit der Ergebnisse (auf die eigene Situation in der Praxis)
  -> Ähnlichkeit der Stichprobenmerkmale mit der eigenen Patientengruppe
  -> Ähnlichkeit der Studienumgebung mit der eigenen Arbeitsumgebung

- die Machbarkeit der Implementierung
  - -> potenzielle Risiken für Patientinnen, Personal und Organisation
  - -> Bereitschaft zur Veränderung unter denjenigen, die in der Praxis daran beteiligt wären
  - -> spezifische Gegebenheiten der Praxis
  - -> Anforderung an und Verfügbarkeit von Ressourcen
- das Kosten-Nutzen-Verhältnis

Entscheidet man sich für eine Implementierung, so wird ihre Durchführung festgelegt. Geplant werden

1. die Neuerung
   - Was wird implementiert? (genaue Definition und Beschreibung der Intervention)
2. das Vorgehen bei der Einführung der Neuerung
   - Wer ist an der Implementierung beteiligt? (Festlegen der involvierten Personen und ihrer Aufgaben)
   - Bei wem findet die Neuerung Anwendung? (Auswahl der Patientinnen)
   - Wie erfolgt die Implementierung? (Durchführung der Neuerung, Messung des Erfolgs)

Wichtig ist es auch, den Informationsprozess festzulegen (Wer muss über das Projekt informiert werden? Wer ist von der Durchführung im Arbeitsprozess indirekt oder direkt betroffen? etc.)

Daran schließt sich **Phase 4**, die Phase der **Erprobung der Neuerung im Praxisfeld**, an. Neben der Überprüfung, ob man mit der Neuerung die gewünschten Ziele erreichen konnte, sind auch Vor- und Nachteile zu evaluieren Dabei muss bedacht werden, dass hier die Sichtweise der Patientin gegebenenfalls von großer Bedeutung ist und bei einer Evaluation berücksichtigt werden sollte.

Phase 5 setzt ein, wenn man sich für eine **Übernahme der Neuerung in die Praxis** entscheidet. Hier gilt es, Strategien zu entwickeln, um die Neuerung auch auf anderen Stationen oder in anderen Bereichen einzuführen. Da es nicht selbstverständlich ist, dass Neuerungen im Alltag erhalten bleiben, muss man auch Maßnahmen überlegen, die garantieren, dass die Innovationen aus dem Arbeitsalltag nicht wieder „verschwinden".

Danach kann man sich dem nächsten Problem, der nächsten Frage zuwenden, und der Prozess beginnt von Neuem.

Es gibt viele Modelle, die den Prozess der Forschungsanwendung beschreiben. Sie unterscheiden sich nur geringfügig voneinander: Manche sind differenzierter, manche weniger differenziert als die hier beschriebenen fünf Phasen. Gleich welchem Modell man in der Praxis folgt – wichtig ist, sich bewusst zu machen, dass Forschungsanwendung nicht von selbst vor sich geht, sondern ein komplexer, anspruchsvoller Prozess ist, der Zeit, Wissen, Denkarbeit, Kreativität und Planung erfordert. Zwei Voraussetzungen müssen auf jeden Fall vorhanden sein, damit der Prozess überhaupt funktionieren kann:

1. Zum betreffenden Thema sind Forschungsarbeiten vorhanden und
2. die betreffenden Personen sind in der Lage, diese kritisch zu lesen und zu bewerten.

Pflegende ohne spezielle Ausbildung sind damit oft überfordert, denn die kritische Analyse einer Forschungsarbeit ist eine schwierige Angelegenheit. Nicht umsonst ist diese Fähigkeit Ziel von Ausbildungen auf Bakkalaureatsniveau. Gruppen, die Forschungsanwendung durchführen, sollten daher von einer wissenschaftlich ausgebildeten Pflegeperson geleitet werden bzw. deren Expertise hinzuziehen.

9.3 Einschätzen der Qualität quantitativer und qualitativer Forschungsarbeiten

Wenn man Forschungsarbeiten zu einem bestimmten Thema sucht, ist man oft mit einer Fülle von Arbeiten unterschiedlichster Art und Qualität konfrontiert. Um das Wissen nutzen zu können, das in diesen Arbeiten niedergelegt ist, stehen die Fragen „Wie viel Vertrauen kann ich in die Ergebnisse dieses Berichts legen?" und „Wie ‚wissenschaftlich' ist diese Arbeit?" im Vordergrund. Das Abwägen der wissenschaftlichen Güte einer Forschungsarbeit und – daraus resultierend – ihrer Glaubwürdigkeit sowie der Nutzbarkeit ihrer Ergebnisse setzt gute Kenntnisse über wissenschaftliche Methoden voraus. Die Gütekriterien quantitativer und qualitativer Forschung (siehe Kap. 3.1.2 und 3.2.3) können hier einen Rahmen zur Einschätzung bilden. Differenzierter kann man Forschungsarbeiten anhand eines Fragekatalogs einschätzen, der sich am Forschungsprozess orientiert und jeden Schritt kritisch betrachtet.

Bei Forschungsarbeiten in Fachzeitschriften muss bei einer kritischen Einschätzung immer bedacht werden, dass es sich um Zusammenfassungen umfangreicher Forschungsberichte handelt. Dabei können wichtige Informationen verloren gehen oder werden unter Umständen nur stark gekürzt dargestellt. Es kann dann sein, dass die Information zu manchen Punkten nicht ausreicht, um den Wert der Arbeit einzuschätzen. Am besten ist eine Einschätzung anhand der Lektüre der Originalarbeit möglich.

Die Publikation einer Forschungsarbeit beinhaltet normalerweise fünf Schwerpunkte:

- Einleitung
- theoretischer Teil

- Methodologie
- Ergebnisdarstellung
- Diskussion

In der Einleitung werden die Ausgangslage bzw. die Problemstellung, die Forschungsfrage(n) (bei quantitativen und vor allem experimentellen Untersuchungen: die Hypothesen) und die Ziele der Arbeit geschildert. Im theoretischen Teil wird kurz der theoretische Hintergrund der Arbeit beschrieben. (Dieser Teil wird in vielen Forschungsartikeln aus Platzgründen stark gekürzt dargestellt oder sogar weggelassen.) Der Methodenteil dient dazu, die Vorgangsweise bei der Arbeit nachvollziehbar zu machen. Hier sollten die Methode der Datenerhebung und der Auswertung, die Vorgangsweise bei der Datenerhebung und die Stichprobe geschildert werden. In den letzten beiden Abschnitten werden die Ergebnisse dargestellt und diskutiert und schließlich Schlussfolgerungen aus den Ergebnissen gezogen. Eine Zusammenfassung bildet meist das Ende eines Forschungsartikels.

Wenn Sie eine Forschungsarbeit verstehend lesen und die Ergebnisse weiter nutzen wollen, so sollten Sie zuerst eine Zusammenfassung erstellen. Dabei hilft die Orientierung am Forschungsprozess. Das sogenannte **EMED-Format** bildet hier die Teile der Studie ab.

- **E**inleitung (Warum haben die Autorinnen diese Fragestellung gewählt?)
    - -> Wer ist die Autorin der Studie?
    - -> Was war das Problem, der Anstoß zu dieser Studie?
    - -> Welches Ziel wurde mit dieser Studie verfolgt?
    - -> Wie lautet/lauten die Forschungsfrage/n, die Hypothese/n?
- **M**ethoden (Wie wurde die Fragestellung bearbeitet?)
    - -> Welcher Forschungsansatz wurde gewählt?
    - -> Welches Design wurde gewählt?
    - -> Mit welchen Methoden wurden die Daten erhoben?
    - -> Wer wurde beforscht (Stichprobe)?
    - -> Wie wurden die Teilnehmerinnen rekrutiert (Stichprobengewinnung)?
    - -> Mit welchen Methoden wurden die Daten ausgewertet?
- **E**rgebnisse (Was wurde gefunden?)
- **D**iskussion (Was bedeuten die Ergebnisse?) *(vgl. Greenhalgh 2000, S. 55)*

Die Analyse von Forschungsarbeiten erfolgt immer aus zwei Perspektiven:
1. Beurteilung der Wissenschaftlichkeit der Arbeit und der Glaubwürdigkeit der Ergebnisse;
2. Beurteilung des praktischen Nutzens der Ergebnisse für die eigene Praxis oder die jeweilige Fragestellung.

Bei der Beurteilung einer Forschungsarbeit muss man den Blick sowohl auf die formale Qualität (Logik und Vollständigkeit des Artikels, formale Korrektheit in Bezug auf Zitation, Quellenangaben etc.) als auch auf die inhaltliche Qualität richten. Beide hängen oft zusammen: Eine inhaltlich qualitätsvolle Arbeit erfüllt meist auch die formalen Anforderungen, jedoch kann eine formal korrekte Arbeit durchaus inhaltliche, z. B. methodische Mängel aufweisen. Auf den ersten Blick sind es zwar die formalen Aspekte, die hervorstechen – und das Einhalten gewisser formaler Richtlinien ist für eine wissenschaftliche Arbeit Grundvoraussetzung –, jedoch ist die inhaltliche Qualität das ausschlaggebende Kriterium, da sie für die Güte der Forschungsarbeit und ihre Brauchbarkeit wesentlich ist.

Bei der kritischen Prüfung eines Forschungsartikels geht man am besten Abschnitt für Abschnitt vor, um sich ein Gesamtbild von der Qualität zu machen. Aber Achtung: Keine Arbeit ist ein allen Punkten perfekt!

Tabelle 13: Fragen zur Einschätzung der Qualität quantitativer Studien

Abschnitt	Fragen zur Einschätzung der Qualität quantitativer Studien
	Fragen zur Einschätzung der inhaltlichen Qualität
Einleitung/ theoretischer Teil	
Forschungsproblem	• Wurde die Ausgangslage so geschildert, dass die Problemstellung klar ist? • Ist das Forschungsproblem klar abgegrenzt?
Ziele	• Sind die Ziele/ist das Ziel auf die Problemstellung ausgerichtet? • Konnten die Ziele der Studie erreicht werden?
Forschungsfragen	• Ist/sind die Forschungsfrage/-n klar erkennbar und präzise formuliert?
Literaturübersicht/ theoretischer Rahmen	• Besteht ein nachvollziehbarer Zusammenhang zwischen der besprochenen Fachliteratur und dem Forschungsproblem/ der Forschungsfrage? • Werden aktuelle Forschungserkenntnisse zu der zu untersuchenden Thematik diskutiert? • Ist die Literaturübersicht in systematischer Weise dargestellt? • Ist der theoretische Rahmen der Arbeit verständlich? • Welche konzeptuellen Definitionen stehen hinter den verwendeten Begriffen und wie werden diese Definitionen beschrieben/begründet?
Variablen	• Stehen die Studienvariablen in Zusammenhang mit den theoretischen Konzepten?

Tabelle 13: Fortsetzung

Variablen	• Sind die Studienvariablen klar definiert (konzeptionell und operational) und basieren sie auf vorangegangenen Forschungsergebnissen oder Theorien? • Ist die konzeptionelle Definition der Variablen konsistent mit der Operationalisierung?
Hypothesen[1]	• Wurde/n eine/mehrere Hypothese/n formuliert? • Beinhaltet sie eine/mehrere abhängige und unabhängige Variable/n und ist deren Beziehung zueinander dargestellt? • Beinhaltet sie eine Aussage über die Population, auf die sie sich bezieht? • Wird die Hypothese (die Beziehung der Variablen zueinander) theoretisch begründet, d. h. mit Fachliteratur belegt?
Empirischer Teil	
Design	• Ist das Design der Untersuchung beschrieben? • Werden Gründe für die Auswahl des Designs angegeben? Sind diese plausibel? • Ist das gewählte Design das geeignetste, um die Forschungsfrage zu beantworten bzw. die Hypothesen zu überprüfen?
Datenerhebung/ Vorgangsweise	• Sind die gewählten Methoden geeignet zur Beantwortung der Forschungsfrage? • Ermöglichen die gewählten Methoden die Einhaltung des Gütekriteriums der Objektivität (Standardisierung)? • Wurde das Instrument von der Autorin selbst erstellt oder von anderen Personen übernommen? Wird die Auswahl des Instruments begründet? • Wird die Reliabilität des Instruments diskutiert? • Wird die Validität des Instruments diskutiert? • Ist die Vorgangsweise der Datenerhebung nachvollziehbar?
Stichprobe	• Ist die Population beschrieben? • Ist die Auswahlstrategie der Stichprobe nachvollziehbar? • Wie wird die Auswahl begründet? • Wird eine Einschätzung der notwendigen Stichprobengröße durchgeführt bzw. wird die Stichprobengröße begründet? • Ist die Größe der Stichprobe angemessen (um einen Typ-2-Fehler [Beta-Fehler] zu vermeiden)?

[1] Hypothesen müssen nicht Bestandteil jeder quantitativen Arbeit sein, da nicht jede Arbeit – wie z. B. rein deskriptiv quantitative Forschung – hypothesentestend ist. Daher ist dieser Punkt nicht auf alle quantitativen Untersuchungen anzuwenden. Geht es jedoch um die Untersuchung von Wirkungen (z. B. experimentelle Designs), so bekommt dieser Aspekt bei der Beurteilung der Qualität der Studie Bedeutung.

Stichprobe	• Auf welche Population kann diese Stichprobe übertragen werden?
Ethische Diskussion	• Werden ethische Implikationen diskutiert und Vorgehensweisen zum Schutz der Teilnehmerinnen aufgezeigt? • Wurden die Teilnehmerinnen vollständig informiert (informed consent)? • Wurden die Teilnehmerinnen vor möglichen Schäden geschützt? • Wurde die Anonymität der Teilnehmerinnen gewahrt?
Datenanalyse	• Werden die statistischen Tests, die für die Datenanalyse verwendet werden, genannt und begründet? • Wird rein deskriptiv ausgewertet oder folgen komplexere statistische Berechnungen? • Wird das Signifikanzniveau genannt? • Entsprechen die jeweiligen Methoden dem Messniveau jeder Variablen?
Ergebnisdarstellung	• Wurden Ergebnisse und Interpretationen deutlich voneinander getrennt? • Bezieht sich die Ergebnisdarstellung auf die Forschungsfragen/die Hypothesen? • Sind die präsentierten Informationen ausreichend, um die Forschungsfrage(n) zu beantworten? • Konnten die Forschungsfragen beantwortet werden? • Werden Interpretationen begründet? Lassen sie sich aus den Ergebnissen ableiten? • Wird in der Diskussion ein Bezug zum theoretischen Rahmen hergestellt?
Schlussfolgerungen	• Sind die Schlussfolgerungen direkt zu den Erkenntnissen der Untersuchung in Beziehung gesetzt? • Werden Empfehlungen basierend auf den neuen Erkenntnissen gegeben? Welche Bedeutung haben diese für die (Pflege-)Praxis? • Werden Empfehlungen für weitere Untersuchungen getätigt? • Werden etwaige Limitationen der Studie aufgezeigt?
Literaturangaben/ Referenzliste	• Wurden alle Quellen nachvollziehbar und den wissenschaftlichen Kriterien entsprechend angegeben? • Ist die verwendete Literatur/Referenzliste umfassend? • Ist die verwendete Literatur/Referenzliste aktuell?

Tabelle 14: Fragen zur Einschätzung der Qualität qualitativer Studien

Fragen zur Einschätzung der Qualität qualitativer Studien	
Abschnitt	*Fragen zur Einschätzung der inhaltlichen Qualität*
Einleitung	
Problem	• Wurde die Ausgangslage so geschildert, dass die Problemstellung klar ist? • Wurde des „phenomenon of interest" klar beschrieben?
Ziele[2]	• Sind die Ziele/ist das Ziel auf die Problemstellung hin ausgerichtet? • Konnten die Ziele durch die Studien erreicht werden?
Forschungsfragen	• Sind die Forschungsfragen verständlich formuliert? • Konnten sie beantwortet werden? • Sind die Forschungsfragen und das „phenomenon of interest" konsistent?
Theoretischer Teil	• Wurde ein Literaturreview durchgeführt? • Wird das betreffende Phänomen verständlich beschrieben? • Werden aktuelle Forschungsergebnisse zu diesem Thema diskutiert? • Ist die verwendete Literatur aktuell? • Baut die Arbeit auf einem theoretischen Rahmen auf? • Ist dieser verständlich beschrieben? • Ist dieser passend für das zu untersuchende Phänomen? • Gibt es eine Prädeterminierung dadurch?
Empirischer Teil	
Methodisch-philosophischer Hintergrund	• Wurde der methodisch-philosophische Hintergrund beschrieben? • Warum wurde dieser Hintergrund gewählt? • Steht er in Zusammenhang mit dem zu untersuchenden Phänomen?
Stichprobe	• Wie wird die Auswahl der Teilnehmerinnen beschrieben? • Ist die Stichprobe „nützlich" und „angemessen"? Wie wird dies begründet?
Datenerhebung/ Vorgangsweise	• Werden die Strategien zur Datenerhebung beschrieben? • Ist die Vorgangsweise nachvollziehbar? • Sind die gewählten Methoden/ist die gewählte Vorgangs

---

[2] Das Ziel muss nicht in jeder qualitativen Arbeit explizit beschrieben sein; wichtig ist das „phenomenon of interest", die Forschungsfragen.

	weise geeignet zur Beantwortung der Forschungsfrage bzw. zur Erfassung des betreffenden Phänomens? • Wird die Studie mit den übereinstimmenden Prozessen den jeweiligen Forschungsansatz betreffend methodisch stringent durchgeführt (z. B. Grounded Theory)?
Datenauswertung	• Werden die zur Analyse der Daten eingesetzten Strategien beschrieben? Sind sie nachvollziehbar?
Ethische Diskussion	• Werden ethische Implikationen diskutiert und Vorgehensweisen zum Schutz der Teilnehmerinnen aufgezeigt? • Wurden die Teilnehmerinnen vollständig informiert (informed consent)? • Wurden die Teilnehmerinnen vor möglichen Schäden geschützt? • Wurde die Anonymität der Teilnehmerinnen gewahrt?
Wissenschaftliche Güte	• Wird erklärt oder diskutiert, wie wissenschaftliche Güte gesichert wird?
Ergebnisdarstellung	• Ist die Ergebnisdarstellung verständlich und nachvollziehbar? • Wird das betreffende Phänomen damit ausreichend beschrieben? • Werden Interpretationen begründet? Lassen sie sich aus den Ergebnissen ableiten? • Wird in der Diskussion ein Bezug zum theoretischen Hintergrund hergestellt (wird darauf Bezug genommen, was bereits über das Phänomen bekannt ist)?
Schlussfolgerungen	• Welchen Beitrag zur Theorie- bzw. Konzeptentwicklung hinsichtlich des betreffenden Phänomens leistet diese Arbeit? • Welche Bedeutung hat dieses Konzept für die Praxis? • Wurden etwaige Schwächen der Studie aufgezeigt?
Literaturangaben	• Wurden alle Quellen nachvollziehbar und den wissenschaftlichen Kriterien entsprechend angegeben?

Die hier dargestellten Fragen zur Einschätzung einer Forschungsarbeit stellen einen ausführlichen Katalog dar. Man darf aber nicht erwarten, die perfekte Arbeit zu finden, die immer in allen Punkten entspricht. Eine Anhäufung offener Fragen oder Ungereimtheiten sollte aber hellhörig machen. Daher ist nach der Prüfung aller Punkte immer abzuwägen, ob die Arbeit dem gewünschten Zweck entspricht oder nicht.

Das Lesen, kritische Einschätzen und Zusammenfassen von Forschungsbefunden zu einem Thema ist ein sehr zeitaufwändiger Prozess. Bereits publizierte systematische Reviews oder Metasynthesen ersparen der einzelnen Praktikerin diese Arbeit.

9.3.1 Systematische Reviews, Metaanalysen, Metasynthesen

Zusammenfassende Arbeiten erleichtern den Forschungsanwendungsprozess, weil das Suchen, Lesen und Bewerten der einzelnen Arbeiten wegfällt. In der Pflegeforschung findet man solche zusammenfassenden Arbeiten noch nicht sehr häufig, sie liegen aber zu immer mehr Fragestellungen auf. Man unterscheidet zwischen systematischen Reviews, Metaanalysen und Metasynthesen.

Systematische Reviews (systematische Übersichtsarbeiten) sind Zusammenfassungen des aktuellen Forschungsstandes zu einem bestimmten Thema. Sie unterscheiden sich insofern von „gewöhnlichen" Literaturübersichten oder -zusammenfassungen, als sie die dargestellten Ergebnisse nach klar definierten Kriterien auswählen und bewerten.

Das Ziel systematischer Reviews ist das Ausfindigmachen, Bewerten und Zusammenfassen wissenschaftlicher Studien, um informative, empirisch zu belegende Antworten auf spezifische wissenschaftliche Fragen zur Verfügung zu stellen (vgl. Dickson 1999). Man möchte damit die bestmögliche verfügbare „Beweislage" produzieren, auf der die Praxis aufbauen kann.

Beim Erstellen systematischer Reviews folgt man einer bestimmten Fragestellung. Nach einer gründlichen Literaturrecherche (in Datenbanken, Literaturlisten anderer Studien, durch Handsuche in Bibliotheken und Suche nach „grauer" Literatur) werden diejenigen Studien, die in die Besprechung aufgenommen werden, nach bestimmten Kriterien ausgewählt oder ausgeschlossen. Danach folgt eine *kritische Bewertung* jeder Studie. Schließlich werden die Ergebnisse aus den einzelnen Studien extrahiert und zusammengefasst (synthetisiert).

Will man nun ein bereits erarbeitetes systematisches Review als Grundlage für die eigene Forschungsanwendung nutzen, so sollte man auch dieses einer kritischen Betrachtung hinsichtlich der Qualität unterziehen. Dabei sind folgende Fragen von Bedeutung:

- Gibt es eine gut definierte Fragestellung?
- Wurden ausreichende Bemühungen zur Literaturrecherche angestellt?
- Sind die Auswahl- und Ausschlusskriterien definiert?
- Wird angegeben, nach welchen Kriterien die Qualität der Studien bewertet wurde?
- Geben die Autorinnen ausreichende Informationen über die einzelnen Studien?
- Sind die Ergebnisse sinnvoll miteinander kombiniert? *(vgl. Dickson 1999)*

Man muss bei der Verwendung systematischer Reviews jedoch beachten, dass sie – im traditionellen Sinn – in ihren Auswahl- und Beurteilungskriterien der sogenannten „Evidenzhierarchie klassischer medizinischer

Beweise" folgen (siehe Kap. 9.4). Daher stehen bei der Erfüllung der Kriterien quantifizierbare und physikalische Effekte im Vordergrund. Reviews reichen daher nicht immer zur vollständigen Bearbeitung einer Frage aus (vgl. Parahoo 1997).

Metaanalysen werden in einem Verfahren erstellt, bei dem quantitative Untersuchungsergebnisse statistisch zusammengefasst werden. Dabei handelt es sich um Ergebnisse verschiedener (experimenteller) Untersuchungen (Primärstudien) zu einer gemeinsamen Thematik. Ziel ist es, einen Überblick über den aktuellen Stand der Forschung zu einem Thema zu erhalten und zu überprüfen, ob ein bestimmter Effekt in der Population vorliegt bzw. wie groß er ist. Durch die Synthese mehrerer Ergebnisse (vor allem bei kleinen Stichproben) steigt deren Aussagekraft. Die Hauptfrage jeder Metaanalyse lautet daher: „Existiert ein bestimmter Effekt, der in mehreren Untersuchungen nachzuweisen ist?"

Der Unterschied zwischen Metaanalyse und Review besteht darin, dass die Integration von Forschungsergebnissen bei der Metaanalyse nicht auf der sprachlichen Ebene, sondern auf der Ebene statistischer Indikatoren ansetzt. Das bedeutet: Bei einem Review werden die Ergebnisse verschiedener Forschungsarbeiten zu einem Thema in Worten (verbal) zusammengefasst. Bei einer Metaanalyse erfolgt die Synthese mittels einer statistischen Berechnung, die dann eine Gesamteffektgröße darstellt. Die Metaanalyse ist daher „objektiver", hat andererseits jedoch einen viel engeren Fokus als das Review, da es dabei nur um eine Effektgrößenschätzung geht.

Die Güte einer Metaanalyse erkennt man daran, wie streng ihre Selektionskriterien sind (z. B. ob Untersuchungen mit einer geringen Teststärke [Power] ausgeschlossen werden). Es sollten nur Studien aufgenommen werden, die gewisse methodische Mindeststandards aufweisen, insbesondere eine ausreichend große interne Validität (vgl. Bortz/Döring 2002, S. 630). Das Ergebnis einer Metaanalyse ist daher nur so gut wie die methodische Qualität der Studien, auf denen sie beruht. Weiters muss geprüft werden, ob die untersuchten Variablen (vor allem die abhängigen Variablen, denn sie stehen für die Messung der Effektgröße) bei den verwendeten Studien vergleichbar sind. Beim Einschätzen der Qualität des Ergebnisses einer Metaanalyse muss daher insbesondere auf die Strenge der Auswahl- und Ausschlusskriterien geachtet werden (vgl. Bortz/Döring 2002, S. 627 ff.; Müllner 2002, S. 115 ff.).

Die klassischen Übersichtsstudien wie systematische Reviews und Metaanalysen beziehen sich auf Ergebnisse quantitativer Forschung. Da aber gerade im Bereich der Gesundheitswissenschaften auch die qualitative Forschung große Bedeutung hat und es eine immer größer werdende Zahl an qualitativen Publikationen gibt, erweist sich die Notwendigkeit, auch für diesen Bereich integrative Übersichtsarbeiten zu erstellen.

Was nun für die quantitative Forschung die Metaanalyse ist, will die **Metasynthese** für die qualitative Forschung sein. Mit einer Metasynthese will man über die rein narrative Zusammenfassung mehrerer Studienergebnisse zu einer Theorie hinausgehen und eine „große Erzählung" oder Interpretation schaffen.

Die Methode der Metasynthese (manche Autorinnen bezeichnen zusammenfassende Arbeiten, die sich mit den Ergebnissen qualitativer Forschung beschäftigen, auch als Metaanalyse) steht noch in den Anfängen, allgemeine Strategien oder Beurteilungsmaßstäbe sind daher noch in Entwicklung (vgl. Polit/Beck/Hungler 2004). Paterson, Thorne, Canam und Jillings beschreiben vier essenzielle Fragen, die zentral sind, um die Qualität einer Metastudie in der qualitativen Forschung zu beurteilen:

- Wurde durch die Metastudie das Verständnis des „body of research" in dem jeweiligen Feld erweitert?
- Konnten die Auswirkungen des Kontextes, der Methoden und Theorien, die den „body of research" beeinflusst haben, deutlich gemacht werden?
- Wurde dadurch eine neue Theorie generiert oder eine Theorie erweitert?
- Wurde eine alternative, übergeordnete Perspektive auf das Phänomen eröffnet? *(Paterson et al. 2001, S. 125)*

9.4 Evidence-based Nursing (EBN)

Beschäftigt man sich mit dem Thema „Anwendung von Forschungsergebnissen", so muss man sich auch damit auseinandersetzen, was der Begriff EBN (Evidence-based Nursing; „beweisbasierte" Pflege) bedeutet und in welchem Verhältnis er zur „Forschungsanwendung" (Research Utilisation) steht.

Die Wurzeln von EBN liegen in der Medizin. Evidence-based Medicine (EBM) ist heute in medizinischen Kreisen ein wichtiges Thema geworden. EBM bedeutet, dass man vorhandene Beweise prüft und bewusst abwägt, um zu entscheiden, wie man eine bestimmte Patientin behandelt (vgl. Greenhalgh 2000).

Wurde früher in Bezug auf EBM nur vom Gebrauch vorhandener wissenschaftlicher Beweise gesprochen, so hat sich die Definition in Laufe der Jahre etwas verändert. David L. Sackett, der maßgeblicher Entwickler von EBM, definiert es folgendermaßen:

„EBM ist der gewissenhafte, ausdrückliche und vernünftige Gebrauch der gegenwärtig besten externen, wissenschaftlichen Evidenz für Entscheidungen in der medizinischen Versorgung individueller Patienten. Die Praxis der EBM bedeutet die Integration individueller klinischer Expertise mit der bestmöglichen externen Evidenz aus systematischer Forschung."

(Sackett et al. 1997, zit. nach Scherfer 2006, S. 13 f.)

In der Pflege, die das Konzept der EBM übernommen hat, wird EBN (Evidence-based Nursing) oder EBP (Evidence-based Practice; beweisbasierte Praxis) als Problemlösungsprozess beschreiben. Darin liegt bereits einer der Unterschiede zum Forschungsanwendungsprozess. In den neuen Definitionen kommt zusätzlich zur klinischen Expertise, die Sackett neben der Verwendung wissenschaftlicher Beweise beschreibt, noch ein weiterer Aspekt hinzu, nämlich die Patientenperspektive.

"Evidence-based Practice is a problem-solving approach to clinical care that incorporates the conscientious use of current best evidence from well-designed studies, a clinican's expertise, and patient values and preferences."

(Fineout-Overholt et al. 2005, S. 335)

Rycroft-Malone geht sogar noch einen Schritt weiter und bezieht auch die Umgebung (den Kontext) als einen Einflussfaktor auf Evidence-based Nursing mit ein. Die vier Quellen einer beweisbasierten Praxis nach Rycroft-Malone sind demnach:

- Forschung (research evidence; wissenschaftliche Beweise)
- professionelles Wissen und klinische Erfahrung
- die Erfahrung der Patientin und ihre Präferenzen
- Kontext und Umgebung   *(Rycroft-Malone 2004, S. 87)*

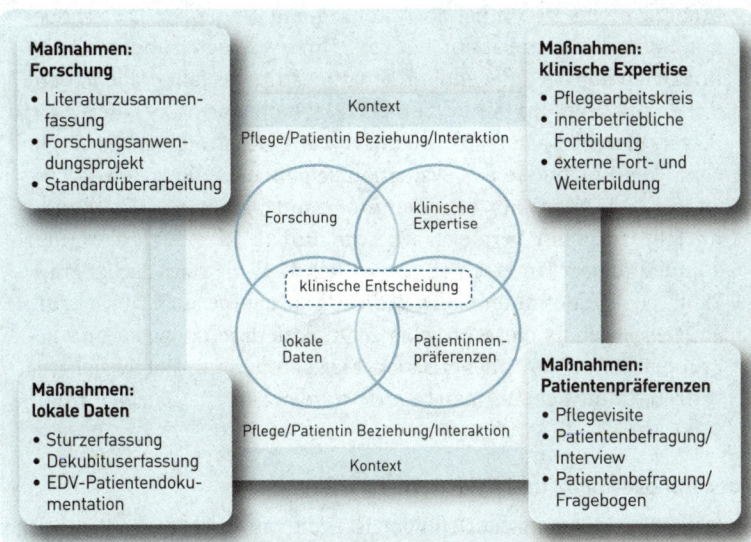

Abbildung 61: EBN – was bedeutet das? (Smoliner 2008, S. 42)

Dies berücksichtigend, definieren Behrens und Langer EBN folgendermaßen:

„Evidence-based Nursing and Caring (EBN) ist eine Pflegepraxis, die pflegerische Entscheidungen auf wissenschaftlich geprüfte Erfahrungen Dritter (‚externe Evidence') und die individuellen Bedürfnisse und Erfahrungen der Pflegebedürftigen und Pflegenden (‚interne Evidence') stützt. Sie tut dies aus Respekt vor der Einzigartigkeit des Pflegebedürftigen und schließt die Unterstützung, Förderung und Sorge für pflegebedürftige Menschen (Caring) mit ein."

(Behrens/Langer 2006, Umschlag)

Beispiel zu einem EBN-Projekt

Preiselbeersaft zur Prävention von Infektionen bei Blasenverweilkathetern. Ein Projekt zur Praxisentwicklung im Rahmen von Evidence-based Nursing im Rudolfinerhaus

Ausgangspunkt des Projektes war das über die Medien verbreitete Wissen, Preiselbeer-/Cranberrysaft solle helfen, einer Infektion der Harnwege vorzubeugen. Nach einer Literaturrecherche und -bearbeitung wurde der hausinterne Standard zur Pflege bei Blasenverweilkathetern ergänzt: Basierend auf den aktuellen Forschungsergebnissen wurde Patientinnen mit Blasenverweilkathetern – sie gelten als Hochrisikogruppe für Harnwegsinfektionen – Preiselbeer-/Cranberrysaft angeboten. Dieser Standard wurde im Zeitraum Februar 2006 bis Dezember 2007 konsequent umgesetzt. Die erhobenen Befunde dieser Patientengruppe (Interventionsgruppe) wurden mit Daten aus der Pflegedokumentation früherer Jahre (alle Patientinnen im Zeitraum Jänner 2005 bis Dezember 2005, bei denen ein Blasenverweilkatheter dokumentiert war = Kontrollgruppe) verglichen. Die Ergebnisse der Evaluation zeigen, dass die positiven Uricultbefunde ($\geq$ 10) der Patientinnen mit Blasenverweilkathetern im Jahr 2006 im Vergleich zu 2005 um 16 % reduziert werden konnten (dieser Unterschied erwies sich auch als statistisch signifikant). Die Patientinnen nahmen diese Maßnahme auch sehr positiv an. Das Ergebnis diese Projekts zeigt, dass durch gezielte und begründete Wahl von pflegerischen Maßnahmen ein nachweisbarer Nutzen für die Patientinnen bewirkt werden kann. *(Smoliner 2009)*

Forschungsevidenz und Evidenzhierarchien

Trotz dieser Erweiterung der Definition ist es die wissenschaftliche Beweislage, die bei den meisten Autorinnen im Vordergrund steht. Titler sagt z. B.:

„Steht Forschungsevidenz nicht in ausreichendem Maß zur Verfügung, wird empfohlen, dass die Evidenzbasis für die Praxis aus der Forschung bezogen wird. Ist eine solche Basis nicht gegeben, können Pflegefachkräfte, die eine EBP-Richtlinie entwickeln, gezwungen sein, die Forschungsergebnisse mit anderen Arten von Evidenz zu ergänzen, wie etwa Expertenmeinungen und Fallberichten." (Titler 2005, S. 658)

Wenn nun die Beweislage aus der Forschung, die „research-evidence", als erster Maßstab gilt, so ist bei der Umsetzung von EBN oder EBP die Frage wichtig, was im Sinne von „research-evidence" als „Beweis" gilt bzw. welche Ergebnisse die größte Beweiskraft haben. Im Sinne von EBN (EBM) sind Studien mit der größten Beweiskraft solche, die im naturwissenschaftlichen Sinn den objektiv messbaren Nachweis für bestimmte Phänomene oder Zusammenhänge bringen. Als Beurteilungsmaßstab werden sogenannte Evidenzhierarchien herangezogen. Diese ordnen die verschiedenen Studiendesigns nach ihrer empirischen „Beweiskraft".

Die verschiedenen Evidenzhierarchien (vgl. z. B. Humphris 1999, S. 18; Greenhalgh 2000, S. 70 f.; Allenhofen 2000, S. 124) zeigen deutlich, dass – wenn es auch kleine Unterschiede gibt – immer randomisierten, kontrollierten Experimenten (RCTs) die höchste Beweiskraft zugeschrieben wird. (Übergeordnet sind natürlich noch systematische Übersichtsarbeiten, die mehrere experimentell bestätigte Ergebnisse vereinen.) An letzter Stelle rangieren – wenn sie überhaupt erwähnt werden – deskriptive Studien gleichauf mit Expertenmeinungen. Obwohl in vielen Publikationen zum Thema EBN (oder EBP) auf die Wichtigkeit qualitativer Forschung hingewiesen wird, kommt durch die den Entscheidungsprozessen zugrunde liegenden Evidenzhierarchien die übergeordnete Stellung klassischer experimenteller Studien dennoch deutlich zum Ausdruck. Qualitative Forschung liegt eben außerhalb des naturwissenschaftlichen Forschungsdenkens – und außerhalb der Vorstellung von „Beweisen".

Hier liegt aber bereits eine Einschränkung vor, die von der Medizin übernommen wurde: RCTs können nur eine hohe Beweiskraft für Fragen der Effektivität haben. Für andere Fragestellungen haben sie jedoch keine oder eine nur niedrige Beweiskraft. In der Pflege geht es jedoch nicht nur um Fragen der Effektivität; diese bilden nur einen kleinen Teil dessen ab, was für eine gute pflegerische Betreuung im Sinne von Caring wichtig ist. Viele klinische Fragestellungen erfordern daher andere Designs, und somit sind auch verschiedene Typen von Forschungsevidenz nötig, um unterschiedliche klinische Fragestellungen zu beantworten (vgl. Rycroft-Malone 2002, S. 175). Es gibt in der momentanen Diskussion unterschiedliche Ansätze, mit diesem Problem umzugehen. Fineout-Overholt et al. stellen neben der klassischen Evidenzhierarchie für Fragen der Effektivität bereits eine Evidenzhierarchie für Fragen nach Erfahrungen, Bedeutung und Erleben auf (z. B.: Welche Erfahrungen machen die Eltern eines sterbenden Kindes?) (Fineout-Overholt et al. 2005, S. 339). Dabei stehen RCTs an letzter Stelle.

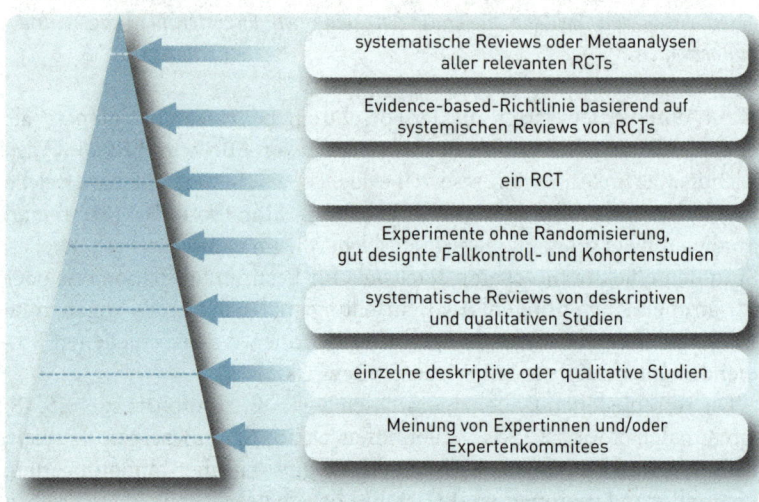

Abbildung 62: Klassische Evidenzhierarchie (Quelle: Fineout-Overholt et al. 2005, S. 338 f.)

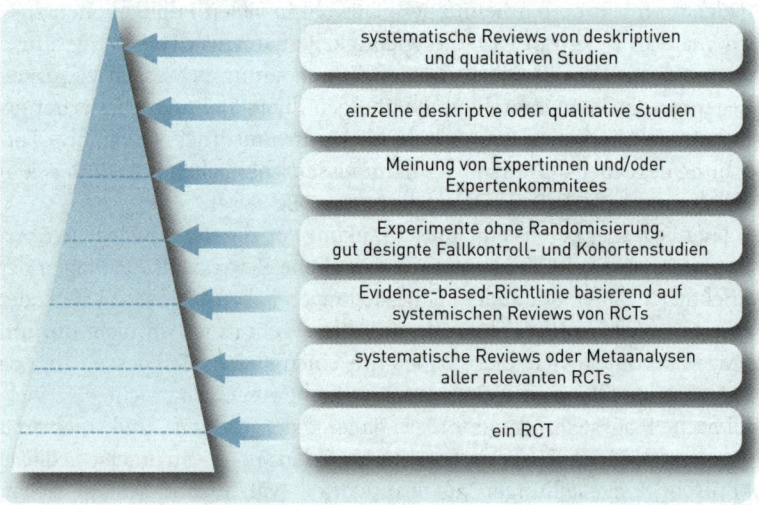

Abbildung 63: Evidenzhierarchie für Fragen nach dem persönlichen Erleben (Quelle: Fineout-Overholt et al. 2005, S. 338 f.)

Rycroft-Malone et al. haben ein alternatives Modell zur Beurteilung der Beweiskraft von Forschung, klinischer Erfahrung, Patientenerfahrung und Kontext entwickelt. Sie gehen z. B. bei der Beweislage in der Forschung nicht mehr von den Hierarchien der Designs aus, sondern entwerfen ein Kontinuum zur Einschätzung jeder Art von Design, das von niedrig bis hoch verläuft (Rycroft-Malone 2002, S. 179).

Cesario et al. (2002) haben anstelle einer Evidenzhierarchie für qualitative Forschungsarbeiten ein Instrument zur Einschätzung qualitativer Untersuchungen entwickelt. Es baut auf folgenden Schwerpunkten auf:

- descriptive vivideness (deskriptive Anschaulichkeit)
- methodical congruence (methodische Kongruenz)
- analytical preciseness (analytische Genauigkeit)
- theoretical connectedness (theoretischer Zusammenhang)
- heuristic relevance (heuristische Relevanz)

Daraus wurde ein Einschätzungsinstrument entwickelt: Die einzelnen Kriterien werden mithilfe einer Skala bewertet, und so kommt man am Ende zu einem Gesamtscore, der aussagt, wie viel Prozent der Kriterien erfüllt wurden (z. B. Q1 = Score von 22,5–30, was bedeutet, dass 75–100% aller Kriterien erfüllt wurden; vgl. Cesario et al. 2002).

Bei dem Versuch, eine Evidenced-based Practice für die Pflege aufzubauen, sind solche Überlegungen wichtig. Denn die Übernahme von medizinischen Denkmodellen (auch wenn sie nicht in Definitionen, sondern nur in Instrumenten – wie z. B. in den Evidenzhierarchien – Ausdruck finden) ist für die Pflegepraxis nicht unbedingt ein Schritt in Richtung Eigenständigkeit. Neben allen Ähnlichkeiten gibt es essenzielle Unterschiede zwischen EBM und EBN. Sie betreffen:

- den Fokus der Forschung (Pflegende beforschen eher Patientinnen, Medizinerinnen eher Behandlungen und Behandlungsdaten)
- die Forschungsmethoden (in der Pflegeforschung kommen sowohl quantitative als auch qualitative Ansätze gleichberechtigt zur Anwendung, ebenso ist die Variationsbreite der Designs größer)
- den Inhalt der Forschung (in der Pflege geht es um menschliche Reaktionen auf Gesundheit und Krankheit, in der Medizin um die Krankheit selbst)

Es ist daher logisch, dass jede Profession eigene wissenschaftliche Ebenen von Beweiskraft definiert (vgl. Lavin 2002, S. 104 f.).

9.5 Anwendung von Forschungsergebnissen – Grenzen und Möglichkeiten

Wenn Forschung mittlerweile als wichtiger Teil des Pflegeberufs akzeptiert wird, wenn man die Notwendigkeit einer „forschungsbasierten" Praxis nicht mehr infrage stellt und bereits anerkannte Modelle für Forschungsanwendung oder EBN vorliegen, so bleibt doch die Frage offen, warum Forschung so wenig genutzt wird. Vor diesem Problem stehen aber nicht nur Länder, in denen die Pflege eine junge Forschungstradition hat. Die Gründe, weshalb Forschung nicht angewendet wird, sind sehr vielschichtig. Hunt hat die Kernprobleme schon sehr früh erfasst. Sie meint, dass Forschungsergebnisse nicht genutzt werden, weil Praktikerinnen

- nichts über sie wissen,
- sie nicht verstehen,
- ihnen misstrauen,
- nicht wissen, wie sie sie anwenden können und
- sie nicht anwenden dürfen.   *(vgl. Hunt, zit. nach Walter 1993, S. 136)*

9.5.1 Barrieren der Forschungsanwendung

Viele Pflegewissenschafterinnen haben sich mit der Frage beschäftigt, welche Faktoren sich als Hindernisse für die Forschungsanwendung in der Praxis erweisen, und es gibt zahlreiche Publikationen, in denen Antworten auf diese Frage gefunden wurden. Übereinstimmung gibt es dabei in vielen Punkten, wenn auch nicht in allen.

Hindernisse bei der Anwendung von Forschung können

- **persönlich** und **beruflich** bedingt sein (z. B. Mangel an Vertrauen in die Wissenschaft, Festhalten an tradiertem Wissen oder Widerstand gegen die Theorie und gegen das Lesen);
- **ausbildungsbedingt** sein (z. B. kein Grundlagenwissen über Forschung, keine Kenntnisse über Literaturrecherche und die Nutzung von Datenbanken oder keine bzw. mangelhafte Englischkenntnisse);
- ihren Ursprung im **Umfeld der Pflege** haben, also kontextbedingt sein (z. B. kein Zugang zu Literatur und Datenbanken, fehlende Mittel, zu wenig Entscheidungskompetenz der Pflegenden oder fehlende Unterstützung seitens der Vorgesetzten);
- in der **Forschungsmethodik** liegen (Probleme, die Ergebnisse auf das jeweilige Umfeld der Pflegenden zu übertragen, z. B. aufgrund mangelnder methodischer Qualität oder zu geringer Stichprobengrößen);

- in **kommunikationsbedingten Hemmnissen** zwischen Forscherinnen und Praktikerinnen liegen (wie z. B. in der Tatsache, dass Ergebnisse hauptsächlich in Forscherkreisen ausgetauscht werden, dass zu wenig verständliche Studien in Fachzeitschriften veröffentlicht werden oder dass die Zeitdifferenz zwischen der Durchführung einer Studie und ihrer Veröffentlichung zu groß ist).

Parahoo beschreibt die Hindernisse zusammenfassend, indem sie drei große Barrieren nennt, die bei der Anwendung von Forschung in der Praxis hinderlich sind:

- **persönliche** Faktoren;
- **umweltbedingte** (oder kontextuelle) Faktoren;
- Faktoren, die sich auf die **Forschung und ihre Präsentation** beziehen.

(vgl. Parahoo 1997)

9.5.2 Strategien zum Abbau der Barrieren

Es ist sicher unrealistisch, anzunehmen, dass alle Barrieren, die der Forschungsanwendung entgegenstehen, abgebaut werden können. Dennoch ist es von großer Wichtigkeit, Strategien zu überlegen, wie diese Barrieren aus dem Weg geräumt werden können, welche davon schneller und welche langfristiger. Solche Überlegungen sind auch wichtig, um deutlich zu machen, dass alle Gruppen – die einzelnen Pflegenden, die Pflegelehrerinnen, die Managerinnen und die Forscherinnen – den klaren Auftrag haben, für Forschungsanwendung zu sorgen, und dass Verantwortung weder nur individuell zu sehen ist noch ausschließlich institutionell noch einzig aufseiten der Forscherinnen.

Persönliche Faktoren

Eine **positive Einstellung** der Forschung gegenüber ist eine wichtige Variable für die Nutzung ihrer Ergebnisse. Champion und Leach (1989) haben herausgefunden, dass die „positive Einstellung" die größte Korrelation mit Forschungsanwendung zeigt (zit. nach Parahoo 1997). Eine positive Einstellung zu Forschung, Neugierde und „Forschergeist" führen dazu, dass mehr Forschungsarbeiten gelesen werden. Das wiederum führt zu einer Vergrößerung der positiven Einstellung gegenüber Forschung durch mehr Vertrautheit mit ihr. Oder negativ formuliert: Je weniger gelesen wird, desto weniger kann sich eine positive Haltung gegenüber Forschung entwickeln. Wer aber eine negative oder misstrauische Haltung gegenüber Forschung hat, liest auch weniger. Das erscheint fast wie ein Teufelskreis.

Diesen Teufelskreis zu durchbrechen, ist die Aufgabe der Ausbildung. Hier ist in erster Linie die Grundausbildung angesprochen. Die einzige Möglichkeit, persönliche Barrieren zu überwinden, ist vermehrtes Wissen über Forschung – Wissen, das es den Pflegenden ermöglicht, Forschungsarbeiten zu lesen und zu verstehen. Bedenken muss man aber, dass das kritische Lesen von Forschungsarbeiten und Kenntnisse über Forschung nicht Dinge sind, die man von heute auf morgen oder in einem einzigen Kurs lernen kann. Diese Fähigkeit entwickelt sich vielmehr durch Übung und Erfahrung. Daher muss im Hinblick auf Forschung das erste Unterrichtsziel in der Grundausbildung zwar das Lesen von Forschungsarbeiten sein; dieses muss aber auch laufend geübt und gefördert werden (z. B. in anderen Unterrichtsfächern). Das Lesen von Forschungsarbeiten kann auch in der Weiterbildung oder in innerbetrieblichen Fortbildungen gezielt vorangetrieben werden. Aber nicht nur fehlendes Verständnis beim Lesen stellt ein Hindernis dar, sondern auch mangelnde Kenntnis darüber, wie man sich Forschungsliteratur beschafft. Auch das muss gelehrt und geübt werden.

Kontextuelle Faktoren

Allein die positive Einstellung oder das Lesen von Forschungsarbeiten reichen noch nicht für die Implementierung von Forschungsergebnissen in der Praxis aus. Auch das Umfeld oder das Arbeitsfeld der Pflegenden kann hemmend oder fördernd wirken. Hier sind in erster Linie die Managerinnen angesprochen, sowohl auf der letzten als auch auf der ersten Führungsebene. Zeit, Struktur, Autonomie und Expertise sind hier die Schlüsselbegriffe. Pflegende brauchen **Zeit** zum Suchen, Lesen und Verarbeiten von Forschungsergebnissen. Damit ist nicht gemeint, dass nun allen Praktikerinnen eine „Lesestunde" pro Tag eingeräumt werden müsste – das wäre weder realistisch noch zielführend. Jedoch sollte zur gezielten Bearbeitung von Problemen seitens des Managements eine **zeitliche** Struktur geschaffen werden, die das Lesen nicht nur erlaubt, sondern einfordert und damit als Teil der Arbeit definiert. Strukturen braucht es aber auch für die Implementierung von Forschungsergebnissen (siehe Kap. 9.2).

Autonomie ist ein weiterer Schlüsselbegriff. Neugierde, Kreativität, Kritikfähigkeit und Mut zur Veränderung müssen vom Management zugelassen und gefördert werden. Pflegende brauchen auch ausreichend Autonomie, um diese Fähigkeiten zu entwickeln und Veränderungen einzuleiten. Diese Autonomie muss ihnen gewährt werden. Der Versuch, Neues umzusetzen, darf nicht durch rigide Vorschriften, Angst oder Festhalten am Althergebrachten durch die Vorgesetzten blockiert werden.

Mit **Expertise** als wichtiger Faktor ist hier gemeint, dass nicht alle Pflegenden die Fähigkeiten besitzen können, die nötig sind, um Forschungserkenntnisse umzusetzen oder EBN-Prozesse durchzuführen. Eine Institution braucht Expertinnen dafür, denn das kritische Analysieren von Forschungsergebnissen ist nicht etwas, das mit der Fähigkeit „Lesen von Forschungsarbeiten", wie sie allen Pflegenden zu eigen sein sollte, abgetan ist. Genauso benötigt man Expertinnen für die Gestaltung der komplexen Umsetzungsprozesse, die der Organisationsentwicklung nahe verwandt sind.

Faktoren, die sich auf die Forschung und ihre Präsentation beziehen
In diesem Bereich geht es darum, auch denjenigen, die Forschung durchführen und publizieren bzw. präsentieren, ihre Rolle und Verantwortung bei der Forschungsanwendung deutlich zu machen. Forscherinnen und Praktikerinnen müssen beide einen Schritt aufeinander zugehen.

Zunächst müssen Forschungsarbeiten in einer Sprache publiziert werden, die auch Praktikerinnen (ein gewisses Basiswissen über Forschung vorausgesetzt) verstehen können. *"The best studies are little of value if they are incomprehensible to those who could benefit most from them – practitioners"* (Parahoo 1997, S. 377). Die Forderung, Forschungsergebnisse so zu präsentieren, dass sie auch für Nicht-Wissenschafterinnen verständlich sind, bedeutet oftmals, für zwei verschiedene Zeitschriften einen Bericht zu schreiben (für eine wissenschaftliche und eine Praxiszeitschrift) und die Arbeit auf zwei verschiedenen Kongressen zu präsentieren, einem Wissenschafts- und einem Praxiskongress (vgl. Saxer 1999).

Wird die Forschungsarbeit auf einem Praxiskongress präsentiert, so ist es auch angebracht, den Theorie- und den Methodenteil kleiner zu halten und dafür im Gegenzug einer Diskussion der Ergebnisse und ihrer Auswirkungen auf die Praxis mehr Raum zu geben. Eine wichtige Forderung ist daher, dass bei der Publikation und Präsentation von Forschungsergebnissen bereits die Forscherinnen Vorschläge für die Implementierung in die Praxis machen und Schlussfolgerungen für die Praxis ziehen sollen.

Gerade in diesem Punkt ist es mir ein großes Anliegen, zukünftige Forscherinnen darauf aufmerksam zu machen, dass auch sie einen großen Teil der Verantwortung dafür tragen, ob Forschungsergebnisse in die Praxis Einzug halten. Als Forscherin oder angehende Wissenschafterin nach wissenschaftlichen Ehren zu streben, ist legal und wichtig. Aber man muss auch lernen, dass man sich nicht nur in Insiderkreisen bewegen kann, nicht nur unter Wissenschafterinnen, unter den Professionellen in der Pflege. So werden wir nur wenig bewirken können.

Daher möchte ich abschließend Ian Needham zitieren, der unter dem Titel „Pflegewissenschaft – zu wenig sichtbar" einige kritische Fragen an sich als Pflegewissenschafter und Forscher stellt:

- *„Was habe ich in den letzten Jahren zur Volksaufklärung bezüglich Pflegewissenschaft und deren Fortschritte für PatientInnen geleistet?*

- Wann erschien mein letzter Beitrag in einem allgemeinen Publikationsorgan, der Personen außerhalb der Gesundheits- und Krankenpflege ansprechen soll?
- Wie viele Vorträge habe ich für die in der direkten Pflege Tätigen gehalten, um meine Forschungsergebnisse in verständlicher Weise zu erklären?
- Wie oft habe ich mich mit KollegInnen anderer Berufsgruppen getroffen, um pflegewissenschaftliche Ergebnisse vorzustellen und zu diskutieren?
- Wie viele meiner Forschungsarbeiten habe ich in eine allgemein verständliche Sprache übertragen, damit größere Kreise sie verstehen können?
- Wann habe ich zum letzten Mal zu einem Nicht-Fachpublikum gesprochen?
- Wie oft habe ich im vergangenen Jahr meine Forschungen in einer Volksschule vorgestellt, damit auch die heranwachsende Generation die Bedeutung der Pflegewissenschaft begreifen kann?" (Needham 2006, S. 3)

Diese Fragen sollten sich alle in der Pflegewissenschaft Tätigen stellen! Und sie sollten sich immer vor Augen führen: *„Gute Pflegewissenschaft ist notwendig, Ausbruch aus dem pflegewissenschaftlichen ‚Ghetto' ist besser"* (Needham 2006, S. 3).

9.6 Literatur zur Vertiefung des Lernstoffs

> Burns Nancy/Grove Susan K.: Pflegeforschung verstehen und anwenden. Urban & Fischer, München 2005 (598 Seiten)
> Das gesamte Buch ist didaktisch und mit Fokus auf der kritischen Betrachtung von Forschungsarbeiten aufgebaut. In jedem Kapitel (von den Designs über die Datensammlung und -auswertung bis zur Ethik) gibt es Fragen zur kritischen Überprüfung der jeweiligen Komponente einer Forschungsarbeit.
>
> LoBiondo-Wood Geri/Haber Judith: Pflegeforschung. Methoden, Bewertung, Anwendung. Urban & Fischer, München 2005 (811 Seiten)
> Teil IV (Kap. 20, S. 650–706) dieses Lehrbuchs ist ganz der Forschungsanwendung im Sinne einer evidenzbasierten Praxis gewidmet. Hier werden neben den Modellen evidenzbasierter Praxis die einzelnen Schritte des Vorgehens ausführlich beschrieben. Die Schaffung einer Kultur evidenzbasierter Praxis als letztes Kapitel ergänzt dieses Thema sehr gut.
>
> Behrens Johann/Langer Gero: Evidence-based Nursing and Caring. Interpretativ-hermeneutische und statistische Methoden für tägliche Pflegeentscheidungen. Vertrauensbildende Entzauberung der Wissenschaft. Huber, Bern 2004 (325 Seiten)

In diesem Buch werden Grundlage und Vorgangsweise von EBN geschildert. Von einem einführenden Kapitel über die Literatursuche bis zu verschiedenen Möglichkeiten der Veränderung der Pflegepraxis spannt sich der thematische Bogen der Publikation. Besonders ausführlich wird auf die kritische Beurteilung von Studien eingegangen; verschiedene Designs und statistische Auswertungen werden unter dem Blickwinkel des Lesens und Verstehens dargestellt und erklärt.

Rycroft-Malone Joanne: Models and Frameworks for Implementing Evidence-based Practice: Linking Evidence to Action (Evidence-based Nursing). Wiley-Blackwell, Hoboken, NJ 2010 (288 Seiten).

Jo Rycroft-Malone, deren Spezialgebiet EBN darstellt, zeigt in ihrem Buch zum einen Grundsätze und theoretische Grundlagen von EBN auf, zum anderen beschreibt sie zentrale Modelle, wie das Stetler-Modell, das Ottawa-Modell oder das IOWA-Modell. In Kap. 11 wird auch erläutert, wie man solche Modelle und Rahmen analysiert.

Hamer Susan/Collinson Gill (Hg.): Achieving Evidence-Based Practice. A Handbook for Practitioners. Baillière Tindall, Edinburgh 1999 (221 Seiten)

Dieses Buch ist aus einer multidisziplinären Perspektive geschrieben und wendet sich als „Handbuch" an die Praktikerinnen. Das Thema EBP wird in drei Abschnitten behandelt: 1. in Bezug auf die Beurteilung von Studien, 2. in Bezug auf die Anwendung von Ergebnissen in der Praxis und 3. im Hinblick auf Personal- und Organisationsentwicklungsmaßnahmen, die für Veränderungen notwendig sind. Durch gut gegliederte Kapitel, Beispiele und Fragen zur Reflexion ist der Band ansprechend aufbereitet.

Anhang

Die wichtigsten Bibliothekskataloge

Österreichische Bibliotheken

Österreichische Bibliotheken
> Die Universitätsbibliothek Innsbruck bietet auf dieser Website eine umfassende Linkliste zu vielen österreichischen Bibliotheken:

http://www.uibk.ac.at/http://www.uibk.ac.at/ulb/information/bibliotheken.html

Österreichische Nationalbibliothek
> Hier werden u. a. alle in Österreich erschienenen Publikationen inklusive Hochschulschriften wie Dissertationen gesammelt und verfügbar gemacht:

http://www.onb.ac.at

Österreichischer Bibliothekenverbund

Verbundkatalog
> In diesem Katalog kann über ein einziges Suchformular in mehr als 50 Katalogen österreichischer wissenschaftlicher Bibliotheken gleichzeitig gesucht werden. Über den Gesamtkatalog ist auch der „Teilkatalog Zeitschriften und Serien" verfügbar, hier können Bibliotheken ausfindig gemacht werden, die gesuchte gedruckte Zeitschriften führen:

http://www.obvsg.at/kataloge/verbundkataloge/

Österreichische Dissertationsdatenbank des Bibliothekenverbundes
> Diese Datenbank ist im Aufbau begriffen. Hier können Titel von Dissertationen mit Zusammenfassung des Inhalts aufgefunden werden. In Zukunft sollen auch Volltexte von österreichischen Dissertationen zur Verfügung stehen:

http://media.obvsg.at/dissdb

Universitätsbibliotheken

Sammelschwerpunkte der Universitätsbibliotheken richten sich nach den Lehrangeboten der Universität. Grundsätzlich enthalten die Bibliothekskataloge u. a. diejenigen Hochschulschriften (Dissertationen, Diplomarbeiten), welche auf der jeweiligen Universität entstanden sind.

UB Medizinische Universität Wien
Diese Bibliothek bietet den größten Bestand an medizinischer und gesundheitsrelevanter Literatur in Österreich:
http://ub.meduniwien.ac.at/

UB Graz
http://www.kfunigraz.ac.at/ub

UB Innsbruck
http://www.uibk.ac.at/c108

UB Klagenfurt
http://www.uni-klu.ac.at/ub

UB Linz
http://www.ubl.uni-linz.ac.at

UB Salzburg
http://www.uni-salzburg.at/bibliothek

UB Wien
http://ub.univie.ac.at

Internationale Bibliotheken
Karlsruher Virtueller Katalog
  Der Katalog bietet eine Suche in internationalen Bibliothekskatalogen:
http://www.ubka.uni-karlsruhe.de/kvk.html

Deutsche Zentralbibliothek für Medizin
http://www.zbmed.de

Literatursuche/Kataloge
TheO – Dissertationen online
  Über eine Suchmaschine werden hier elektronische Dissertationen aus deutschen Universitäten verfügbar gemacht:
http://www.iwi-iuk.org/dienste/TheO

Pflegespezifische Bibliothekskataloge

Bibliothekskatalog des Weiterbildungszentrums für Gesundheitsberufe SRK, Aarau (CH)

Sammelschwerpunkte der Bibliothek: Pflege, Fachdidaktik Pflege, Pflegewissenschaft, Gesundheitswissenschaften. Zu finden sind Bücher, Zeitschriftenaufsätze und Arbeiten aus dem Weiterbildungszentrum wie z. B. Masterarbeiten und Arbeiten der Höheren Fachausbildung:

http://biblio.weg-edu.ch/webopac/WebOpac.asp

Bibliothekskatalog des deutschen Caritasverbandes in Freiburg

Wissenschaftliche Spezialbibliothek für Wohlfahrtspflege und Sozialwesen. Seit 1993 ist Pflegewissenschaft ein besonderer Sammelschwerpunkt. Eine Zeitschriftenaufsatz-Datenbank für Sozialwesen und Pflege ist hier zugänglich:

http://www.caritas.de/2578.html

Zeitschriftendokumentation/Sozialwesen Pflege

Aufsatzkatalog der Pflegebibliothek am Rudolfinerhaus in Wien

Der Aufsatzkatalog der Gesundheits- und Krankenpflegeschule umfasst ca. 18.000 Aufsatztitel aus Pflegezeitschriften:

http://www.rudolfinerhaus.at
> Pflegebibliothek
> Aufsatzsuche

Hebammenbibliothek

Hebammenbibliothek an der Universität Osnabrück

Die Website der Bibliothek bietet neben einer Liste von unveröffentlichten Arbeiten viele Links zu weiteren hebammenrelevanten Informationen:

http://www.hebammen.uni-osnabrueck.de

Fachdatenbanken

Frei zugängliche Fachdatenbanken
DIMDI

Deutsches Institut für Medizinische Dokumentation. DIMDI stellt viele kostenlose und kostenpflichtige medizinische Datenbanken über seine Website zur Verfügung:

http://www.dimdi.de/ > Datenbankrecherche

MEDLINE
Medline ist die weltweit größte medizinische Datenbank, wird von der National Library of Medicine angeboten und beinhaltet Literaturhinweise und Abstracts v. a. aus den Bereichen Humanmedizin, Veterinärmedizin, Pharmakologie, Reproduktionsbiologie und Pflege. Die Datenbank ist englischsprachig und bezieht die Literaturzitate aus internationalen Fachzeitschriften.
Freier Zugang zu Medline über DIMDI

PubMed
Direkter Zugang über die National Library of Medicine

PubMed bietet neben MEDLINE auch Zugang zu bibliographischen Daten aus Randgebieten der Medizin:
http://www.ncbi.nlm.nih.gov/PubMed/

GEROLIT (GEROntologische LITeratur)
Bibliografische Datenbank zur sozialen Gerontologie und Altenarbeit. Das Literaturinformationssystem entstand 1978 und umfasst großteils deutschsprachige Literatur.
http://vzlbs2.gbv.de

Kostenpflichtige Datenbanken
Ein Teil der Datenbanken kann in öffentlich zugänglichen medizinischen Bibliotheken frei bzw. mit Hilfe von Bibliothekarinnen gegen Entgelt benützt werden.

CINAHL (Cumulative Index to Nursing and Allied Health Literature)
Große englischsprachige Datenbank mit über zwei Millionen Literaturzitaten aus Pflege und angrenzenden Gesundheitsbereichen. Für die Pflege ist sie die bedeutendste internationale Literaturdatenbank:
http://www.ebscohost.com/cinahl/

EMBASE
Neben Medline die wichtigste medizinische Datenbank mit Schwerpunkt auf medizinischer Literatur aus Europa. Der private Zugang ist sehr teuer, die Nutzung empfiehlt sich über eine medizinische Bibliothek:
http://www.embase.com

Cochrane
Die Cochrane Library hat sich zur Aufgabe gemacht, die beste verfügbare Evidenz zu therapeutischen Fragestellungen bereitzustellen und enthält mehrere Datenbanken:

z. B. CDSR (Cochrane Database of Systematic Reviews):
Volltextdatenbank mit systematischen Reviews.
CCTR (Cochrane Controlled Trials Register):
Datenbank mit Literaturhinweisen auf randomisierte klinische Studien.
Freier Zugang zu den Abstracts der Reviews.
Allgemeines über Cochrane: http://www.cochrane.de
Datenbank: http://www.thecochranelibrary.com

Care-Lit
Datenbank zur Kranken- und Altenpflege sowie zu Krankenhaus- und Heimmanagement. Enthält Angaben zu Fachartikeln aus deutschsprachigen Zeitschriften, dazu allgemeine Berichte, Kongressberichte, Firmenberichte usw. Die Fachliteratur ist bis in die 1950er-Jahre erfasst:
http://www.carelit.de

MIDIRS (Midwives Information and Ressource Service)
Hebammenspezifische Datenbank, die für Bezieherinnen des Abonnements der Zeitschrift „MIDIRS digest" verfügbar ist:
http://www.midirs.org

PsycINFO
Literaturdatenbank der American Psychological Association. Sie bietet internationale Literaturnachweise zu Psychologie mit den Teilbereichen Psychiatrie, Medizin, Pflege, Pharmakologie, Soziologie usw.
http://www.psycinfo.com

Psyndex
Datenbank für psychologische Literatur. Wird vom Zentrum für Psychologische Information und Dokumentation in Deutschland hergestellt und enthält deutsch- und englischsprachige Literaturnachweise von Autorinnen und Autoren aus deutschsprachigen Ländern.
http://www.psyndex.de

Elektronische Hochschulschriften

Dissonline
Dissonline ist eine von der Deutschen Bibliothek verwaltete Datenbank für elektronische Dissertationen. 82 Bibliotheken beteiligen sich mit ihren Hochschulschriften an dieser Datenbank.
http://www.dissonline.de

Österreichische Dissertationsdatenbank des Bibliothekenverbundes
Bibliografischen Daten von Dissertationen aus österreichischen Universitäten werden hier mit Abstract erfasst, einige Arbeiten stehen auch mit Volltext zur Verfügung.
http://media.obvsg.at/dissdb

Elektronische Dissertationen in der Schweiz
Neben der Suchmöglichkeit nach elektronischen Dissertationen in Zürich stehen hier auch Links zu Hochschulschriften an anderen Schweizer Universitäten zur Verfügung.
http://www.dissertationen.uzh.ch/

NDLTD (Networked Digital Library of Thesis and Dissertations)
Netzwerk, das internationale Hochschulschriften der beteiligten internationalen Bibliotheken in elektronischer Form frei zugänglich macht.
http://www.ndltd.org/

Datenbank WISE
Datenbank für wissenschaftliche Schriften in der Pflege (Diplomarbeiten, Magisterarbeiten, Bachelorarbeiten, Masterarbeiten etc.). Neben den allgemeinen Angaben von Autor, Titel und Abstract werden auch der Standort, Bezugsmöglichkeiten und Preis der jeweiligen Arbeit angegeben. Über eine Registrierung ist ein Download von Volltexten kostenlos möglich.
http://www.dip.de/datenbank-wise/

OpenDOAR – The Directory of Open Access Repositories
Qualitätskontrolliertes Verzeichnis von weltweiten fachlichen und institutionellen Repositorien (Dokumentenserver) mit vielen wissenschaftlichen Arbeiten im Volltext. Über eine Suchfunktion kann in allen zur Verfügung stehenden Repositorien gleichzeitig gesucht werden. In erster Linie ist englischsprachige Literatur (80 %) zu finden, 12 % ist deutschsprachig.
http://www.opendoar.org/

OAIster
Teilbereich im „Worldcat" (www.worldcat.org), in dem über verschiedene internationale Dokumentenserver nach Open-Access-Dokumenten gesucht werden kann.
http://oaister.worldcat.org/

Verzeichnis wichtiger Fachbegriffe

Abhängige Variable (dependent variable)
= die in der Forschung (speziell in Experimenten) gemessene Reaktion, von der man annimmt, dass sie durch die unabhängige Variable verändert wurde.

Aktionsforschung (action research)
= eine Methode oder ein Forschungsdesign, bei dem gleichzeitig Forschung und Problemlösung stattfinden. Die Zusammenarbeit zwischen Forscherinnen und Beforschten ist dabei ein zentrales Element.

Alpha-Fehler, Typ-I-Fehler, Fehler erster Ordnung (type I error)
= ein Fehler, der darin besteht, dass die Nullhypothese verworfen wird, obwohl sie tatsächlich zutrifft.

Angewandte Forschung (applied research)
= Forschung, die die Lösung bestimmter praktischer Anliegen zum Ziel hat.

Äquivalenz (interrater/interobserver reliability)
= der Grad der Zuverlässigkeit, mit dem ein Messinstrument bei mehreren Befragerinnen funktioniert. Der Test des Gütekriteriums Äquivalenz erfolgt, indem zwei oder mehr Personen das gleiche Interview durchführen und die Resultate auf Übereinstimmung geprüft werden.

Arithmetisches Mittel (mean)
siehe Mittelwert.

Augenscheinvalidität (face validity)
= die kritische Beurteilung eines Instruments seitens einer oder mehrerer Expertinnen auf dessen wahrscheinliche Gültigkeit.

Beobachtung (observation, observational research)
= eine Methode zur Erfassung von Verhaltensweisen. Mithilfe einer oder mehrerer Beobachterinnen wird das Verhalten, das untersucht werden soll, beobachtet und systematisch aufgezeichnet.

Beobachtungsfeld (observation field)
= der räumliche und soziale Bereich, in dem beobachtet werden soll.

Beobachtungseinheit (observation period)
= derjenige Teilbereich sozialen Geschehens, der konkreter Bestandteil der Beobachtung sein soll. Man unterscheidet Zeiteinheiten und Ereignis- oder Handlungseinheiten.

Beständigkeit (intraobserver reliability)
= der Grad der Zuverlässigkeit eines Instruments bei wiederholtem Einsatz. Eine Methode, dieses Gütekriterium zu messen, ist z. B. die Test-Retest-Methode, d. h. die Wiederholung des Tests zu einem anderen Zeitpunkt bei konstanten Bedingungen.

Beta-Fehler, Typ-II-Fehler, Fehler zweiter Ordnung (type II error)
= ein Fehler, der darin besteht, dass die Nullhypothese für zutreffend gehalten wird, obwohl sie tatsächlich nicht zutrifft.

Blindstudien, Halbblindstudien (single blind studies)
= Studien, bei denen entweder die Forscherin oder die Probandinnen verblindet werden (siehe Verblindung).

Case Study Design
siehe Einzelfallstudie.

Datenauswertungen, interpretativ-explikative
siehe Interpretativ-explikative Datenauswertungen.

Datenauswertungen, interpretativ-reduktive
siehe Interpretativ-reduktive Datenauswertungen.

Datensättigung (saturation)
= ein Leitprinzip, das Orientierung für den Umfang von Stichproben in der qualitativen Forschung gibt. Man spricht von Datensättigung, wenn durch weitere Datenerhebungen keine neuen Informationen mehr gewonnen werden können.

Deduktion, deduktiv (deduction)
= das Ableiten des Besonderen aus dem Allgemeinen; ausgehend von theoretischen Ansätzen werden Hypothesen abgeleitet, die dann empirisch geprüft werden können.

Delfi-Studie (delphie technique)
= ein Vorgehen zur systematischen Erfassung von Expertenmeinungen und zur Bildung eines Gruppenkonsenses daraus. Eine Delfi-Studie besteht aus der systematischen und wiederholten Sammlung der Sicht von Expertinnen zu einem bestimmten Thema oder Gegenstand (mittels eines standardisierten Instruments) mit dem Ziel, zu einer Übereinstimmung zu kommen. Die Datenerhebung erfolgt anonym.

Design
siehe Forschungsdesign.

Deskriptive Forschung (descriptive studies)
= beschreibende Forschung mit dem Ziel, Phänomene, Verhaltensweisen,

Ist-Zustände etc. möglichst vollständig zu beschreiben und zu analysieren, um zu neuen Erkenntnissen zu gelangen.

Dokumentenanalyse
= eine Methode der Datenerhebung, um Material, das nicht eigens zu Forschungszwecken geschaffen wurde, wissenschaftlich auszuwerten.

Doppelblindstudien (double blind studies)
= Studien, bei denen sowohl Forscherin als auch Probandinnen verblindet werden (siehe Verblindung).

EBN
siehe Evidence-based Nursing.

EBP
siehe Evidence-based Practice.

Einfache Zufallserhebung (simple probability sampling)
= eine Form der Zusfallsstichprobenbildung. Dabei wird zuerst der Stichprobenrahmen festgelegt (Liste der Populationselemente), dann wird die Liste durchnummeriert, und die Stichprobenelemente werden mittels einer Tabelle mit Zufallszahlen oder mittels PC bestimmt.

Einzelfallstudie, Fallstudie (single case study, case study, case study design)
= eine Form von deskriptiven (lat. descriptio: Beschreibung) Studien, bei der ein einziger Fall aus verschiedenen Perspektiven bearbeitet wird. Der Fall kann sich auf eine Person beziehen, aber auch auf eine Gruppe, eine Familie, ein gesellschaftliches System etc. Ziel ist es, die Komplexität des ganzen Falles, die Zusammenhänge der Funktions- und Lebensbereiche unter Berücksichtigung des historischen und lebensgeschichtlichen Hintergrundes herauszuarbeiten.

Empirisch (empiric)
= auf (sinnlicher) Erfahrung beruhend.

Empirische Forschung (empirical research)
= auf Erfahrung beruhende Forschung. Erfahrung bedeutet hier die nach wissenschaftlichen Regeln erfolgende Datenerhebung jeglicher Art (qualitativ, quantitativ, Beobachtung, Befragung, Textanalyse in jedem denkbaren Forschungsdesign) und bildet eine Abgrenzung gegenüber Forschung ohne Datenerhebung, z. B. in der Philosophie.

Episodisches Interview
= eine Form des qualitativen Interviews, bei dem erzählender und befragender Aspekt sich vereinen und einander ergänzen. Man erfasst damit zwei Bestandteile persönlichen Wissens: den erfahrungsnahen Anteil,

der auf eine konkrete Situation bezogen ist, und abstrakte, verallgemeinernde Annahmen und Zusammenhänge.

Erhebung, gezielte
siehe Gezielte Erhebung.

Ethik (ethics)
= ein Teilgebiet der Philosophie. Sie ist die wissenschaftliche Betrachtung moralischer und sittlicher Fragen, wobei Moral sich auf den Handlungsaspekt der Sittlichkeit bezieht.

Ethikkommission (institutional review board, IRB)
= Expertengremium, das sich mit Fragen zur Wahrung der Menschenwürde und Menschenrechte in speziellen Fragestellungen (z. B. für Forschungsstudien) beschäftigt.

Ethnografie (ethnography)
= eine spezielle Form der qualitativen Forschung, deren zentrales Anliegen es ist, die Lebenswelt anderer Menschen aus ihrer Sichtweise zu verstehen; es geht dabei um die Beschreibung fremder „Kulturen" oder kultureller Gruppen.

Evaluationsforschung (evaluation research)
= die Anwendung wissenschaftlicher Forschungsmethoden und -verfahren zur Bewertung von Programmen, Arbeitsmethoden, Behandlungen, Dienstanweisungen etc.

Evidenz (evidence)
= im Deutschen eigentlich Offensichtlichkeit. Im Zusammenhang mit Evidence-based Nursing wird der englische Begriff „evidence" häufig mit „Evidenz" übersetzt und bedeutet dann „wissenschaftlicher Nachweis", „wissenschaftlicher Beleg".

Evidence-based nursing, EBN
= Konzept zur Nutzung der derzeit besten wissenschaftlich belegten Erfahrungen Dritter als Grundlage für Praxisentscheidungen in der individuellen Pflegesituation.

Evidence-based practice, EBP
= „beweisbasierte Praxis" (siehe auch EBN).

Evidenzgrad (level of evidence)
= der Grad der Beweiskraft einer Studie.

Evidenzhierarchien (hierarchies of evidence)
= ein Ordnungssystem verschiedener Forschungsdesigns nach ihrer „Beweiskraft" (ihrem Evidenzgrad).

Experimentelle Forschung (experimental research)
= eine bestimmte Untersuchungsanordnung zur Erforschung von Ursache- und Wirkungszusammenhängen. Es wird dabei untersucht, inwieweit eine Variable (ein Faktor) eine Situation, einen Zustand oder ein Verhalten beeinflusst, indem man zwei (oder mehrere) Gruppen aus einer Population miteinander vergleicht. Dabei wird eine Gruppe (Versuchsgruppe) einer Veränderung unterzogen; die andere Gruppe, bei der nichts verändert wird, dient zum Vergleich (Kontrollgruppe).

Ex-post-facto-Forschung (ex-post-facto research)
= nicht experimentelle Forschung, bei der die Veränderung der unabhängigen Variable bereits vor der Studie stattgefunden hat. Es handelt sich dabei um Korrelationsforschung, d. h. es geht dabei um die Erforschung der Beziehung zwischen abhängiger und unabhängiger Variable. Da dieses Design jedoch keine Kontrolle der unabhängigen Variable erlaubt, kann man – anders als beim Experiment – nur schwer von einer ursächlichen Beziehung zwischen den Variablen ausgehen.

Experteninterview
= eine halb standardisierte Befragung von Personen, die als Expertinnen in einem bestimmten Fachgebiet oder für eine bestimmte Fragestellung gelten. Es ist eine gute Methode, um komplexe Wissensbestände zu erforschen und zu rekonstruieren und dient zur Ermittlung von Kontextwissen.

Externe Validität (external validity)
= ein Kriterium, das zur Beurteilung der Angemessenheit eines quantitativen Forschungsdesigns herangezogen wird. Es ist Ausdruck dafür, inwieweit, für wen und in welchem Setting die Forschungsresultate verallgemeinert werden können.

Fall-Kontroll-Studie (case-control-study)
= eine retrospektive Querschnittstudie mit Vergleichsgruppen: Fälle und Kontrollen. Zuerst wird die Fallgruppe aus Personen zusammengestellt, die das gesundheitsbezogene Ereignis/die Krankheit bzw. die zu erklärende Variable oder den Outcome aufweisen. Der Fallgruppe werden Personen ohne diese Variable als Kontrollgruppe zugeordnet. Retrospektiv wird nun untersucht, ob die Fälle die gleiche Häufigkeit an Risikofaktoren aufweisen wie die Personen der Kontrollgruppe.

Feldbeobachtung (fieldwork)
= Beobachtung in der natürlichen Umgebung der Beobachteten.

Fokusgruppe, Fokusgruppeninterview (focus group, focus group interview)
siehe Gruppeninterview.

Forschung (research)
= die Anwendung wissenschaftlicher Methoden, um zu neuer Erkenntnis zu gelangen.

Forschung, angewandte
siehe Angewandte Forschung.

Forschung, deskriptive
siehe Deskriptive Forschung.

Forschung, empirische
siehe Empirische Forschung.

Forschung, experimentelle
siehe Experimentelle Forschung.

Forschungsanwendung (research utilisation)
= der Prozess der Verbreitung und des Gebrauchs von Wissen, das durch Forschung gewonnen wurde, um eine Neuerung oder Veränderung in der Praxis zu bewirken.

Forschungsdesign (research design)
= die Untersuchungsanordnung, die das Vorgehen bei der Forschungsarbeit bestimmt.

Forschungsfrage (research question)
= die ausdrückliche Frage nach einem bestimmten wissenschaftlichen Problem. Dieses soll infrage gestellt, untersucht und analysiert werden, sodass neue, nützliche Informationen erzielt werden können.

Forschungshypothese (alternative hypothesis)
= eine Hypothese, in der formuliert wird, dass es eine Beziehung zwischen der abhängigen und der unabhängigen Variable gibt. Wenn durch die Studie signifikante Beweise für eine solche Beziehung gefunden werden, gilt die Forschungshypothese als verifiziert.

Forschungsprozess (research process)
= die Bezeichnung für den Ablauf einer Forschungsarbeit.

Gelegenheitsstichprobe (convenience sampling)
= die Auswahl derjenigen Personen für eine Studie, die am leichtesten zugänglich sind.

Gerichtete Hypothese (direktional hypothesis)
= eine Hypothese, bei der die Richtung der prognostischen Beziehung zwischen den Variablen in der Aussage enthalten ist.

Geschichtete Zufallserhebung (stratified random sample)
= eine Form der Zufallsstichprobe. Die Gesamtpopulation wird zuerst geschichtet – z. B. nach der prozentuellen Verteilung von Männern und Frauen –, dann wird aus jeder Schichtung eine Zufallsstichprobe gezogen.

Gezielte Erhebung, gezielte Stichprobe (purposive sample)
= eine Form der Stichprobenauswahl, die nicht auf dem Zufallsprinzip beruht. Es ist dies eine Auswahl von Versuchspersonen, die typisch für eine bestimmte Population sind oder eine ungewöhnliche Gruppe repräsentieren.

Grounded Theory
= eine Methode der qualitativen Sozialforschung, die von Glaser und Strauss entwickelt wurde. Ihr Ziel ist es, erklärende Theorien für das menschliche Verhalten und für soziale Prozesse zu schaffen. Charakteristisch dabei ist, dass Datensammlung und Datenauswertung nicht nacheinander vor sich gehen, sondern einander abwechseln.

Grundgesamtheit, Population (population)
= die Gesamtheit aller Personen oder Dinge, die ein bestimmtes Merkmal aufweisen; die gesamte Zielgruppe einer Erhebung, aus der eine Stichprobe gezogen wird.

Grundlagenforschung (fundamental research, basic research)
= Forschung, die sich mit der Überprüfung und Vervollkommnung von Erkenntnisgrundlagen und Theorien einer Wissenschaft befasst.

Gruppeninterview (group interview, focus group interview)
= eine mündliche Befragung mit mehreren Teilnehmerinnen, d. h. das Gespräch einer Gruppe zu einem bestimmten Thema unter Laborbedingungen.

Gütekriterien (scientific rigor)
= Maßstäbe, an denen die wissenschaftliche Qualität von Forschungsergebnissen gemessen werden kann.

Halb standardisiertes Interview (semi-structured interview)
= eine mündliche Befragung, der ein Interviewleitfaden zugrunde liegt.

Hermeneutik, objektive
siehe Objektive Hermeneutik.

Homogenität (homogenity)
= die innere Konsistenz der Items einer Skala.

Hypothese (hypothesis)
= begründetet Annahme, Vermutung über die Beziehung von zwei oder mehreren Variablen. Mittels wissenschaftlicher Untersuchung überprüft man diese Vermutung auf ihre Gültigkeit.

Hypothese, gerichtete
siehe Gerichtete Hypothese.

Hypothese, ungerichtete
siehe Ungerichtete Hypothese.

Induktion, induktiv (induction)
= das Schließen vom Besonderen (Einzelfall) auf das Allgemeine. Mit induktiven Methoden werden Tatsachen durch Beobachtung ermittelt und daraus theoretische Überlegungen oder Theorien abgeleitet.

Informierte Zustimmung (informed consent)
= ein ethisches Prinzip, das von der Forscherin verlangt, die freiwillige Teilnahme der Versuchsperson zu erwirken, nachdem diese über die Studie und die damit verbundenen eventuellen Risiken informiert wurde.

Inhaltsanalyse (content analysis)
= eine Methode, um fixierte, reproduzierbare Kommunikation auszuwerten.

Inhaltsvalidität (content validity)
= der Grad, in dem der Inhalt eines Mess- oder Bewertungsinstruments (z. B. die Items eines Fragebogens) alle Aspekte des zu messenden Verhaltens, Zustandes etc. repräsentiert.

Interne Validität (internal validity)
= ein Kriterium, das zur Beurteilung der Angemessenheit eines quantitativen Forschungsdesigns herangezogen wird. Es ist das Ausmaß, in dem man darauf schließen kann, dass die unabhängige Variable die abhängige Variable wirklich beeinflusst. Die interne Validität drückt aus, wie wahrscheinlich es ist, dass die Veränderung der abhängigen Variable von der unabhängigen Variable herrührt und nicht von einem anderen Einfluss. Die interne Validität zeigt also an, inwieweit die Studie bzw. ihr Aufbau andere Erklärungen für die Veränderung der abhängigen Variable zulässt.

Interpretativ-explikative Datenauswertungen (context analysis)
= deutende Verfahren zur Auswertung qualitativer Daten, bei denen man in die Tiefe geht und sich auf die Suche nach Strukturen und Bedeutungen begibt, die zwar vorhanden, aber auf den ersten Blick nicht sichtbar sind.

Interpretativ-reduktive Datenauswertungen (content analysis)
= deskriptive Verfahren zur Auswertung qualitativer Daten, bei denen man beim Offensichtlichen bleibt, bei dem, was gesagt bzw. niedergeschrieben wurde. Der Text wird reduziert und in Kategorien zusammengefasst, die dann miteinander verknüpft und interpretiert werden.

Interrater-Reliabilität (interrater reliability)
= ein Ausdruck der Äquivalenz (siehe Äquivalenz). Es ist der Grad an Übereinstimmung, den zwei unabhängige Beobachterinnen (oder Interviewerinnen) erreichen, wenn sie dieselbe Situation beurteilen.

Intervallskala (interval scale)
= das Messniveau, auf dem die Einstufung von Objekten oder Ereignissen auf einer Skala dargestellt werden kann. Die Intervalle auf der Skala sind gleich groß, es existiert aber kein absoluter Nullpunkt bzw. ist der Nullpunkt willkürlich festgelegt.

Interventionsstudie (interventional study)
= ein Spezialfall einer Längsschnittuntersuchung, bei der zu zwei verschiedenen Zeitpunkten mit möglichst unveränderten Instrumenten Daten erhoben werden. Zwischen den Erhebungen werden bestimmte Maßnahmen (Interventionen) gesetzt.

Interview (interview)
= eine mündliche Befragung mit einem bestimmten (Forschungs-)Ziel.

Interview, episodisches
siehe Episodisches Interview.

Interview, halb standardisiertes
siehe Halb standardisiertes Interview.

Interview, narratives
siehe Narratives Interview.

Interview, problemzentriertes
siehe Problemzentriertes Interview.

In-vivo-Messung (in-vivo measurement)
= Messung, die unmittelbar am Menschen mit unterschiedlichen Messgeräten durchgeführt wird.

In-vitro-Messung (in-vitro measurement)
= Messung, bei der dem Menschen biophysiologisches Material entnommen und im Labor analysiert wird.

Item
= der kleinste Bestandteil eines Untersuchungsinstruments (z. B. eine Frage in einem Fragebogen).

Kodieren (coding)
= der Prozess der Umwandlung von Rohdaten in eine standardisierte Form, um das Material zu analysieren und zu interpretieren. In der quantitativen Forschung werden den Kategorien (z. b. den angekreuzten Antworten auf einem Fragebogen) dabei Zahlen zugeordnet. In der qualitativen Forschung ist das Kodieren der Prozess des Zuordnens bestimmter Aussagen, Beobachtungen etc. zu Kategorien oder Konzepten.

Kohortenstudie (cohort study)
= eine prospektive Längsschnittstudie. Die Kohorte ist üblicherweise eine Gruppe von Personen, die zu Beginn der Studie nicht erkrankt war bzw. bei der das zu erklärende gesundheitsbezogene Ereignis nicht stattgefunden hat, die aber Risikofaktoren ausgesetzt ist. Es wird im Zuge der Studie beobachtet, wann und bei wem das zu erklärende gesundheitsbezogene Ereignis auftritt.

Kontrolle (control)
= Maßnahme, die die Bedingungen, unter denen eine Untersuchung durchgeführt wird, konstant halten soll.

Kontrollgruppendesign, nicht-äquivalentes
siehe Nicht-äquivalentes Kontrollgruppendesign.

Kontrollvariablen (extraneus variable)
= diejenigen Variablen, die mit den abhängigen Variablen in Zusammenhang stehen und der Forscherin bereits im Vorfeld bekannt sind, aber im konkreten Fall nicht Gegenstand der Forschung sind. Sie müssen kontrolliert werden, damit sie das Experiment nicht beeinflussen.

Konstruktvalidität (construct validity)
= der Grad, in dem ein Messinstrument ein theoretisches Konstrukt oder Merkmal tatsächlich erfasst.

Korrelationsberechnung (correlation)
= eine Rechenoperation, mit der man überprüft, ob und wie zwei oder mehrere Variablen miteinander zusammenhängen. Dieser Zusammenhang wird mit einem Wert, dem sogenannten Korrelationskoeffizienten, ausgedrückt.

Korrelationskoeffizient (correlation coefficient)
= das Maß für den Zusammenhang zwischen zwei Faktoren oder Variablen. Der Korrelationskoeffizient kann eine Größe zwischen +1 und −1 haben.

Korrelationsstudie (correlational research)
= eine nicht experimentelle Studie, bei der man die Beziehung zwischen zwei oder mehreren Variablen untersucht, ohne dass dabei eine der Variablen manipuliert würde. Aufgrund dieses Designs können zwar Zusammenhänge festgestellt, jedoch keine Aussagen über kausale Beziehungen gemacht werden.

Kriteriumsvalidität (criterion-related validity)
= ein Aspekt der Gültigkeit eines Messinstruments. Die Kriteriumsvalidität bezieht sich auf den Zusammenhang zwischen den empirisch gemessenen Ergebnissen des Instruments und anderen gemessenen, externen Kriterien (Daten). Die gefundenen Ergebnisse werden mit anderen Daten zum selben Phänomen – Daten, die mit anderen Tests oder Methoden erhoben wurden – verglichen.

Langzeitdesign mit Testserien (time-series-design)
= ein quasi-experimentelles Design, bei dem – wie beim Single-Group-Design – die Kontrollgruppe fehlt. Mehrere Messungen vor und nach der Intervention übernehmen jedoch die Funktion der Kontrollgruppe.

Längsschnittstudie (longitudinal study)
= ein bestimmtes Untersuchungsdesign, wo zu mindestens zwei verschiedenen Zeitpunkten dieselben Methoden zur Datenerhebung eingesetzt werden.

Manipulation (manipulation)
= die bewusste Veränderung der unabhängigen Variable in einer experimentellen Studie.

Matching
= das paarweise Zuordnen von Probandinnen der Kontrollgruppe zu Probandinnen der Versuchsgruppe aufgrund ihrer Ähnlichkeit in einer oder mehreren wichtigen Dimensionen. Man möchte damit die Vergleichbarkeit von Versuchs- und Kontrollgruppe erhöhen.

Median
= Maß der zentralen Tendenz. Er halbiert die der Größe nach geordneten Messwerte, d. h. mindestens die Hälfte der Messwerte ist höchstens so groß und mindestens die Hälfte der Messwerte ist mindestens so groß wie der Median.

Messniveau, Skalenniveau (level of measurement)
= diejenige Messeigenschaft einer Skala, durch die der Einsatz bestimmter statistischer Verfahren festgelegt wird. Man unterscheidet vier Skalenniveaus: Nominalskalen, Ordinalskalen, Intervallskalen und Ratioskalen. Je höher das Skalenniveau ist, desto mehr Freiheiten hat man bei der Auswahl statistischer Verfahren.

Messung (measurement)
= die an Regeln gebundene Zuweisung von Zahlen zu Objekten oder Ereignissen.

Messwiederholungsdesign (crossover design)
= experimentelles Design, bei dem die Studienteilnehmerinnen mehr als einer Intervention – jedoch in verschiedener Reihenfolge – ausgesetzt werden. Die Probandinnen dienen sich dabei als eigene Kontrollgruppe.

Metaanalyse (metaanalysis)
= eine Studie, in der quantitative Untersuchungsergebnisse statistisch zusammengefasst werden. Es handelt sich dabei um verschiedene (experimentelle) Untersuchungen (Primärstudien) mit einer gemeinsamen Thematik. Ziel ist es, einen Überblick über den aktuellen Stand der Forschung zu einem bestimmten Thema zu bekommen und zu überprüfen, ob ein bestimmter Effekt innerhalb der Population vorliegt und wie groß er ist.

Metasynthese (metasynthesis)
= eine Studie, bei der qualitative Untersuchungsergebnisse zusammengefasst werden. Mit einer Metasynthese will man – über eine rein narrative Zusammenfassung mehrerer qualitativer Studien hinausgehend – die Ergebnisse der betreffenden Untersuchungen zu einer Theorie, einer großen Erzählung oder Interpretation integrieren.

Methodeninterne Triangulation (within method trinangulation)
= die Kombination verschiedener Methoden innerhalb eines Forschungsansatzes, um eine Forschungsfrage zu beantworten.

Methodenexterne Triangulation (across method triangulation)
= die Kombination qualitativer und quantitativer Methoden, um eine Forschungsfrage zu beantworten.

Mittel, arithmetisches
siehe Mittelwert.

Mittelwert, arithmetisches Mittel (mean)
= ein Maß der zentralen Tendenz. Es handelt sich dabei um die Summe der Merkmalswerte, geteilt durch die Zahl der Merkmalswerte.

Mixed Method Design
siehe Methodenübergreifende Triangulation.

Multi Method Design
siehe Methodeninterne Triangulation.

Modus, Modalwert (mode)
= ein Maß der zentralen Tendenz. Es handelt sich dabei um den Wert, der am häufigsten vorkommt.

Narratives Interview (narrative interview)
= die offenste Interviewform qualitativer Forschung. Im Vordergrund steht die freie Erzählung, die ein rückblickendes (retrospektives) Erzählen und Interpretieren darstellt. Berichtet wird vom eigenen Leben und Erleben, von Einstellungen und Absichten aus heutiger und damaliger Sicht.

Nicht parametrische Tests (nonparametric statistic)
= Tests für Ordinal- oder Nominalskalierungen und kleine Stichproben, von denen man nicht annimmt, dass sie eine Normalverteilung der Daten aufweisen.

Nominalskala (nominal scale)
= das Messniveau, auf dem Objekte oder Ereignisse in Kategorien eingeteilt werden. Diese schließen einander zwar aus, haben aber keine bestimmte Rangfolge.

Nicht äquivalentes Kontrollgruppendesign (nonequivalent-control-group-design)
= ein quasi-experientelles Design, bei dem keine Randomisierung stattgefunden hat.

Nullhypothese, statistische Hypothese (null hypothesis)
= eine Hypothese, in der formuliert wird, dass es keine Beziehung zwischen der abhängigen und der unabhängigen Variable gibt. Wenn durch die Studie signifikante Beweise für eine solche Beziehung gefunden werden, wird die Nullhypothese verworfen.

Nur-Posttest-Design (posttest-only design)
= experimentelles Design, bei dem die abhängige Variable bei jeder Gruppe nur einmal (bei der Versuchsgruppe nach der Manipulation der unabhängigen Variable) gemessen wird.

Objektivität (objectivity)
= ein Gütekriterium der quantitativen Forschung, welches das Ausmaß der Unabhängigkeit der Testergebnisse von der Forscherin beschreibt.

Operationalisierung (operationalisation)
= Definition aller zu untersuchenden Variablen, damit sie in konkrete Forschungsoperationen umgesetzt werden können, um Phänomene messbar zu machen.

Ordinalskala
siehe Rangskala.

Parametrische Tests (parametric statistics)
= Tests, bei denen die Messung mindestens auf Intervallniveau stattfindet, wobei man annimmt, dass die Variable in der Population insgesamt normalverteilt ist.

Phänomenologischer Ansatz, Phänomenologie (phenomenology)
= eine Methode der qualitativen Forschung, bei der es um die Untersuchung von Phänomenen und ihrer Erscheinungsweisen sowie um die Aufdeckung und das Verstehen ihres Wesens geht.

Placebo (placebo)
= ein Scheinmedikament oder eine medizinische (therapeutische) Maßnahme, die ohne eigentliche spezifische bzw. objektiv nachweisbare Wirkung eine Linderung oder sogar Heilung von Krankheiten und ihren Symptomen hervorruft.

Placeboeffekt (placebo effect)
= die positive Wirkung von Substanzen oder Maßnahmen, die keinen spezifischen bzw. objektiv nachweisbaren therapeutischen Effekt haben. Diese Wirkung entsteht ausschließlich aufgrund des Glaubens der Patientin an die Wirksamkeit der Substanz oder der Maßnahme.

Population (population)
siehe Grundgesamtheit.

Power, statistische
siehe Statistische Power.

Power-Analyse (power analysis)
= eine statistische Methode zur Bestimmung der Stichprobengröße bei Effektivitätsnachweisen.

p-Wert (p-value)
= der Wert, der die Wahrscheinlichkeit ausdrückt, dass die gewonnenen Daten nicht auf Zufall beruhen. Er bezeichnet die Signifikanz von Ergebnissen.

Prätest
siehe Vortest.

Prätest-Posttest-Design (pretest and posttest design)
= experimentelles Design, bei dem die abhängige Variable bei jeder Gruppe zweimal (bei der Versuchsgruppe vor und nach der Manipulation der unabhängigen Variable) gemessen wird; es stellt das „klassische" Experiment dar.

Problemzentriertes Interview
= qualitatives Leitfadeninterview mit dem Ziel, die persönliche Sichtweise der Befragten zu gewissen Problembereichen innerhalb der Gesellschaft zu erfassen. Es ist gekennzeichnet durch Problemzentrierung sowie Gegenstands- und Prozessorientierung.

Prognostische Validität, prädikative Validität (predictive validity)
= das Ausmaß, in dem der Testwert die tatsächlich eintreffende spätere Veränderung voraussagt.

Prospektive Studie (prospective study)
= die Bezeichnung für eine Untersuchung, bei der sich die Datensammlung in der Zeit vorwärts bewegt (siehe auch Längsschnittuntersuchungen).

Psychometrische Studien (psychometrics)
= Studien, die sich ausschließlich mit der Überprüfung von Reliabilität und Validität beschäftigen.

Quasi-Experiment (quasi-experiment)
= eine Forschungsanordnung (ein Vorgehen) mit experimentellem Aufbau, dem jedoch ein oder mehrere für ein klassisches Experiment charakteristische Merkmale, wie z. B. die Kontrollgruppe, fehlen.

Qualitative Forschung (qualitative research)
= ein Forschungsansatz, mit dem man Phänomene des menschlichen Erlebens möglichst ganzheitlich und von innen heraus („subjektiv") erfahren und verstehen möchte. Man bedient sich dabei offener, nicht standardisierter Erhebungsverfahren und interpretativer Auswertungsmethoden. Ziel ist es, theoretische Konstrukte über diese Phänomene zu entwickeln, nicht aber, allgemeingültige Aussagen zu machen.

Quantitative Forschung (quantitative research)
= ein Forschungsansatz, der theoriegeleitet ist und der sich standardisierter Erhebungsmethoden und statistischer Auswertungsverfahren bedient. Man möchte dabei möglichst objektive nummerische Daten produzieren und daraus allgemeingültige Aussagen ableiten.

Querschnittstudie (cross-sectional study)
= ein spezielles Untersuchungsdesign, bei dem die Daten zu einem bestimmten Zeitpunkt anhand einer Stichprobe gesammelt werden.

Quotenerhebung, Quotenstichprobe (quota-sampling)
= ein Verfahren der Stichprobengewinnung, das nicht auf dem Zufallsprinzip beruht. Hier geht man vor wie bei einer geschichteten Stichprobe, nur dass aus den einzelnen Schichten keine Zufalls-, sondern eine Gelegenheitsstichprobe gezogen wird. Dies ist eine gute Möglichkeit, um die Repräsentativität von Nichtzufallsstichproben zu erhöhen, da man Kenntnisse der Population miteinbezieht.

Randomisierung (randomisation, random assignment)
= eine spezielle Art der Stichprobenbildung nach dem Zufallsprinzip. Hier erfolgt die Stichprobenbildung (Auswahl von Probandinnen) nach einem bestimmten Muster in vorher definierten Intervallen (z. B. jede zehnte Schülerin).

Randomisiert-kontrollierte Studie, RCT (randomised controlled trial)
= die klassische Form des Experiments mit folgenden Merkmalen: Randomisierung der Stichprobe, Kontrolle der einflussnehmenden Faktoren und Manipulation der unabhängigen Variable. Dies gilt als Goldstandard aller Interventionsstudiendesigns.

Rangskala, Ordinalskala (ordinal scale)
= dasjenige Messniveau, das die Rangfolge von Objekten oder Ereignissen anzeigt. Diese Reihenfolge ist aber eine relative, die Messabstände zwischen den einzelnen Objekten oder Ereignissen ist nicht zwangsläufig gleich groß.

Ratioskala, Verhältnisskala (ratio scale)
= dasjenige Messniveau, bei dem die Einstufung von Objekten oder Ereignissen auf einer Skala dargestellt werden kann. Diese hat gleich große Intervalle und einen absoluten Nullpunkt.

Reliabilität, Zuverlässigkeit (reliability)
= ein Gütekriterium quantitativer Forschung, welches das Ausmaß beschreibt, in dem wiederholte Messungen eines Objekts mit einem Messinstrument dieselben Werte liefern.

Reliabilitätskoeffizient (reliability coefficient)
= ein Wert, der die Zuverlässigkeit (Reliabilität) eines Messinstruments ausdrückt. Er liegt zwischen 0 und 1.

Repräsentativität (representativity)
= eine Eigenschaft von Zufallsstichproben. Ist sie vorhanden, so spiegelt die Stichprobe die Struktur der Grundgesamtheit wider, aus der sie entnommen wurde.

Retrospektive Studie (retrospective study)
= die Bezeichnung für eine Untersuchung, bei der man zeitlich rückwärtsgerichtet nach einer Ursache oder einem Einfluss sucht.

Sampling, theoretical
siehe Theoretical sampling.

Schneeballverfahren (snowball-sampling)
= eine Art der Stichprobenbildung. Man beginnt mit einigen Forschungsteilnehmerinnen zu arbeiten, zu denen man leichten Zugang hat. Über diese kommt man dann zu anderen Personen, die man in die Studie miteinbezieht.

Sensitivität (sensitivity)
= die Wahrscheinlichkeit, dass ein Gesundheitsproblem anhand eines positiven Testbefundes als vorhanden erkannt wird. Die Sensitivität gibt den Anteil jener Personen an, an denen durch einen positiven Testbefund ein Gesundheitsproblem festgestellt wird, bezogen auf die Gesamtheit aller Personen, die dieses Gesundheitsproblem aufweisen.

Signifikanz ([statistical] significance)
= das Ergebnis von statistischen Verfahren, die die Wahrscheinlichkeit berechnen, mit der die Nullhypothese abgelehnt werden kann bzw. mit der auch in der Grundgesamtheit ein Zusammenhang zu finden ist.

Single-Group-Pretest-Posttest-Design
= ein quasi-experimentelles Design, bei dem die Kontrollgruppe fehlt.

Skala (scale)
= ein nummerisches Messsystem, auf dem die Ausprägung eines bestimmten Merkmals gemessen wird.

Skalenniveau
siehe Messniveau.

Spannweite (range)
= ein Streuungsmaß, das den Unterschied zwischen dem höchsten und dem niedrigsten Wert angibt.

Spezifität (specifity)
= die Wahrscheinlichkeit, dass das Nicht-Vorhandensein eines Gesundheitsproblems anhand eines negativen Testbefundes tatsächlich erkannt wird. Die Spezifität gibt den Anteil jener Personen an, an denen durch einen negativen Testbefund das Nicht-Vorhandensein eines Gesundheitsproblems festgestellt wird, bezogen auf die Gesamtheit aller Personen, die dieses Gesundheitsproblem nicht aufweisen.

Stabilität (stability)
siehe Beständigkeit.

Standardabweichung (standard deviation)
= ein Streuungsmaß. Die Standardabweichung zeigt an, wo die meisten Werte zu finden sind und wie weit sie vom Mittelwert abweichen (sie gibt das Quadrat der durchschnittlichen Abweichung der Werte vom Mittelwert an).

Standardisierung (standardization)
= das genaue Festlegen der Mess-(Erhebungs-) und Auswertungsverfahren, um die Daten besser vergleichen zu können oder überhaupt erst vergleichbar zu machen.

Statistische Power (power)
= die Wahrscheinlichkeit, dass eine Wirkung erkannt wird, wenn sie tatsächlich vorhanden ist.

Stichprobe (sample)
= eine Gruppe von Elementen, aus denen sich die Grundgesamtheit zusammensetzt.

Stichprobe, gezielte
siehe Gezielte Erhebung.

Stichprobe, systematische
siehe Systematische Stichprobe.

Stichwort (headword)
= eine Zeichenfolge (Wort), die in einem Text (Titel, Untertitel, Abstract usw.) vorkommt.

Störvariablen (confounding variables)
= äußere Einflüsse, die sich auf das Ergebnis eines Experiments auswirken und nicht von der Forscherin kontrolliert werden können.

Studie, prospektive
siehe Prospektive Studie.

Studie, psychometrische
siehe Psychometrische Studie.

Studie, randomisiert-kontrollierte
siehe Randomisiert-kontrollierte Studie.

Studie, retrospektive
siehe Retrospektive Studie.

Systematische Stichprobe (systematic sampling)
= eine Form der Zufallsstichprobenbildung, nämlich die Auswahl der Teilnehmerinnen nach ganz bestimmten Regeln.

Systematische Übersichtsarbeiten (systematic reviews)
= Zusammenfassungen des aktuellen Forschungsstandes zu einem spezifischen Thema. Dabei werden die dargestellten Ergebnisse vorab nach klar definierten Kriterien ausgewählt und bewertet.

Tests, nicht parametrische
siehe Nicht parametrische Tests.

Tests, parametrische
siehe Parametrische Tests.

Theoretical sampling (theoretical sampling)
= eine Möglichkeit der Stichprobenbildung in der qualitativen Forschung, bei der die Ergebnisse der ersten Interviews jene theoretischen Informationen liefern, die die weitere Auswahl der Teilnehmerinnen beeinflussen. Dies ist ein für die Grounded Theory typisches Vorgehen.

Transkription (transkription)
= der Vorgang der Verschriftlichung von gesprochem Material (z. B. Interviewaufnahmen).

Triangulation (triangulation)
= die gleichzeitige oder nacheinander erfolgende Verwendung von Methoden des qualitativen und quantitativen Ansatzes oder die Verwendung verschiedener Erhebungsmethoden, um das gleiche Phänomen zu beschreiben.

Triangulation, methodeninterne
siehe Methodeninterne Triangulation.

Triangulation, methodenexterne
siehe Methodenexterne Triangulation.

Trunkierung
= die Verwendung eines Symbols direkt im Anschluss an einen abgekürzten Suchbegriff bei der Literatursuche. Damit wird das Wortende bei einer Suchanfrage offen und im Ergebnis der Suchbegriff mit verschiedenen Wortenden zugelassen.

Unabhängige Variable (independent variable)
= diejenige Variable, die in einer experimentellen Untersuchung bewusst verändert wird, um die Auswirkungen auf die abhängige Variable beobachten zu können.

Ungerichtete Hypothese (non direktional hypothesis)
= eine Hypothese, bei der zwar ausgesagt wird, dass eine Beziehung zwischen den Variablen besteht, in deren Aussage aber nicht die Richtung der prognostischen Beziehung zwischen den Variablen enthalten ist.

Übereinstimmungsvalidität (concurrent validity)
= das Ausmaß, in dem die Messung eines Merkmals mit einem Messinstrument das gleiche Ergebnis bringt wie Messungen mit anderen Messinstrumenten.

Übersichtsarbeiten, systematische
siehe Systematische Übersichtsarbeiten.

Validität (validity)
= ein Gütekriterium der quantitativen Forschung, welches das Ausmaß anzeigt, in dem ein Messinstrument das misst, was es messen soll.

Validität, externe
siehe Externe Validität.

Validität, interne
siehe Interne Validität.

Validität, prognostische
siehe Prognostische Validität.

Variablen (variable)
= alle zu untersuchenden Faktoren oder Merkmale eines Konzepts, die in einer Untersuchung überprüft werden.

Variable, abhängige
siehe Abhängige Variable.

Variable, unabhängige
siehe Unabhängige Variable.

Verblindung (blinding)
= das Vorenthalten einer Information bezüglich der Art der Behandlung, die die Probandinnen bekommen (z. B. wirksame, weniger wirksame oder nicht wirksame Behandlungen). Dadurch versucht man, die Beeinflussung der Ergebnisse durch die Forscherin und/oder die Probandin, die durch Wunschdenken bzw. den Placeboeffekt entstehen, zu kontrollieren.

Verhältnisskala
siehe Ratioskala.

Vier-Gruppen-Design (solomon four-group design)
= eine Kombination aus Prätest-Posttest-Design und Nur-Posttest-Design, bei dem vier Gruppen verglichen werden. Es wird eingesetzt, wenn die Vermutung naheliegt, dass der Prätest an sich das Ergebnis beeinflussen könnte.

Vorhersagevalidität
siehe Prognostische Validität.

Vortest, Prätest (pretest)
= eine Überprüfung der Verständlichkeit und Handhabbarkeit eines Instruments oder die Überprüfung der Durchführbarkeit eines Vorgehens, bevor dieses bei einer Untersuchung eingesetzt wird.

Vulnerabilität (vulnerability)
= Verletzlichkeit; Personengruppen, die als Forschungsteilnehmerinnen mit besonderer Vorsicht behandelt werden müssen und eines besonderen Schutzes bedürfen, werden als vulnerabel bezeichnet (z. B. Probandinnen, die nicht imstande sind, eine aufgeklärte Einwilligung zu geben, die sich in großer Abhängigkeit befinden oder die aufgrund besonderer Umstände in höherem Maße gefährdet sind, durch eine Studie „Nebenwirkungen" zu erleiden).

Wahrscheinlichkeitsstichprobe
siehe Zufallsstichprobe.

Zufallserhebung, einfache
siehe Einfache Zufallserhebung.

Zufallserhebung, geschichtete
siehe Geschichtete Zufallserhebung.

Zufallsstichprobe, Wahrscheinlichkeitsstichprobe (probability sample)
= eine Gruppe von Untersuchungsteilnehmerinnen aus einer bestimmten Grundgesamtheit, die nach dem Zufallsprinzip ausgewählt wurden; alle Teilnehmerinnen haben die gleiche Chance, in die Stichprobe aufgenommen zu werden.

Zustimmung, informierte
siehe Informierte Zustimmung.

Zuverlässigkeit
siehe Reliabilität.

Literaturverzeichnis

Abderhalden Christoph/Needham Ian (1999): Das Verständnis von Bezugspflege in der stationären psychiatrischen Pflege der deutschsprachigen Schweiz. Unveröffentlichte Masterarbeit. Fakultät der Gesundheitswissenschaften der Universität Maastricht/Weiterbildungszentrum für Gesundheitsberufe SRK. Aarau, Schweiz.

Allenhofen Lutz (2000): Anlage und Aussagekraft empirischer Untersuchungen. In: Rennen-Allhoff Beate/Schaeffer Doris (Hg.): Handbuch Pflegewissenschaft. Juventa, Weinheim, S. 109–132.

Allert Tilmann (2002): Objektive Hermeneutik und fallrekonstruktive Forschung – Potenziale der soziologischen Perspektive klinischer Forschung. In: Schaeffer Doris/Müller-Mundt Gabriele (Hg.): Qualitative Gesundheits- und Pflegeforschung. Huber, Bern, S. 103–118.

Altrichter Herbert/Posch Peter (1998): Lehrer erforschen ihren Unterricht. Eine Einführung in die Methoden der Aktionsforschung. Klinkhardt, Bad Heilbrunn.

Arbeitskreis qualitative Sozialforschung (Hg.) (1994): Verführung zum qualitativen Forschen. WUV, Wien.

Arndt Marianne (1994): Die Entwicklung der Pflegewissenschaft und Pflegeforschung in Großbritannien. PflegeOrientierung 1, S. 2–8.

Arndt Marianne (1996): Ethik denken – Maßstäbe zum Handeln in der Pflege. Thieme, Stuttgart.

Arndt Marianne (2003): Theoretische Argumentationslinien in der Ethik. Eine Einführung. In: Dibelius Olivia/Arndt Marianne (Hg.): Pflegemanagement zwischen Ethik und Ökonomie. Eine europäische Perspektive. Schlütersche, Hannover, S. 13–22.

Atteslander Peter (2000): Methoden der empirischen Sozialforschung, 9. Auflage. De Gruyter, Berlin.

Bartholomeyczik Sabine (1991): Zur Konzeption praxisbezogener Pflegeforschung. Pflege 2, S. 86–96.

Bartholomeyczik Sabine (1992): Die Bedeutung der Pflegeforschung für die Krankenpflege. Deutsche Krankenpflegezeitschrift, S. 322–327.

Bartholomeyczik Sabine (1996): Theoretischer Rahmen. In: Zentrale Arbeitsgruppe Pflegeforschung, Leitfaden Pflegeforschung. DBfK, S. 23–27.

Bartholomeyczik Sabine/Müller Elke (Hg.) (1997): Pflegeforschung verstehen. Urban & Schwarzenberg, München.

Bartholomeyczik Sabine (1997): Zur Forschungsphilosophie und Wissenschaftstheorie. In: Bartholomeyczik Sabine/Müller Elke (Hg.): Pflegeforschung verstehen. Urban & Schwarzenberg, München, S. 107–119.

Bartholomeyczik Sabine (2000): Gegenstand, Entwicklung und Fragestellungen pflegewissenschaftlicher Forschung. In: Rennen-Allhoff Beate/Schaeffer Doris (Hg.): Handbuch Pflegewissenschaft. Juventa, Weinheim, S. 67–106.

Bartholomeyczik Sabine (2004): Qualitätsdimensionen in der Pflegedokumentation – eine standardisierte Analyse von Dokumenten in Altenpflegeheimen. Pflege 17, S. 187–195.

Bauer Irmgard (1996): Die Privatsphäre der Patienten. Huber, Bern.

Beck Cheryl Tatano (1993): Qualitative Research: the evaluation of its credibility, fittingness and auditability. Western Journal of Nursing Research 15, S. 263–266.

Begley Cecily M. (1996): Using triangulation in nursing research. Journal of Advanced Nursing 24, S. 122–128.

Behrens Johann/Langer Gero (2006): Evidence-Based Nursing and Caring. Methoden und Ethik der Pflegepraxis und Versorgungsforschung. Huber, Bern.

Bello Ann (2005): Die deskriptive Datenanalyse. In: LoBiondo-Wood Geri/Haber Judith: Pflegeforschung. Urban & Fischer, München, S. 529–553.

Beneker Hanna (2002): „Liebe Erfahrungen" – Erlebte und erzählte Lebensgeschichten von Migrantinnen in der Pflege. In: Schaeffer Doris/Müller-Mundt Gabriele (Hg.): Qualitative Gesundheits- und Pflegeforschung. Huber, Bern, S. 133–147.

Benner Patricia (1997): Stufen zur Pflegekompetenz. Huber, Bern.

Berner Peter/Zapotoczky Klaus (Hg.) (1992): Gesundheit im Brennpunkt. Zwischen Professionalisierung, Laiensystem und Bürokratie, Band 3. Veritas, Linz.

Bisaz Jutta (2000): Wirre Welten. Ein Einblick in die wirre Welt der Kommunikation mit verwirrten alten Menschen. In: Mayer Hanna (Hg.): Pflegeforschung. Aus der Praxis für die Praxis, Band 1: Qualitative Forschungsarbeiten aus dem Berufsfeld Pflege. Facultas, Wien, S. 234–259.

Bischoff Claudia/Botschafter Petra (Hg.) (1993): Neue Wege in der Lehrerausbildung für Pflegeberufe. Bibliomed, Melsungen.

Bischoff Claudia/Wanner Bernd (1993): Wer gut pflegt, der gut lehrt? Zur Geschichte einer unbekannten Lehrergruppe. In: Bischoff Claudia, Botschafter Petra (Hg.): Neue Wege in der Lehrerausbildung für Pflegeberufe. Bibliomed, Melsungen, S. 13–31.

Bohnsack Ralf/Marotzki Winfried/Meuser Michael (Hg.) (2003): Hauptbegriffe qualitativer Sozialforschung. UTB, Stuttgart.

Bortz Jürgen/Döring Nicola (2002): Forschungsmethoden und Evaluation für Human- und Sozialwissenschaftler, 3. Auflage. Springer, Berlin.

Brandenburg Hermann/Dorschner Stephan (Hg.) (2003): Pflegewissenschaft 1. Lehr- und Arbeitsbuch zur Einführung in die Pflegewissenschaft. Huber, Bern.

Brandenburg Hermann/Panfil Eva Maria/Mayer Herbert (Hg.) (2007): Pflegwissenschaft 2. Lehr- und Arbeitsbuch zur Einführung in die Pflegeforschung. Huber, Bern.

Bräutigam Christian et al. (2005): Versorgungskontinuität durch Pflegeüberleitung? Ergebnisse einer teilnehmenden Beobachtung. Pflege 18, S. 112–120.

Breuer Johanna (2010): „Das Leben mit einem ständigen Begleiter ..." Eine qualitative Untersuchung zur Selbst- und Lebensgestaltung von Breast Cancer Survivors. Diplomarbeit, Universität Wien.

Breuer Johanna (2011): „Das Leben mit einem ständigen Begleiter ..." Eine qualitative Untersuchung zur Selbst- und Lebensgestaltung von Breast Cancer Survivors. In: Mayer Hanna/Zellhofer Helga (Hg.): Krebs (ER-)LEBEN. Eine pflegewissenschaftliche Perspektive. Facultas, Wien, S. 42–77.

Burns Nancy/Grove Susan K. (1999): Understandig Nursing Research. Saunders, Philadelphia.

Burns Nancy/Grove Susan K. (2005): Pflegeforschung verstehen und anwenden. Urban & Fischer, München.

Burstaller-Brendt Erika (2011): „Herbst im Kopf." Wenn Großeltern an Krebs erkranken. Das Bilderbuch als unterstützendes Medium für Kinder in der Auseinandersetzung mit dieser Krankheit. Diplomarbeit, Universität Wien.

Busch Ada-Katrin/Reuter Harald/Bauer Georg (2006): Erhebung und Bewertung der Gesundheitsverträglichkeit der Arbeitszeitmodelle Schweizer Intensivpflegestationen. Pflege 19, S. 97–107.

Carr Linda T. (1994): The strengths and weakness of quantitative and qualitative research: what method for nursing? Journal of Advanced Nursing 20, S. 716–721.

Cesario Sandra/Morin Karen/Santa-Donato Anne (2002): Evaluation the Level of Evidence of Qualitative Research. JOGNN, Principles & Practice 6, S. 708–714.

Chinn Peggy L./Kramer Maeona (1997): Pflegetheorie. Konzepte – Kontext – Kritik. Ullstein Mosby, Wiesbaden.

Christen Lisanne et al. (2006): Erfahrungen und Resultate von standardisierten Beobachtungen konventioneller und kinästhetischer Pflege auf einer radioonkologischen Abteilung. Pflege 18, S. 25–37.

Corbin Juliet/Hildenbrand Bruno (2002): Qualitative Sozialforschung. In: Rennen-Althoff Beate/Schaeffer Doris (Hg.): Handbuch Pflegewissenschaft. Juventa, Weinheim, S. 159–184.

Creswell John W./Vicki L. Plano Clark (2007): Designing and Conducting Mixed Methods Research. Sage Publications, London.

Dale Ailsa/Cornwell Sheila (1994): The role of lavender oil in relieving perineal discomfort following childbirth: a blind randomized clinical trial. Journal of Advanced Nursing 19, S. 89–96.

Darmann Ingrid (1998): Ein qualitativ-heuristischer Forschungsansatz – dargestellt am Beispiel der Kommunikation zwischen Pflegepersonal und Patienten in verschiedenen Pflegesituationen. In: Wittneben Karin (Hg.): Forschungsansätze für das Berufsfeld Pflege. Thieme, Stuttgart, S. 83–103.

Dassen Theo/Buist Girbe (1994): Pflegewissenschaft – Eine Betrachtung unter systematischen Gesichtspunkten. In: Schaeffer Doris et al. (Hg.): Public Health und Pflege. Zwei neue gesundheitswissenschaftliche Disziplinen. Edition Sigma, Berlin, S. 87–99.

Dibelius Olivia/Arndt Marianne (Hg.) (2003): Pflegemanagement zwischen Ethik und Ökonomie. Eine europäische Perspektive. Schlütersche, Hannover.

Dickson Rumona (1999): Systematic Reviews. In: Hamer Susan/Collinson Gill (Hg): Achieving Evidence-Based Practice. A Handbook for Practitioners. Baillière Tindall, Edinburgh, S. 41–60.

Domholdt Elizabeth (2000): Physical Therapy Research. Principles and Applications. Saunders, Philadelphia.

Drerup Elisabeth/Bartholomeyczik Sabine (1997): Die Analyse von Forschungsberichten. In: Bartholomeyczik Sabine/Müller Elke (Hg.): Pflegeforschung verstehen. Urban & Schwarzenberg, München, S. 71–105.

Eberl Inge/Bartholomeyczik Sabine/Donath Elke (2005): Die Erfassung des Pflegeaufwandes bei Patienten mit der medizinischen Diagnose Myokardinfarkt. Pflege 18, S. 364–372.

Eco Umberto (2005): Wie man eine wissenschaftliche Abschlussarbeit schreibt, 11. Auflage. UTB, Stuttgart.

Evers Georges (2004): Die Entwicklung der Pflegewissenschaft in Europa. Pflege 17, S. 9–14.

Fassbinder Susanne/Lust Alexandra (1997): Gesundheits- und Krankenpflegegesetz (GuKG) samt ausführlicher Erläuterung. Manz, Wien.

Fineout-Overholt Ellen/Mazurek Melnyk Bernadette/Schultz Alyce (2005): Transforming Health Care from Inside Out: Advancing Evidence-Based Practice in the 21st Century. Journal of Professional Nursing 6, S. 335–344.

Flick Uwe/von Kardorff Ernst/Steinke Ines (Hg.) (2004): Qualitative Forschung. Ein Handbuch, 3. Auflage. Rowohlt, Reinbek b. Hamburg.

Flick Uwe (2002): Interviews in der Gesundheits- und Pflegeforschung: Wege zur Herstellung und Verwendung verbaler Daten. In: Schaeffer Doris/Müller-Mundt Gabriele (Hg.): Qualitative Gesundheits- und Pflegeforschung. Huber, Bern, S. 203–220.

Foss Christina/Ellefsen Bodil (2002): The value of combining qualitative and quantitative approaches in nursing research by means of method triangulation. Journal of Advanced Nursing 40/2, S. 242–248.

Froschauer Ulrike/Lueger Manfred (2003): Das qualitative Interview. UTB, Stuttgart.

Ganz Ute (2004): Die Interrater-Reliabilität der Norton-Skala zur Ermittlung des Dekubitusrisikos. In: Panfil Eva Maria (Hg.): Fokus: Klinische Pflegeforschung. Schütersche, Hannover, S. 130–146.

Gerrish Kate/Lacey Anna (Hg.) (2010): The Research Process in Nursing, 6. Auflage. Wiley-Blackwell, Hoboken, NJ.

Gesundheits- und Krankenpflegegesetz, GuKG, Jahrgang 1997, Bundesgesetzblatt für die Republik Österreich.

Glaus Agnes/Fäh Barbara/Hornung Rainer/Senn Hansjörg/Stiefel Fritz (2004): Das Brustkrebs-Präventionsverhalten in der Schweiz aus der Perspektive von Frauen aus drei Sprachregionen in der Schweiz. Pflege 17, S. 385–394.

Gläser Jochen/Laudel Grit (2004): Experteninterviews und qualitative Inhaltsanalyse. VS Verlag, Wiesbaden.

Good Marion/Stanton-Hicks Michael/Grass Jeffrey A./Anderson Gene/Lai Hui-Ling/Roykulcharoen Varunyupa/Adler Patricia A. (2001): Relaxation and music to reduce postsurgical pain. Journal of Advanced Nursing 33, S. 208–215.

Goodman Claire/Evans Catherine (2010): Focus Groups. In: Gerrish Kate/Lacey Anna (Hg.): The Research Process in Nursing, 6. Auflage. Wiley-Blackwell, Hoboken, NJ, S. 358–368.

Görres Stefan (Hg.) (1996a): Pflegewissenschaft in der Bundesrepublik Deutschland. Altera, Bremen.

Görres Stefan (1996b): Pflegewissenschaft: Herausforderung für die Forschung – Innovation für die Praxis. In: Görrres Stefan (Hg.): Pflegewissenschaft in der Bundesrepublik Deutschland. Altera, Bremen, S. 62–76.

Görres Stefan (1998): Evaluationsforschung – dargestellt am Beispiel der Einrichtung von Qualitätszirkeln in der Pflege. In: Wittneben Karin (Hg.): Forschungsansätze für das Berufsfeld Pflege. Thieme, Stuttgart, S. 199–215.

Görres Stefan/Hinz Ingo Markus/Reif Karl et al. (2002): Pflegevisite: Möglichkeiten und Grenzen. Pflege 1, S. 25–32.

Greenhalgh Trisha (2000): Einführung in die Evidence-based Medicine. Huber, Bern.

Greve Werner/Wentura Dirk (1997): Wissenschaftliche Beobachtung, Eine Einführung. Beltz, Weinheim.

Kummer Cornelia (2007): „Belastungserleben und -bewältigung pflegender Angehöriger von Parkinson-Kranken. Implikationen für die zukünftige Unterstützung und Entlastung". Diplomarbeit an der Universität Wien, Fakultät für Sozialwissenschaften.

Lamnek Siegfried (2005): Qualitative Sozialforschung. Lehrbuch. Psychologie Verlags Union, München.

Lavin Mary Ann/Meyer Geralyn/Krieger Mary/McNary Patricia/Carlson Judith/Perry Anne/James Dorothy/Civitan Tome (2002): Essential differences between evidence-based nursing and evidence-based medicine. International Journal of Nursing Terminologies and Classifications 13, S. 101–106.

Levin Rona F. (2006): Teaching Students to formulate clinical questions: tell me your problems and then read my lips. In: Levin Rona F./Feldman Harriet R. (Hg.): Teaching Evidence Based Practice in Nursing. A Guideline for Academic and Clinical Settings. Springer, New York, S. 27–35.

Levin Rona F./Feldman Harriet R. (Hg.) (2006): Teaching Evidence Based Practice in Nursing. A Guideline for Academic and Clinical Settings. Springer, New York.

Liehr Patricia R./Taft Marcus Marianne (2005): Qualitative Forschungsansätze. In: LoBiondo-Wood Geri/Haber Judith: Pflegeforschung. Urban & Fischer, München, S. 221–259.

Lilgenau Anneliese (2010): Hörbeeinträchtigung im Krankenhaus. Die Perspektive Betroffener. VDM-Verlag, Saarbrücken.

Lincoln Yvonna S./Guba Egon G. (1985): Naturalistic Inquiry. Sage Publications, Newbury Park, CA.

LoBiondo-Wood Geri/Haber Judith (2005): Pflegeforschung. Methoden, Bewertung, Anwendung. Urban & Fischer, München.

LoBiondo-Wood Geri (2005): Einführung in die quantitative Forschung. In: LoBiondo-Wood Geri/Haber Judith: Pflegeforschung. Methoden, Bewertung, Anwendung. Urban & Fischer, München.

Lüders Christian (2003): Gütekritierien. In: Bohnsack Ralf/Marotzki Winfried/Meuser Michael (Hg.): Hauptbegriffe qualitativer Sozialforschung. UTB, Stuttgart, S. 80–82.

van Maanen Hanneke (1996): Pflegewissenschaft in den USA. In: Krüger Helga et al. (Hg.): Innovation der Pflege durch Wissenschaft. Perspektiven und Positionen. Altera, Bremen, S. 148–158.

Mahler Cornelia/Schmidt Alexandra/Verveur Doris (2004): Einsatz der Hydrokolloidplatte bei Wundsein im Genitalbereich bei Frühgeborenen. Pflege 17, S. 395–401.

Majoros Maria/Hagn Marion/Knipfer Eva (1995): Pflegeforschung ist in Deutschland den Kinderschuhen entwachsen. Pflegezeitschrift 9, S. 555–558.

Martin Jacqueline S./Frei Irena Anna/Suter-Hofmann Franziska/Fierz Katharina/Schubert Maria/Spirig Rebecca (2010): Evaluation der Pflege- und Führungskompetenz – eine Ausgangslage für die weitere Praxisentwicklung. Pflege 22/3, S. 191–203.

Matherny Modly Doris (1994): Ein Überblick über die Entwicklung der Pflegeforschung und der Pflegewissenschaft. PflegeOrientierung 1, S. 8–11.

Mayer Hanna (Hg.) (2000): Pflegeforschung. Aus der Praxis für die Praxis, Band 1: Qualitative Forschungsarbeiten aus dem Berufsfeld Pflege. Facultas, Wien.

Käppeli Silvia (1998): Zwischen Leiden und Erlösung. Religiöse Motive in der Leidenserfahrung von krebskranken Juden und Christen. Huber, Bern.

Käppeli Silvia (1999): Die Verwendung qualitativer Forschungsmethoden in der Pflegewissenschaft und ihr Nutzen für die Pflegepraxis. Referat an der Fachhochschule Fulda 1996, Internet: http://www.fh-fulda.de/fb/pg/beitrag/pgakt/kaepeli.htm.

Karmasin Matthias/Ribing Rainer (2006): Die Gestaltung wissenschaftlicher Arbeiten. Ein Leitfaden für Haus-, Seminar- und Diplomarbeiten sowie Dissertationen. UTB, Stuttgart.

Kean Susan (2000): Focus Group Interviews: Ein qualitativer Forschungsansatz in der Pflege. Pflege 13, S. 145–151.

Keeney Sinead (2010): The Delphi Technique. In: Gerrish Kate/Lacey Anna (Hg.): The Research Process in Nursing, 6. Auflage. Wiley-Blackwell, Hoboken, NJ, S. 227–236.

Kelle Udo/Erzberger Christian (2004): Qualitative und quantitative Forschung – kein Gegensatz. In: Flick Uwe/Kardorff Ernst/Steinke Ines (Hg.): Handbuch qualitative Sozialforschung. Rowohlt, Reinbek b. Hamburg.

Kesselring Annemarie (1998): Fußreflexzonenmassage. Eine Interventionsstudie. Pflege 4, S. 213–218.

Kim Suzie H. (1990): Zur Strukturierung pflegerischen Wissens – eine Typologie in vier Bereichen. Pflege 3/2, S. 85–94.

Kirkevold Marit (2002): Pflegewissenschaft als Praxisdiziplin. Huber, Bern.

Koch-Straube Ursula (2003): Fremde Welt Pflegeheim. Eine ethnologische Studie. Huber, Bern.

Korff Marlind (1997): Die Umsetzung von Forschungsergebnissen. In: Bartholomeyczik Sabine/Müller Elke (Hg.): Pflegeforschung verstehen. Urban & Schwarzenberg, München, S. 137–150.

Körtner Ulrich (2004): Grundkurs Pflegeethik. UTB, Stuttgart.

Kozar Gerhard (1999): Hochschulevaluierung. Aspekte der Qualitätssicherung im tertiären Bildungsbereich, Schriftenreihe des Fachhochschulrates 3. WUV, Wien.

Krämer Walter (1994a): So lügt man mit Statistik, 5. Auflage. Campus, Frankfurt a. M.

Krämer Walter (1994b): So überzeugt man mit Statistik. Campus, Frankfurt a. M.

Krämer Walter (1994c): Statistik verstehen, 2. Auflage. Campus, Frankfurt a. M.

Krause Tom (2005): Sturzfolgen bei geriatrischen Krankenhauspatienten. Pflege 18, S. 39–42.

Krüger Helga et al. (Hg.) (1996a): Innovation der Pflege durch Wissenschaft. Perspektiven und Positionen. Altera, Bremen.

Krüger Helga (1996b): Pflegewissenschaft – Ausbildung an der Universität. In: Görres Stefan (Hg.): Pflegewissenschaft in der Bundesrepublik Deutschland. Altera, Bremen, S. 37–61.

Krueger Richard A./Casey Mary Anne (2009): Focus Groups. A practical Guide for Applied Research. Sage Publications, Los Angeles.

Kugler Christiane (2004): Non-Compliance erwachsener Hämodialysepatienten bezüglich Diät und Flüssigkeitsbeschränkungen. In: Panfil Eva-Maria: Focus: Klinische Pflegeforschung. Beispiele quantitativer Studien. Schlütersche, Hannover, S. 74–89.

Helfferich Cornelia (2005): Die Qualität qualitativer Daten. Manual für die Durchführung qualitativer Interviews. VS Verlag für Sozialwissenschaften, Wiesbaden.

Heller Andreas (1993): Universitäre Pflegeforschung in Österreich. In: Seidl Elisabeth (Hg.): Betrifft: Pflegewissenschaft. Maudrich, Wien, S. 61–74.

Hiemetzberger Martina (2006): Zwischen Leben und Tod. Pflegende als Grenzgänger. Facultas, Wien.

Hierdeis Helmwart/Hug Theo (1997): Pädagogische Alltagstheorien und erziehungswissenschaftliche Theorien. Klinkhardt, Bad Heilbrunn.

Hockey Lisbeth (1983): Krankenpflegeforschung: Auftrag und Möglichkeiten. Österreichische Krankenhauszeitung 24, S. 753–757.

Holloway Immy/Wheeler Stephanie (1997): Qualitative Pflegeforschung – Grundlagen qualitativer Ansätze in der Pflege. Ullstein Medical, Wiesbaden.

Huber Evelyn/Spirig Rebecca (2004): Das Leben mit Schmerzen meistern – Ältere Frauen als Expertinnen im Umgang mit chronischen Schmerzen des Bewegungsapparates. Pflege 17, S. 296–305.

Hulskers Harry (1999): Die Qualität der pflegerischen Beziehung. Entwicklung eines Messinstruments. Unveröffentlichte Masterarbeit. Fakultät der Gesundheitswissenschaften der Universität Maastricht/Weiterbildungszentrum für Gesundheitsberufe SRK. Aarau, Schweiz.

Humphris Debra (1999): Types of evidence. In: Hamer Susan/Collinson Gill (Hg): Achieving Evidence-Based Practice. A Handbook for Practitioners. Baillière Tindall, Edinburgh, S. 13–40.

Hunt Jennifer M. (1984): Auswirkungen der Pflegeforschung auf die Krankenpflege. Deutsche Krankenpflegezeitschrift 5, S. 225–257.

Hutchinson Sally A. (1993): Grounded theory: The method. In: Munhall Patricia L./Boyd Carolyn Oiler (Hg.): Nursing research: A qualitative perspective. National League of Nursing, New York.

ICN (2003): Ethical Guidelines for Nursing Research. Eigenverlag ICN.

Jaeggi Eva/Faas Angelika/Mruck Katja (1998): Denkverbote gibt es nicht. Vorschlag zur Auswertung kommunikativ gewonnener Daten, 2., überarbeitete Fassung. Forschungsbericht aus der Abteilung Psychologie im Institut für Sozialwissenschaften der Technischen Universität Berlin Nr. 2.

Jefferies Hillary/Clifford Colette (2009): Searching: The Lived Experience of Women With Cancer of the Vulva. Cancer Nursing 32/6, E30–6.

Josat Sabine (2005): Welche Qualitätskriterien sind Angehörigen in der Stationären Altenpflege wichtig. Eine Einzelfallstudie. Pflege 18, S. 169–175.

Kaplan Barry Jay (2000): Öffentlich sprechen. Ein Leitfaden für Pflegende. Huber, Bern.

Käppeli Silvia (1984): Die Krankenschwester – Forscherin als teilnehmende Beobachterin: Ethische Probleme. Deutsche Krankenpflegezeitschrift 5, S. 252–254.

Käppeli Silvia (1985): Arbeitspapier LE Forschung in der Krankenpflege. Unveröffentlichtes Unterrichtsmaterial, Zürich.

Käppeli Silvia (1991): Zur Entwicklung von Forschungskompetenz in der Weiterbildung und der Pflegepraxis. Pflege 2, S. 105–111.

Käppeli Silvia (1994): Pflegeforschung zwischen Anspruch und Wirklichkeit. Österreichische Krankenpflegezeitschrift 3, S. 14–18.

Groß Dorothea (1997): Pflegewissenschaft. Jetzt fangen die Schwestern auch noch zu forschen an! Lazarus 5–6, S. 13–14.

Grypdonk Mike (2004): Eine kritische Bewertung von Forschungsmethoden zur Herstellung von Evidenz in der Pflege. In: PflegeGesellschaft 19/2, S. 35–41.

Gschwindner-Tomlinovic Heike (1998): Pflege – ein Beruf mit Kopf, Herz und Hand. In: Seidl Elisabeth/Walter Ilsemarie (Hg.): Rückblick für die Zukunft – Beiträge zur historischen Pflegeforschung. Maudrich, Wien.

Haasenritter Jörg/Eisenschink Anna Maria/Kirchner Elisabeth/Buder-Mißbach Heidi/Brach Michael/Veith Jessica/Sander Silvia/Panfil Eva Maria (2009): Auswirkungen eines präoperativen Bewegungsschulungsprogramms nach dem für kinästhetische Mobilisation aufgebauten Viv-Arte-Lernmodell auf Mobilität, Schmerzen und postoperative Verweildauer bei Patienten mit elektiver medianer Laparotomie – Eine prospektive, randomisierte und kontrollierte Pilotstudie. Pflege 22, S. 19–28.

Haber Judith (2005a): Die Stichprobenauswahl. In: LoBiondo-Wood Geri/Haber Judith: Pflegeforschung. Methoden, Bewertung, Anwendung. Urban & Fischer, München, S. 377–418.

Haber Judith (2005b): Rechtliche und ethische Probleme. In: Lo-Biondo-Wood Geri/Haber Judith: Pflegeforschung. Methoden, Bewertung, Anwendung, 2. Auflage. Urban & Fischer, München, S. 419–464.

Häder Michael/Häder Sabine (Hg.) (2000): Die Delphi-Technik in den Sozialwissenschaften. Westdeutscher Verlag, Wiesbaden.

Halcomb Elizabeth/Sharon Andrew (2005): Triangulation as a method for contemporary nursing research. Nurse Research 13/2, S. 71–82.

Halek Maria/Mayer Herbert (2002): Die prädiktive Validität der originalen und erweiterten Norton-Skala in der Altenpflege. Pflege 15, S. 309–317.

Hall George M. (Hg.) (1998): Publish or Perish. Wie man einen wissenschaftlichen Beitrag schreibt, ohne die Leser zu langweilen oder die Daten zu verfälschen. Huber, Bern.

Haller Dieter (Hg.) (2000): Grounded Theory in der Pflegeforschung. Professionelles Handeln unter der Lupe. Huber, Bern.

Hamer Susan/Collinson Gill (Hg.) (1999): Achieving Evidence-Based-Practice. A Handbook for Practitioners. Baillière Tindall, Edinburgh.

Hammel Karen/Carpenter Christine/Dyck Isabel (Hg.) (2000): Using Qualitative Research. A Practical Introduction for Occupational and Physical Therapists. Churchill Livingstone, Edinburgh.

Hart Elisabeth/Bond Meg (2001): Aktionsforschung. Huber, Bern.

Hausmann Clemens (2009): Burn-out-Symptome bei österreichischen PflegeschülerInnen im dritten Ausbildungsjahr. Pflege 22/4, S. 397–307.

Hayder Daniela/Schnepp Wilfried (2010): Umgang mit Harninkontinenz – Ergebnisse einer qualitativen Studie mit Betroffenen und pflegenden Angehörigen. Pflege 23/3, S. 154–162.

Heering Christian (2004): Pflegevisite und das Gefühl von Kontrolle über die Situation. Die Schwester/Der Pfleger 6, S. 448–453.

Heermann Judith A./Craft Betty (1996): Die Bewertung quantitativer Forschungsstudien. In: LoBiondo-Wood Geri/Haber Judith: Pflegeforschung. Ullstein Mosby, Wiesbaden, S. 495–541.

Mayer Hanna (2001): Die Ausbildung von Lehrkräften in der Gesundheits- und Krankenpflege. Evaluation und Neukonzipierung des Universitätslehrgangs für Lehrer und Lehrerinnen für Gesundheits- und Krankenpflege in Wien. Unveröffentlichte Dissertation, Grund- und Integrativwissenschaftliche Fakultät der Universität Wien.

Mayer Hanna (Hg.) (2009): Pflegewissenschaft – von der Ausnahme zur Normalität. Ein Beitrag zur inhaltlichen und methodischen Standortbestimmung. Wien, Facultas.

Mayer Hanna/Nagl-Cupal Martin/Hager Isabella/Puchebner Martina (2010): Angehörigenfreundliche Intensivstation. Bedürfnisse Angehöriger auf Intensivstationen – Ergebnisse einer Studie an vier Spitälern der Gemeinde Wien; Endbericht (http://pflegewissenschaft.univie.ac.at/institut/projekte/).

Mayer Hanna/Zellhofer Helga (Hg.) (2011): Krebs- (ER)LEBEN. Eine pflegewissenschaftliche Perspektive. Facultas, Wien.

Mayer Hanna/Zojer Eva/Hojdelewizc Bettina/Zellhofer Helga: CAREFUL: Caring-Bedürfnisse onkologisch erkrankter Menschen – Prioritäten und Erfüllung. Projekt am Institut für Pflegewissenschaft der Universität Wien. Endbericht. (http://pflegewissenschaft.univie.ac.at/institut/projekte/).

Mayer Herbert/Brandenburg Hermann/Panfil Eva Maria (2007): Gütekriterien bei Datenerhebungsmethoden. In: Brandenburg Hermann/Panfil Eva Maria/Mayer Herbert (Hg.): Pflegewissenschaft 2. Lehr- und Arbeitsbuch zur Einführung in die Pflegeforschung. Huber, Bern, S. 105–118.

Mayring Philipp (2002): Einführung in die qualitative Sozialforschung, 5. Auflage. Beltz, Weinheim.

Mayring Philipp (2003): Qualitative Inhaltsanalyse. Grundlagen und Techniken, 8. Auflage. UTB, Stuttgart.

van Meijel Berno et al (2004): The development of evidence-based nursing interventions: methodological considerations. Journal of Advanced Nursing 48/1, S. 84–92.

Meyer Julienne (2010): Action Research. In: Gerrish Kate/Lacey Anna (Hg.): The Research Process in Nursing, 6. Auflage. Wiley-Blackwell, Hoboken, NJ, S. 257–270.

Miller Fiona A./Alvarado Kim (2005): Incorporating Documents into Qualitative Nursing Research. Journal of Nursing Scholarship 4, S. 348–353.

Moers Martin (2000): Pflegewissenschaft: Nur Begleitwissenschaft oder auch Grundlage des Berufes? Pflege & Gesellschaft 5/1, S. 21–25.

Morse Janice M./Field Peggy Anne (1998): Qualitative Pflegeforschung – Anwendung qualitativer Ansätze in der Pflege. Ullstein Medical, Wiesbaden.

Müller Elke (1997): Die geschichtliche Entwicklung der Pflegeforschung. In: Bartholomeyczik Sabine/Müller Elke (Hg.): Pflegeforschung verstehen. Urban & Schwarzenberg, München.

Müller Rita/Halfens Ruud/Schwendiman René/Müller Marianne/Imoberdorf Reinhard/Ballmer Peter E. (2009): Risikofaktoren für Stürze und sturzbedingte Verletzungen im Akutspital – Eine retrospektive Fall-Kontroll-Studie. Pflege 22/6, S. 431–441.

Müller-Mundt Gabriele (2002): Experteninterviews oder die Kunst der Entlockung „funktionaler Erzählungen". In: Schaeffer Doris/Müller-Mundt Gabriele (Hg.): Qualitative Gesundheits- und Pflegeforschung. Huber, Bern, S. 269–283.

Müllner Marcus (2002): Erfolgreich wissenschaftlich arbeiten in der Klinik. Evidence-based Medicine. Springer, Wien.

Muthny Fritz A. et al. (1996): Psychosoziale Belastung und Arbeitszufriedenheit onkologischer Pflegekräfte. Pflege 4, S. 293–299.

Nagl-Cupal Martin (2011): „Den eigenen Beitrag leisten". Krankheitsbewältigung von Angehörigen auf der Intensivstation. hpsmedia, Hungen.

Needham Ian (2006): Pflegewissenschaft – noch zu wenig sichtbar? Pflege 19, S. 3.

Nightingale Florence (2005): Bemerkungen zur Krankenpflege. Mabuse, Frankfurt a. M.

Notter Lucille Elizabeth/Hott Jacqueline Rose (1994): Grundlagen der Pflegeforschung. Huber, Bern.

Osterbrink Jürgen/Evers Georges C. M. (2000): Der Einfluss pflegerischer Maßnahmen auf den Inzisionsschmerz und Opioidverbrauch in der postoperativen Phase. Pflege 5, S. 306–314.

Panfil Eva-Maria (2004): Die bewegungsbezogene Selbstpflege bei Menschen mit einem ulcus cruris venosum. In: Panfil Eva-Maria: Focus: Klinische Pflegeforschung. Beispiele quantitativer Studien. Schlütersche, Hannover, S. 39–51.

Panfil Eva-Maria (2004): Focus: Klinische Pflegeforschung. Beispiele quantitativer Studien. Schlütersche, Hannover.

Panfil Eva Maria (2007): Quantitative Forschungsdesigns. In: Brandenburg Hermann/Panfil Eva Maria/Mayer Herbert (Hg.): Pflegwissenschaft 2. Lehr- und Arbeitsbuch zur Einführung in die Pflegeforschung. Huber, Bern, S. 69–86.

Panfil Eva Maria (Hg.) (2011): Einführung in das wissenschaftliche Arbeiten. Ein Lehr- und Arbeitsbuch für Pflegende. Huber, Bern.

Panfil Eva Maria/Mayer Herbert (2007): Forschung und Forschungsprozess. In: Brandenburg Hermann/Panfil Eva Maria/Mayer Herbert (Hg.) (2007): Pflegewissenschaft 2. Lehr- und Arbeitsbuch zur Einführung in die Pflegeforschung. Huber, Bern, S. 30–34.

Paprotny Monika (2000): „Wenn niemand kommt, wenn ich läute, mache ich in die Hose." Eine ethnologische Einzelfallstudie über den Prozess des Einlebens in ein Pflegeheim. In: Mayer Hanna (Hg.): Pflegeforschung. Aus der Praxis für die Praxis, Band 1: Qualitative Forschungsarbeiten aus dem Berufsfeld Pflege. Facultas, Wien, S. 68–95.

Parahoo Kader (1997): Nursing Research. Principles, Prozess and Issues. Macmillan, Houndmills.

Paterson Barbara L./Thore Sally E./Canam Connie/Jillings Carol (2001): Meta-Study of qualitative Health Research. A Practical Guide to Meta-Analysis and Meta-Synthesis. Sage Publications, Thousand Oaks, London, New Dehli.

Peters Maria (2004): Beeinflusst die Hautkontaktmethode die Atmung frühgeborener Kinder? Eine Pilotstudie. In: Panfil Eva-Maria: Focus: Klinische Pflegeforschung. Beispiele quantitativer Studien. Schlütersche, Hannover, S. 92–108.

Poletti Rosette (1984): Obstacles and Hopes for Nursing Research in Southern Europe. In: Proceedings of the 7thWorkgroup Meeting and 2nd open Conference. London, S. 115–124.

Polit Denise/Beck Tatano Cheryl/Hungler Bernadette (2004): Lehrbuch Pflegeforschung. Methodik, Beurteilung und Anwendung. Huber, Bern.

Popper Karl (1994): Logik der Forschung, 10. Auflage. Mohr-Siebeck, Tübingen.

Porst Rolf (2009): Fragebogen. Ein Arbeitsbuch. VS Verlag für Sozialwissenschaften, Wiesbaden.

Prakke H. (2007): Naturalistische Designs. In: Brandenburg Hermann/Panfil Eva Maria/Mayer Herbert (Hg.): Pflegewissenschaft 2. Lehr- und Arbeitsbuch zur Einführung in die Pflegeforschung. Huber, Bern.

Raithel Jürgen (2008): Quantitative Forschung. Ein Praxiskurs. VS Verlag für Sozialwissenschaften, Wiesbaden.

Rennen-Allhoff Beate/Schaeffer Doris (Hg.) (2000): Handbuch Pflegewissenschaft. Juventa, Weinheim.

Reuschenbach Bernd/Mohr Tina (2005): Anforderungen an Pflegende in Dialyseeinrichtungen. Pflege 18, S. 86–94.

Richter Rudolf (2001): Soziologische Paradigmen. Eine Einführung in klassische und moderne Konzepte. WUV, Wien.

Robson Colin (2010): Evaluation Research. In: Gerrish Kate/Lacey Anna (Hg.): The Research Process in Nursing, 6. Auflage. Wiley-Blackwell, Hoboken, NJ, S. 248–256.

Roper Janice M./Shapira Jill (2004): Ethnographische Pflegeforschung. Huber, Bern.

Rössler Patrik (2005): Inhaltsanalyse. UVK, Konstanz.

Rycroft-Malone Joanne/Seers K./Titchen A./Harvey G./Kitson A./McCormack B. (2004): What counts as evidence in evidence-based practice? Journal of Advanced Nursing 47, S. 81–90.

Rycroft-Malone Joanne/Kitson A./Harvey G./McCormack B./Seers K./Titchen A./Estabrooks C. (2002): Ingredients for change: revising a conceptual framework. Quality and Safety in Health Care 11, S. 174–180.

Saxer Susi (1999): Transfer von Forschungsergebnissen in die Pflegepraxis – hemmende und fördernde Faktoren. Unpublizierte Masterarbeit an der Universität Maastricht, Weiterbildungszentrum für Gesundheitsberufe. Aarau, Schweiz.

SBK-ASI (Hg.) (1998): Pflegende und Forschung: Ethische Grundsätze. Bern.

Schaeffer Doris et al. (Hg.) (1994): Public Health und Pflege. Zwei neue gesundheitswissenschaftliche Disziplinen. Edition Sigma, Berlin.

Schaeffer Doris (1999): Entwicklungsstand und Herausforderung der Pflegewissenschaft. Pflege 3, S. 158–162.

Schaeffer Doris/Müller-Mundt Gabriele (Hg.) (2002): Qualitative Gesundheits- und Pflegeforschung. Huber, Bern.

Scherfer Erwin (2006): Forschung verstehen. Ein Grundkurs in evidenzbasierter Praxis. Pflaum, München.

Schilder Erna (1989): Der ethnographisch-interpretative Untersuchungsansatz – dargestellt an unterschiedlichen Arten von Fixierung, die Krankenpflegekräfte bei Patienten/Patientinnen vornehmen. In: Wittneben Karin (Hg.): Forschungsansätze für das Berufsfeld Pflege. Thieme, Stuttgart, S. 103–125.

Schlömer Gabriele (2000): Evidence-based Nursing. Eine Methode für die Pflege? Pflege 1, S. 47–52.

Schneider Helga (Hg.) (2008): EBN – Evidence Based Nursing. Facultas, Wien.

Schnell Martin W./Heinritz Charlotte (2006): Forschungsethik. Ein Grundlagen- und Arbeitsbuch für die Gesundheits- und Pflegewissenschaft. Huber, Bern.

Schnell Rainer/Hill Paul B./Esser Elke (2005): Methoden der empirischen Sozialforschung, 7. Auflage. Oldenbourg, München.

Schnepp Wilfried (2002): Familiale Sorge in der Gruppe der russlanddeutschen Spätaussiedler. Funktion und Gestaltung. Huber, Bern.

Schopp Anja et. al. (2001): Autonomie, Privatheit und die Umsetzung des Prinzips der „informierten" Zustimmung im Zusammenhang mit pflegerischen Interventionen aus der Perspektive des älteren Menschen. Pflege 1, S. 29–37.

Schrems Berta (2002): Perspektiven der Pflegeforschung in Österreich. Zwischen Grenzziehung und Grenzüberschreitung. In: Seidl Elisabeth/Walter Ilsemarie (Hg.): Pflegeforschung aktuell. Studien – Kommentare – Berichte. Maudrich, Wien, S. 151–175.

Schrems Berta (2009): Wissensproduktion in der Pflege. In: Mayer Hanna (Hg.): Pflegewissenschaft – von der Ausnahme zur Normalität. Ein Beitrag zur inhaltlichen und methodischen Standortbestimmung. Facultas, Wien, S. 47–71.

Schuster Gudrun: Die objektive Hermeneutik nach Oevermann. In: Arbeitskreis qualitative Sozialforschung (Hg.) (1994): Verführung zum qualitativen Forschen. WUV, Wien, S. 101–115.

Schwendimann René (1999): Sturzprävention im Akutspital. Eine Interventionsstudie. Masterarbeit, Fakultät der Gesundheitswissenschaften der Universität Maastricht/WE'G, Aarau, Schweiz.

Seidl Elisabeth (Hg.) (1993): Betrifft: Pflegewissenschaft. Maudrich, Wien.

Seidl Elisabeth (1993): Pflegewissenschaft – Eine Annäherung an Begriff und Bedeutung. In: Seidl Elisabeth (Hg.): Betrifft: Pflegewissenschaft. Maudrich, Wien, S. 99–177.

Seidl Elisabeth/Walter Ilsemarie (1992): Pflege im Gesundheitssystem der Zukunft: Pflegeforschung und Pflegewissenschaft. In: Berner Peter/Zapotoczky Klaus (Hg.): Gesundheit im Brennpunkt. Zwischen Professionalisierung, Laiensystem und Bürokratie, Band 3. Veritas, Linz.

Seidl Elisabeth/Walter Ilsemarie (Hg.) (2002): Pflegeforschung aktuell. Studien – Kommentare – Berichte. Maudrich, Wien.

Shaha Maya (2003): Leben mit Darmkrebs. Eine ontisch-empirische Studie. Pflege 16, S. 323–330.

Shaha Maya/Schmid-Büchi Silvia/Abt Judith/Mathis-Jäggi Franziska/Holdener Eveline/Riederer Evelyn/Stoll Hans Ruedi/fliedner Monica/Imhof Lorenz (2008): Der Beitrag der Onkologiepflege zur Swiss Research Agenda for Nursing – SRAN. Pflege 21, S. 385–403.

Simons Lucy/Lathlean Judith (2010): Mixed methods. In: Gerrish Kate/Lacey Anna (Hg.): The Research Process in Nursing, 6. Auflage. Wiley-Blackwell, Hoboken, NJ, S. 331–342.

Smoliner Andrea (2008): Voraussetzung für die Implementierung in die Organisation und erste Praxiserfahrungen. In: Schneider Helga (Hg.): EBN – Evidence Based Nursing. Facultas, Wien, S. 33–45.

Smoliner Andrea (2009): Preiselbeersaft zur Prävention von Infektionen bei Blasenverweilkathetern. Ein Projekt zur Praxisentwicklung im Rahmen von Evidence-based Nursing im Rudolfinerhaus. Pflegenetz 4, S. 32–33.

Smoliner Andrea/Hantikainen Virpi/Mayer Hanna/Pocorny-Seliger Elisabeth/Them Christa (2009): Präferenzen und Erleben von Patienten zur Beteiligung an pflegerischen Entscheidungen im Akutspital – Eine Analyse der Übereinstimmung von Präferenz und Erleben sowie der Einflussfaktoren bezogen auf verschiedene Entscheidungstypen. Pflege 22/6, S. 411–419.

Spirig Rebecca/Nicca Dunja/Werder Verena/Voggensperger Jacqueline/Unger Miriam/Bischofberger Iren/Kesselring Annemarie/Battegay Manuel/De Geest Sabine (2002): Entwicklung und Etablierung einer erweiterten und vertieften HIV-/Aids-Pflegepraxis. Pflege 15, S. 293–299.

Steinke Ines (2004): Gütekriterien qualitativer Forschung. In: Flick Uwe/von Kardorff Ernst/Steinke Ines: Qualitative Forschung. Ein Handbuch, 3. Auflage. Rowohlt, Reinbeck b. Hamburg, S. 319–331.

Steppe Hilde (1993): Pflege als Wissenschaft – Am Beispiel der Entwicklung in den USA. In: Seidl Elisabeth (Hg.): Betrifft: Pflegewissenschaft. Beiträge zum Selbstverständnis einer neuen Wissenschaftsdisziplin. Maudrich, Wien.

Steppe Hilde (1996): Pflegewissenschaft und Innovationen in der Pflegepraxis. In: Görres Stefan (Hg.): Pflegewissenschaft in der Bundesrepublik Deutschland. Altera, Bremen, S. 21–34.

Stewart Fahs Pamela S./Kinney Marguerite R. (1996): Bauchregion, Oberschenkel und Arm als Orte für die subkutane Injektion von Heparin-Natrium. In: LoBiondo-Wood Geri/Haber Judith: Pflegeforschung. Ullstein Mosby, Wiesbaden, S. 583–591.

Strauss Anselm/Corbin Juliet (1996): Grounded Theory: Grundlagen qualitativer Sozialforschung. Beltz, Weinheim.

Sullivan-Bolyai Susan/Margaret Grey (2005): Experimentelle und quasi-experimentelle Forschungsdesigns. In: LoBiondo-Wood Geri/Haber Judith: Pflegeforschung. Urban & Fischer, München, S. 321–347.

Tackenberg Peter (2004): Die Test-Retest-Reliabilität des „Wittener Aktivitätenkatalogs der Selbstpflege bei venös bedingten offenen Beinen" (WAS-VOB Version 2.0). In: Panfil Eva Maria (Hg.): Fokus: Klinische Pflegeforschung. Schlütersche, Hannover, S. 147–157.

Titler Marita G. (2005): Forschungswendung in der Praxis. In: LoBiondo-Wood Geri/Haber Judith: Pflegeforschung. Methoden, Bewertung, Anwendung, 2. Auflage. Urban & Fischer, München, S. 653–706.

Trattnig Tamara (2011): Brustamputation nach malignem Tumor. Auswirkungen auf das Selbstkonzept betroffener Frauen. In: Mayer Hanna/Zellhofer Helga (Hg.): Krebs- (ER)LEBEN. Eine pflegewissenschaftliche Perspektive. Facultas, Wien, S. 117–154.

Untersteiner Hubert (2005): Biostatistik. Datenauswertung mit Excel und SPSS für Naturwissenschafter und Mediziner. Facultas, Wien.

Walter Ilsemarie (1991): Krankenpflege als Beruf. Maudrich, Wien.

Walter Ilsemarie (1993): Pflegeforschung aus verschiedenen Perspektiven. In: Seidl Elisabeth (Hg.): Betrifft: Pflegewissenschaft. Maudrich, Wien, S. 118–148.

Walter Ilsemarie (2004): Zur beruflichen Pflege in Österreich 1784 bis 1914. Wärterinnen und Wärter in öffentlichen Krankenhäusern. In: Walter Ilsemarie et al.: Wider der Geschichtslosigkeit der Pflege. ÖGVP, Wien, S. 25–44.

Walter Ilsemarie/Seidl Elisabeth/Kozon Vlastimil (Hg.) (2004): Wider der Geschichtslosigkeit der Pflege. ÖGVP, Wien.

Watson Jean (2008): Assessing and Measuring Caring in Nursing and Health Science. Springer, New York.

Winkler Marianne (1997): „... und plötzlich ist alles ganz anders". Wie erleben Menschen ihren Schlaganfall und dessen Folgen? Unveröffentlichte Diplomarbeit im Rahmen der höheren Fachausbildung in Pflege, Stufe II, Kurs 5, WE'G. Aarau.

Winter von Lersner Christa (1998): Zur Methode der schriftlichen Befragung – dargestellt am Beispiel der Einstellung von Krankenschwestern und Krankenpflegern zu Suizidpatienten und eigener Suizidalität. In: Wittneben Karin (Hg.): Forschungsansätze für das Berufsfeld Pflege. Thieme, Stuttgart, S. 18–53.

Wittneben Karin (Hg.) (1998): Forschungsansätze für das Berufsfeld Pflege. Thieme, Stuttgart.

Zegelin Angelika (2005): „Festgenagelt sein". Der Prozess des Bettlägerigwerdens durch allmähliche Ortsfixierung. In: Pflege 18, S. 281–288.

Zenker Christel (1996): Zur Verwissenschaftlichung der pflegerischen Praxis. Wissenschaftstheoretische Überlegungen. In: Krüger Helga et al. (Hg.): Innovation der Pflege durch Wissenschaft. Perspektiven und Positionen. Altera, Bremen, S. 33–42.

Zentrale Arbeitsgruppe Pflegeforschung (Hg.) (1996): Leitfaden Pflegeforschung. DBfK.

Zottl Alexandra (2006): „Es ist etwas ganz Besonderes zwischen uns ..." Wie erleben langzeitstillende Frauen ihre Situation und die Reaktion der Umwelt? Unveröffentlichte Diplomarbeit an der Universität Wien, Fakultät für Sozialwissenschaften.

Sachregister

Um Ihnen die Suche nach Stichworten zu erleichtern, sind Begriffe, die aus einem Substantiv und einem Adjektiv zusammengesetzt sind, unter beiden Wortarten zu finden, z.B.: „Forschung, qualitative" und „qualitative Forschung".

A

abhängige Stichprobe 250
abhängige Variable 87 f., 92, 95, 133, 136, 138 ff., 142 ff., 226, 276
akzidentale Dokumente 221
Alpha-Fehler (Typ-I-Fehler, Fehler 1. Ordnung) 249
Analyse
–, qualitative 224, 253
–, quantitative 221, 253
Analysedimension 223 ff.
Analyseeinheit 223 ff.
Analysekategorie 223 f.
angewandte Forschung 61
anonyme Erhebung 173
Ansatz
–, deduktiver 294
–, qualitativer 83, 100, 116 ff., 168 f., 222, 224, 297, 345, 369
–, quantitativer 83 ff., 116 ff., 168 f., 224, 297, 339, 369
Äquivalenz 231 f.
Arbeit, wissenschaftliche 24, 48, 326, 357
argumentative Interpretationsabsicherung 114 f.
arithmetisches Mittel 242
Aspekt, ethischer 62 ff., 227, 296
aufgeklärte Einwilligung 71, 73
Ätiologie 129
ätiologisch (ursächlich) 85

B

Balkendiagramm 241, 315
Befund 73, 113, 142, 157, 229, 311
Befragung, mündliche 186–211
Befragung, schriftliche 151, 172–184
Beobachtung
–, nicht teilnehmende 213
–, offene 213
–, qualitative 215 ff., 219
–, strukturierte 213
–, teilnehmende 112, 213 f., 218, 220
–, unstrukturierte 213
–, verdeckte 213
Beobachterrolle 218
Beobachtungsdimension 215 f.
Beobachtungseinheiten 215 f., 219 f.
Beobachtungsfeld 215, 219
Beobachtungskriterien 215 f.
Beobachtungstechnik 134
Beständigkeit 96, 231 f.
Beta-Fehler (Typ-II-Fehler, Fehler zweiter Ordnung) 249, 358
Beurteilungsfrage 176
Beweiskraft 92, 367, 369
biophysikalische Messmethoden 297, 225
Bibliothekskatalog 277, 376–381
Blindstudie 94
Bool'sche Operatoren 280
Boxplot 317

C
CareLit 272, 380
care 40
CINAHL 272, 379
cure 40

D
Darstellung von Ergebnissen 30, 230, 311-318, 327, 330, 342, 356, 359, 361
Daten, quantitative 166 f., 236, 313
Datenauswertung 72, 96, 108, 112, 235 ff., 253, 281, 286, 327, 329, 343, 346 f., 361
Datenbank 271 ff., 277, 279 f., 362, 370, 376-381
datenbezogene Literatur 273
Datenerhebung 59, 69, 82, 96 ff., 103, 105 f., 112, 124, 129 f., 159, 172 ff., 221, 236, 253, 286, 311, 327, 329, 332, 343, 345 ff.
Datensättigung 208, 306
Deduktion, deduktiv 19 ff., 25 f., 30, 83 ff., 117, 216, 293 ff.
Definition
–, konzeptuelle 154, 357
–, operationale 154, 174, 293 f.
Dekonstruktion, zirkuläre 257
Schlussfolgern, deduktives 20, 84
Delfi-Studie 151 ff.
Delfi-Technik 151 f., 154
Demografie 41
Design, quasi-experimentelles 133, 145, 148, 297
deskriptiv-komparative Studie 125 ff.
deskriptive Feldbeschreibung 217
deskriptive Statistik 239, 313
deskriptive Studie 125 ff.
deskriptive Untersuchung 302
deskriptives Design 124 ff., 297
Design
–, deskriptives 124, 126, 154
–, prospektives 129 f.
–, retrospektives 129, 131
–, quasi-experimentelles 133, 145, 148, 297
Diagramm 315 ff.
Dokumente
–, akzidentale 221 f.
–, systematische 221
Dokumentenanalyse 110, 221 ff., 297

E
EBN 364-369
EBP 365, 367
einfache Hypothese 295
einfache Zufallserhebung 300
Einstellungsfrage 176
Einstiegsfrage 198, 200 f.
Einwilligung, aufgeklärte 64, 68, 71, 73
Einzelfalldarstellung 264
Einzelfallstudie 154 ff.
EMED-Format 356
emische Perspektive 102, 110
Empirie 32
Epidemiologie 54, 56
epidemiologische Forschung 128
episodisches Interview 193
Ereigniseinheit 216
Erforschen, wissenschaftliches 16
Ergebnisdiskussion 312 f., 322
Erhebung, anonyme 173
Erhebung, gezielte 301
Erkenntnisprinzip 21, 30
Erkenntnisweg 21

Ethik, ethisch 32 f., 62-76, 127, 148, 221, 296 f., 336, 310 f., 329, 345, 359
Ethikkodex 63
Ethikkommission 68, 71 ff., 310
Ethikrichtlinie 63
ethische Frage 62 ff., 221
ethischer Standard 63
Evaluationsforschung 162 ff.
evaluieren 162 ff.
Evidence Based Medicine (EBM) 364 f., 367, 369
Evidence Based Practise (EBP) 365, 367
Evidenz, wissenschaftliche 364
Evidenzhierarchie 366 ff.
Experiment 69 ff., 83, 129, 132, 136-151, 247 f., 368
Experiment, randomisiert-kontrolliertes (RCT) 367
experimentelles Setting 147
Experteninterview 150, 191, 196 ff.
explorativer Charakter 101, 193, 195
externe Validität 132, 135, 337

F
Faktorenanalyse 230, 342
Falsifikation 26 f.
Fall-Kontroll-Studie 128 ff.
Fallstudie 126, 154
Feldbeobachtung 105, 213 ff., 219
Feldbeschreibung, deskriptive 217
Feldexperiment 147
Feldforschung, qualitative 102, 110, 215
Feldsuche 280
Filterfrage 183

Focus Group Interview 206 f., 209
Folgerichtigkeit 113
formale Kategorie 223
formale Qualität 357
Forschergeist 15, 371
Forschung
–, angewandte 61
–, epidemiologische 128
–, phänomenologische 100, 107 f., 113
Forschungsansatz 82 f., 157 f., 165 ff, 172, 224, 297, 323 f., 356, 361
Forschungsantrag 309 ff., 341
Forschungsanwendung 51, 58, 351 ff., 365, 370 ff.
Forschungsbericht 235, 251, 298, 317, 322, 325 f., 331, 334 f., 342, 355
Forschungsethik 62 f.
Forschungsdesign 82 f., 124–169, 248
Forschungsfeld 56, 59, 61, 100, 103, 157, 159, 287, 311, 343
Forschungsfragen 44, 55, 62, 106 ff., 117, 174 f., 198, 260, 281, 283, 286, 289 ff., 327 ff., 339, 343 f., 357 ff.
Forschungshypothese 87 f.
Forschungsinstrument 298, 330
Forschungskompetenz 47, 58
Forschungsmethode 104, 136, 158, 161 f., 202, 219 f., 369
Forschungsoperation 174
Forschungsprozess 73, 101 ff., 158, 283–348, 352, 355 ff.
Frage
–, ethische 221
–, offene 153, 177, 188
–, geschlossene 153, 177, 188, 202, 204

–, klinische 352
–, sozialdemografische 176
Fragebogen 153 f., 172 ff., 183 ff.
Freihandaufstellung 277

G
ganzheitlich 97 f., 118, 155
Gelegenheitsstichprobe 232, 301, 341
Generalisierung 261 ff.
gerichtete Hypothese 295
geschichtete Zufallserhebung 300
geschlossene Fragen 153, 177, 188, 202, 204
Gesetzmäßigkeit 26, 84 f., 98, 246, 249, 252
Gesundheitsversorgung 41
gezielte Erhebung 301, 304
Glaubwürdigkeit 113 f., 355 f.
Grounded Theory 99 f., 104 ff., 111 ff., 257, 304, 329, 345 ff.
Grundgesamtheit 224, 299 ff.
Grundlagenforschung 61 f.
Gruppen 71, 73, 90, 110, 125, 143 ff., 206 ff., 239
Gruppendiskussion 152, 187, 206 f.
Gruppeninterviews 187 f., 206 ff., 212
Gruppenkonsens 152
Gültigkeit 96, 115, 185, 228
Güte, wissenschaftliche 95, 112, 299, 361
Gütekriterien 95 f., 112 ff., 257, 329, 355

H
halb standardisiert 98, 186 ff., 215 f., 221

halb standardisiertes (= semistrukturiertes) Interview 186 f.
halb strukturiertes Interview 186 ff., 191, 215
Halbblindstudie 94
Handlungseinheit 216
Handlungsfrage 176
Häufigkeitsverteilung 240, 313
Hauptkategorie 175, 259, 320
Hermeneutik, objektive 257
Homogenität 321 f.
Hybridfragen 182
Hypothese
–, einfache 295
–, gerichtete 295
–, komplexe 295
–, statistische 87
Hypothesenentwicklung 157
Hypurgie 47

I
idiografisch 98, 117
Indikatoren 89, 174 f., 216
Induktion, induktiv 20 f., 28, 98 ff., 117, 216, 236, 246, 295
Informationsflusskontrolle 92, 94
Informationskompetenz 271
Informationsvermittlung 277
informed consent 64, 66, 359, 361
inhaltliche Kategorie 223
inhaltliche Qualität 357
Inhaltsanalyse 127, 172, 221 f., 257, 259 ff., 264 f.
inhaltsanalytische Techniken 153, 261
Inhaltsvalidität 228
Initialfrage 192
Innovation 41 f.

Institutionalisierung, institutionalisiert 50 f.
instrumenteller Nutzen 60
Instrumentierung 133 f.
Interaktion 34 ff., 53, 102, 112, 206, 218, 365
Interaktionismus, symbolischer 104, 111
interne Konsistenz 231 f.
interne Validität 132 ff., 297, 337, 363
Interpretation, interpretativ 27, 99, 101, 108 f., 14 ff., 169, 265, 322, 336 f., 343
Interpretationsabsicherung, argumentative 114 f.
interpretativ-explikative Verfahren 257
interpretativ-reduktive Verfahren 257
interpretative Methoden 98
intervenierende Variable 93, 137
Interrater-Reliabilität 231
Intervallniveau 91, 97
Intervallskala 91, 237 f.
Interventionsstudie 130, 164
Interview
–, episodisches 191 ff.
–, halb standardisiertes (= semistrukturiertes) 97, 186 ff.
–, halb strukturiertes 259
–, narratives 191 ff.
–, nicht standardisiertes (= unstrukturiertes) 186 ff., 191
–, problemzentriertes 195 ff.,
–, qualitatives 187 ff., 191, 201
–, quantitatives 188
–, standardisiertes (= strukturiertes) 186
Interviewleitfaden 101, 187, 189 ff., 197 ff., 259
Interviewstil 187 f.

Interviewtechnik 83, 203
Intuition 16 f., 32 f., 44
In-vivo-Messgrößen 226
In-vitro-Messgrößen 226 f.
Items 153 f., 179 f.

K

Kategorie
–, formale 223
–, inhaltliche 223
–, wertende 223
Kategorisierung 61, 257
Kategorienschema 214, 216, 223, 258, 260 f.
Kategoriensystem 216, 224 f., 258 ff., 299, 318
kausal 84, 117, 136, 148
kausaler Zusammenhang 131
Kausalitäten 117, 131, 136
klinische Frage 352
known groups technique 230
Kode 105, 225 f., 237, 258, 347
Kodeplan 236
kodieren, Kodierung 105 f., 255, 264, 347 f.
Kodierverfahren 105, 264
kognitiver Nutzen 60
Kohortenstudie 128, 130, 368
kommentiertes Transkript 254
Kommunikationsstil 187 f.
kommunikative Validierung 114 f.
komplexe Hypothese 295
Konsistenz, interne 231 f.
Kontrolle, kontrolliert 92 ff., 127 ff., 136 ff.
–, statistische 92, 95
Kontrollgruppendesign, nicht äquivalentes 145
konzeptbezogene Literatur 273
konzeptuelle Definition 154, 357
konzeptueller Nutzen 60

Korrelation, korrelativ 128, 239, 244 ff., 371
Korrelationskoeffizient 244 f.
Korrelationsstudie 127, 133
Kovarianzanalyse 95
Kreisdiagramm 316
kriterienbezogene Stichprobe 304
Kriteriumsvalidität 228 f.
kritischer Rationalismus 25 ff., 83
Kurvendiagramm 315 ff., 342

L

Laborbeobachtung 213
Laborexperiment 147
Längsschnittdesign 129 f.
Längsschnittstudie 126, 128, 130 f., 232, 324
Langzeitdesign mit Testserien (= Test-Series-Design) 146
Lebenswelt 110 f., 115, 127, 201
Lehrstuhl für Krankenpflege 48
Leitfadeninterview 190 f., 259
Likert-Skala 180
Literaturdatenbank 272 f.
Literatur
–, datenbezogene 273
–, konzeptbezogene 273
Literaturrecherche 271–281, 292, 362, 370
Literaturstudium 292 f., 296
Literatursuche 271 f., 275
Literaturverzeichnis 327, 330
logische Schlussfolgerung 19, 21

M

Manipulation 71 f., 124, 127, 131 f., 137 f.
Maskierung 280
Median 153, 240 ff., 317

Mehrfachvorgabe, ungeordnete 181
Messfehler 227
Messindikatoren 230
Messinstrument, reliables 231
Messmethoden, biophysikalische 297, 225
Messniveau 87, 90 f., 237, 243
Messwiederholungsdesign (Crossover-Design) 144
Metaanalyse 273, 362 ff., 368
Metasynthese 273, 279, 361 f., 364
Metatheorie 82
Methoden, interpretative 98
methodeninterne Triangulation 166
methodenübergreifende Triangulation 120, 166
Methodentriangulation 112, 157, 166
Mittel, arithmetisches 242
Mittelwert 153, 240 ff., 313 ff.
Modalwert 240
Modus 240, 243
Mortalität 133 f., 290
mündliche Befragung 186–211
mündliche Präsentation 332 ff., 325 f.

N

Nachvollziehbarkeit 114, 257
Nähe zum Gegenstand 114 f., 215
narratives Interview 191, 193
nicht experimentell 124, 131, 224, 295, 297
nicht standardisiert 115, 117, 138, 186 f., 191
nicht standardisiertes (= unstrukturiertes) Interview 187, 191

nicht teilnehmende Beobachtung 213
nicht äquivalentes Kontrollgruppendesign 145
nicht parametrische Tests 249 f.
Nicht-Zufallsauswahl 300
Nicht-Zufallsstichprobe 300 f.
Nominalskala, Nominalskalierung 237
nomothetisch 85, 117
Nullhypothese 87 f.
Nur-Posttest-Design 142 ff.
Nutzen
–, kognitiver 60
–, konzeptioneller 60
–, instrumenteller 60
Nützlichkeit 304

O
Objektivität, objektiv 26 f., 84 f., 95 ff., 138, 214, 219, 257, 313, 358
objektive Hermeneutik 257
objektivierbar 26
offene Beobachtung 213
offene Fragen 153, 177, 188
operationale Definition 154, 174, 293 f.
operationalisierbar, operationalisieren 89, 174 f., 199, 286, 290
Ordinalskala, Ordinalskalierung 91, 237, 241
Originalzitate 321

P
Panelstudie 130
Paradigmenwechsel 38, 42
Parallelisierung 93
parametrische Tests 249 f.
Paraphrase, paraphrasieren 259 ff.

Perspektive, emische 102, 110
Pflege, professionelle 34, 57
Pflegequalität 52, 55, 167, 183, 338
Phänomenologie 104, 107 ff., 329
phänomenologische Forschung 100, 107 f., 113
Phrasensuche 280
Pilotstudie 157, 328
Placeboeffekt 94
Placebostudie 140
Platzierungseffekt 183
Population 88, 125, 186, 230, 276, 295, 299 ff.
Positivismus 25 ff., 83
Poster 325, 332 f., 342
Posttest 134, 138 ff., 142 ff.
Power-Analyse 303
Prädeterminierung, prädeterminiert 85, 173, 202, 293, 360,
Präsentation, mündliche 325 f., 332
Prätest 134, 138 ff., 185, 298
Prätest-Effekt 134
Prätest-Posttest-Design 138 ff.
Praxisbezug 60 ff.
Praxiswissenschaft 38 f., 324
Primärkategorie 260
Primärliteratur 273
Problemorientierung 40
problemzentriertes Interview 191, 195, 199
Professionalisierung 52, 54
Professionelle Pflege 34, 57
prognostische Validität 229
prospektives Design 129 f.
Prozess der Forschungsanwendung 352 ff.
Prozessorientierung 195
Publikation 50, 135, 273, 325 f., 334 ff., 355

Publikationsart 273, 279
Publikationsform 273
Publikationsphase 286

Q
Qualität
–, formale 357
–, inhaltliche 357
qualitative Analyse 224, 253
qualitative Beobachtung 215 ff., 219
qualitative Feldforschung 102, 110, 215
qualitative Sozialforschung 25
qualitativer Ansatz 83, 100, 115 ff., 168 f., 222, 224, 297, 345, 369
qualitatives Interview 187 ff., 191, 201
quantitative Analyse 221, 253
quantitative Daten 166 f., 236, 313
quantitative Sozialforschung 88
quantitativer Ansatz 83 ff., 116 ff., 168 f., 224, 297, 339, 369
quantitatives Interview 188
Quasi-Experiment 132, 145 ff., 297
Querschnittdesign 126, 130
Querschnittstudie 128, 130 f., 339
Querschnittstudie, retrospektive 128
Quotenerhebung 301

R
Rahmen, theoretischer 292 f., 312, 343, 357
Randomisierung 93 f., 133 ff., 368
randomisiert-kontrollierte Studie 138, 141
Rangreihe 181
Ratingskala 178 f.
Rationalismus, kritischer 25 ff., 83
RCT (randomisiert-kontrolliertes Experiment) 138, 148 ff., 367 f.
Recherche 150, 271–282, 292, 352 f.
Reduktion, reduktiv 97, 258 ff., 340
Regelgeleitetheit 114 f., 257
Reifung 133 f.
Reliabilität 95 f., 12, 227 f., 231 f., 298 f., 337
Reliabilitätskoeffizient 232
reliables Messinstrument 231
repräsentative Stichprobe 300, 303
Repräsentativität 28, 117, 299 ff., 329
research evidence 365, 367
Research Utilisation 364
retrospektive Querschnittsstudie 128
retrospektives Design 129 ff.
Reviews, systematische 279, 361 ff., 368
Ritual 18
Rücklaufquote 185 f.
Rücklaufstatistik 186

S
Säulendiagramm 315
Schlagworte 280
schließende (analytische) Statistik 246
Schlüsselbegriff 36 f., 372
Schlüsselkonzept 35, 38
Schlussfolgerung, logische 19, 21

Schneeballverfahren 304
Schnellsuche 280
Score 180, 369
Sekundärliteratur 273
Selektion 100, 133 ff., 261
Selektionseffekt 135
Sensitivität 228 ff., 301 f.
Setting, experimentelles 147
schriftliche Befragung 151, 172–184
Selbstbeobachtung 213 f.
Single-Group-Pretest-Posttest-Design 146
signifikant, Signifikanz 245, 248 f., 252
Skalenniveau 92, 237, 239, 251
Spannweite 242 f.
Sozialanthropologie 110 f.
sozialdemografische Fragen 176
Sozialforschung
–, qualitative 25
–, quantitative 88
Stabilität 231 f.
Standard, ethischer 63
Standardabweichung 242 f., 252
standardisiertes (= strukturiertes) Interview 186
Standardisierung 93, 96, 101, 138, 177, 358
Standardisierungsgrad 95, 173, 177, 186 ff.
Statistik, statistisch 85 ff., 95, 115, 128, 148, 152 f., 185, 235 ff., 239–252, 313
Statistik, deskriptive 239, 313
Statistik, schließende (analytische) 246
Statistikkenntnisse 235
statistische Hypothese 87
statistische Kontrolle 92, 95
Stichprobe
–, abhängige 250

–, kriterienbezogene 304
–, repräsentative 300, 303
–, systematisch gebildete 300
–, unabhängige 250 f.
Stichprobengewinnung 222, 299, 304, 329, 356
Stichprobengröße 240, 249, 302 f., 305, 358, 370
Stichprobenplan 300
Störvariable 95, 147
Streuung 242 f., 290
Streuungsmaß 153, 239, 242 f., 313
Studie
–, deskriptive 83, 295, 368
–, deskriptive-komparative 125 ff.
–, randomisiert-kontrollierte 138, 141
strukturierte Beobachtung 213
strukturierte Wissensquellen 16, 19
Suchbegriffe 274
Suchhilfe 274, 276 f., 279
Suchmaschine 277
Suchprotokoll 274, 280
Suchprozess 274, 280
Suchstrategie 279
Suggestion 202, 204
Suggestivfrage 183
summativ 163
symbolischer Interaktionismus 104, 111
Synthetisierung 257
systematisch gebildete Stichprobe 300
systematische Dokumente 221
systematische Reviews 279, 361 ff.

T

Tabelle 200, 244, 300 f., 314 ff.
Technik 82 f., 108, 153, 202 f., 230
Techniken, inhaltsanalytische 153
teilnehmende Beobachtung 112, 213 f., 218, 220
Tests
–, nicht parametrische 249 f.
–, parametrische 249 f.
Test-Retest-Methode 231
Test-Series-Design 147
Testübung 133 f.
theoretical sampling 112, 304
Theoriebildung 29, 98 f., 108, 197
Theorieentwicklung 24, 59, 324, 347
theoretischer Rahmen 292, 312, 343, 357
theoriebildend 98 f.
theoriegeleitet 42, 117, 159, 195, 214, 221
Transkript, kommentiertes 254
Transkription 105, 253 ff., 312
Triangulation
–, methodeninterne 166
–, methodenübergreifende 120, 166
Trunkierung 280
Trunkierungszeichen 280

U

Übereinstimmungsvalidität 229
unabhängige Stichprobe 250 f.
unabhängige Variable 87 f., 127, 133, 137 f., 142
ungeordnete Mehrfachvorgabe 181
unstrukturierte Beobachtung 213
unstrukturierte Wissensquellen 16 f., 32, 44
Unterkategorie 258 ff., 318
Untersuchung, deskriptive 302
Untersuchungsplan 286, 296

V

valides Messinstrument 271
Validierung, kommunikative 114 f., 266
Validität, valide 95 f., 131, 228 ff.
–, externe 135 f., 297, 337
–, interne 132 f., 297, 337, 363
–, prognostische 229
Variable
–, abhängige 87 f., 92 ff., 133, 136 ff., 226, 276, 358
–, intervenierende 93, 137
–, unabhängige 87 f., 127, 133, 136 f., 276, 358
Verblindung 94
verdeckte Beobachtung 221
Verfahren, interpretativ-explikative 257
Verfahren, interpretativ-reduktive 257
Verfahrensdokumentation 114 f.
Verhältnisskalierte Skala 91
Verifikation 26 f.
Versuchsgruppe 93 f., 136 ff.
Vertraulichkeit 69
Vier-Gruppen-Design 143
Vortest 298 f., 306, 311
vulnerabel 71

W

Wahrhaftigkeit 71 f.
Wahrscheinlichkeitserhebung 300 f.
Wahrscheinlichkeitstheorie 246
Wechselbeziehungsstudie 127 f.
wertende Kategorie 223

wissenschaftliche Arbeit 24, 48, 326, 357
wissenschaftliche Evidenz 364
wissenschaftliche Güte 95, 112, 299, 361
wissenschaftliches Erforschen 16
Wissenschaftlichkeit 24, 73, 120, 331, 356
Wissenschaftstheorie 58, 82
Wissensfrage 176
Wissensgrundlage 52, 99
Wissensquellen
–, strukturierte 16, 19
–, unstrukturierte 16 f., 32, 44
Wissenstransfer 51, 57

Z
Zeiteinheit 216
zentrale Tendenz 153
zirkuläre Dekonstruktion 257
Zufallsauswahl 300
Zufallserhebung 300
Zufallsprinzip 143, 248, 300
Zufallsstichprobe 117, 300 f.
Zufallswahrscheinlichkeit 249
Zusammenhang, kausaler 131
Zustimmung 310
Zuverlässigkeit 16, 96, 195, 219, 231 f.
zweckgebunden 304